2판 부분개정

직무스트레스의 현대적 이해

편찬위원장

임신예 경희대학교 의학전문대학원 직업환경의학과 교수

집필진(가나다 순)

강동묵 양산부산대학교병원 직업환경의학과 교수
고상백 연세대학교 원주의과대학 예방의학교실 교수
김성아 (주)중앙직업환경보건센터 직업환경의학전문의
김수영 을지대학교 의과대학 예방의학교실 교수
김영기 양산부산대학교병원 직업환경의학과 교수
김용진 서울대학교 의과대학 내과학교실 교수
김종은 양산부산대학교병원 직업환경의학과 교수
박정선 대구가톨릭대학교 산업보건학과 교수
서춘희 인제대학교 부산백병원 직업환경의학과 교수
성지동 성균관대학교 의과대학 내과학 교수
우종민 (사)한국EAP협회 고문, 정신건강의학과 전문의
이보은 국립환경과학원 연구원
장세진 연세대학교 원주의과대학 예방의학교실 교수
정진주 사회건강연구소 소장
정혜선 가톨릭대학교 의과대학, 보건대학원 교수
조성일 서울대학교 보건대학원 보건학과 교수
조정진 한림대학교 의과대학 가정의학과 교수
채정호 가톨릭대학교 의과대학 정신과학교실 교수
최봉규 캘리포니아 주립대학(어바인) 의과대학 교수
최수찬 연세대학교 사회과학대학 사회복지학과 교수
하미나 단국대학교 의과대학 예방의학교실 교수

WORK-RELATED STRESS

2판 부분개정

직무스트레스의 현대적 이해

강동묵 · 고상백 · 김성아 · 김수영 · 김영기 · 김용진 · 김종은 · 박정선
서춘희 · 성지동 · 우종민 · 이보은 · 임신예 · 장세진 · 정진주 · 정혜선
조성일 · 조정진 · 채정호 · 최봉규 · 최수찬 · 하미나

고려의학
KOMB Korea Medical Book Publishing Company

개정판 서문

'직무스트레스의 현대적 이해'를 출간한지 어언 10년이 흘렀습니다. 2004년 우리 학회가 창립된 후 그 이전부터 활동한 성과를 모아 2005년에 출간한 이 책은, 명실상부 우리나라에서 최초로 발간된 '직무스트레스 개설서'였다고 자부합니다. 이후 많은 독자들로부터 호평과 격려를 받았고 대단히 자랑스럽고 감사하게 생각해 왔습니다.

이미 오래전에 초판이 동이 나서 개정판에 대한 요구가 많았는데, 지난 기간 우리 사회의 빠른 속도의 변화가 말하듯이 대한민국 사람이면 대부분 그렇겠지만 우리 학회원들이 정신없이 분주한 삶을 살아오는 동안 이 요구에 즉각 응하지 못하고 차일피일 미루며 항상 마음 한 구석에 무겁게 짐으로 남아 있었습니다. 그런데 이번에는 욕심을 줄여 완벽한 개정판이 아니더라도 필요한 때를 맞추는 것이 중요하다는 생각으로, 2쇄에 준하는 개정판을 준비하였습니다. 초판에 비하여 내용적으로 크게 진전된 것이 적습니다.

10여년동안 많이 변한 일터의 환경과 새로운 직무스트레스에 대한 과학적 내용을 반영한 '제대로 된 개정판'은 조금 더 시간을 들여서 그러나 너무 지체되지 않게 꼭 출간할 것을 약속드립니다.

2016년 벽두에

한국직무스트레스학회장 하미나 드림

서문

직무스트레스는 오늘날 선진국에서 요통 등의 근골격계 질환 다음으로 가장 흔한 작업 관련 건강문제로 다루어지고 있다. 지난 2000년 싱가폴에서 열린 국제산업보건학술대회(ICOH)의 스트레스관련 쎄션장은 매 쎄션 마다 발 디딜 틈조차 없을 정도로 청중들이 몰려 스트레스분야에 대한 전 세계적인 학문적 관심과 열기가 뜨거웠다. 이렇듯 직장에서의 스트레스는 이미 범세계적으로 직장인의 건강을 위협하는 주요 작업관련 유해인자의 하나로 인정하는 추세이며 유럽과 미국 등 선진국 정부에서는 어떻게 하면 직무스트레스를 효과적으로 관리하게 할 수 있을까를 고심하고 있다. 아직 우리나라에서 근로자에 대한 전국 규모의 직무스트레스 실태를 조사해 본 바는 없지만 아마 우리나라도 산업 구조나 형태 및 국가 경제 상황을 고려할 때 선진국 못지않은 정도의 직무스트레스 관련 문제가 존재할 것이라 짐작된다.

이 개설서의 집필자는 모두 구 직무스트레스연구회 회원이다. 직무스트레스연구회는 1999년 8월 처음 발족되어 2000년 9월부터 2003년 8월까지 만 3년간 한국과학재단으로부터 중점과제연구회지원대상으로 지원을 받아 왔으며, 처음 30 여명의 회원으로 시작한 연구회는 만 4년이 지나면서 양적 질적으로 발전하여 전국에서 모이는 회원수가 약 50여명에 이르게 되었을 뿐 아니라 매년 꾸준히 공동연구업적을 내놓았다. 그러다가 좀더 활발한 활동을 위한 더 많은 참여자와 그에 걸 맞는 큰 무대가 필요하여 2004년 4월 9일자로 한국직무스트레스학회로 발족한 바 있다.

이 개설서는 연구회 시절 소속 회원들이 연구회 활동을 하면서 각자 공부하여 정기 세미나를 통해 발표해 온 내용을 정리한 것으로, 직무스트레스분야에 관심이 있는 더 많은 분들과 함께 나누고 싶어 책으로 엮어본 것이다. '스트레스 및 그로 인한 건강장해'에 대해 제대로 알고 연구해 보고 싶다는 공통 관심 하나로 뭉친 연구회 회원들이 처음 가장 아쉬워했던 것이 바로 이런 비슷한 형태의 한글판 직무스트레스 개설서가 없다는 점이었으며, 그래서 아직은 부족한 점이 많아 더 많이 공부해야겠지만 조금 뒤늦게 직무스트레스 공부를 시작하려는 분들을 위해 일단 개설서 한 권 만들어 보자는 데 의기투합하였다. 미진한 부분은 더 공부해 가면서 판을 바꿔 채워 나갈 것임을 독자들께 약속드리고자 한다.

2005년 봄

한국직무스트레스학회 회장 박 정 선

CONTENTS

제 1 장 개 론

제 2 장 직무스트레스의 이론과 평가

제 3 장 스트레스와 생물학적 지표

제 4 장 직무스트레스와 건강영향 및 과제

제 5 장 직무스트레스의 관리

제 6 장 직무스트레스의 연구현황 및 과제

부 록

제 1 장

개론

박정선

I. 스트레스의 정의 및 스트레스 유형

II. 직무스트레스의 정의 및 직무스트레스 요인

III. 국내 · 외 직무스트레스 현황 및 스트레스 대책 동향

I. 스트레스의 정의 및 스트레스 유형

I 박정선

1. 스트레스의 정의

일반 사전에 의하면, '스트레스(stress)'라는 단어는 중세 영어 stresse(고난, 고통)에서 파생되었다. stresse는 고대 프랑스어 estresse(좁음)에서 유래했고, 이 단어는 라틴어 stringere(팽팽하게 당기다, 팽팽하게 죄다)의 과거분사 strictus(팽팽하다, 좁다)에서 나온 통속 라틴어 strictia에서 유래했다. 그러나 생물학적으로 '스트레스'라는 개념을 맨 처음 정리한 Selye는 오스트리아와 헝가리가 합병된 나라에서 태어났으며 프라하에서 교육을 받은 후 캐나다 몬트리올로 이민을 간 사람으로 영어 단어에 대한 이해가 부족하여, '다리 난간에 걸리는 긴장'을 표현하는 물리학적 용어를 차용하여 '스트레인(strain)'이라고 해야 할 것을 '스트레스'라고 쓰기 시작하였으며 훗날 잘못된 명명으로 개념상 많은 혼동을 가져오는 것에 대해 크게 후회하였다고 한다(Levi, 1995).

스트레스를 인간에게 처음 적용한 사람은 Cannon으로 그는 감정의 변화(공포, 불안 등)는 일정한 법칙에 따라서 생체에 변화를 일으킨다(교감신경계 긴장)는 사실을 최초로 증명하였다. Cannon(1935)은 자율신경계와 감정의 관계는 싸움을 위한 교감 신경과 안정을 위한 부교감신경이 적절히 평형을 유지할 때 신체적, 심리적 항상성(homeostasis)이 유지된다고 보았다. Selye(1936)에 의하면, '스트레스'란 생각할 수 있는 거의 모든 종류의 노출, 도전 및 요구에 대한 인체 반응의 최소공통분모이다. 다시 말해서 '스트레스'는 모든 종류의 스트레스 요인에 대한 흔하게 볼 수 있는 인체 반응이다. Selye는 일반적 적응 증후군(general adaptation syndrome)으로 스트레스를 정의하면서 스트레스 요인(stressor)으로부터 인체를 적응 또는 대응하기 위해 방어기제를 사용한다는 의미에서 '적응 증후군'이라 하였고 그로 인해 일어나는 '일반적인 반응'으로 설명하였다. 그는 스트레스의 단계를 경고 단계(alarm stage), 저항 단계(resistance stage), 그리고 고갈(탈진) 단계(exhaustion stage)의 세 가지 단계로 나누어 설명하고 각 단계에서의 우리 몸이 경험하게 되는 생리적 변화에 주목하여 설명하였다.

근년에 와서는 스트레스의 상황적 측면에 대한 이해가 중시되면서 개인이 처한 특수한 상황적 맥락이나 퍼스낼리티 특성을 중시하여 스트레스를 이해하려고 하였다. 대표적으로 Hobfoll(1988)은 자원 유지모델(Model of Conservation of Resources)로 스트레스를 설명하려고 하였다. 즉, 환경에 대한 반응으로서 정의되는 스트레스는 각 개인이 소유하고 있는 자원손실에 대한 위협(실직의 위기, 질병징후 등), 자원의 손실(부도, 실직, 이혼, 질병진단 등), 그리고 자원의 손실로 인한 새로운 자원의 보충의 부족이나 결핍(자금 동원의 어려움, 재고용 불능, 건강회복 불가능성 등)에 의해 스트레스가 발생된다고 보았다. 자원이야말로 스트레스 이해의 중심 개념이 되며 이러한 자원이란 사물이나 조건, 능력 등을 얻을 수 있도록 해주는 도구나 수단으로서 통제력(mastery), 자기 존중심(self-esteem), 사회 경제적 지위(socioeconomic status)등을 대표적인 자원의 예로 보았다. Hobfoll은 스트레스 개념의 재구성을 통해 스트레스 인자와 스트레스로 인해 발생되는 결과에 영향을 미치는 제3의 변수로서(사회적)자원의 개념을 도입하여 스트레스의 과정과 구조를 설명하였다는 점에서 높이 평가받을 수 있을 것이다.

스트레스 백과사전(Encyclopedia of Stress, 2000)에는 '스트레스'를 "생리적 반응이나 행동적 반응을 일으키는 사실상의 위협 또는(실제로는 아니나) 본인이 위협으로 받아들이는 것"으로 소개하고 있다. 의학적으로 스트레스는 경험에 의해 부신피질호르몬 및 카테콜라민이 상승하는 상황이다. 스트레스는 또한 생리적 반응을 보이기도 하고 안 보이기도 하는 주관적 경험이며, '스트레스'라는 단어는 일상적인 대화 속에서도 폭넓게 사용되고 있다.

그 밖에 여러 문헌을 통해 찾아볼 수 있는 '스트레스'의 정의를 소개하면 다음과 같다.

- '스트레스'는 생체 내에서 일어나는 비특이적인 변화(non-specific change)들로 구성된 특이적 증후군(a specific syndrome) 상태이다(Selye, 1950).
- '스트레스'는 개인이 외부 상황으로부터의 요구가 자신의 대처 능력을 넘는다고 생각할 때 일어난다(Lazarus, 1966).
- '스트레스'는 개인에게 긴장(strain)을 유발함으로써 안정의 범주를 넘어 심리적 또는 신체적 요인에 가하는 어떤 힘이다. 스트레스가 일어날 것임을 아는 것이 개인에게는 위협(threat)이 된다. 그것이 그 사람에게 무엇을 의미하는가로 인해 위협은 긴장을 야기할 수 있다(Cummings와 Cooper, 1979).
- '스트레스'란 활동을 수행하고, 목표를 달성하며, 만족을 경험하는, 자신의 대처 능력을 벗어난 물리적 및 사회적 환경에 대한 심리적 · 행동적 및 생리적 반응 패턴을 의미한

다(Kaminoff와 Prohansky, 1982).

- '스트레스'란 정신적 및 육체적 불건강을 초래하는 스트레스 요인과 잘못 대처한 결과로서 나쁜 것이라고 인지되는 성질(Cooper, 1988).
- '스트레스'란 압박과 현재 대처 능력간의 불균형이 초래하는 개인행동의 부정적 변화를 말한다(The Industrial Society Managing Stress, 1995).
- '스트레스'란 생리적 변화를 초래하는 외부적으로 또는 자신이 스스로 부과한 압박에 대한 개인의 반응이다. 적정한 압박 수준에서는 업적을 최대로 달성하지만 일단 압박이 과도해져 지친(distressed) 상태가 되면 개인에게 고통이 되며 궁극적으로 회사에 부담을 초래한다(Cranwell-Ward, 1995).

스트레스는 스트레스 요인에 노출되었을 때 맞서 싸울 것인가 아니면 도망갈 것인가의 육체적 활동을 준비시키는 '석기 시대' 반응 양상이다. 그것은 '악셀러레이터를 밟아 운전속도를 급격히 올리는 것'과 같다. 인류 역사의 시초에는 우리 조상들이 예를 들어 이리떼를 만났을 때 살아남는 데 스트레스가 도움이 되었다. 감각을 통해 임박한 위협을 깨닫게 되고, 그에 대한 반응으로, 대뇌 피질은 싸움을 할 것인지 도망갈 것인지 위협에 대처하는 육체활동을 준비하도록 시상하부에 신호를 보냈다. 시상하부는 분리되어 있으나 서로 밀접한 관련을 갖는 세 가지 신체 계통 －신경계, 내분비계, 면역계－을 통해 신체의 모든 부분에 직접 및 간접적으로 신호를 전달하여 싸움이나 도망에 대한 준비 태세를 강화하도록 했다. 그러면 심장(혈액을 몸에 더 많이 제공하기 위해)은 더 빨리 뛰기 시작하고, 폐(혈액 속의 산소 농도를 높이기 위해)는 더 빨리 호흡하기 시작했다. 비상시(근육이 필요로 하는 연료를 제공하기 위해)에는 잠시 내버려둬도 되는 내장으로 갈 혈액을 동원하여 근육으로 가도록 혈관이 확장되었다. 아드레날린과 노아드레날린 방출이 증가하면서 신체에 비축된 두 가지 주 연료인 포도당과 유리지방산이 혈류에 더 많이 동원되었다. 이 모든 것이 근육 활동을, 싸움이든지 도망을 준비하도록 촉진했다. 이 모든 반응이 적자생존을 위한 자연의 종합계획의 요소로서 매우 신속하고 자동적으로 일어났다. 석기시대 조상들 중에서 이런 식으로 반응하는 데 충분한 능력을 보인 자들이 살아남아 번식하여 스트레스에 매우 잘 반응하는 종족으로 지구를 채웠다. 이런 능력이 부족한 자들은 생존 싸움에서 패배했다. 우리는 전자(前者)의 자손이라 할 수 있다. 그때 이후로 삶의 조건은 극적으로 변했다. 우리 중에서 공격적인 이리떼와 만날 사람은 거의 없다. 일상생활 상황에서 석기시대 스트레스 반응은 필요치 않은 것이 대부분이며 폐물이 되었다. 그러나 그런 반응은 유전학적으로 결정되며 변하지 않는 것이다. 아마도 그렇기 때문에 예로부터 지금까지 존속하는 유전학적 프로그래밍이 현대의 직업 및 기타 환경 노출과 결합하여 우리의 건강과 복지에 대한 위협이 되었을 것이다. 이리떼를 만난 석기시대 사람에게는 석기시대 스트레스 반응이 적절했지만 오늘날 순환교대작업과 고도로 단조롭고 단편적인 업무, 또는 협박하거나 무리한 요구를 하는 고객에 적응하기 위해 애쓰고 있는 오늘날의 근로자에게는 그렇지가 못한 것이다.

스트레스라는 단어 속에는 스트레스 요인(stressor)과 스트레스 반응(stress response)의 의미가 포함되어 있다. 스트레스 요인은 외상이나 손상 또는 육체적으로 과도한 힘의 사용, 특히 자신의 체력을 초과하여 힘을 쓰도록 요구될 때와 같이 물리적인 해(害)일 수 있다. 또 다른 물리적 스트레스 요인에는 소음, 혼잡함, 고온 또는 한랭이 있다. 스트레스 요인은 또한 마감시간에 쫓기는 업무, 대인관계상의 갈등, 외톨이가 됨, 정신적 타격을 남기는 일상적 사건 등과 같이 주로 심리적인 경험이며, 이러한 형태의 스트레스 요인들은 모두 행동적 반응을 초래하고 혈압상승, 심박수 증가, 인지능력 손상 및 대사 변화와 같은 생리적 결과를 불러일으킨다. 스트레스 요인에 대한 행동적 반응에는 위험을 감소시키고 곤경에서 구출하며, 바람직한 식이 및 규칙적인 운동 등의 건강증진활동을 하는 등의 긍정적인 반응이 있는 반면, 스트레스의 생리적 결과 −즉 흡연, 음주, 과식, 비싼 음식의 소비 또는 무모한 운전과 같은 모험적 행동−를 조장하는 부정적 반응도 포함하고 있다. 생리적 스트레스 반응은 일차적으로 자율신경계와 시상하부−뇌하수체−부신 축을 항진시켜 카테콜라민과 글루코코티코이드의 혈중 및 조직 농도를 증가시킨다. 이러한 생리적 반응은 보호하는 효과와 해로운 효과를 동시에 갖는다. 생리적 스트레스 반응에는 두 가지 중요한 양상이 있다. 첫 번째는 도전에 적합한 양으로 흥분시키는 것이다. 두 번째는 더 이상 필요 없게 되었을 때 반응을 식히는 것이다. 스트레스 반응의 생리적 매개자, 즉 교감신경의 카테콜라민과 부신피질로부터의 글루코코티코이드는 신체를 통해 세포와 조직 속에서 적응하는 변화는 증진시키고 그것은 다시 생체기관을 보호하고 존속할 수 있도록 만든다. 그러나, 너무 많은 스트레스나 스트레스에 대한 급성 반응의 쓸모없는 가동이 우리를 지치게 만들며 질병 경과를 촉진시킬 수 있다.

무엇이 스트레스인가에 대한 해석과 반응에는 상당히 큰 개인 차이가 있으며 질병에 대한 감수성에 스트레스가 기여하는 정도도 개인 차이가 크다. 유전적 소인은 특정 질병의 발병위험을 증가시킨다. 게다가, 태아시절의 스트레스나 출산 후 양육과 같은 발육과정은 스트레스 요인에 대한 행동적 및 생리적 반응에 평생 영향을 미친다. 더구나, 일생 동안의 특별히 불쾌하거나 유쾌한 상황을 기억하게 하는 경험은 유전적 및 발육적인 영향과 결합하여 어떻게 스트레스에 반응하고 장기적으로는 어떤 결과가 생기는지 개인 간에 큰 차이가 나도록 만든다.

2. 스트레스 유형

1) 바람직한 스트레스와 바람직하지 않은 스트레스 (Desirable and undesirable stress)

스트레스에는 사람에게 불편함이나 해로움을 주는 바람직하지 않은(undesirable) 혹은 원치 않는(unwanted) 스트레스도 있고 도움이나 행복감을 주는 바람직한(desirable) 혹은 원하는(wanted) 스트레스도 있다. 전자가 디스트레스(distress)라면 후자는 유스트레스(eustress)라고 할 수 있다. 그러면 어떤 것이 좋은 스트레스이고 어떤 것이 나쁜 스트레스인가? 그 기준은 무엇인가? 이에 대해선 예측가능성(predictability)과 통제가능성(controllability)의 두 가지가 중요한 기준이 된다(Posner 와 Leitner, 1981). 즉, 사람이 경험하게 되는 사건이나 생활의 변화가 예측할 수 있고 그것을 조절하고 통제할 수 있다면 긴장이나 디스트레스를 유발하지는 않는다는 것이다. 예를 들면, 좋은 스트레스는 사전에 이미 계획된 것(예측가능성)이거나 한 개인의 생활에 잘 통합 적응된(통제가능성) 사건이나 변화가 되기 때문에 질병을 유발시키지 않는다. 그러나 아무리 유쾌하고 흥미진진한 스트레스 즉, 좋은 스트레스라고 하더라도 그것을 경험하는 당사자가 그 사건을 예측하지 못했거나 조절할 수 없었다면 질병으로 발전하게 된다. 나쁜 스트레스가 스트레스관련 질환을 유발시키게 되는 이유가 바로 그러한 사건들이 사전에 아무런 경고도 없이 개인들에게 다가오고 통제될 수 없기 때문이다. 따라서 스트레스란 스트레스 그 자체에 의해 결정되는 것이 아니라, 어떻게 받아들여지고 조절되느냐에 의해 결정되는 것이다. 사람이 스트레스를 적절하게 조절하지 못하거나 부정적인 영향으로부터 벗어나지 못한다면 스트레스의 희생자가 될 수밖에 없다.

2) 신체적 스트레스, 심리적 스트레스 및 사회적 스트레스 (Physical, psychological, or social stress)

신체적 스트레스란 부적절하고 과도한 육체적 노력을 필요로 하고 어떤 형태의 스트레스로 인해 야기되는 생리학적 조건들과 밀접한 관련을 맺고 있다. 일시적(emergency) 스트레스가 닥칠 경우 이로 인해 호르몬 분비, 심장박동 증가, 혈압 증가 등 생리적 현상들이 나타난다. 반면 지속적인(continuing) 스트레스는 일시적 스트레스와 동일한 생리적 현상들이 나타나지만 보다 복합적인 양상을 보인다. 신체의 저항을 증가시키기 위해 지속적으로 많은 양의 호르몬이 분비된다. 그러나 스트레스가 과다한 경우(예를 들어 3도 이상의 화상) 치명적인 결과를 초래하기도 한다.

신체적 스트레스와 심리적 스트레스의 근본적인 차이점은 신체적 스트레스는 실제적인 현실 상황인데 반하여 심리적 스트레스는 응급 상황을 상상하게 될 때 발생한다(예: 위험이 닥칠 것이라는 상상의 경험은 근육의 긴장이나 심박동을 증가시킨다).

인간은 사회적 동물로서 함께 생활을 영위하며 함께 활동한다. 인간들은 사회의 이익창출을 위해 함께 일한다. 사람들은 국가위기의 상황에서는 자신들이 신뢰하고 있는 사회를 유지 보전하기 위해서 함께 투쟁하기도 한다. 이러한 맥락에서 인간들은 서로 상호작용을 하게 되고 사회는 인간들에게 영향력을 갖게 된다. 즉 삶의 과정에서 사회적 스트레스가 불가피하게 발생하게 된다. 예를 들면, 사회적 상호작용에 대해 부정적인 태도를 보이는 경우 경직감이나 적대감, 그리고 보다 스트레스를 동반한 상황을 만들어내게 된다.

II. 직무스트레스의 정의 및 직무스트레스 요인

1. 직무스트레스의 정의

'직무스트레스(Job Stress)'에 대해서는 미국 국립산업안전보건연구소(NIOSH, 1999)에서 다음과 같이 정의하고 있다. "직무스트레스란, 업무상 요구사항이 근로자의 능력이나 자원, 바람(요구)과 일치하지 않을 때 생기는 유해한 신체적 정서적 반응이라고 정의할 수 있다.

직무스트레스는 불건강과 심지어 손상까지도 초래할 수 있다. 또한 '직무스트레스'라는 개념이 '도전(challenge)'과 종종 혼동되고 있는 걸 보는데 이 둘은 서로 다른 것이다. '도전'은 우리에게 정신적 및 육체적으로 에너지를 주며 새로운 기술을 배워 우리의 업무를 완성하도록 해준다. 그리하여 '도전'은 건강하고 생산적인 업무수행을 위해 중요한 요소이다. 사람들이 '약간의 스트레스는 너를 위해 좋다'고 말하는 것이 직장생활에서의 '도전'의 중요성을 언급하는 것이라고 본다". 그런가 하면, 유럽위원회(European Commission)가 작성한 '업무관련스트레스 안내서: 삶의 양념인가 아니면 죽음의 입맞춤인가?(EC, 2002)'에서는 업무관련스트레스(Work-related Stress)를 다음과 같이 정의하고 있다. "업무관련스트레스란 업무내용, 업무조직 및 작업환경의 해롭거나 불건전한 측면에 대한 정서적, 인지적, 행동적 및 생리적 반응 패턴이다. 그것은 고도의 각성 및 걱정, 그리고 때론 극복이 안 되는(not coping) 느낌으로 특징지을 수 있는 상태이다."

어떻게 스트레스 반응이 업무로부터 생기며 어떻게 그것이 건강과 삶의 질에 영향을 미치게 되는지에 대해 예를 들어 보면 분명해질 수 있다. 가상적인 한 남자 근로자가 처한 상황을 상상해 보자. 경영층에서 경제적인 측면과 기술적 측면을 고려하여 생산공정을 조립 라인에서 수행되는 매우 단순하고 원초적인 단위로 쪼개기로 결정하였다. 이 결정에 의해 사회적 구조가 새로 만들어지고, 공정은 스트레스와 질병으로 이어지는 일련의 사건에서 시발점이 되는 동작(motion)이 된다. 새로운 환경은 처음 접하는 근로자에게 심리사회적 자극을 형성하고, 만약 근로자가 전에는 고도로 숙련된 기술을 사용해왔고, 이번 변화에서도 좀 더 높은 숙련도를 요하는 곳으로의 배치를 원했었다면 더욱 강한 자극이 될 것이다. 또한 과거 조립공정에 근무했던 경험은 새로운 조립공정에 대해서도 선입감으로 작용한다. 아울러 근로자의 유전적 요인들이 스트레스에 대한 반응으로 혈압을 더욱 상승하게 한다. 회사에서 받는 스트레스로 인해 퇴근 후에도 신경질적이 된 가장에게 아내는 새로운 일자리를 수락하여 보다 낮은 급료로 가정경제를 궁핍하게 하고 회사의 문제를 집안에서 풀려고 한다며 비난하게 될 것이다. 이러한 모든 요인의 총화로서 근로자는 비탄에 젖어 알코올 섭취량이 늘고 혈압이 올라가는 등의 바람직하지 못한 생리적 반응을 경험하게 된다. 직장과 가정에서의 문제가 지속되면서 일시적 반응에 불과했던 근로자의 변화가 지속되게 된다. 시간이 흐를수록 만성적 불안장애, 알코올중독과 만성 고혈압성 질환으로 발전하게 되며 이 때문에 직장근무와 가정생활이 점차 어려워지고 생리적 취약점이 증가하게 된다. 결국 악성순환 고리가 형성되어 마침내 뇌졸중으로 쓰러지거나 근무 중 사고 또는 자살로까지 발전하게 된다. 혹자는 가장 극단적인 경우를 들었다고 하겠지만 이 예는 환경변화에 대한 근로자의 반응을 결정짓는 행동과학적, 생리학적, 사회적 요인들이 근로자의 유전적 취약성을 증폭시키고 건강을 해치며 마침내 죽음에 이르게 함을 보여주고 있다.

2. 업무와 관련된 주요 심리사회적 스트레스 요인들

이미 앞에서 언급했듯이 스트레스는 사람과 환경 사이의 관계가 사업장이든, 다른 어떤 장소이건 간에 객관적 · 주관적 또는 양쪽 모두에서 부적절한 관계에 의해 발생하며 이때 유전적 요인이 일부 영향을 준다. 이는 마치 발에 맞지 않는 구두와 같아서 주변 환경의 요구와 개인의 능력이 맞지 않거나, 개인적 요구와 기대를 환경이 맞추지 못하기 때문에 발생한다. 예를 들면, 개인의 능력을 초과하는 과도한 업무를 부여받거나 반대로 전혀 할 일이 없는 경우가 있다. 다른 예로서 근로자가 사회적 연결망의 일부분으로 기능하면서 소속감을 경험하고 생의 의미에 대한 느낌을 가질 수 있어야 하지만 이러한 요구를 현재의 근로환경에서는 전혀 뒷받침해주지 못하면서 불일치가 있는 경우이다.

어떤 종류의 일치이건 '신발'과 '발'이 모두 중요하며, 상황요인 뿐만 아니라 개인과 집단의 특성이 중요하다. 불일치를 가져오는 업무상 중요한 상황요인들은 대개 다음과 같은 것들이다.

- 조직 : 변화, 부적절한 의사소통, 대인 갈등, 조직목표와의 갈등 등
- 경력 개발 : 승진기회가 없음, 훈련수준을 벗어난 새로운 책임, 실직 등
- 역할 : 역할 갈등, 역할의 모호함, 업무 달성에 부적합한 자원, 업무 달성에 부적합한 권한 등
- 임무 : 양적 및 질적 업무과다, 양적 및 질적 업무과소, 다른 사람의 생명과 건강에 대한 책임, 결정권한이 미약함 등
- 작업환경 : 환경정리가 잘 안 되어 있음, 유해인자 노출, 인간공학적 문제, 소음, 냄새, 안전문제 등
- 교대작업 등

III. 국내 · 외 직무스트레스 현황 및 스트레스 대책 동향

1. 국내 · 외 직무스트레스 현황

직무스트레스 현황에 대해서는 여러 가지 보고나 조사연구가 있으며, 그들을 통해 최근 정보 확인이 가능한 영국과 일본 등에 있어서의 실태를 정리해 보면 다음과 같다.

1) 영국

노동력조사(The Labour Force Survey)를 통해 영국 안전보건청(HSE)이 추정한 스트레스관련 주요 통계는 다음과 같다.

- 2013/14년도의 업무관련 스트레스, 우울 또는 불안 건수는 487,000건으로 전체 업무관련 질병 건수의 39%를 차지하였으며, 신규 사례는 244,000건이었다.
- 2013/14년도에 스트레스, 우울, 불안으로 인한 작업손실일수는 스트레스, 우울, 불안 사례 한 건당 평균 23일이었다.
- 3년간 평균으로 볼 때 스트레스, 우울 또는 불안 사례 보고율이 높은 직업은 보건의료직(특히 간호사), 교육 전문직 및 보건사회복지관련 전문직이었다.

2) 유럽 국가

스트레스는 유럽에서 두 번째로 자주 보고되는 업무관련 건강문제이다.

- 2005년에 European Agency for Safety and Health at Work(EU-OSHA)가 실시한 제4차 유럽근로환경조사 결과에 따르면, 유럽 근로자의 약 22%가 스트레스를 경험했으며, 2002년에 유럽 15개 국가에서 업무관련 스트레스로 지출한 비용은 연간 200억 유로로 추정하였다.
- EU-OSHA는 2009년에 처음 실시했고 5년마다 실시할 계획인 Enterprise survey on new and emerging risks(ESENER)를 통해 유럽 사업장관리자 10명 중 8명이 자신의

직장에서의 업무관련 스트레스에 관해 관심을 표명했으나 사회심리적 리스크를 다루는 절차가 직장 내에 있는 사업장은 30% 미만이라는 것과 사업주의 반 정도가 사회심리적 리스크를 전통적이거나 확실한 산업안전보건 리스크보다 관리하기 훨씬 어려워한다는 것을 알았다.

3) 일본

- 후생노동성에서 1982년 이래 5년마다 실시하고 있는 노동자 건강상황조사의 2012년 결과를 보면 61%의 근로자가 일이나 직업생활로 인해「강한 불안, 고민, 스트레스가 있다.」고 호소하고 있다. 이 숫자는 1982년 50.6%, 1987년 55.0%, 1992년 57.3%, 1997년 62.8%로 증가 추세를 보이다가 다시 2002년 61.5%, 2007년 58%로 감소했던 것이 2012년에 와서 다시 증가한 것이며 스트레스 호소율은 대개 50~60%대를 유지하고 있다
- 근로자 중 자살자 수는 1997년에 약 6,000명에서 1998년에 약 9,000명까지 증가했으나 2007년까지 더 이상의 증가 추세는 없었으며, 근년에 이르러 2011년에 8,207명, 2012년에 7,421명으로 줄어드는 경향을 보이고 있다.
- 한 연구에 따르면, 일본 근로자 600만 명 중에서 정신질환으로 결근하는 근로자가 0.79%이며, 정신질환으로 인한 결근에 따르는 근로손실비용이 9,500억 엔으로 추정되었다(Shima과 Kyrabayashi, 2005).

4) 한국

한국산업안전보건공단(이후 '안전보건공단'이라 함)에서 2006년도에 처음 실시한 취업자 근로환경조사에서 지난 12개월 동안 업무가 건강에 미친 영향이 있었는지 질문한 결과 스트레스 증상을 호소한 취업자가 17.9%(남 18.7%, 여 16.8%)였으며, 3.4%(남 3.0%, 여 3.9%)가 우울증상을 호소하였다(참고문헌). 또 제2차 취업자 근로환경조사(2010)에서는 한국 취업자의 1.2%(남 1.0%, 여 1.7%)가 업무로 인한 우울 또는 불안증상을 호소하였으며, 연이어 실시한 2011년 조사에서는 1.1%(남 0.9%, 여 1.3%)가 업무로 인한 우울 또는 불안증상을 호소하였다.

2. 스트레스 대책에 관한 국제 동향

오늘날 전 세계적으로 중요한 사회문제이자 건강문제의 하나인 스트레스에 대한 해결대책이 요구되는 것은 당연한 것으로서 영국, 유럽국가들, 일본 등지에서 최근까지 시도해 온 노력은 다음과 같다.

1) 영국

영국에서는 안전보건청(HSE)이 1995년에 『직장의 스트레스－사용자를 위한 가이드〔Stress at work : A Guide for Employers〕』를 발행하였고, 1999년 『업무관련성 스트레스에 관한 어드바이스－숏 가이드〔Help on Work-Related Stress : A Short Guide〕』라고 하는 새로운 소책자를 발행하였다. 후자는 「특히 근로자 50인 이하의 소기업 또는 작은 회사의 경영주를 염두에 두고 있다」는 것이나 「여기에 들어있는 일반 원칙의 대부분은 회사 규모를 불문하고 모든 조직에 맞도록」 된 것으로서 「스트레스는 무엇인가, 스트레스에 대해 무엇을 할 수 있는가에 대해 설명하고 있다.」

2008년 이후부터 HSE와 합병이 된, HSE의 상부기구였던 영국 안전보건위원회(HSC)는 1999년 4월부터 7월에 걸쳐 「직장에서의 스트레스 관리」라는 제목의 토의용 문서(Discussion Document : DD, 정식으로 정책 제안에 관한 대중의 의견(public comment)을 구하는 협의용 문서(Consultative Document : CD)와 구별됨)를 만들어 「스트레스는 산업안전보건법령을 토대로 어느 정도 규제되어야 하는가」라는 문제에 대해 광범위하게 국민의 의견을 구했다. 그 결과 국민들의 반대 여론이 더 우세하여 직장에서의 스트레스관리를 규제하는 법령은 별도로 만들지 않았다.

그 대신 영국은 심리학자, 통계학자, 역학자, 정책입안자들이 한 팀이 되어 직장에서의 스트레스 관리에 대한 전략으로 관리표준(Management Standard)을 고안하였으며 2004년부터 이에 대한 대중 캠페인과 컨설팅을 시작하였다. 관리표준은 향후 유럽위원회와 세계보건기구에서 전략적으로 밀고 있는 PRIMA-EF(The European Framework for Psychosocial Risk Management)의 기초가 되었다.

2) 유럽 국가

유럽 국가들은 기본적으로 '사업주는 사회심리적 요인을 포함한 모든 업무와 관련된 안전과 보건 리스크로부터 근로자를 보호해 주어야 한다'는 Council directive 89/391/EEC(1989)를 따라 사회심리적 리스크 관리를 다루고 있다.

EU의 내각에 해당하는 유럽위원회는 2000년 봄『업무관련성 스트레스에 관한 가이던스－삶의 양념인가? 죽음의 키스인가?〔Guidance on Work-Related Stress : Spice of Life or Kiss of Death?〕』를 발행하였다. 이 지침에 의하면, 사용주는『업무에 관련되는 모든 면에 대하여, 근로자의 안전과 건강을 확보할 의무』가 있으며,『위험 발생의 방지』,『발생원으로부터 위험 제거』 및『업무를 개인에 맞도록 하는 것』을 예방 원칙으로 제시하고 있다. 이 지침은 더 나아가『일관성 있고 포괄적인 예방정책』을 책정하는 것은 사용주의 의무라고 서술하고 있으며, 이러한 노력을 위한 기초를 제공하고자 하는 것이다.라고 기록하고 있다.

유럽위원회는 2004년 10월, 사업주와 근로자가 함께 직무스트레스 문제를 찾아내고 관리할 것임을 내용으로 하는 '업무관련 스트레스에 관한 협정 틀(Framework agreement on work-related stress)'에 대해 유럽 국가들의 사회적 파트너인 UNICE/UEAPME, CEEP, ETCU와 협정을 맺고, 서명한 관계자는 해당 국가의 조직구성원으로 하여금 이 협정을 수행하게 해야 한다고 했다.

'직장의 사회심리적 리스크 관리를 위한 유럽 틀(The European Framework for Psychosocial Risk Management, PRIMA-EF)'은 국가적, 기업적 차원에서 직무스트레스에 대응하는 정책수립 및 실행방안을 제시하는 것을 목표로 2년간의 프로젝트를 통해 2009년 말에 그 기본개념이 발표되었다. PRIMA-EF는 정책입안자, 사업주, 노동조합, 전문가, 근로자들에게 직장에서 사회심리적인 위험을 관리할 수 있는 포괄적인 우수사례의 틀을 제공한다. PRIMA 프로젝트를 위한 컨소시움은 Institute of Work, Health & Organisations, BAuA, ISPESL, TNO, CIOP, FIOH로 구성되어 있으며, PRIMA 프로젝트의 결과물은 유럽위원회와 WHO의 전략으로 활용된다. PRIMA 활동에는 WHO, ILO, EC, EU-OSHA, EUROFOUND, ICOH-WOPS, BUSINESSEUROPE, ETUC, ETUI-REHS, CEEP, UEAPME, UNIZO가 함께 참여하고 있다. EU-OSHA는 직무스트레스에 대한 사회적 공감대 형성을 위해서 2014년 4월부터 2015년 말까지 '건강한 직장은 스트레스를 관리한다(Healthy Workplaces Manage Stress)' 캠페인을 전개하였다.

3) 일본

일본에서도 1998년 1월 19일에 책정된「제9차 산업재해방지계획」에서「스트레스 관리 대책」으로,「증대하는 정신적 스트레스에 대한 대책으로서 사무직을 비롯한 여러 직종을 대상으로 스트레스에 의한 건강장해 예방을 위한 종합적인 조사연구를 실시하여 그 성과 보급을 기하도록 한다. 특히 관리감독자에 대한 연수 충실, 근로자 자신이 스트레스를 적절히 조절할 수 있도록 하는 지식 제공 등 스트레스에 대한 상담체제 정비 등에 의해, 사업장 스트레스 관리법을 보급한다.」고 되어 있다.

2000년 6월 6일에는 근로자의 정신건강대책에 관한 검토회의 보고서「직장에서의 마음의 건강가꾸기 대책에 대하여」가 공포되었다. 본 보고서는,「1995년도부터 5개년 계획으로 노동성에서 실시해 온『노동현장에서의 스트레스 및 그로 인한 건강영향에 관한 연구』의 결과를 근거로 사업장에서의 대책의 실시상황을 검토하여, 마음의 건강가꾸기를 위해 사업장에서 실시해야 할 바람직한 사항, 마음의 건강가꾸기 대책에 대해 행정 및 관련단체가 지원해야 할 사항 등을 정리한 것이다.」라고 되어있다. 이에 따라 노동성에서는 2000년 8월에 근로자의 마음의 건강을 유지 증진시키기 위해 사업장에서 사업주가 강구해야 할 기본적 사항을 담은『사업장에서의 근로자 마음의 건강가꾸기를 위한 지침에 대하여』라는 통달을 시달하였으며, 이 통달은 2006년에 개정되었다.

2001년 3월 30일 후생노동성에서는『근로자의 자살 예방에 관한 종합적 대책추진사업 실시에 대하여』라는 근로자 자살 방지에 관한 종합적 대책 추진사업의 실시요강을 제시하였으며, 2002년 2월 12일에는 과중한 업무에 의한 뇌심혈관질환의 예방을 위하여『과중노동에 의한 건강장해방지를 위한 종합대책』을 발표하였다.

2014년에는 근로자 정신건강대책의 충실 · 강화를 목적으로 의사 또는 보건사에 의한 근로자의 스트레스 검사를 의무화하는 법안이 통과되었다.

4) 한국

고용노동부는 2000년대에 진입하면서 급격한 추세로 증가하고 있는 뇌심혈관질환과 근육골격계질환 등 작업관련 질환에 대한 적극적 예방 조치의 필요성에 입각하여 2002년 12월 30일에 산업안전보건법 제5조 [사업주의 의무]에서 "… 근로조건의 개선을 통하여 적절한 작업환경을 조성함으로써 근로자의 신체적 피로와 정신적 스트레스 등으로 인한 건강장해를 예방하고,…" 라는 문구를 삽입하였다. 또한 2003년 7월 12일에는 고용노동부령인 산업보건기준에 관한 규칙을 전면개정하면서 제14장 [그 밖의 유해인자에 의한 건강장해의 예방]에 제259조[직무스트레스에 의한 건강장해 예방조치] 조항을 포함시켰으며, 그 후 2011년 7월에 안전기준규칙과 보건기준규칙이 하나로 통합되면서 해당 조항은 산업안전보건기준에 관한 규칙 제669조로 바뀌었다.

2006년에는 한국직무스트레스학회를 중심으로 개발된 한국인 직무스트레스 요인 측정도구에 대한 사용지침이 안전보건공단의 KOSHA Code로 제정되어 현재까지 사업장에 널리 보급되어 사용 중이다.

안전보건공단에서는 2011년과 2012년에 다양한 직군의 근로자들을 대상으로 한 직무스트레스관리 지침을 집중적으로 개발하여 KOSHA Guide로 만들어 보급하였으며, 2013~2014년에는 한국인 감정노동 측정도구 및 폭력 측정도구를 개발하였다.

참고문헌

안전보건공단. http//www.kosha.or.kr

厚生勞働省. http://www.mhlw.go.jp

Bruce S. McEwen. Stress, Definitions and Concepts of. In : Encyclopedia of Stress Volume 3, Academic Press, pp. 508-509, 2000.

Cooper CL. Occupational stress indicator. Windsor : NFER, 1988.

Cranwell-Ward J, Aiken O. When the going gets tough. People Management. 1995;13:22-28.

Cummings T, Cooper CL. A cybernetic framework for the study of occupational stress. Human Relations. 1979;32:395-419.

European Agency for Safety and Health at Work. http//osha.europa.eu/en

European Agency for Safety and Health at Work : Research on work-related stress. Luxembourg : Office for Official Publications of the European Communities, 2000.

European Commission. Guidance on work-related stress : Spice of Life or Kiss of Death? - Executive summary, p.7, 2002.

European Commission. Guidance on work-related stress : Spice of life or kiss of death? Luxembourg; Office for Official Pulications of the European Communities, 2000.

European Foundation for the Improvement of Living and Working Conditions : Third European Working Conditions Survey(2000): http://www.eurofound.eu.int/working/healtheffects.htm

Goetzel RZ, Anderson DR, Whitmer RW, Ozminkowski RJ, Dunn RL, Wasserman J, Health Enhancement Research Organization(HERO) Research Committee. The relationship between modifiable health risks and Health care expenditures : an analysis of the multi-employer HERO health risk and cost datanase. J of OEM 1998;40:10.

HSE. http://www.hse.gov.uk

Kaminoff and Prohansky. New York : Free Press : 380-409, 1982.

Lazarus RS. Psychological stress and the coping process. New York : McGraw-Hill. 1966.

Levi L. Introduction : Spice of Life or Kiss of Death? In : Handbook of Stress, Medicine, and Health, Ed by Cooper Cary L. CRC Press. pp.2-3, 1995.

PRIMA-EF. www.prima-ef.org

Selye H. A syndrome produced by diverse nocuous agents. Nature. 1936;138(4):32.

Selye, H. Stress and Disease. Science. 1955;122:625-631.

Selye, H. Stress. Montreal : Acta Incorporatea, 1950.

Shima, S., Kyrabayashi, N. A survey on employees on sick leave due to mental disorders. In S Shima (Ed.), *Research on returning to work and facilitating adjustment at work of workers wth mental disorders mainly focusing on depression.* A report of the Ministry of Health, Labour, and Welfare funded research. 2002-2004 (in Japanese), 2005.

The Industrial Society Managing Stress. Managing best practice. 18. London : The Industrial Society. 1995.

제 2 장

직무스트레스의 이론과 평가

I. 직무스트레스의 이론적 고찰

| 김수영

1. 역사적 개관

직무스트레스 요인, 스트레스 반응 및 건강에 대한 깊이 있는 지식을 얻기 위해서 우리는 스트레스 요인(업무환경과 함께 다른 곳을 모두 포함해서)과 함께 스트레스 요인에 노출된 근로자가 경험하고, 해석하며, 평가하는 방식, 유전적 요인과 과거의 환경적 영향을 통해 사전에 프로그램된 대응 방식, 결과적으로 생성된 병리적 반응들, 앞의 반응에 의한 다양한 결과들 예를 들면 심혈관 질환이 결과라면 이 질병의 이환율, 시스템상의 다른 구성요소와의 상호작용 및 되먹임, 앞의 과정을 변화시킬 수 있는 상호작용 변수(예를 들면 대응방식의 종류, 사회적 지지 등) 등 다양한 사항에 대해 연구해야 한다. 간단히 말해서 근로자를 둘러싼 환경과 근로자가 상호작용하는 방식에 대해 깊이 연구하는 것이 필요하며 이를 통해 근로자–근로환경 생태계(worker-workplace ecosystem)에 대한 개념적 모델을 구성함으로써 연구작업의 기본적 틀이 형성되고 치료 및 예방적 개입이 가능해진다(Levi, 2000).

심리사회적으로 매개되는 스트레스관련 질환은 인류에게 전혀 새로운 것이 아니다(Walker, 1998). 우리의 선조들은 우리가 오늘날 알고 있는 것과 같은 방식으로 물리적 또는 비물리적 스트레스 요인을 단기간 또는 장기간 마주했으며, 결과적으로 몇몇 질환에 걸리곤 했다. 당연히 타당한 이론적 근거를 찾기 위해서 노력했으며 예를 들면 악마에게 홀렸다는 식으로 해석하곤 했다. 종교적 의식이 악마의 영향으로부터 신체를 해방시키기 위해 사용되었다. 그러나 약 2500년 전 소크라테스는 군대에서 막 제대해 고향 그리스에 돌아와서는 트라키아 문명이 어느 측면에서는 그리스의 문명보다 앞서있다고 주장하면서 다음과 같은 예를 들었다.

"그들은 신체가 정신없이는 회복될 수 없다는 것을 알고 있었다. 이 점이 그리스 의사들에게 많은 질병의 치료법이 알려지지 못한 이유이다. 그리스 의사들은 온전한 전체로서의 신체–정신 합일체를 무시해 왔다"

소크라테스와 같은 시대에 살았던 의술의 아버지 히포크라테스는 많은 질병이 알려진 바와 같이 감정 또는 열정에서 기인된다고 믿었으며 4개의 기본 체액(황색 담즙, 흑색 담즙,

점액과 혈액)과 환경의 영향이라고 볼 수 있는 4가지 기본 원소(공기, 토양, 불 및 물)의 조합에 근거한 정신-신체 생리학을 체계화하였다. 이들 요소의 다양한 조합이 서로 다른 정신 상태 및 질병을 만들어낸다고 생각하였다. 이와 같은 복잡성을 극복하고 인간 신체를 치료하기 위해서는 "사물의 전체에 대한 지식이 중요하다"고 하였다. 약 1천 년의 세월이 지난 후 파라셀수스는 "참의료는 전체 우주의 심오한 능력에 대한 가장 최근의 창조적 지식에 근거할 때에만 가능하다"고 하였다. 아마도 이러한 단정들은 오늘날 우리가 사이버네틱(cybernetic) 또는 시스템적 접근법이라 부르는 것에 대한 초기의 직관적인 이해를 지칭한다고 생각된다.

20세기 이후 우리는 인간지식의 모든 영역에서 정통한 한 사람의 영웅이 되기를 포기하고 각 세부영역의 전문가로서 훈련받는 과정에서 여러 학문의 전문가들이 한 가지 문제에 집중해서 문제해결을 모색하는 과정에 꼭 필요한 지적 협력의 전통을 상실했다. 이러한 교육은 우리 각자가 자신의 영역에서 웅크리고 안주하게 함으로써 가장 기본적인 원리가 우리 영역 밖에서 왔다고 하더라도 이를 알지 못하도록 벽을 쌓아왔다.

1) 생태학적 및 시스템적 접근법

어떻게 개체는 자신과 환경을 연결할 수 있을까? 이것이 수많은 전문가들에게 다양한 면을 보여준 기본적 문제이다. 건강의 유지 증진과 질병을 치유하는 데 관심을 가진 의사라면 이 문제를 심사숙고하여 자신의 치료방법을 재검토하지 않는 한 어둠 속에서 일하는 단순한 기술자에 지나지 않는다(Dunbar, 1954).

업무관련 스트레스 및 다른 원인의 스트레스와 이들의 결합효과가 심혈관계질환 및 다른 질병의 이환율 및 사망률에 미치는 영향에 대해서 저명한 과학자들의 연구가 지속되어 왔다. 이 분야의 초기 개척자들 중에는 파두아 대학 의학부 교수였던 라마찌니(Bernhardi Ramazzini, 1633~1714)가 있다. 비록 그의 저서 「일하는 사람들의 질병(De morbis artificum diatriba)」이 과학적이기보다는 직관적이고 인상적이었지만 이는 40종 이상의 전문 직업인들이 앓고 있던 질병에 대해 발병원인을 열거하고 질병 예방을 위한 방법 또는 치료방법에 대한 제안을 담은 체계적 논문이었다. 그는 가난한 사람들이 일하고 살아가는 조건과 몇몇 업무관련 질병이 발생할 위험 사이에 관련이 있음을 직관적 이해를 바탕으로 기술하였다.

Cannon(1929)은 동물실험을 통해 고통, 배고픔, 공포 및 분노를 일으키는 환경하에서 개체가 싸우거나 도망가도록 만드는 복잡한 신체반응 패턴의 존재를 증명하여 심리사회적으로 유도되는 정신생리적 반응의 효과에 대한 우리의 지식에 중대한 공헌을 하였다. Pavlov(1951) 또한 개에 대한 연구를 통해 중추신경계가 신경내분비 반응을 조절할 수 있는 강력한 능력을 갖고 있음을 입증하였다(그림 2-1, ②~⑤). 이 분야의 또 다른 중요한 연구로서 Selye(1936)는 다양한 물리, 화학, 생물학적 및 심리사회적 자극이 하나의 반응 패턴을 일으키는 것을 발견하고 이 반응패턴 중 비특이적 요소를 가리켜 '스트레스'라 명명하였다. 만약 지속적이며, 잦은 빈도로 강력한 스트레스가 개체의 마멸 속도를 증가시켰을 때는 병리적 반응이 나타나게 된다(그림 2-1, ②~⑦).

Alexander는 심리사회적으로 유도된 스트레스는 단순히 영향을 줄 뿐만 아니라 직접 특정 질병을 발생시키기도 한다는 것을 증명하였다(1952). 그는 특정 심리현상을 특정 신체질병으로 연결하는 선택이론(specificity theory)을 제안하였으나(그림 2-1, ④~⑦), 이를 확인할 수 있는 근거는 제시하지 못하였다. Wolff(1953)와 Wolf(1978)는 인간 생체를 대상으로 주의 깊게 고안된 연구를 수행하여 다양한 신체기능이 심리사회적으로 영향을 받는다는 사실(그림 2-1, ②~⑤)을 확인함으로써 몇몇 중요한 신체 질환의 원인과 병태생리에 중요한 단서를 제공하였다. Holmes와 Rahe(1967)는 배우자의 죽음, 실직, 결혼생활의 위기

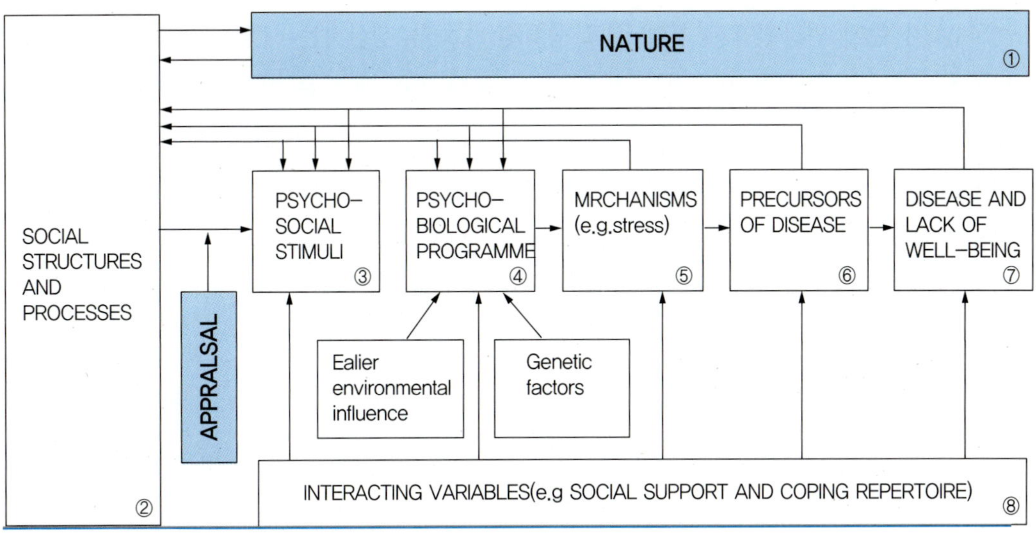

그림 2-1. 심리사회적 질병의 이론적 모델(Adapted from Kagan, 1975).

등의 생활변화(life changes)가 개체의 부담을 증가시키고 마모되는 속도를 증가시킴으로써 다양한 신체, 정신질환의 발생위험을 증가시킨다는 가정하에 다양한 생활변화를 정량화하는 방법을 개발하였다(그림 2-1, ②~⑦).

Rosenman과 Friedman(1959)은 자신들의 경험에 근거하여 중상류층 심혈관계질환 환자들이 긴박감, 경쟁심, 적대감을 특징으로 하는 행동패턴(Type A)을 보인다고 주장하였다. 이 행동패턴은 자주 뚜렷하게 지속되는 교감신경성 부신수질성 반응을 수반함으로써 2차적으로 허혈성 심질환의 위험을 증가시키는 것으로 간주되었다. 다른 병태생리학적 이론으로서는 이와 같은 행동양식이 동료 근로자 사이에 자주 지속적이고 강렬한 갈등을 일으킴으로써 이차적으로 교감신경성 부신수질의 활동을 증가시킴으로써 결국 허혈성 심질환의 이환율과 사망률을 증가시킨다고 하였다(그림 2-1, ③~⑦). 비록 후속 연구에서 A형 행동패턴의 병태생리학적 중요성을 확인하는 데 실패했지만, 중요한 요소 중 한 가지인 적대감의 병태생리학적 중요성은 최근의 연구에 의해 그 타당성을 인정받고 있다(Kornitzer, 1992).

Lazarus(1967)는 질병 발생의 연결고리 중 평가(appraisal)와 대응(coping)의 중요성(그림 2-1, ②, ③, ⑦)을 확인시켜 주었으며, Henry와 Stephens는 유해한 환경에 대한 주관적 및 객관적 통제가 환경에 대한 노출에 의해 촉발되는 신경내분비반응과 그 결과 발생되는 이환율과 사망률의 변화에 중요한 역할을 한다는 점을 입증하였다(1997). 스트레스 요인-스트레스-질병의 연쇄고리에 작용하는 또 다른 변화요인으로서 House(1981)는 감정상, 실제적으로 또한 경제적 지지를 제공하는 사회적 네트워크(그림 2-1, ⑧)의 중요성을 강조하였다.

Selye가 한때 언급했던 것처럼 작고 중요한 정보를 생산하는 사람들은 많지만, 이러한 벽돌을 조합하여 건물을 세우려는 건축가는 드물다. 이렇게 드문 건축가 중 한 사람으로서 Engel은 생의학 모델에 대한 시의적절하고 필요한 도전으로서 병인론, 병태생리, 치료 및 예방을 포괄하는 생물정신사회의학적 모델을 제시하였다(1977). 이 생물정신사회의학적 개념을 통해 우리는 고대 그리스 의학계가 목표로 했던 정신과 신체를 통합해서 보려 하는 시도가 가능하게 되었다. 그러나 소크라테스와 히포크라테스의 시대로부터 지금까지 축적된 생물학, 심리학 및 사회학적 지식의 양이 엄청나게 증가하였기 때문에 이를 혼자서 모두 습득하는 것이 더욱 어려워졌다. 따라서 각자의 학문분야와 사회적 영역을 넘어서 협동하는 것이 필요하며, 아울러 이를 바탕으로 기존 지식을 간략화하는 것도 필요하다.

2. 스트레스의 원인과 작용기전에 대한 이론들

1) 직무스트레스 모델의 발전

서론에서 언급된 바와 같이 스트레스 현상의 복잡성 때문에 스트레스에 대한 연구는 어떻게 직무스트레스가 발생하는가에 대한 몇 가지 개념모델을 발전시켰다. 이들 모델들은 스트레스 이론의 여명기에 인지심리학에서 차용한 개념과 스트레스 반응에 대한 생리학적 모델로부터 발전되었다.

(1) 인지심리학으로부터의 기여

인지적 스트레스 모델의 중심개념은 "인지과정과 외부세계에 대한 해석이 심리적 상태를 결정하며 만성질환에 대한 위험을 좌우한다."는 것이다. 심리적 스트레스의 효과에 대한 이론은 심리적 부담의 개념에 근거를 두고 있다. 인지심리학적 관점에서의 업무부담은 근로자가 업무를 수행하는 과정에서 수용하고 해석해야 하는 정보의 총량에 의해 결정된다(Saunders, 1992). 과부하와 스트레스는 이러한 정보처리 과정에 걸리는 부하가 개인의 능력을 초과할 때 발생한다고 설명한다. 이 모델은 정보의 과다, 의사소통의 어려움, 기억문제 등에 포커스를 맞춘다. 심리적 관점은 객관적 작업환경상의 스트레스 요인을 과소평가하며 환경에 대한 근로자의 평가에 강조점을 둔다. 비록 이러한 접근법이 환경에 대한 변화 가능성이 낮은 곳에서는 적절할지라도, 직접 스트레스가 변화되어야 하는 대상으로서 존재하는 상황에서는 적절한 모델이 되지 못한다.

(2) 생리적 스트레스 이론

생리적 스트레스 반응의 이론은 두 개의 과정 즉 에피네프린과 노르에피네프린으로 대표되는 부신수질과 코티졸을 포함하는 부신피질의 반응에 중점을 둔다. Cannon이 제창한 싸우거나 도주하는(fight-flight) 반응은 대부분 부신수질의 자극과 에피네프린의 분비와 연관되어 있다. 심혈관계를 조절하는 교감신경계의 각성으로 이어지는 이러한 반응패턴은 생물체가 대사에너지를 정신 및 육체적 노력을 지탱하는 데 사용할 수 있도록 해주는 능동적 반응이다. 비록 이러한 반응메카니즘이 모든 동물 행동양식의 기본적 구성요소라 하더라도 단기적으로는 많은 에너지가 필요하며 장기간에 걸친 정신내분비계의 각성은 이완상태로의 전환을 어렵게 하며 만성적 과도각성의 상태로 빠질 수 있다. 부신수질의 반응은 안전에 대한 위협, 업무수행성과를 높이기 위한 시간적 압박 및 작업장의 사회적 상황, 예컨대 권력에 대한 도전 등에 포함된 지속적인 각성상태의 중요성을 반영하고 있다.

부신수질의 반응은 자신이 조절할 수 없는 스트레스 상황과 마주했을 때 개인이 나타내는 퇴축과 좌절의 반응이라고 할 수 있다. Henry와 Stephens(1977)는 이때 좌절 또는 사회적 연대감의 상실로 인해 결국 사회적 활동이 위축되고 순종적으로 변화하게 된다고 설명하였다. 생리적 모델에서의 스트레스란 시스템 자체의 조절능력에 특히 초점을 맞추어 전체 시스템의 불균형상태를 지칭한다. 이러한 생물학적 조절계에는 신경계, 심혈관계 및 정신내분비계 등이 포함된다. 고혈압 등의 스트레스관련 질환은 특정 시스템의 평형상태(항상성, homeostasis)를 유지하는 조절 메커니즘의 혼란에서 오는 것으로 간주된다.

2) 통합적 직무스트레스 모델

통합 모델은 인간행동의 시발점을 심리적 또는 생리적 뇌기능 대신 복잡한 외부환경에서 찾는다. 현실세계의 복잡성을 반영하기 위해 행동 모델은 거의 항상 다차원적이며 따라서 스트레스가 많은 업무상황에 대한 다양한 해석의 가능성을 제공한다. 직무스트레스에 대한 두 가지 모델, 인간–환경 적합 모델(the person-environment(PE) fit model)(Caplan, 1998)과 직무요구–통제 모델(the job demand-control(D-C) model)(Karasek, 1998)이 연구자들 사이에서 많은 주목을 받았으며 유럽에서는 제3의 모델로서 노력–보상 불균형 모델(the effort-reward imbalance(ERI))(Siegrist, 1996)이 점차 주목받고 있다.

(1) 인간–환경 적합 모델

인간–환경 적합 모델은 스트레스에 의한 긴장이 첫째, 업무상 요구사항과 이를 수용할 수 있는 개인의 능력(요구–능력 적합, demands-abilities fit), 둘째, 개인의 욕구와 이를 충족시키기 위한 환경으로부터의 공급 사이의 불균형(욕구–공급 적합, needs-supplies fit)에서 발생한다고 설명한다(French, 1982). 직무요구에는 업무부하(workload)와 직무의 복잡성 등이 포함된다. 개인의 욕구에는 수입(income), 참여(participation) 및 자기 효용성(self-utilization) 등의 요소들이 포함된다. 환경으로부터의 공급은 예컨대 개인의 욕구를 충족시킬 만큼 충분한 수입이 직무로부터 발생하는가를 의미한다. 욕구-공급 적합의 예로서는 근로자가 기술과 능력을 활용하고자 하는 욕구의 정도가 주어진 근무환경상의 공급과 기회에 의해 충족되는 정도를 따질 수 있으며, 요구-능력 적합의 예로서는 업무의 요구와 근로자의 기술 및 능력이 균형을 이루고 있느냐가 중요한 고려사항이 된다. 이들 두 가지 적합은 서로 겹쳐질 수 있는데 업무과부하는 고용주의 요구사항이 충족되지 못하면서 근로자가 가진 업무 이외의 욕구를 만족시키지 못함으로써 위기상황을 만들게 된다.

이 모델은 객관적 환경(Eo)과 객관적 개인(Po)을 주관적 환경(Es)과 주관적 개인(Ps)으로부터 구분하며 이때 주관적이라는 단어의 의미는 개인의 인지(perception) 여부에 따른다(그림 2-2). 이 모델에서는 주관적 개인과 주관적 환경이 균형(Fs)을 이루지 못하고 어느 한 쪽으로 기울어진 것에서 스트레스에 의한 긴장이 발생하는 것으로 설명한다. 이론적으로는 개인의 능력이 환경에 비해 모자라거나 넘치지 않는지 평가할 때 동일한 단위로 측정하면서 영점을 포함해서 평가하는 것이 필요하다. 예를 들면 자료 입력을 위해 키보드를 사용하는 사무원의 경우 업무상 요구되는 분당 타자수가 환경(E)변수로 측정되며, 사무원의 실제 분당 타자속도가 개인능력(P)변수가 된다.

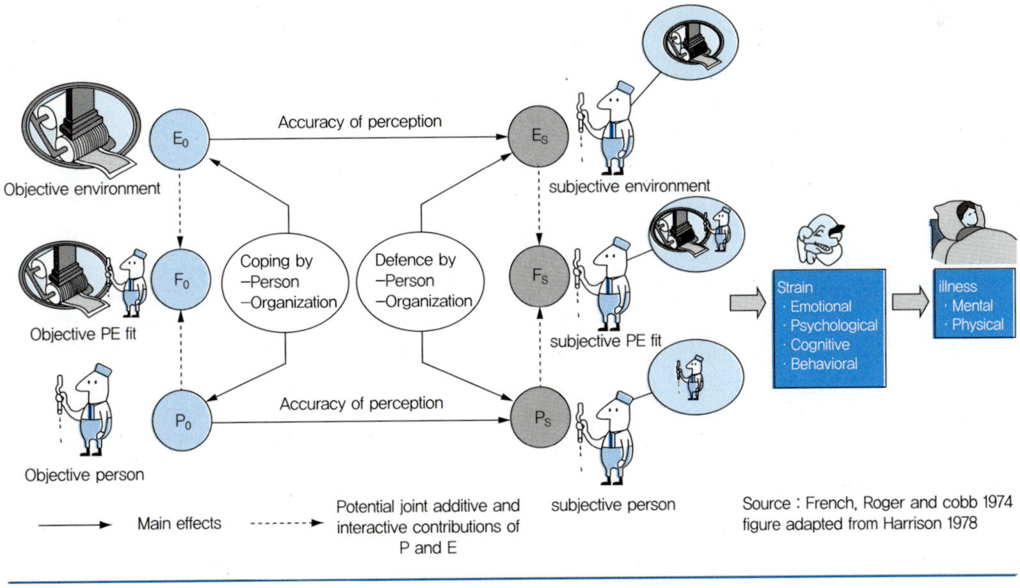

그림 2-2. French, Rogers and Cobb의 인간-환경 적합 모델.

인간−환경 모델에서의 개인적 인지에 대한 강조는 앞에서 언급한 인지심리 모델과 닮아있다. 따라서 인간−환경 적합 모델에서는 실제 작업환경에 존재하는 스트레스 요인들이 근로자의 인지에 미치는 영향을 통해서 간접적으로 모델에 반영될 뿐 객관적 실체로서 모델에 포함될 수 없다. 즉 이론상 전혀 개인의 주관이나 오류가 개입되지 않은 객관적 적합(Objective fit, Fo)에 대해 주관적 적합(Subjective fit, Fs)은 근로자가 인지하는 개인능력과 환경의 균형이다.

현실세계에서는 항상 측정오류가 있기 때문에 참으로 객관적인 측정은 불가능하다. 따라서 많은 연구자들은 객관적 적합과 주관적 적합 사이에서 절대적 객관성 대신에 상대적 객관성을 설정함으로써 현실세계에서 진행하는 연구에 필연적인 비뚤림과 오류를 피하는 연구가설을 설정한다. 예를 들면 실제 근로자에게 주어진 업무에서 요구되는 분당 타자수(Eo)와 객관적 분당 타자수 측정 프로그램을 통해 측정한 근로자의 분당 타자수(Po) 사이의 객관적 인간−환경 적합을 측정할 수 있다. 주관적 인간−환경 적합은 근로자에게 업무에서 요구되는 분당 타자수(Eo)와 실제 자신의 분당 타자수를 물어봄으로써 측정할 수 있다. 지속적으로 객관적 변수를 측정하려 했지만 지금까지의 시도는 대부분 주관적 변수를 측정하는 데 그쳐왔다. 이러한 시도 중 일부는 업무에 대한 책임과 동료의 행복, 직무 복잡성(job complexity), 정량적 업무과부하(quantitative workload) 및 역할모호성(role ambiguity) 등 다양한 차원의 적합성을 측정하려 하고 있다.

그림 2−2에서 객관적 적합이 주관적 적합에 영향을 주며, 이는 나아가 근로자의 행복에 영향을 주는 것을 보여주고 있다. 심리적 긴장의 반응으로서 근로자의 행복이 손상되면 이는 연관된 질환의 위험인자로 작용한다. 이러한 심리적 긴장에는 감정적 긴장(예를 들면 우울, 불안 등), 생리적 긴장(예를 들면 혈청 콜레스테롤, 혈압 등), 인지적 긴장(예를 들면 낮은 자기평가, 자기 또는 남 탓하기) 이외에도 행동반응(예를 들면 공격성, 생활양식의 변화, 약물중독과 알코올중독 등)이 포함된다.

모델에 의하면 계획된 개입이든 아니든 객관적 적합도의 레벨과 변화는 항상 정확하게 근로자에 의해 인지되는 것은 아니라고 하며 결국 객관적 적합과 주관적 적합 사이에 불일치가 나타나게 된다. 따라서 근로자는 객관적으로 관찰되는 적합 상태와는 달리 주관적으로 인지하는 것은 최적합상태에서 최고로 부적합한 상태에 이르기까지 다양하게 인지할 수 있다. 부적절한 근로자의 인지는 두 가지 원인으로 올 수 있는데 첫 번째는 조직이며 이는 업무 디자인 또는 의도되지 않았지만 업무내재요인에 의해 근로자와 환경에 대한 부적절한 정보를 근로자에게 제공할 수 있다(Schlenker, 1980). 다른 원인은 근로자이다. 근로자는 가용한 정보에 대해 접근할 수 없을 때도 있으며 업무가 요구하는 바에 대한 정보 또는 자신의 능력과 욕구에 대한 객관적 정보를 방어 목적으로 왜곡 인지할 수도 있다. Taylor(1991)의 논문에서 예를 발견할 수 있다.

French와 그의 동료(1974)들은 객관적 적합의 요소인 객관적 인간(Po)과 객관적 환경(Eo)의 상응하는 변화 없이 주관적 적합의 요소인 주관적 인간(Ps)과 주관적 환경(Es)을 왜곡 변화시키는 근로자의 사고과정을 지칭해서 '방어(defences)'라고 정의하였다. 이 개념을 확장하면 조직 또한 방어과정에 참여할 수 있는데 객관적 적합의 상응하는 변화 없이 주관적 적합에 대한 근로자의 인지를 변화시킬 목적으로 숨김(cover-ups), 부정(denial) 또는 과장(exaggeration)하는 것을 생각해 볼 수 있다.

이와 대조적으로 대응(coping)의 개념은 객관적 적합을 변화시키거나 특별히 증진시킬 목적으로 행해지는 과정 또는 반응에 대해 사용된다. 근로자는 객관적 기술(Po)을 향상시키거나 또는 직업을 바꾸거나 담당하는 업무를 바꾸는 등의 객관적 업무요구와 자원(Eo)에 변화를 줌으로써 대응을 시도할 수 있다. 역시 이 개념을 확장하면 조직도 객관적 적합상태를 증진시키기 위해 대응 전략을 사용할 수 있다. 예를 들면 조직은 채용과 승진전략, 교육과 업무 디자인에 변화를 줌으로써 객관적 환경(Eo)과 객관적 인간(Po)을 변화시킬 수 있다.

한쪽에서는 대응과 방어기제 사이에 구분을 두고, 또 한쪽에서는 객관적 적합과 주관적 적합을 구분함으로써 인간-환경 적합 모델에 대응과 방어기제를 적용했을 때의 결과 및 대응의 효과와 방어의 효과를 구분할 방법에 대한 실제적이고 과학적인 질문들이 제기될 수 있다. 이론에 근거해서 이러한 질문에 대한 명쾌한 답변을 제공하기 위해서는 주관적 인간-환경 적합뿐만 아니라 객관적 인간-환경 적합을 측정할 정교한 측정도구가 필요하다.

인간-환경 적합은 심리적 스트레스 긴장과 비선형적 관계를 가질 수 있다. 그림 2-3에서 그 한 예로서 U자 형태를 제시하고 있다. 곡선상에서 심리적 스트레스 긴장이 가장 낮은 구간은 근로자와 업무특성이 적절하게 조화(P=E)를 이룬 상태이다. 스트레스 긴장은 근로자의 능력과 욕구가 업무상 요구사항과 자원에 비해 작거나(P<E) 또는 큰(P>E) 경우에 증가한다. Caplan과 동료들(1980)은 28개 직종의 근로자를 대상으로 연구한 결과 업무 복잡성에 대한 인간-환경 적합상태와 우울증상 사이에 U자형 연관이 확인된다고 보고하였다.

인간-환경 적합을 측정하기 위한 다양한 연구들에서 이 모델이 근로자의 행복과 수행능력을 예측하는 데 효용이 있다는 것을 확인하였다. 예를 들면 주의 깊게 고안된 통계적 모델

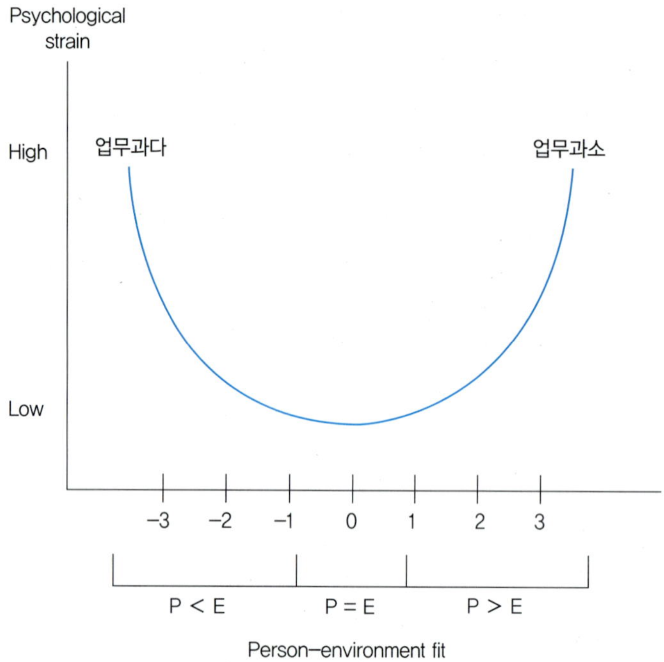

그림 2–3. 인간–환경 적합성과 심리적 스트레스 긴장 사이의 U자형 연관 가설.

에서 인간–환경 적합 모델을 사용함으로써 인간 또는 환경 각각을 독자적으로 모델화한 것에 비해 직무만족도에서 6%의 추가 분산설명력을 확인할 수 있었다(Edwards와 Harrison, 1993). Caldwell과 O'Reilly(1990)는 카드 분류법을 사용해서 회계원의 인간–환경 적합을 측정한 7개 연구시리즈를 종합하여 낮은 수행능력군에서의 낮은 적합도(평균 r=0.26)에 비해 높은 수행능력을 보이는 근로자는 인간과 환경 사이의 높은 연관(평균 r=0.43)을 보인다고 보고하였다. 이때 인간(P)은 근로자의 지식(knowledge), 기술(skills) 및 능력(abilities)(KSAs)에 의해 측정되었으며, 환경은 이에 대응하여 근로자의 업무에 요구되는 KSAs에 의해 측정되었다. 회계원의 능력과 회사의 업무 요구 사이에 낮은 적합도를 보일 경우 근로자의 잦은 이직을 예측할 수 있다는 보고도 있다(Chatman, 1991).

인간–환경 적합 모델의 효용은 객관적 근무환경이 스트레스에 미치는 영향 중 제한된 일부만을 설명할 수 있다는 점에서 그 한계를 드러낸다. 또한 객관적 실체로서 스트레스 요인을 파악하지 못하고 주관적 인지과정을 도입함으로써 스트레스가 개인의 인지과정상 문제로 전락하였다. 다만 이 모델의 강점은 업무디자인에서 유연성이 필요하다는 점을 강조하고, 근로자를 능력과 욕구 및 인지기능상 다양한 차이를 보이는 개인으로서 간주한다는 점에서 찾을 수 있다.

(2) 직무요구-통제 모델

직무요구-통제 모델에서는 근로자의 개인적 인지 대신 업무 자체의 특징에 의해 스트레스 긴장이 발생한다고 간주한다. 이 모델에서 업무현장의 직무요구와 직무재량(decision latitude) 또는 통제력(control) 사이의 불균형은 스트레스 긴장을 발생시키고 통제력의 확보 여부는 근로자의 반응능력에 대한 환경적 제약으로 간주한다(Karasek, 1990). 직무재량은 직무상황과 깊이 연관된 2가지 요인, 의사결정과정에 대한 개인적 통제력을 의미하는 직무자율성(autonomy)과 기술수준(skill level)으로 구성된다. 이러한 직무요구-통제 모델은 스트레스 긴장이 높은 업무환경의 주요 특징으로서 동시다발적으로 주어지는 업무요구와 근로자의 반응능력을 제한하는 환경요소에 대한 이론을 발전시켰다. 높은 직무요구도와 낮은 통제력이 스트레스 긴장을 유발시킨다는 가설 때문에 이 모델은 종종 직무 긴장 모델(job strain model)로 불리기도 한다.

직무요구-통제 모델은 직무요구와 통제력의 조합으로서 직무를 특징짓는다(그림 2-4). 높은 직무요구와 낮은 통제력의 업무, 예를 들면 식당 웨이터, 컴퓨터 단말기 조작자 및 자동차 조립공정의 근로자들은 그림 2-4의 긴장(strain) 축에서처럼 스트레스 긴장이 증가한다. 이러한 특징은 고도로 분화된 육체노동과 별로 기술이 필요하지 않은 업무로 이루어진 직업군에서 발견된다. 이 모델은 또한 그림 2-4의 활동력(activity) 축에서처럼 심리적 직무요구가 높은 통제력과 함께 할 경우 능동적으로 직무요구를 수용하도록 높은 동기부여 상황으로 전개되는 것을 보여주고 있다. 따라서 이 모델은 극도로 정제된 양식으로 앞서 기술한 두 가지 기본적 생리적 기전을 설명해 냄으로써 그 유용성을 입증했다고 볼 수 있다. 즉 부신수질 반응은 증가된 직무요구와 능동적으로 활동력을 높여가는 상황과 부합하며, 증가된 부신수질 코티졸 생산은 직무 통제력의 감소와 증가된 스트레스 긴장 상황과 부합된다고 할 수 있다.

직무요구-통제 모델의 한 가지 제한점은 작업현장에서의 사회적 관계들이 모델에서는 간접적인 방법으로서만 반영되어 있다는 점이다. 따라서 직무요구-통제 모델을 채용한 최근의 직무스트레스와 심혈관계질환 발병위험에 대한 역학적 연구에서는 사회적 지지를 새

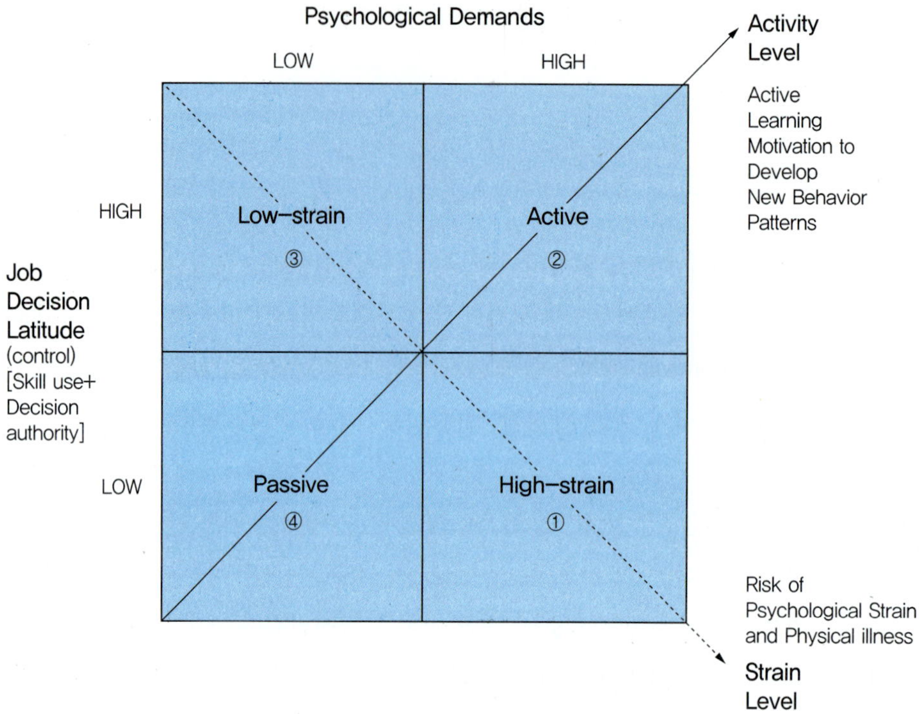

그림 2-4. 직무요구-통제 모델(From Baker DB, The study of stress at work. Am Rev Public Health 1985;6:367-381).

로운 차원으로 추가한 확장모델을 대부분 사용하였다(Theorell, 1996). 직무요구-통제 모델은 또한 직무상의 특징에만 초점을 맞춘다는 점에서 비판을 받았으나(Bosma, 1998), 작업환경상의 물리적 요인 및 조직적 요인을 모두 포함하는 직무요구 대 통제 모델로 확장하여 이러한 비판을 수용하려 시도하고 있다. 주어진 업무의 모든 측면에 대한 통제력의 정도는 이제 직무스트레스가 발생하는 과정에서 결정적 요인으로 간주되고 있다(Johnson, 1996).

(3) 노력-보상 불균형 모델

앞의 두 가지 모델보다 최근에 개발된 이 모델은 직무요구-통제력 모델과 기본적 인식을 같이 하고 있으면서 직무수행에 필요한 노력과 직무에 의해 얻어지는 보상 사이의 불균형에 보다 강조점을 둔다(Siegrist 등, 1990). 노력-보상 불균형 모델에서 노력은 외부요

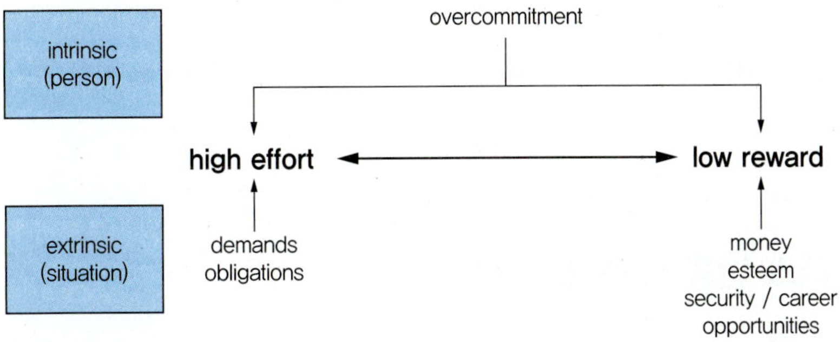

그림 2-5. 노력-보상 불균형 모델.

인 예를 들면 높은 직무요구(high workload) 또는 내부특성으로서 근로자의 통제수요(need for control)에 의해 결정된다. 이 모델은 직무요구-통제 모델에 비해 거시사회학적 관점을 많이 가지고 있으며, 개인적 특성을 보다 강조하는 점에서 차이를 보인다(Kasl, 1996). 노력-보상 불균형 모델에 따르면 보상은 3가지 주요 원천이 있는데 금전(income), 자존심(esteem) 및 직무상황에 대한 통제력(occupational status control)이다. "직무상황에 대한 통제력" 개념은 근로자가 자신의 직무와 경력 예를 들면 직무 안정성(job instability), 강요된 직무상의 변화(forced occupational change), 좌천 가능성(downward mobility) 및 승진전망을 통제할 수 있는가 여부를 보는 것이다(그림 2-5). 이 모델에서 직무역할(work role)은 기회구조와 근로자 개개인의 중요한 감정적 욕구 예를 들면 자존심(self esteem)과 자기 효용성(self-efficacy)을 연결하는 데 꼭 필요한 연결고리이다. 따라서 직무스트레스는 업무를 둘러싼 직접적 환경으로부터 발생할 뿐만 아니라 개인의 생애 중 중요한 부분을 차지하는 직무역할 및 경력과 관련된 넓은 영역에서 발생한다.

노력-보상 불균형 모델은 최근의 노동시장의 변화 예컨대 세계화를 지향하며 날로 국제적 경쟁이 심화되는 상태에서 살아남기 위해 기업들이 지속적으로 추진하고 있는 구조조정과 그 결과로서 대다수 근로자의 직업안정성이 위협받는 상태에서 더욱 주목을 끌고 있다. 이 모델의 장점 중 첫 번째는 이 모델이 야심만만하다고 할 정도로 그 적용범위가 넓다는 것이며, 모델에서 언급된 모든 부분을 검증한다는 것은 경험상 상당히 어려운 일이다. 부연해서 모델에 근거한 처음 연구에서는 심혈관계질환 및 심혈관계질환 위험 요인과 상당한 정도의 연관성을 보여 주었다. Bosma와 동료 연구자에 의해 영국의 공무원을 대상으로 이루어진 코호트 연구에서 노력-보상 불균형 모델과 직무요구-통제 모델의 각 성분들은 관상동맥심질환에 대한 서로 독립적인 효과를 보여 주었다(Bosma, 1998). 따라서 이후에는 스트레스에 관한 이들 모델 각각이 아닌 상호간의 연관성에 대해서도 더욱 자세한 연구가 필요하다고 하겠다.

3. 스트레스 반응의 구성요소들

위에서 언급한 스트레스 모델들이 스트레스관련 질환의 발생에 대한 이해를 높여주고, 역학적 연구의 결과들에서 스트레스 요인과 스트레스 반응 간의 연관성을 확인했다고 하더라도 특정 스트레스 요인과 개인 또는 소규모 근로자집단의 질병 간의 원인적 연관성을 입증하는 것은 거의 불가능에 가깝다. 연구자와 임상가들은 한두 명의 개인을 평가할 때에도 개인이 처한 다양한 스트레스 요인들을 각각 따로 분리해서 분석하는 데 어려움을 겪고 있다. 따라서 임상가의 관점에서 보면 스트레스 요인과 건강영향 사이의 연관성은 비특이적인 것처럼 보인다. 의료서비스 제공자들은 스트레스 반응의 구성요소들, 예를 들면 스트레스 요인, 스트레스 반응 및 장기간의 스트레스 요인에 노출될 때의 건강영향 및 변형 요인들을 평가할 필요가 있다(표 2-1). 여기서는 스트레스 요인과 변형 요인에 대해서 살펴보고자 한다. 건강영향은 제3장과 제4장에서 다루고 있다.

1) 스트레스 요인들

스트레스 요인들은 개인의 업무와 관련된 업무시간표 및 속도, 업무내용 및 물리적 환경을 하나로, 조직적 요인들 예를 들면 역할과 조직의 구조 및 조직 외적인 요인들을 또 하나로 하는 두 가지 종류로 나누어 볼 수 있다.

(1) 시간적 압박, 업무시간표 및 속도

장시간 노동 또는 연장근무와 심혈관계질환 유병률 또는 사망률 사이에 명백한 연관성을 지적하는 보고들이 많이 있다(Gardell, 1982). 업무시간 내내 자신이 통제하지 못하고 수동적인 행동을 강요받을 때 이러한 스트레스 요인들은 더욱 강화되며 추가로 잔업을 해야 할 경우 직무 만족도는 낮아지고 정신건강상의 황폐화가 진행된다. 일시적이고 자

표 2-1. 스트레스 반응의 구성 요소들

스트레스 요인들
- 시간적 압박, 업무시간표 및 업무속도 – 업무요구도, 잔업, 교대근무, 기계의 속도, 품삯일
- 업무 구조 – 통제 결여, 기술 과소활용
- 물리적 환경 – 불쾌한 환경, 물리적 또는 독성학적 유해요인의 위협, 인간공학적 유해요인들
- 조직 – 역할모호성, 역할 갈등, 경쟁
- 조직 외적 상황 – 지역사회, 고용불안, 경력에 대한 요구사항
- 비업무적 요인들 – 개인, 가족, 지역사회

건강영향
- 생리적
- 단기간 – 카테콜아민, 코티졸, 혈압상승
- 장기간 – 고혈압, 심장질환, 궤양, 천식
- 정신적(인지기능과 정서상의)
- 단기간 – 불안, 불만족, 집단심인성질환
- 장기간 – 우울, 탈진, 정신질환

행동의학적
- 단기간 – 직업(결근, 생산성 및 참여율), 지역사회(이웃과의 교류 및 참여율 저하), 개인적(알코올 및 약물 남용, 흡연)
- 장기간 – "학습된 무력감(learned helplessness)"

변형 요인들
- 개인 – 행동양식 및 개인적 자원들
- 사회적 지지 – 감정적 지지, 자존심의 확인, 정보의 제공

주 바뀌는 업무시간표는 신체적, 정신적, 사회적 건강에 막대한 악영향을 미치고 행동패턴 자체를 변화시킨다는 것이 실제 입증되고 있다.

직무스트레스를 좌우하는 요소 중 꼭 확인하고 넘어가야 할 중요한 사항으로서 근로자 자신이 업무속도를 조절할 수 있느냐 아니면 타인 또는 기계의 속도에 복종해야 하는가를 확인하여야 한다. 기계의 속도(machine pacing)란 기계 조작의 속도를 의미하는 것이며, 이때 업무성과는 기계를 조작하는 사람 대신 기계에 자재를 투입하는 단계에서 결정된다. 일반적으로 이들 작업은 쉴 새 없이 수행하여야 하는 직무요구가 자체적으로 조절할 수 없는 직무속도와 결합된 최악의 형태라고 말할 수 있다. 항상 정신을 차리고 있도록 요구받지만, 실제 작업은 단순하면서 반복적이다. 결국 기계속도에 이끌려가는 조립라인 업무는 대단한 스트레스 상황을 초래한다는 것이 연구자들에 의해 확인되고 있다. Wergeland는 업무속도에 대한 통제능력은 임산부 근로여성들의 건강상태를 호전시킨다고 보고하였다(1998).

품삯일(piecework)의 경우 근로자에게 주어지는 보상은 생산된 상품의 양에 의해 결정된

다. 이러한 보상체계 또한 위의 기계속도의 경우와 마찬가지의 스트레스 반응을 유발하는 것으로 보인다. 품삯일꾼들은 업무수행 속도를 극한까지 끌어올림으로써 신체적 고통을 유발하기도 한다. 예를 들면 사무직 근로자들을 시급제에서 품삯 일처럼 성과급제로 전환할 경우 업무수행 속도는 2배로 증가하지만 동시에 뇨 중 에피네프린과 노르에피네프린 레벨은 30% 이상 증가하는 것이 알려졌다.

(2) 업무 구조

직무요구도-통제 모델을 이용한 연구에서 심리적 요구도가 높고 직무 재량권은 낮은 업무를 수행하는 근로자들은 정신적, 육체적 긴장 반응을 보인다고 한다(Schnall, 1998). 해야 할 일은 너무 많고, 시간적 압박 또는 마감시간을 지켜야 하는 일에 둘러싸인 상태, 또는 하루 종일 똑같은 일을 빠른 속도로 반복해야 하는 경우 등이 여기에 속한다. 낮은 직무 자율성은 직무 내용이 좁은 범위에 국한되며, 자극의 변화가 적고, 창의력 또는 문제 해결능력을 사용할 여지가 없으며, 업무수행 속도나 업무수행 방법에 대한 근로자의 직접적인 통제가 불가능한 상황에서 기인한다. 노력-보상 불균형 모델에서 예측된 바와 같이 업무조직의 변화 또한 스트레스의 원인이 될 수 있다. 전임, 좌천과 심지어는 승진 또한 스트레스 상황이 될 수 있다. 변화의 가능성이 스트레스 상황으로 인식되는 과정에는 사건이 얼마나 예측 가능한지 여부와 근로자 또는 단위 업무부서가 전이 과정을 얼마나 통제할 수 있는가 여부에 달려 있다.

(3) 물리적 환경

부적절한 업무 환경에는 부족한 조명, 과도한 소음, 비좁은 작업 공간, 억압된 주변 환경 및 비위생적 환경 등이 포함된다. 연구자들은 쾌적하지 못한 작업 환경이 정신의 황폐화와 연관되어 있음을 확인하였다. 사무직 근로자들의 불평을 살펴보면 불편한 책상, 과밀, 부족한 환기와 덥거나 추운 실내온도 등이 스트레스 반응으로 연결된다고 한다.

물리적 또는 독성 유해인자의 위협이 스트레스 요인으로 작용할 수 있다. 일부 직업군들, 예를 들면 경찰관 및 소방관들은 물리적 위험에 항상 노출되어 있으며, 장기간 종사할 경우 만성 스트레스 반응을 보인다는 것이 알려져 있다. 상업과 서비스업 종사자들의 경우에도 고객에 의한 폭력행위의 희생양이 될 위험과 약물남용의 위험은 중요한 스트레스 원으로 작용한다고 알려져 있다. 신체부담이 많은 작업들, 예를 들면 농업과 육가공업의 경우 반복적인 작업들이 빠른 속도로 수행될 경우 근육골격계의 누적외상성 질환 발생위험이 증가하게 된다. 여기에 심리적 스트레스가 추가될 경우 업무관련성 근골격계 질환은 크게 증가하게 된다(Hagen 등, 1998; Lindstrom 등, 1997).

(4) 조직

주된 조직관련 스트레스 요인에는 조직 내에서의 근로자의 역할, 조직문화 및 대인관계 등이 포함된다. 업무 요구사항이 명확하지 못하거나, 도달해야 될 목표를 모르거나, 업무에 대한 전망이 결여되고 책임범위가 명확하지 못할 경우 역할모호성이 증대되고 스트레스는 증가한다. 이들 스트레스 요인들은 불만이 응축되어 고객의 조그마한 질문에도 신경질을 버럭 내며, 자신감이 결여된 근로자를 양산하게 된다. 업무갈등은 조직 내 서로 다른 그룹에 의해 요구받은 업무가 상충될 경우에도 발생하며, 아울러 근로자 자신이 싫어하거나, 자신의 고유업무 이외의 업무라고 생각할 경우를 말한다.

시합과 경쟁은 대부분의 근로자들에게 스트레스 원이 된다. French(1972)는 “동료근로자에 대해 신뢰하지 못하고, 결코 도와주려 하지 않으며, 대화 중 상대방의 얘기에 대해 관심을 쏟지 않으면서, 상대가 가진 문제를 해결하려 애쓴다”는 표현으로 기업 내의 낮은 협동성을 꼬집었다. 갈등은 책임범위, 업무역할 및 업무수행 방법 등을 명시하기 위해 제공되는 정보가 부적절할 경우 발생한다. 성적 학대 또는 성별에 따른 차별 또한 작업현장의 중요한 스트레스 요인이다(Goldenhar, 1998; Piotrkowski, 1998). 빈약한 근로자 간 유대관계는 개인을 병들게 할 뿐만 아니라 조직 차원에서도 동맥경화증을 일으킬 수 있다.

(5) 조직 외적인 스트레스 요인들

조직 외적 스트레스 요인들은 업무와 관련되어 있지만 개별 업무 또는 조직 차원을 뛰어넘는 상황의 것들이다. 직업 안정성과 승진, 실업 및 자유시장경제와 전 지구적 경제상황에서의 고용안정과 관련된 사항들이 여기에 해당된다. 이들 요인들은 노력-보상 모델에서 언급될 것이다. 경력개발 및 직업 전망과 관련된 몇 가지 상황들, 예를 들면 직무 안정성의 결여, 진급 정체 또는 초고속승진, 직업 자체가 도태될 가능성에 대한 공포 등은 행동양식에 혼란을 가져오고 심리적 건강을 해치며, 신체적 건강을 악화시킨다. 고용이 불안정한 상태에서는 모든 근로자가 스트레스를 느낀다. 스트레스 요인으로서 근로자의 경력을 평가할 경우 반드시 근로자가 현재 처한 상황에서 앞으로 다가올 직업상의 변화에 대한 평가가 동반되어야 한다. 또한 승진에 대한 높은 야망을 갖고 야심차게 실행했던 일들이 좌절된 후 좌천된 직무에서 전혀 변화가 없는 업무를 지속해야 할 경우에는 그 자체로서 스트레스 상황이 될 수 있다. 퇴직도 스트레스 요인이 될 수 있는데 이는 예측될 수 있는 상황이므로 스트레스 반응은 퇴직 훨씬 이전에 시작될 것이다. 그러나 근로자가 자신의 일을 계속하길 원할 경우 변화될 수 있을 것이다. 또한 이 기회에 업무로부터 벗어나서 다른 영역에 자신의 존재의미를 확인해줄 건설적인 행동을 할 수도 있을 것이다.

실직은 실직 당한 본인뿐만 아니라 아직 일하고 있는 동료 근로자에게까지 스트레스관련 질병에서 드라마틱한 영향을 줄 수 있다. Brenner와 Mooney(1987)의 연구에서 실직이 증가하면 뒤따라 심혈관계질환에 의한 사망률도 증가한다는 사실이 확인되었다. 실직이 정신건강(Starrin 등, 1988), 코티졸 레벨(Brenner, 1987; Levi, 1987) 및 면역기능(Arnetz 등, 1987)에 미치는 영향 또한 확인되었다.

(6) 비직업성 스트레스 요인들

마지막으로 업무 이외의 스트레스 요인들에 대해서도 고려하여야 한다. 업무 기인성 스트레스와 비업무 기인성 스트레스를 가르는 기준은 명확하지 못하며 스트레스 반응을 일으키는 과정에서 분명히 양자는 서로 영향을 주고받고 있다. 개인, 가족 및 지역사회가 처한 환경도 스트레스 요인이 될 수 있다. 이러한 잠재적 스트레스 요인에 대한 기술은 다른 책을 참고하기 바란다.

2) 변형 요인들(중재 요인들)

스트레스 요인에 의한 스트레스 반응과정에서 개인 및 환경의 특성에 따라 같은 스트레스 요인에 노출되더라도 결과물인 스트레스 반응은 다를 수 있는 변형 요인들이 존재한다. 이러한 가정은 모든 스트레스 모델에서도 인정되고 있다.

(1) 개인적 변형 요인들

스트레스 요인에 대한 취약성을 결정하는 개인적 특징에는 감정적 안정성, 일치감[conformity, 반대 개념은 내면 지향성(inner-directedness)], 경직성[rigidity, 반대 개념은 유연성(flexibility)], 성취지향성 및 기타 행동양상이 있다. 다음에 설명하는 개인적 특성은 스트레스 반응에 대한 잠재적 변형 요인들로서 스트레스 관리 프로그램의 주된 내용적 지향점이 된다.

- 견고함(hardiness) : 개인이 세상을 대하는 기본적 태도로서 헌신(commitment, 목적에 대한 이해를 통해서), 통제(control, 무력감 대신 통제력을 가진다는 의미로) 및 도전(challenge, 안정 대신 변화가 정상적이라는 인식하에서)적 성향을 가지는 것
- 자긍심(self-esteem) : 개인적 특성을 자신이 평가할 때 느끼는 호의적 감정
- 통제소재(Locus of control, LOC) : 생활 속의 사건들이 자기 자신 또는 자신의 행동에 의해 조절되고 있다고 믿는 경향(내부 통제소재, internal LOC)과 외부에서 조절된다고 믿는 경향(외부 통제소재, external LOC). 내부 통제소재를 갖는 사람들은 자신의 생활환경이 자신의 통제하에 있다고 믿는 경향이 있다.
- 대처방식(Coping style) : 스트레스의 충격을 줄이기 위해 사용되는 개인적 특성이라고 할 수 있는 특정한 사고방식, 신념 및 행동들의 조합. 이러한 행동양식에는 문제에 초점을 둔 대처방식(예를 들면 정보를 찾거나, 문제를 해결하는 것 등), 감정에 초점을 둔 대처방식(감정을 조절하는 것), 평가에 초점을 둔 대처방식(예를 들면 부정, 수용 또는 문제의 재정의 등) 등이 있다(Lazarus와 Folkeman, 1984; Ingledew 등, 1997).

행동양식으로서 심혈관계질환의 위험 요인으로 많은 주목을 끌었던 것이 관상동맥질환에 취약한 A형 행동이었다. 여기에는 경쟁심, 시간적 긴급성 및 과도몰입 등의 행동특성이 포함 된다(Rosenman 등, 1976). 1970년대 중반 Friedman과 Rosenman의 선구적 연구 이후로 많은 연구가 이루어졌지만 어느 연구자도 심장질환의 위험도를 증가시키는 A형 행동양식의 정확한 본질을 규명할 수 없었으며, 이 개념은 점차 연구자들로부터 외면받고 있다(Sauter, 1998).

(2) 환경적 변형 요인들

스트레스 반응을 약화시키는 가장 중요한 요인이 사회적 지지라는 사실에는 많은 연구자들이 동의하고 있다. 사회적 지지에는 감정적 지지, 정보 지지, 도구적 지지가 포함된다. 감정적 지지는 조직 내 의사전달체계의 효율성과 명료함에 의해 많은 영향을 받는다. 도구적 지지에는 과업을 완수하는 데 필요한 적절한 지시와 도구를 가지고 있는가의 여부가 포함된다. 많은 연구자들이 스트레스에 의한 건강영향에서 사회적 지지가 완충역할을 할 수 있다는 것을 확인하였다. 그러나 사회적 지지의 주된 효과가 스트레스 요인에 의한 건강영향을 완화함으로써 나타나는 것인지 아니면 스트레스 자체를 감소시키는 직접효과에 의한 것인지 여부에는 논란이 있다(Karasek과 Theorell, 1990). 사회적 지지가 직접 스트레스를 감소시키든지 또는 스트레스 요인에 의한 스트레스 반응을 감쇄시키든지 주된 스트레스 관리의 전략은 직무를 둘러싸고 사회적 지지의 네트워크를 형성하는 것이다.

3) 최근의 동향

최근까지 거의 모든 연구자들은 발병기전에 주목해왔다. 이러한 경향에 대한 반론으로서 Antonovsky(1987)는 우리 모두 난폭한 미래로부터 돌팔매와 화살을 맞는데도 불구하고 왜 모두가 병에 걸리지 않는가에 대한 문제를 제기했다. 이에 의해 그는 예방학(salutogenesis)과 일치감(sense of coherence)에 대한 가설을 제안하면서 3차원적 평가요소로 포괄성(comprehensibility), 통제가능성(manageability) 및 의미심장함(meaningfulness)을 제시하였다. 3가지 측면에서 높은 점수를 얻는 것은 질병에 대한 방어작용 또는 건강증진효과를 의미한다.

최근 십년이 조금 넘는 동안에 심리사회적 원인을 갖고 잠재적으로 질병을 일으키는 행동들, 예를 들면 술, 담배 및 기타 물질남용, 위험을 무릅쓰는 행동 및 기타 자기파괴적인 행동에 대한 관심이 고조되고 있다. 이러한 행동에 주목한 연구에 의하면 직무관련 스트레스가 이러한 행동을 유발하는 원인 중 하나라고 한다. 비록 Selye의 스트레스 이론에는 포함되지 못했지만 자기파괴적 행동은 그 자체, 간접적인 스트레스의 해악으로서 스트레스에 의한 직접적 정신신경내분비면역학적 영향만큼이나 인간의 질병 이환율과 사망률을 증가시키는 중요한 영향력을 갖는다고 볼 수 있다. 최근까지의 연구 결과를 포함한 훌륭한 요약을 유럽 심장 네트워크(the European Heart Network)에서 찾을 수 있다(EHN, 1998).

II. 직무스트레스의 설명모형

| 최봉규, 조성일, 정혜선

1. 카라섹 직업성 긴장 모형(Demand-Control Model)

직무스트레스 연구에 있어, 직무스트레스 모델과 직무스트레스를 측정하는 도구의 중요성은 아무리 강조해도 지나치지 않다. 직무스트레스 모델은 직무스트레스가 발생하는 메커니즘을 이해하고, 직무스트레스로 인한 질병의 발생을 예측하고 직무스트레스를 예방할 수 있는 전략을 수립하는 데 도움을 준다. 또한 모델 못지않게 중요한 것이 직무스트레스 측정 방법이다. 다른 연구 분야와 마찬가지로, 직무스트레스 폭로 요인을 타당성과 신뢰성을 확보하여 객관적으로 측정하는 것은 연구 결과 전체의 신뢰도와 직결되기 때문에 무척 중요하다.

직무스트레스와 관련된 여러 가지 모델들이 존재하지만, 그중에서도 가장 큰 영향력을 행사하고 있는 것은 카라섹(Karasek)의 직무스트레스 모델(Demand-Control Model, Karasek, 1979; Karasek과 Theorell, 1990)이다. 이 모델은 한국에 1990년대 중반부터 대학에 있는 연구자들을 중심으로 소개되었고, 그 이후 카라섹 모델에 기초하고 있는 직무스트레스 측정 설문지인, Job Content Questionnaire(JCQ)가 많이 사용되고 있다. 하지만, 그동안 한국 연구자들에게 이 모델에 대한 소개가 불충분하게 이루어졌고, 더욱이 이 모델에 대한 비판적인 입장은 거의 소개되지 않았다. 또한 JCQ에 대한 이해도 불충분하게 이루어졌으며, 더욱이 국제 JCQ 사용자 그룹 내에서 최근 이루어진 논의들은 국내에 거의 소개되지 않았다. 따라서 본 글의 목적은 첫 번째로 Demand-Control-(Support)(이하, DC(S)) 모델의 특징과 이 모델에 기초한 중요한 연구들, 그리고 이 모델에 제기된 비판지점들을 정리하는 것이다. 더불어 비판지점들에 대한 필자의 의견을 통해 연구자들의 모델에 대한 비판적인 이해와 향후 모델의 발전지점들을 공유하고자 한다. 두 번째로는 카라섹 설문지인 JCQ의 과거, 현재 그리고 미래에 대해 서술하고자 한다. 특히, 실제 현장에서 사용할 때 부딪힐 수 있는 실천적인 문제점들과 현재 JCQ 사용자 그룹 내에서 논의되고 있는 점들을 다루고자 한다.

1) 카라섹 직업성 긴장 모형(Karasek, 1979; Karasek과 Theorell, 1990)

(1) 두 가지 개념

Marmot 등(1999)에 따르면, 1960년대에 노동시간과 직무 요구량이 심혈관계질환에 미치는 영향을 조사하는 연구가 시작되었고, 1970년대에는 노동자들의 기술 개발(skill development)과 자율성(autonomy) 증대가 노동자들의 직무 만족도와 정신 건강에 긍정적인 효과를 보였다는 연구 결과가 발표되었다.

하지만, 카라섹(1979)에 따르면, 대부분의 1960년대, 1970년대 노동환경의 사회심리적 효과를 평가하기 위한 연구들은 두 가지 문제점을 갖고 있었다. 첫째는 직무 통제력(job decision latitude, control) −직무 결정권(decision authority)과 기술 수준−과 직무 요구(job demand)의 상이한 두 개념을 분리하지 않고 사용했다는 점이다. 둘째, 이 둘의 중요한 상호작용에 주목하지 않았다는 점이다. 즉, 당시 직무 요구에 초점을 맞춘 연구들은 직무 결정권이나 기술 개발의 문제를 거의 언급하지 않거나 또는 기술 개발이나 직무 결정권을 직무 요구와 구별하지 않은 채 동일한 직무 요구라는 개념에 포함시키는 경향이 있었다. 한편 반대로 직무 통제력에 초점을 맞춘 연구들은 직무 요구를 거의 포함하지 않았다. 따라서 카라섹 모델의 가장 중요한 출발점은 이 두 개념을 명확히 분리하는 것과 그 둘 간의 상호작용에 주목한다는 것이다. 그는 이를 통해 그 이전의 상반된 결과들(노동시간의 압박은 스트레스 반응과 관련이 있는 반면에 지적 요구는 그렇지 않은 점, 양적 요구와 질적 요구의 스트레스 반응 차이, 직무 요구가 많음에도 불구하고 스트레스 반응이 나타나지 않음 등)을 보다 일관되게 설명할 수 있다고 주장했다.

카라섹 모델의 가장 중요한 두 가지 개념을 먼저 살펴보기 전에 중요한 한 가지 사항을 짚고 넘어가자. 카라섹 모델을 구성하는 개념들은 개인 노동자들의 능력이나 인식(perception)을 평가하기 위한 것이 아니다. 그 개념들은 개별 노동자 외부에 존재하는 직무구조 및 특징을 평가하기 위한 것이다.[1)]

---

1) 이런 구분은 카라섹 모델과 함께 최근에 많이 사용되고 있는 Siegriest(1996)의 노력-보상 불균형(effort- reward imbalance) 모델의 문제점을 보여준다. Siegrist 스트레스 모델의 노력(effort) 개념에는 두 가지 요소, 외적 노력(extrinsic effort)과 내적 노력(intrinsic effort)이 있다. 외적 노력은 노동 환경 요인이지만 내적 노력은 '개인'의 성격이나 스트레스 반응을 측정하는 것에 가깝다. 최근 들어, 많은 연구자들이 내적 노력 개념에 대해 비판을 하면서 내적 노력 개념은 많이 사용되지 않는 경향이 있다. 하지만, 실제로 그 개념이 폐기된 것은 아니다. 이런 구분은 얼핏 보기에는 불필요한 것처럼 보일지 모르지만, 아주 중요한 의미를 내포하고 있다. 즉, 연구자 자신이 환

카라섹 모델의 핵심적인 두 개념은 다음과 같다.

① 직무 통제력(job decision latitude, control) : 이 개념은 두 가지 하위 개념이 결합되어 만들어진 것이다. 하나는 직무 구조가 허락하는, 노동자들이 가진 노동 과정에서의 결정권(decision authority)이다. 실제 노동자가 일을 할 때 "무엇을 할 것인가?" 그 일을 "어떻게 할 것인가?"를 결정할 수 있는 권한을 측정하기 위한 개념이다. 이 개념은 회사 내의 권위 구조와 긴밀히 연관되어 있다. 다른 하나는 직무가 노동자들의 기술 개발과 창의력을 요구, 촉진하는지를 측정하기 위한 개념이다(기술 재량권, skill discretion). 실제 역사적으로 노동자들의 높은 기술 수준은(직무가 그 기술사용을 보장, 촉진하고) 노동자들의 노동 과정에 대한 통제력 행사의 중요한 원천으로 사용되었다[2]. 의사 결정권과 기술 재량권은 서로 다른 개념(서로 다른 측면을 측정하기 위한 것)이지만, 실제로는 둘 사이에 높은 양의 상관관계[3]가 있기 때문에 통상 결합하여 직무 통제력이라는 개념으로 사용된다.

② 직무 요구(job demand) : 정신적인[4] 직무 요구를 평가하기 위한 개념이다. 이는 회사의 전반적인 생산수준 –노동량과 노동 강도–와 밀접한 관계가 있다. 즉, "시간당 몇 개의 제품을 만들어야 하는가?" 혹은 "이번 주에 몇 개의 보고서를 제출해야 하는가?" 등. 하지만, Karasek과 Theorell(1990)도 인정하듯이, 그리고 다른 인간공학 학자들도 인정하듯이, 정신적 직무 요구를 개념화하고 이를 측정하는 것은 그리 쉬운 일이 아니다. 하지만, 가장 핵심적은 개념은 해당 직무를 수행하기 위해 요구되는 정신적인 각성(alertness)과 긴장(arousal)의 정도이다. 일반적으로 직무 요구는 업무 수행능력이나

경 요인을 평가하고 있는지, 개인 요인을 평가하고 있는지를 명확히 하지 않는다면, 결과를 해석하는 데 있어 곤란함을 겪을 수밖에 없을 것이다. 더욱 중요한 것은 객관적인 환경 요인이 스트레스의 원인임에도 불구하고, 개인적인 요인들을 스트레스의 원인으로 잘못 해석할 수 있다는 점이다. 물론 개인의 능력이나 인식은 노동 환경 요인의 스트레스 반응을 완화시킬 수도, 또는 악화시킬 수도 있다. 하지만, 그 조절 효과(moderating effects)를 정확히 평가하기 위해서조차, 직무 구조(환경 변수)를 먼저 정확히 평가하는 것이 바람직하다.

2) Fredrick W. Taylor(1911: 1967년 판 인용)가 주장한 과학적 관리 기법의 가장 큰 관심사는 당시 노동자들이 가지고 있던 높은 기술에 기반을 둔 노동과정에 대한 통제를 관리자의 손으로 옮기는 것이었다. 모든 구상과 계획은 관리자와 엔지니어의 손에서 이루어지고, 노동자들은 생각할 필요 없이 오직 이미 기획된 것을 시간과 동작 분석을 통해 초 단위로 정확히 그리고 빠르게 수행하는 존재로 만드는 것이었다.

3) 개인차원의 분석에서, 상관관계 계수는 미국의 경우 0.56(남성), 0.52(여성)로 나타났다(Karasek 등, 1998). 유럽의 경우에도 0.59(남성), 0.52(여성)로 비슷하게 나타났다(Karasek 등, 2003a, Choi 등, 2003a).

4) 물리적인 힘의 사용이나, 정적인 작업 자세, 동적인 작업 등으로 대표되는 물리적인 직무 요구를 측정하기 위한 것이 아니다. 이는 JCQ의 물리적 요구(physical demands)를 측정하는 항목에 의해 측정된다.

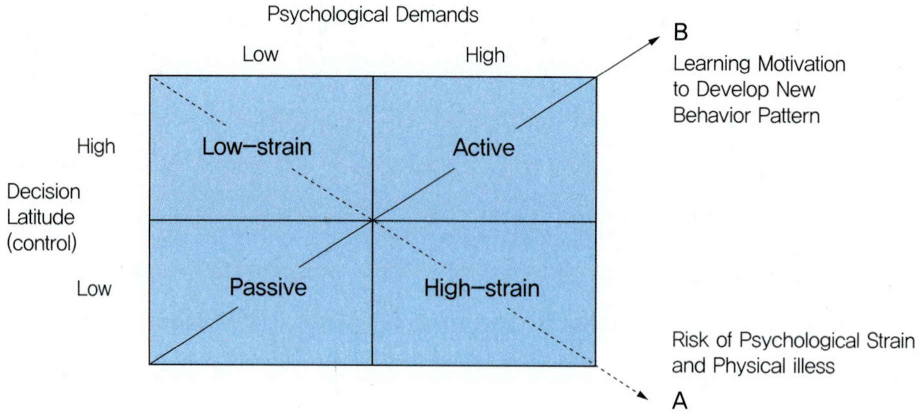

그림 2-6. Psychological demand/decision latitude model.

직무스트레스(반응으로서)와 U자 모양의 관계를 갖는다. 즉, 너무 많은 직무 요구도 문제이지만, 너무 적은 직무 요구도 문제이다. 하지만, 너무 많은 직무 요구가 업무수행능력과 직무스트레스에 더 많은 영향을 미친다. Karasek과 Theorell(1990)에 따르면, 노동시간이 정신적 업무 부하를 측정할 수 있는 간단하고 적정한 지표로 사용될 수 있을 것처럼 보이지만, 단순히 노동시간만을 고려했을 때는 스트레스나 다른 건강 지표들과 일관된 상관성이 발견되지는 않았다. 직무 요구는 JCQ의 업무 속도, 업무량, 갈등적인 상황 등을 묻는 항목들에 기초해 측정된다.

(2) 모델의 특징

첫째, 직무 요구는 높은 데 반해 직무 통제력은 낮은 직무 구조에 장기간 노출되었을 때 스트레스(strain, 반응으로서 스트레스)가 발생한다. 이런 직무 구조에 속한 노동자들을 고긴장(高緊張) 집단("high strain")이라 부르고, 반면에 높은 직무 통제력과 함께 낮은 직무 요구에 속한 노동자들을 저긴장(低緊張) 집단("low strain")이라 부른다. 이 두 집단을 연결하는 것이 스트레스(High-Low strain) 축이다. 그림 2-6에서 보듯이, 이론적으로 가장 높은 정신적 긴장에 기인하는 육체적, 정신적 질병의 발병률은 고긴장 집단에서 관찰되어야 한다.[5)]

---

5) Karasek 모델과는 상이하지만, 좀 더 구체적인 직무 통제력 개념과 직무 통제력이 어떻게 스트레스 요인들에 영향을 미칠 수 있는지에 대한 구체적인 논의는 Frese(1989)의 연구를 참고하라. 직무 통제력이 낮을 때는 그 자체로도 스트레스 요인으로 작용하며, 직무 통제력은 사회적 지지와 함께 다양한 직무스트레스 요인들의 효과를 완

둘째, 낮은 직무 통제력과 결합한 낮은 직무 요구는 노동자들의 지적 능력과 기술 활용 가능성을 배제시킴으로써, 또는 이미 학습된 기술과 능력을 퇴화시킴으로써 노동자들을 수동적으로(passive) 만든다. 반면, 높은 직무 통제력과 결합된 높은 직무 요구(그러나 과도하지 않은)는 노동자들을 적극적(active)인 존재로 만든다. 이런 효과는 작업장 수준을 뛰어넘어 노동자들의 작업장 밖의 여가나 정치 활동에까지 영향을 미친다. 수동적 직무 구조에서 적극적 직무 구조로 갈수록 노동자의 행동은 더 적극적으로 나타난다(active-passive axis).

요구–조절 모델(DC model)은 Johnson(1986)에 의해 Demand-Control-Support 모델로 확장되었다(Karasek과 Theorell, 1990). Johnson은 가장 심한 직무스트레스는 낮은 직무 통제력과 높은 직무 요구뿐만 아니라 낮은 사회적 지지[6] –상사와 동료들로부터의 업무 차원 및 감정적 차원에서의 지지 및 신뢰–를 가진 직무 구조에서 지속적으로 일을 할 때 발생한다고 주장하였다("iso-strain", 이를 간단한 수식으로 표현하면, "iso-strain" = 고긴장 + 낮은 사회적 지지). 서비스 노동자들의 경우 환자나 고객들이 스트레스 요인이 될 수도 있지만, 중요한 사회적 지지의 원천으로 작용할 수도 있다(Marshall 등, 1997).

(3) 모델을 뒷받침하는 연구들

카라섹의 DC(S) 모델은 발표 당시부터 지금까지 다른 어떤 직무스트레스 모델보다 직무스트레스의 연구에 많은 기여를 했다. 특히, 직무스트레스와 질병 발생과의 관계를 연구하는데 집중적으로 많이 사용되었고, 이는 모델의 타당성 검증에 많은 기여를 했다. 집중적으로 연구된 질병은 정신 건강과 심혈관계질환(관상동맥 질환, 고혈압, 심근 경색 등), 직업성 근골격계 질환이다. 직무스트레스가 노동자들의 알코올 중독과 흡연, 약물 복용, 병가에 미

화시킬 수 있다. 즉, 직무 통제력이 높은 경우, 직무스트레스 요인을 제거하거나 그렇지 못한 경우라도, 개인의 필요성에 맞게 스트레스 요인들을 조정할 수 있다. 또한 장기간에 걸친 높은 직무 통제력이(높은 직무 요구와 결합된) 노동자들의 행동 양식에 미치는 역할을 고려한다면, 직무스트레스 요인은 훨씬 더 완화될 가능성이 있다. 따라서 동일한 직무 요구에 노출되어있더라도 직무 통제력이 높은 경우와 낮은 경우에는 상이한 건강 효과를 예측할 수 있다. 전자의 경우, 직무 요구는 노동자의 발전과 성장으로 이어질 가능성이 높은 반면에 후자의 경우는 스트레스, 질병으로 이어질 가능성이 높다.

6) 실제 Johnson과 Hall(1988), Johnson 등(1989)의 연구 –스웨덴 노동자를 대상으로 사회심리적 노동 조건(직무 통제력, 직무 요구, 사회적 지지)과 심혈관계질환 이환율과 사망률과의 연관성– 에서는 사회적 지지는 JCQ와는 다르게 상사로부터의 지지라는 개념은 사용되지 않았고, 동료들로부터의 지지(상호 작용)에 국한되었다. Johnson의 경우(1991), 자신의 노동 경험을 바탕으로 동료 노동자들 간의 상호 작용과 그에 기초한 집단적 직무 통제력을 통해, 노동자들이 어떻게 스트레스 요인에 맞서는지를 논의하였다.

치는 영향도 많이 연구되었다. 그에 반해, 노동자들의 행동(active-passive axis)에 대한 연구(직무의 사회화, job socialization[7])는 상대적으로 그리 많이 수행되지 않았다.

실제로 카라섹의 모델을 뒷받침하는 많은 역학 및(노동) 생리학, 동물 실험, 개입 연구들이 존재하지만, 본 글에서는 DC(S) 모델을 뒷받침하는 정신 건강과 심혈관계질환, 직업성 근육골격계질환 관련 역학 연구만을 소개한다.

① 정신 건강

Karasek(1979)은 최초로 자신의 모델을 입증하기 위해 스웨덴과 미국의 자료를 이용해 소모, 우울, 항불안제 및 수면제 복용, 결근율 등이 DC 모델이 예측하는 것처럼, 고긴장 집단에서 가장 많이 관찰되고, 저긴장 집단에서 가장 적게 관찰됨을 보였다. 한편, 직무 불만족 정도와 생활 불만족 정도는 고긴장 집단에서 가장 높았으나 능동적인 집단에서 가장 낮았다. 그 후 많은 연구들이 진행되었는데, 특히 Van der Doef와 Maes(1999)는 1979년부터 1997년 사이에 발표된, DC(S) 모델에 기초한 63개 논문을 검토하였다. 검토된 63개 논문 중, 반수 이상의 연구에서 DC(S) 모델을 뒷받침하는 결과가 보고되었다. 즉, Karasek 모델이 예측하는 것처럼 고긴장 집단에서 직무 만족과 정신적 안녕수준이 가장 낮았으며, 반면에 탈진현상은 가장 높게 나타났다. 하지만, 많은 경우 단면 조사 연구라는 한계를 가지고 있었다. 그러나 그 이후 수행된 Standsfeld 등(1999)과 Paterniti 등(2002)의 전향적 연구에서도 이전 연구들과 마찬가지로 DC(S) 모델을 뒷받침하는 결과가 나왔다. Stansfeld 등(1999)은 영국의 Whitehall II 연구[화이트칼라 노동자(공무원)를 대상으로 한 연구] 자료를 이용한 추적 연구(평균 추적기간, 5.3 년)를 통해 높은 직무 결정권과 사회적 지지는 정신장애[psychiatric disorders, 정의 : General Health Questionnaire score(≥ 5)] 발생을 억제시키고 높은 직무 요구는 정신 질환에 걸릴 확률을 높인다고 주장하였다. 이 연구에서 사용된 사회심리적 노동 조건과 정신 질환은 각각 설문지를 통해 측정되었다(외부 관찰 방법에 의해 측정된 사회심리적 노동 조건은 정신장애와 관련성이 없게 나왔음). 혼란 변수로 나이, 직급, 부정적 정서(negative affectivity, 설문지 응답에 부정적으로 대답하는 개인의 경향을 측정하기 위한 것), 적대감이 고려되었다. Paterniti 등(2002)은 사회심리적 노동 환경

7) Karasek과 Theorell(1990)은 스웨덴 자료를 이용해 직무 사회화 가설을 검증하였다. 즉, 수동적 직무 구조에 속한 노동자일수록, 여가 활동이나 정치 활동에 소극적이었으며, 반면에 적극적 직무 구조에 속한 노동자의 경우 여가 활동이나 정치활동에 적극적이었다. 많은 인구학적, 사회 계층적 변수들을 고려한 이후에도 앞에 관찰된 직무 사회화 현상은 크게 변하지 않았다.

과 성격 특질이 우울증에 미치는 영향을 평가하기 위해 프랑스 노동자들을 대상으로 3년 동안 추적 조사를 하였다. 성격 특질(적대감, Type A 행동, 자아 존중)과는 상관없이 사회심리적 노동 환경과 우울증 간에는 깊은 연관성이 있음이 관찰되었다(혼란 변수로 사회 계층, 직업관련 스트레스 사건, 노동시간의 변화, 물리적 노동 부하 등이 고려되었다). 또한 남성의 경우는 직무 통제력이 높은 경우 우울증(Center for Epidemiologic Studies-Depression Scales(CES-D) 점수)에 걸릴 확률이 낮았다. 한편 남성과 여성 모두에서 직무 요구가 높고 동료로부터의 지지가 낮은 경우 우울증에 걸릴 확률은 높았다.

② 심혈관계질환

Karasek 등(1981)은 스웨덴 남성 노동자 1,461명을 대상으로 6년간 추적 조사한 결과, 정신적 직무 요구와 기술 재량권(intelligence discretion)이 관상동맥질환(증상들)과 연관성이 있음을 보였다. 즉 높은 정신적 직무 요구와 낮은 기술 재량권을 요구하는 직무 구조에 노출된 노동자들일수록 관상동맥질환 증상들을 많이 보였다. 혼란 변수로는 나이, 흡연, 교육, 비만 등이 고려되었다. 그 이후 과연 DC(S) 모델이 예측하는 것처럼 낮은 직무 통제력과 높은 직무 요구, 낮은 사회적 지지에 노출된 집단에서 가장 높은 심혈관계질환(고혈압, 관상동맥질환, 심근경색 등)이 발생하는지를 밝히기 위해 많은 연구가 진행되었다. 그동안 진행된 연구결과를 정리, 검토한 논문(Lansbergis 등, 1993; Schnall 등, 1994; Theorell과 Karasek, 1996; Belkic 등, 2000; Kuper 등, 2002)에 따르면, 사회심리적 노동환경(낮은 직무 통제력, 직무 요구, 사회적 지지)은 심혈관계질환의 발생과 예후의 중요한 위험인자임이 밝혀졌다. 그동안 발표된 논문들 중 중요하다고 생각되는 몇 개의 논문들을 소개한다.

Schnall 등(1990)은 215명의 미국 남성 노동자들을 대상으로, 고긴장 직무 구조가 혈압과 좌심실질량척도[8]에 미치는 영향을 환자-대조군 연구 방법에 의해 조사하였다. 이 연구에서 직무스트레스 구조는 설문지를 이용해 측정되었고 나이, 인종, 비만, Type A 행동, 음주, 흡연, 작업 장소, 24시간 소변 중 나트륨 이온 농도, 교육 수준, 물리적 직무 요구가 혼란변수로 고려되었다. 고긴장 집단(낮은 직무 통제력과 높은 직무 요구)에 속한 노동자들의 경우, 그렇지 않은 노동자들에 비해 고혈압에 걸릴 확률이 3.1배 높았다. 또한 고긴장 집단에 속한 노동자들(30~40세)의 경우, 그렇지 않은 경우에 비해 좌심실질량척도가 10.8 g/m^2

8) 이는 좌심실비대나 관상동맥질환의 진단과 예후에 중요한 역할을 한다.

만큼 높았다.

Schnall 등(1998)은 195명의 미국 남성 노동자들을 대상으로 전향적인 연구(추적 기간 6년)를 수행하였다. 세 번의 단면 조사 모두에서 사회심리적 노동조건은 설문지(JCQ)를 이용해 측정되었고, 혈압은 24시간 측정되었다. 고긴장 집단에 속한 노동자들은 그렇지 않은 노동자들에 비해 작업 중 높은 수축기(5~7 mmHg) 및 이완기 혈압(3~5 mmHg)을 보였다(세 번째 조사에서는 첫 번째와 두 번째 단면조사에 비해 혈압의 차이가 약간 적었다). 혼란 변수로는 나이, 비만, 인종, 흡연, 알코올, 교육 수준, 작업 중 물리적 힘의 사용 정도가 고려되었다. 한편 1차 조사에서 고긴장 직무 구조에 노출되었으나 추적 조사 기간 중 이 구조를 벗어난 사람들은 수축기 및 이완기 혈압이 각각 5 mmHg 및 3 mmHg씩 감소하였다. 하지만, 고긴장 직무 구조에 계속 노출되었던 사람들의 경우 추가적인 혈압 상승은 관찰되지 않았다[9].

Johnson 등(1996)은 12,517명의 스웨덴 남성 노동자를 대상으로 환자-대조군 연구를 수행하였다. 연구의 목적은 사회심리적 노동 환경(직무 요구, 직무 통제력, 사회적 지지)이 심혈관계질환으로 인한 사망률에 영향을 미치는지를 조사하는 것이었다. 14년 동안의 사회심리적 노동환경은 노동조직 폭로 매트릭스(work-organization exposure matrix, 스웨덴의 경우 1977년과 1979년의 국가 통계 자료를 이용해 262개 직업들에 대한 직무 요구, 직무 통제력, 사회적 지지 수준을 나이, 성별, 근무 연수에 기초해 표준화시켜 놓았음)를 이용해 계산되었다. 심혈관계질환으로 인한 사망률 계산에는 동맥경화, 뇌혈관질환, 말초혈관 관련 사망률이 포함되었다. 직무 통제력이 낮은 사람들의 경우, 그렇지 않은 사람들에 비해 심혈관계질환으로 사망할 확률이 1.83배(95% 신뢰구간 : 1.19~2.82) 높았다. 직무 통제력이 낮고 사회적 지지가 낮은 사람들의 경우, 그렇지 않은 경우에 비해 심혈관계질환으로 사망할 확률이 2.62배였다(95% 신뢰구간 : 1.22~5.61). 높은 정신적 직무 요구와 심혈관계질환으로 인한 사망률 사이에는 연관성이 없었다(본 연구에서 정신적 직무 요구는 2개의 항목에 의해서만 측정되었다). 혼란 변수로는 나이, 마지막으로 고용된 연도, 흡연, 운동, 교육 수준, 사회 계급, 국적, 물리적 직무 요구가 고려되었다. 직무 통제력은 심혈관계질환으로 사망할 확률의 35%를 설명하였다. 즉, 이는 낮은 직무 통제력을 직무(노동) 재설계를 통해 높

---

9) 고긴장 직무 구조에 속한 사람들의 경우, 연구 시작 시점부터 다른 집단보다 혈압이 높았다. 한편 1차 조사에서 고혈압 약을 복용하고 있던 12명 중 4명의 경우, 추적 조사에서 혈압 측정방법이 달랐는데, 이것이 결과를 해석하는 데 영향을 미칠 수도 있다.

은 직무 통제력으로 바꿀 경우, 심혈관계질환으로 사망할 환자들의 35%를 감소시킬 수 있다는 말과 같다.

Bosma 등(1997)은 영국의 Whitehall II 연구를 통해(남성, 6895명; 여성, 3413명), 사회심리적 노동환경과 관상동맥 발병률 간의 연관성을 전향적 연구방법으로 조사하였다(추적기간, 5.3년). 사회심리적 노동환경은 두 가지 방법(노동자의 직접 보고와 외부 전문가의 관찰방법)에 의해 측정되었다. 관상동맥질환 여부는 설문지(Rose questionnaire, 흉부의 심한 통증)와 진단적 소견에 의해 결정되었다. 사회심리적 노동환경의 측정방법과 상관없이, 낮은 직무 통제력을 가진 사람의 경우, 높은 직업 통제력을 가진 사람에 비해 관상동맥질환의 발병률이 1.93배 높았다(95% 신뢰구간 : 1.34~2.77). 혼란변수로는 직급, 부정적 정서, 그리고 전통적인 관상동맥질환 위험인자들(흡연, 혈중 콜레스테롤 농도, 이완기 혈압, 고혈압 약 복용여부, 비만)이 고려되었다. 다른 사회심리적 노동환경 –정신적 직무 요구[10)]와 사회적지지–과 관상동맥 질환의 발병률 사이에는 유의미한 상관관계가 나타나지는 않았다.

Theorell 등(1998)은 스웨덴 스톡홀름 지역의 남성 노동자들을 대상으로, 사회심리적 노동환경(직무 통제력, 직무 요구)과 심근경색 발생 간의 연관성을 조사하는 환자–대조군 연구를 수행하였다. 현재와 과거의 사회심리적 노동환경의 측정을 위해, 설문지를 통한 노동자 보고 방법과 앞에서 말한 노동조직 폭로 매트릭스(Johnson 등(1996)의 연구 설명 참조)가 사용되었다. 심근경색이 발생하기 전, 10년 동안 직무 통제력(노동조직 폭로 매트릭스에 의한 측정된)의 악화를 경험한 노동자들이 그렇지 않은 노동자들에 비해 심근 경색 발병 확률이 높게 나타났다. 또한 노동자 보고에 의해 측정된 고긴장 직무 구조(낮은 직무 요구와 높은 직무 통제력) 또한 심근경색 발병과 연관성이 있었다. 위 연관성들은 특히 55세 미만과 블루칼라 노동자들에게서 뚜렷했다. 혼란변수로는 나이, 지역, 흡연, 고혈압, 저밀도 고밀도 지단백 비율(LDL/HDL), 흉통, 교대 근무, 야간 근무, 잔업, 사회 계급 등이 고려되었다.

마지막으로 연구자들 사이에서 논란을 불러일으켰던 Hlatky 등(1995)의 연구를 소개하도록 한다. Hlatky 등은 고긴장 집단과 관상동맥질환과의 관련성을 조사하기 위해, 1,489명의 환자를 대상으로 단면연구와 추적 연구를 하였다. 가슴 통증과 허혈성 심장질환의 증세가 관찰되어 의사가 관상동맥 촬영이 필요하다고 의뢰한 환자(단면 조사할 때 여전히 일을 하

10) 이는 연구 집단의 특성(화이트칼라 노동자)에 기인할 수도 있다. 즉, 블루칼라 노동자들을 연구 대상으로 했을 때보다 고긴장 직무 구조에 속할 노동자들이 상대적으로 적었기 때문에 고긴장 집단과 관상동맥질환의 발병률 사이에 유의미한 상관관계가 관찰되지 않았을 수 있다.

고 있었고 60%는 화이트칼라 노동자)를 대상으로 직무 구조를 설문지를 이용해 측정했다. 관상동맥 폐색정도에 따라 환자들을 세 군[정상, 심하지 않은(0% 이상, 75% 이하), 심한(75% 이상)]으로 나누었다. 또한 이 군들의 심장 질환으로 인한 사망이나 비치명적 심근경색의 발생을 평균 4년 동안 추적하였다. 단면 조사 연구에서는 고긴장 집단과 관상동맥질환의 폐색정도와는 상관관계가 없었다. 실제로 고긴장 직무 구조에 속한 사람일수록 정상적인 관상동맥을 가진 사람들이 많았다. 추적 조사에서도 직무스트레스 구조와 심장질환으로 인한 사망이나 비치명적 심근경색의 발생 사이에는 연관성이 나타나지 않았다. 혼란변수로는 나이, 성, 흡연, 당뇨병, 고혈압, 고콜레스테롤혈증, 협심증, 심근경색 경력 등이 고려되었다.

Hlatky 등의 논문 결과가 발표되자, 1995년 미국 심장학회는 이 연구를 근거로 "사회심리적 노동환경은 중요한 심장질환의 위험인자가 아니다"라고 밝혔다(Belkic 등, 2000). 하지만, 이미 많은 연구자들에 의해 비판되었듯이 이 연구는 많은 문제점(단면 조사나 추적 조사에서의 사회심리적 노동환경 측정의 문제점[11], 연구 대상 선정에 있어서의 문제점[12], 혼란변수로 사회 계층과 약물 복용 여부 등이 고려되지 않은 점 등)을 가지고 있기 때문에 사회심리적 노동환경이 심혈관계질환 발생과 예후에 미치는 중요한 역할을 부정하는 근거로 사용될 수는 없다.

③ 직업성 근육골격계질환

Bonger 등(1993, 2002)은 사회심리적 노동환경이 직업성 근육골격계질환에 미치는 영향을 조사한 연구들을 정리, 검토하였다. Bonger 등(1993)은 사회심리적 노동환경을 다섯 가지 요소(직무 통제력과 직무 요구, 사회적 지지, 스트레스(반응으로서), 개인 성격 및 특질, 질병 및 행동 요인)로 나누어 검토한 결과, 단순반복 작업, 높은 직무 부하, 시간 압박은 직업성 근육골격계질환 증상과 강한 상관관계가 있다고 결론 내렸다. 낮은 직무 통제력과 낮

---

11) 질병으로 인해 과거 고긴장 집단에 속했으나 이후 질병 때문에 수동적 구조를 가진 직업을 선택했을 가능성이 있으나 이에 대한 조사나 고려가 없었다. 추적 조사의 경우에도 추가적인 사회심리적 노동환경 측정은 없었다.

12) 연구 대상이 처음부터 환자였기 때문에 이는 관상동맥질환 발생과 사회심리적 노동환경의 연관성을 조사하기에는 부적합하다는 점, 상대적으로 높은 평균 연령(단면 조사할 때, 평균 연령이 52세)이 조사되었다는 점, 추적 조사 1년 되는 시점에 "고긴장 집단"에 속했던 사람들이 그렇지 않은 사람들에 비해 일을 많이 그만 두었다는 점, 의뢰의 근거로 사용된 흉통, 과거 심근경색 경력, (+) 운동부하 검사 결과 등의 분포가 관상동맥질환폐색 집단 간 동일하지 않았다는 점(실제로 고긴장 집단에 속하고 관상동맥이 많이 폐색된 노동자들이 선택적으로 적게 관상동맥촬영에 의뢰되었을 가능성) 등이 그것이다.

은 사회적 지지 또한 직업성 근육골격계질환과 양의 상관관계가 있다고 보고되었다[13]. 스트레스(반응으로서) 또한 직업성 근육골격계질환과의 연관성이 보고되었고, 검토된 일부 연구들은 스트레스(반응으로서)가 직업성 근육골격계질환을 유발한다고 주장하였다. Bonger 등(2002)은 사회심리적 노동환경과 '상지' 근육골격계질환과의 연관성을 조사한 연구들을 검토하였다. 이들에 따르면 많은 연구들이 단면조사 연구라는 한계가 존재했지만, 스트레스(반응으로서), 높은 질적/양적 직무 요구는 근육골격계질환 발생과 강한 상관성이 있다는 것으로 결론 내렸다. 반면 직무 통제력과 사회적 지지는 검토된 연구의 절반 정도(56%)에서 '상지' 근육골격계질환과의 연관성이 보고되었다.

(4) 모델에 대한 비판 및 답변[14]

다른 모델과 마찬가지로, 모델에 대한 비판도 존재한다. 본 글에서는 Kristensen(1995)이 제기한 비판 지점들을 중심적으로 살펴보고, 필요한 경우 Mutaner와 O'Campo(1993)가 제기한 비판 지점들도 다루도록 하겠다. Kristensen(1995)은 당시 제기되었던 Demand-Control 모델에 대한 비판들을 다음과 같이 요약하였다.

---

13) 그럼에도 불구하고, 사회심리적 노동환경과 물리적 부하 혹은 인간공학적 위험인자들 사이에는 강한 상관관계가 있기 때문에 확실한 결론을 내리기 힘들다는 단서를 붙였다. Punnett(2000)이 지적한 것처럼(기계가 속도를 조절하는), 컨베이어벨트에서 조립작업을 하는 노동자들의 경우, 단순반복동작, 짧은 휴식, 빠른 노동 속도 등의 물리적 부하를 가진 것으로 분석될 수 있지만, 동시에 직무 결정권의 부재, 기술 향상 및 숙련 기회의 부재, 낮은 사회적 지지라는 사회심리적 노동환경을 가지고 있는 집단으로 해석될 수 있다. 따라서 두 가지 차원(물리적 요인과 사회심리적 요인)은 논리적으로는 분리될 수 있지만, 현실 속에서는 둘 사이에 강한 상관관계가 존재한다. 즉, 그만큼 분리하여 분석하기가 힘들다. 특히, MacDonald(2001)가 밝힌 것처럼, 이러한 현상은 블루칼라 노동자와 낮은 지위의 사무직 노동자들에서 강했다. 그는 향후 직무 수준의 물리적, 사회심리적 노동환경을 결정하는 상위 차원(노동 조직 차원)의 원인들에 대한 조사와 분석이 직무 수준의 조사와 함께 동시에 이뤄지는 것이 바람직하다고 주장하였다. 참고로 Kivimaki 등(2001)은 764명의 시 공무원을 대상으로 조직 축소(organizational downsizing)가 직업성 근육골격계질환의 발생에 미치는 영향을 1991년부터 1995년에 걸쳐 전향적 연구방법에 의해 조사하였다. 실제로 핀란드의 경우 이 시기는 경제 침체기였다(1990년 실업률이 3%였으나, 1993년에는 16%까지 올랐으며 1995년에는 15%였다). 이 연구에 따르면 조직 축소에 의해 노동자들의 물리적 직무 요구, 고용 불안, 흡연율은 증가하였고, 반대로 기술 재량권과 의사 결정과정의 참여는 감소했다. 물리적 직무 요구의 증가(노동 강도의 강화)가 가장 큰 근육골격계질환 발생의 위험 요인이었고, 낮은 직무 통제력(기술 재량권과 의사 결정과정의 참여)과 높은 고용 불안정 또한 위험 요인으로 꼽혔다.

14) 필자는 Karasek 모델에 대한 비판과 설문지에 대한 비판을 구별하였으며, 비판에 대한 답변은 비판의 긍정성을 살리는 동시에 비판 이후에 수행된 연구 결과를 살펴봄으로써 비판을 넘어 향후 더 연구해야 할 지점들을 명확히 하는 방향으로 서술하였다.

(a) 모델이 너무 단순하다. 사회심리적 노동환경을 서술하기 위해서는 둘 혹은 셋 이상의 차원들이 필요하다.
(b) 현실에서 고긴장 집단(high job strain)은 낮은 사회 계층을 측정하는 또 다른 방법에 불과하다.
(c) 직무 통제력을 구성하는 두 가지 하위 개념들, 기술 재량권과 직무 결정권이 언제나 상호 관련되어 있는 것은 아니다.
(d) 두 가지 차원들, 직무 통제력과 직무 요구는 질병에 따라 다른 관련성을 보일 수도 있다.
(e) 이 모델로써 설명할 수 있는 발생 가능한 질병의 범위가 명확하게 정의되어있지 않다.
(f) 이 모델에서는 개인의 감수성과 대응 잠재력의 차이들을 고려하지 않는다.
(g) 이 모델을 사람들과 접촉이 많은 교육, 경영, 보건복지, 통신 분야 등에 사용하기에는 어려움이 있다.
(h) 이 모델은 구체적인 작업장에서 사용하기에는 너무 일반적이다.
(i) 이 모델의 두 차원들의 상호작용은 상승적(synergistic)이라기보다는 부가적(additive)이다.
(j) 직무 통제력과 직무 요구의 효과는 중간 부위에 적합한 범위가 있는 곡선의 모양을 취할지도 모른다.
(k) 이 모델은 작업장 내의 주요한 권력 구조의 문제를 고려하지 않는다.

DC(S) 모델의 장점은 단순하고, 이해하기 쉽고, 일반적이라는 데 있다. 따라서 위(a)와 (h)는 비판 지점이 될 수 있지만, 한편으로는 장점이 될 수도 있다. 현실적으로 우리가 작업장 내의 모든 스트레스 요인을 조사할 수는 없다. 다 측정하더라도 왜 그것을 측정하는지에 대한 이유를 충분히 설명할 수 없으면, 시간과 노력의 낭비로 이어질 수 있다. 복잡한 현상을 분석하기 위해서는 복잡한 현상들 모두를 측정하는 것이 아니라, 그 현상들을 규정하는 핵심적인 부분을 분석의 출발지점으로 삼는 것이 바람직하다. 이런 관점에서 보면, 일면 단순하게 보이는 DC(S)은 문제가 될 수 없다. 물론 DC(S)의 핵심 개념들은 지금보다 더 정확해지고, 분화될 필요가 있다. 또한 구체적인 작업장 내 스트레스 연구를 위해서는[특히 직무(노동) 재설계가 목적이라면] 현장에 더 잘 맞는 구체화된 모델이나 이론이 개발되어야 한다(Local theory, Elden, 1983; Karasek과 Theorell, 1990).

다음으로 쉽게 오해하기 쉬운 것이 고긴장 집단과 낮은 사회 계층을 동일시하는 것이다

(b). 물론 예상할 수 있는 것처럼 높은 사회 계층(직업에 기초한 정의, 고위 관리자나 전문직)이 고긴장 집단에 해당되는 경우는 적고 낮은 사회 계층(블루칼라 노동자들)은 반대로 고긴장 집단에 해당되는 경우가 많다(Kristensen, 2002; Karasek 등, 2003a). 하지만, 사회 계층별 사회심리적 노동환경의 분포를 본다면(Karasek 등, Choi, 2003a) 높은 사회 계층의 대부분은 능동적 직무에 속한 반면에 낮은 사회 계층은 수동적 집단, 저긴장 집단, 고긴장 집단에 걸쳐 넓게 분포했다(상대적으로 여성의 경우 남성에 비해 고긴장 집단에 많이 분포했다). 따라서 낮은 사회 계층 대부분이 고긴장 집단에 해당한다고 말할 수 없다. 낮은 사회계층 내의 사회심리적 노동환경의 차이를 무시하는 것은 효과적인 직무스트레스 예방전략 수립의 실패로 귀결될 수 있다. 한편, Mutaner와 O'Campo(1993)는 사회계층(social status : 직업, 소득, 교육에 기반을 둔 정의)과 사회계급(social class : 자본주의 생산관계에 기반을 둔 정의)의 개념적 차이를 지적하면서, Wright(1985) 등의 사회계급 정의에 따라 직무 통제력은 사회계급의 기본적 특징으로 설명될 수 있다고 주장하였다. 아직 이 부분에 대한 실증적인 연구는 거의 이루어지지 않았다. 대부분의 역학 연구는 베버의 사회계층에 대한 변수들(직업, 소득, 교육)은 측정하지만, 맑스의 사회계급 변수는 측정하지 않는다. 따라서 미래의(사회) 역학 연구는 두 가지 변수 –사회 계층과 사회 계급– 모두를 이용할 수 있도록 설계되어야 한다.

통상 연구자들은 직무 통제력의 두 가지 하위 개념을 결합하여 사용한다. 하지만, 이 두 하위 개념들은 기술과 결정권이라는 다른 측면을 평가하기 위한 개념이기 때문에 연구자들은 기계적으로 두 하위 개념을 통합하여 사용하지 말고, 따로 따로 분석해보기도 하고, 결합하여 분석해 보기도 해야 한다(c). 질병의 특성에 따라 직무 통제력과 직무 요구, 그리고 고긴장 직무 구조의 효과는 다를 수 있다. 실제로 심혈관계질환에서는 직무 요구보다는 직무 통제력이 더 밀접한 관련성을 보이는 경우가 많고, 반대로 직업성 근육골격계질환 연구에서는 직무 통제력보다는 직무 요구가 더 밀접한 관련성을 보이는 경우가 많다(d). 연구하는 질병의 특성에 따른 이런 차이와 범위는 향후 더 연구되어야 할 부분이다(d, e). 또한 앞에서 말한 것처럼 DC(S) 모델에 의해 설명될 수 있는 질병으로는 심혈관계질환과 정신 보건, 직업성 근육골격계질환 등이 있으나, 잠재적인 질병으로 당뇨병, 기관지 천식, 사고, 유산 등도 활발히 연구되고 있는 분야이다.

이 모델에서는 개인의 성격 –상대적으로 안정적인 행동, 사고, 동기 및 감정 양태–의 형성을 직무 구조와의 상호작용에 의해 설명하고 있다(f). 즉, 높은 직무 통제력과 높은 직무

요구에 노출되어 있는 노동자들의 경우, '지속적인' 도전과 성공을 통해 자기를 둘러싼 상황과 자신의 능력에 대한 확신을 갖게 된다. 이는 해당 노동자가 스트레스 요인들에 더욱 효과적이고 적극적으로 대응할 수 있도록 하며(낮은 스트레스로 귀결됨), 더욱 더 적극적인 학습 행동(새로운 것을 배우고자 하며, 새로운 것에 도전을 하는)으로 귀결된다. Karasek과 Theorell (1990)은 자신들의 이런 개념을 Rotter의 통제 소재(locus of control), Kobasa의 견고함(hardness), Antonovsky의 응집(sense of coherence scale(SOC))에 비유했다. 반대의 경우도 가능하다. 낮은 직무 통제력과 높은 직무 요구에 노출되어 있는 경우, 높은 스트레스로 인해 불안이 쌓여가고 새로운 상황에 도전하기보다는 회피하는 경향이 있으며(따라서 뭔가 새로운 것을 배우기를 꺼려하게 되며), 자기 상황과 자신의 능력에 대한 확신이 떨어지며, 이는 결국 한층 강화된 스트레스로 이어진다. DC(S) 모델이 개인의 감수성과 대응 능력의 차이를 고려하지 않는다는 점보다는(앞에 서술한 것처럼 직무 구조와의 연관성 속에서 설명함), 직무스트레스 연구에서 중요하게 다루어져야 할 개인의 성격, 감수성과 대응 능력의 차이가 무엇인지, 그리고 그것들의 원인들을 어디에서 찾아야 하는지에 대한 보다 생산적인 논쟁이 이뤄져야 한다고 본다. 백기청(1999)이 말한 것처럼, "성격 연구에서 성격을 어떻게 분류해야 하는 것이 아직은 해결되지 않은 문제이며 그나마 현재 있는 몇 가지 성격 요인 측정도구로 성격 특성(personality trait) 보다는 성격 상태(personality state)를 재는 것일 뿐이다". 또한 직무 구조나 환경과는 독립적인 개인의 성격 특성을 설정하는 것(예를 들어, Type A 행동 속성을 가진 사람들[15])에 대해 Karasek과 Theorell(1990)은 비판적이다. 왜냐하면 직무스트레스의 원인을 직무환경에서 찾지 않고, 개인의 인식이나 성격에서 찾음으로써 실질적이고 지속적인 스트레스 예방 효과를 기대하기 힘들 뿐만 아니라 희생자 비난하기로 이어지기 쉽기 때문이다. 실제로 Type A 행동은 사회심리적 노동환경과 정신 보건/심혈관계질환의 연관성에 큰 영향을 못 미치는 것으로 나타났다(Standsfeld 등, 1999; Paterniti 등, 2002; Bosma 등, 1998).

Marshall 등(1997)은 Demand-Control 모델이 제조업 노동자들의 정신적 고통(우울, 불

---

15) Friedman과 Rosenman(1959)이 Type A 행동을 처음 제기할 때는, 그것을 개인의 안정적인 성격 특질이라기보다는 열악한 환경에 대한 반응의 패턴으로서 정의했다(Karasek과 Theorell). 하지만, 불행하게도 많은 연구자들에게 하나의 성격을 설명하는 것으로 해석되어, 한때는 확실한 심혈관계질환의 위험 요인으로 간주되기까지 했다. 하지만, 이후 많은 비판(많은 부정적 연구 결과 포함)에 직면하면서 지금은 심혈관계질환의 위험 요인으로는 간주되지 않고 있는 실정이다(다만, Type A 행동의 일부 구성 요소(예: 적대감)가 계속 심혈관계질환의 위험 요인으로 계속 제기되고 있다).

안)을 예측하는 데 적합했으나, 서비스 노동자들의 정신적 고통을 예측할 때는 자신들이 개발한 Demand-Service 모델이 적합했다고 보고했다. 서비스라는 척도는 서비스 노동자들이 고객이나 환자들을 도움으로써 얻을 수 있는 긍정적 심리적 보상을 측정하기 위해 개발된 개념이다[16]. 이 개념은 단일한 개념이라기보다는 소비자(환자)와의 관계와 일을 통한 자기 정체성 혹은 일의 의미성의 개념들이 혼합되어 있기는 하지만 향후 이런 측면을 DC(S) 모델에 어떻게 통합시킬 것인가는 여전히 남아있는 문제이다(g). 향후 이 부분에 대한 연구를 위해, JCQ의 소비자와의 관계 및 일을 통한 자기 정체성 척도(JCQ version 1.7, 1997)나 코펜하겐 사회 심리 설문지(Copenhagen Psychosoical Questionnaire(COPSOQ, Kristensen과 Borg)의 '일의 의미성' 척도가 도움이 될 것이다.

직무 통제력과 직무 요구의 상호작용이 부가적인가 상승적인가(i)에 대한 실증적인 연구는 그리 많지 않지만, Hallqvist 등(1998)의 사회심리적 노동환경의 심근경색에 미치는 영향을 연구한 스웨덴 연구에 따르면, 직무 통제력과 직무 요구의 상호작용은 부가적이라기보다는 상승적이었다. 직무 통제력, 직무 요구, 사회적 지지의 효과가 직선적인지 곡선적인지(j)에 대한 연구 또한 많지는 않지만, de Jonge 등(2000)에 따르면, 사회심리적 노동환경은 직무 만족도, 스트레스로 인한 신체 증상, 병가 등과는 직선적인 관계(예를 들어, 가장 낮은 직무 통제력에서 가장 높은 빈도의 병가가 관찰되고, 반대로 가장 높은 직무 통제력에서 가장 적은 빈도의 병가가 관찰됨)를 보였지만, 감정적인 소모, 우울증 등과는 곡선적인 관계(예를 들어, 중간 범위의 사회적 지지에서 가장 낮은 우울증이 관찰됨. 물론 가장 높은 우울증은 가장 낮은 사회적 지지에서 관찰됨)를 보였다.

마지막으로, DC(S) 모델 자체가 작업장 내의 중요한 권력 구조에 대한 문제를 고려하지 않았다는 비판에 대해서(k) 평가해 보기로 하겠다. Mutaner와 O'Campo(1993)가 지적한 것처럼, DC(S) 모델은 노동 조직이 개별 노동자의(직무 수준의) 사회심리적 노동환경을 결정한다고 가정하지만, 구체적으로 지금까지 진행된 연구들은 개별 노동자의(직무 수준의) 사회심리적 노동환경 요인을 뛰어넘는(결정하는) 상위 차원의 집단적인 구조(노동 조직, 작업장 내 경제적, 정치적, 문화적 사회 구조)로까지 확장되지는 않았다(앞 주석에 인용한 Kivimaki 등(2001)의 연구는 이런 한계를 극복한 좋은 예라 할 수 있다). JCQ(Karasek,

16) 구체적으로 측정 항목을 보면 다음과 같다. 1. Being needed by other, 2. Your work contributing to the good of the community, 3. Having an impact on other people's lives, 4. Helping others(Marshall 등, 1997, appendix).

1997)에 노동자들의 집단적인 통제력을 평가할 수 있는 문항들이 존재하지만, 이 문항들을 사용한 연구는 거의 찾아보기 힘들다. 따라서 앞으로 노동자들의 집단적 통제력(collective control or collective decision authority)이라는 개념과 측정 방법을 명확히 하고 이 부분에 대한 연구가 지속되어야 할 것이다.

2) 직무특성 설문지(Job Content Questionnaire, JCQ)

(1) 역사적 배경

JCQ는 Karasek에 의해 1985년에 개발되었다. Karasek 등(1998)에 따르면, 미국 심장, 폐 및 혈관연구소(Heart, Lung, and Blood Institute)로부터 Fremingham Offspring Study (심혈관계질환 역학연구)에 사용할 설문지 개발을 요청받은 것이 JCQ 개발의 직접적인 계기가 되었다고 한다. 또한 현장 활동가들 사이에서 직무스트레스 연구를 위한 실용적이고 간편한 도구의 필요성이 계속 제기되었다. 이런 학문적, 그리고 실천적 목적을 충족하기 위해 Karasek은 미국 노동부에 의해 수행된 Quality of Employee Survey(QES) 설문지들을 검토하였고(1969, 1972, 1977년에 미시건 주립대학 연구소에 의해 연구가 진행됨)[17], 이들 중 핵심적인 질문 항목들을 뽑아서 1985년 JCQ version 1.0을 개발하였다. 그 이후 여러 가지 항목들이 추가되고, 정책이 변화되면서 1997년 version 1.7이 각각 개발되었고, 현재 JCQ는 유럽, 미국, 일본 등 선진국뿐만 아니라 한국, 멕시코, 브라질, 대만 등의 개발도상국에서도 활발히 사용되고 있다.

---

17) 서구 사회에서 1960년 중엽 이후 전 사회적으로 현존하는 모든 생산 양식에 대한 도전이 급히 증가했다. Katsiaficas는(1997) 1968년 프랑스 상황을 다음과 같이 묘사했다. “1968년 5월 6월 동안, 프랑스에서는 수백만의 사람들이 늘 뻔한 일상을 계속해 나가기를 거부했다. 학생들은 대학과 고등학교를 폐쇄한 채, 새로운 교육양식을 요구했다. 노동자들은 공장과 사무실을 점거한 채 계속해서 새로운 생산양식을 요구했다. 노동자, 농민, 그리고 학생의 자율적 조합들을 대표하는 〈중앙 파업 위원회〉가 6일 동안 시청을 접수하고 독자적인 통화까지 발행했던 낭트에서처럼, 몇몇 도시들에서는 새로운 형태의 정부가 수립됐다”(213 쪽). 노동자들의 이전 임금과 노동시간에 초점을 맞춘 파업과는 다른 파업들이 일어났고 전 사회적으로 노동자들의 직무 불만족, 높은 결근율, 높은 이직률 등이 이슈가 되었다. 2차 세계대전 이후 대량생산 대량소비 시스템에 감춰져 있던 노동자들의 노동 과정에서의 소외 문제(노동 과정의 단순 반복성, 노동자들의 자신들의 노동 과정에 대한 통제력의 약화, 숙련의 약화)가 파업 요구의 전면에 등장하기 시작한 것이다. 미국 정부는 어떤 식으로든 이런 노동자들의 요구를 조사하고 연구할 필요가 있었고 그것이 QES 연구로 이어진 것이다. 하지만 미국 정치가 더 보수화된 1980년 이후부터는 QES 같은 연구는 중단되었다. 최근 들어 다시 이 같은 연구를 부활시키기 위한 노력들이 진행되고 있다.

(2) 구성

JCQ는 DC(S) 모델에 기초하고 있으므로, 직무 통제력(9개 항목), 직무 요구(5개 항목, 9개 항목–타당성과 신뢰성의 문제로 JCQ 센터에 의해 더 이상 권장되지 않음) 및 사회적 지지(10개 항목)에 대한 항목들을 가지고 있다. 하지만, 그 외에도 JCQ에는 다음과 같은 여러 가지 개념과 항목들이 있다; 노동자들의 기술이 충분히 이용되고 있는지를 측정하기 위한 기술 저이용 정도(1개 항목), 물리적 직무 요구(5개 항목), 고용 불안정(4개 항목) 및 집단적 의사 결정권(8개 항목), 세계화 효과(5개 항목들), 물리적(유해 화학물질 포함) 위해 요인(9개 항목), 고객으로부터의 지지(7개 항목), 노동을 통한 자기 정체성(5개 항목), 직무 만족도와 스트레스(반응으로서)(26개 항목). JCQ는 현재 지적 재산권에 의해 보호되고 있기 때문에, 구체적인 문항을 그대로 옮기는 것은 불가능하다. 49개 항목과 구체적인 스케일(scale)을 계산하는 방법은 JCQ user's guide(1997)를 참조하고, 항목은 부록의 한글판 설문지를 참조하라.

(3) 신뢰도와 타당도

JCQ는 미국 노동자들(여성과 남성)을 대상으로 개발되었기 때문에, 다른 나라에서도 사용될 수 있는지에 대한 타당성과 신뢰도 연구가 필요했다. 현재 미국, 네덜란드, 일본, 캐나다, 스웨덴, 벨기에, 프랑스, 이태리, 한국, 멕시코, 대만 등에서 JCQ의 타당성과 신뢰도 연구가 수행되었고(Kawakami 등, 1995; Sakong 등, 1997; Karasek 등, 1998; Becerril 등, 1999; Cheng 등, 2000; Karasek, Choi 등, 2003a) JCQ가 해당 나라의 사회심리적 노동환경을 연구하는데 적합하다는 결론을 도출하였다. 하지만, 동시에 Karasek, Choi 등(2003a)이 정리한 것처럼 그동안 몇 가지 문제점들이 제기되었고 다뤄졌다. 즉, 사회심리적 노동환경 평가를 노동자의 보고에만 기초한다는 점[18](Kristensen, 1996; Karasek 등, 1998), 직무

18) 개별 노동자들의 보고(설문지를 통한)는 상황에 따라 여러 가지 요인에 의해 왜곡될 수 있다(현실을 과대평가할 수도 있고, 과소평가할 수도 있다). 반면에, Frese와 Zapf(1988)에 따르면 외부 관찰자에 의한 사회심리적 노동환경의 평가 또한 짧은 관찰 시간, 보이지 않는 정신적 노동(노력) 과정(mental process), 노동자 행동에 미치는 관찰의 효과(관찰자가 있을 경우 노동자는 평소와는 다르게 행동한다), 작업장의 대표성(관찰자가 있을 경우, 연구에 참여한 회사의 경우 열악한 작업장은 감추고 좋은 작업장만 관찰하게 할 수 있다) 등의 문제가 있다. 따라서 좀 더 객관적인 사회심리적 노동환경을 측정하기 위해서는 설문지를 이용한 노동자 보고뿐만 아니라 노동자 보고에 의존하지 않는 측정 방법들을 결합해서 사용하는 것이 필요하다. Greiner와 Krause(2000)는 노동자 보고에 의존하지 않은 방법으로 문헌 조사, 외부 전문가에 의한 평가(구체적인 작업 현장 관찰 없이), 개별 직무에

통제력에 비해 상대적으로 직무 요구라는 개념의 타당성 부족(Karasek과 Theorell, 1990; Karasek 등, 1998; Kasl, 1996; Ostry 등, 2001), 기술 재량권을 측정하는 항목 중 반복 작업 관련 항목과 직무 요구를 측정하는 항목 중 갈등적 요구라는 항목은 요인 분석(factor analysis)에서 각 요인들에 낮은 상관관계를 보였다는 점(Karasek 등, 1998; Karasek, Choi 등, 2003a), 요인 분석에서 기술 재량권을 측정하는 항목과 직무 요구를 평가하는 항목들 간에 명확히 구분이 되지 않은 경우[19](Kawakami 등, 1995; Karasek 등, 1998; Bercerril 등, 1999), 번역의 문제점(Cheng 등, 2000; Kristensen, 1996) 등이다.

(4) 몇 가지 질문에 대하여

① JCQ의 측정 항목들은 어떤 것이 있으며 어떻게 스케일을 계산하는가?

본 글의 JCQ에 대한 설명과 부록의 설문문항을 보면 JCQ에 대한 대략적인 상은 그릴 수 있을 것이다. 좀 더 구체적인 이론적인 배경과 설문지를 위해서는 Karasek과 Theorell의 Healthy Work(1990)와 JCQ user's guide(1997)를 참조하는 것이 좋다. JCQ 센터(미국 메사츄세츠 주립대학 로웰, 노동환경대학원 소재, http://www.uml.edu/dept/we)에 연락을 하면 학생인 경우, 필요한 자료를 무료로 얻을 수 있다.

② JCQ의 신뢰성과 타당성 연구 결과를 알기 위해서는 어떤 논문을 봐야 하는가?

현재 가장 잘 정리된 것은 Karasek 등(1998)과 Karasek, Choi 등(2003a)의 논문이다. 앞에 제시된 JCQ 타당성과 신뢰도와 관련되어 인용된 논문들도 참조하면 좋다. 한국에서의 JCQ에 대한 타당성과 신뢰성 연구는 연구를 수행했던 많은 연구자들이 속해 있는 한국 직무스트레스 학회에 직접 연락을 하는 것이 좋겠다.

대한 상사나 동료들의 평가, 전문가에 의한 관찰, 이론에 뒷받침된 관찰 인터뷰(예를 들어, VERA/RHIA 방법) 등을 예로 들었다. 한편 설문지에 기초한 연구일 경우에는 직업별 평균값을 개별 노동자의 값 대신 쓴다면, 잠재적인 개별 노동자 보고의 오류를 줄일 수 있다. 하지만 이 방법은 같은 직업 내에 존재할 수 있는 사회심리적 노동환경 차이를 고려하지 않는다는 단점이 있다. 구체적인 현장 관찰이 가능하다면, 같은 작업(예를 들어, 전자 제품을 조립하는 라인)을 하는 개별 노동자들의 평균값을 사용하는 것이 좋은 방법이다("shared job strain" concept, Semmer 등, 1996).

19) 이런 상황의 원인은 여러 가지 때문에 발생할 수 있다. 직업의 특성상 그럴 수도 있고, 번역의 잘못으로 그럴 수도 있으며, 원래 JCQ 스케일(scale)의 불완전성 때문에 그럴 수도 있다. 현실에서는 어떤 것이 원인인지 분간하기 쉽지는 않다. 이런 상황이 한두 개의 항목에서만 관찰된다면, 그 항목들을 제외했을 때와 포함했을 때 결과가 달라지는지를 보는 것도 좋은 방법이다.

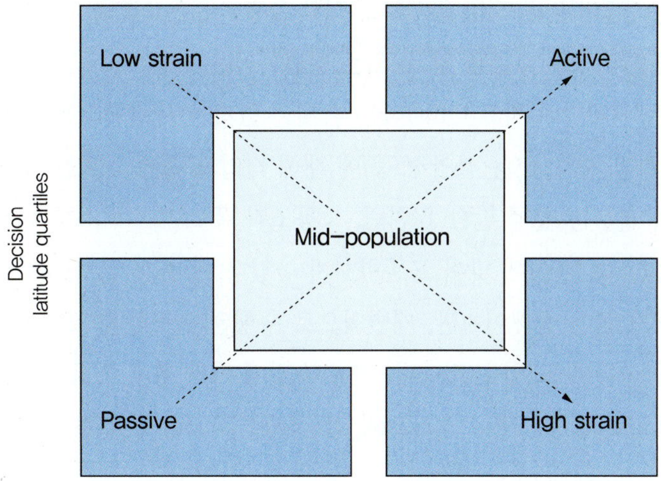

그림 2-7. Psychological demand/decision latitude model.

③ "고긴장 집단"을 어떻게 정의하는가?

고긴장 집단을 정의하는 방법은 연구자들마다 다르다. Landsbergis 등(1994)은 그동안 사용된 방법들을 다음과 같이 요약하였다. 첫째, 연구 집단의 평균을 기준으로 직무 통제력과 직무 요구를 이등분하는 경우이다. 이 중 낮은 직무 통제력과 높은 직무 요구에 속한 집단을 고긴장 집단이라 정의한다. 둘째, 연구 집단의 평균값 대신에 해당 국가의 평균값을 사용하는 경우이다. 셋째, 직무 요구 값을 직무 통제력 값으로 나누는 방법이다. 넷째, 직무 통제력과 직무 요구를 각각의 평균 및 표준 편차로 나눠 표준화를 시킨 후, 직무 통제력과 직무 요구를 잇는 직선 방정식을 만드는 것이다. Landsbergis 등(1994)은 위 네 가지 방법을 모두 적용하여 "고긴장 집단"을 정의하였고, 수축기 혈압과의 연관성을 조사하였다. 네 가지 방법 모두에서 수축기 혈압과의 연관성이 관찰되었다.

그림 2-7(Karasek, Choi 등, 2003b)은 보다 더 정확한 분석을 위해 고려될 수 있다. 직무 통제력과 직무 요구의 평균값 주위에는 측정도구의 오차 때문에 고긴장 집단과 그렇지 않은 집단사이에 분류 오류가 발생할 가능성이 많다. 그림 2-7은 평균값 주위에 고긴장 집단, 저긴장 집단, 수동적 집단, 적극적 집단과는 다른 집단으로 설정하여, 분류 오류의 가능성이 질병 발생 예측에 미치는 영향을 최소화하기 위해 고안된 것이다. 구체적으로 직무 통제력과 직무 요구를 사등분(가능한 셀의 수는 16개, 25, 50, 70 분위수를 이용)하여, 5개의 집단을 구성하였다.

④ 한국 노동자들의 평균 직무 통제력과 직무 요구 수준은 어떠한가? 특정 직업의 평균 직무 통제력과 직무 요구 수준을 알 수 있는 방법이 있는가?

미국의 경우 1970년대 자료(QES)라는 한계는 있지만 사회심리적 노동환경(직무 통제력, 직무 요구, 사회적 지지, 고용 불안정 등)에 대해 직업과 성에 기초한 평균값을 가지고 있다. 또한 스웨덴의 경우는 앞에 말한 것처럼, 노동조직 폭로 매트릭스를 이용해 사회심리적 노동환경을 직업과 성, 나이에 맞춰 표준화시켜 놓았다. 필자가 알기로는 아직 한국에는 이런 자료가 구축되지 않은 상태이지만, 개별적으로 수행된 연구들을 결합한다면 한국에도 이런 유사한 자료를 만들 수도 있을 것이다. 자료의 질에 따라 향후 있을 수 있는 역학 연구나 국제 비교연구(Karasek 등, 1998; Karasek, Choi 등, 2003a) 등에도 사용될 수 있을 것이다.

⑤ 나의 작업장(연구)에 JCQ를 이용할 수 있는가?

이에 대한 답변은 연구의 목적에 따라 다르다고 할 수밖에 없다. 연구 성격이 질적 연구 방법론에 가깝다면 JCQ만을 사용하는 것은 불충분할 뿐만 아니라 경우에 따라서는 부적절할 수도 있다. 구체적인 노동자와 인터뷰(집단 토론 포함), 참여 관찰, 참여 행동연구들이 더 적합한 방법일 수 있다. 물론 JCQ는 모든 작업 현장과 직업에 적용할 수 있도록 설계되었지만, 연구자는 항상 구체적인 직업과 구체적인 작업 현장을 구체적으로 파악하려고 노력해야 한다. 현실은 언제나 우리의 이론과 측정도구보다 훨씬 풍부하고 구체적이기 때문이다. 연구의 출발점은 해당 연구 현장에서 가장 큰 직무스트레스 요인이 무엇인가이다. 그리고 이것이 JCQ를 통해 측정될 수 있다고 판단이 될 때, JCQ를 적용해야 한다. 판단이 불확실할 때는 노동자와 인터뷰를 한다거나, 소규모의 노동자를 대상으로 JCQ를 적용해 본 이후에 판단을 내리는 것이 바람직하다. 이런 간단한 원칙이 지켜지지 않을 경우, JCQ에 의해 현실이 재단되는 상황이 발생할 수도 있다.

(5) 미래의 JCQ

현재 JCQ 사용자 그룹 내에서 보다 발전된 JCQ를 개발하기 위한 논의가 진행되고 있다. 아마도 2005년이나 2006년에는 보다 발전된 새로운 version의 JCQ를 볼 수 있지 않을까 생각된다. 본 글에서는 작년 3월 캐나다 토론토에서 열렸던 JCQ 워크숍에서 논의된 사항을 간략하게 소개하도록 하겠다. 가장 핵심적인 목표는 DC(S) 모델을 구성하는 세 가지 개념을 측정하는 항목들을 좀 더 정밀하게 만들고, 변화되는 노동환경을 반영할 수 있도록 만드는 것이다. 직무 통제력의 경우, 현재까지 연구는 개별 노동자들의 직무 수준의 통제력에 국한된 경우가 대부분이었다. 노동 조직 차원의 노동자들의 공식적, 비공식적 집단적인 통제력을 측정하기 위한 정밀한 개념의 필요성, 이를 위한 항목 개발의 필요성, 측정 방법론의 필요성이 논의되었다. 직무 요구의 경우, 보다 더 구체적인 직무 요구 항목들의 개발이 필요하다고 논의되었다(예를 들어 감정 노동). 사회적 지지의 경우 상대적으로 논의가 활발히 진행되지는 않았지만, 집단적 차원의 사회적 지지라는 개념화가 가능한지, 가능하다고 할 때 측정방법은 어떠해야 하는지, 그리고 공동체로 확대된 사회적 지지의 개념(social capital)에 대해 검토와 논의가 진행되었다. 부차적으로는 직무 통제력을 구성하는 기술 재량권과 직무 결정권을 분리해서 논의/분석할 것, 같은 맥락에서 사회적 지지를 구성하는 상사로부터의 지지와 동료로부터의 지지를 분리해서 논의/분석할 것, 기술 재량권에서 반복 작업 관련 항목과 직무 요구에서 갈등적 요구 항목을 제외할 것, 설문 문항에 대한 상이한 대답 체계(response format)에 대한 비교연구의 필요성[20] 등이 논의되었다. 이에 대한 토론은 국제 JCQ 사용자 그룹 내 세 개의 소분과 위원회(직무 통제력, 직무 요구, 사회적지지)를 통해 계속 이루어지고 있다. 향후 현재 JCQ의 웹 사이트가 개편이 될 경우, JCQ에 관심이 있는 많은 연구자들 또한 쉽게 인터넷상에서 의견을 주고받을 수 있게 될 것이다.

3) 결론

본 글의 주된 목적은 카라섹 직무스트레스 모델과 그의 설문지를 '비판적으로' 검토하는 것이었다. 따라서 필자는 카라섹 직무스트레스 모델과 설문지의 성과(장점)뿐만 아니라, 문제점과 한계를 지적하였다. 본 글에 소개된 문제점과 한계는 당장 해결될 수 있는 문제들은 거의 없으며, 대부분이 이론적, 실증적인 연구 및 실천에 의해 앞으로 차근차근 풀어가야 할 문제들이다.

향후 직무스트레스 연구에 많은 다양한 학문적 배경을 가진 연구자들이 참여해 직무스트레스 연구가 풍부해지길 바라며 지금보다는 좀 더 체계적인 연구(설문지에 기초한 연구뿐

20) Karasek과 Choi 등(2003b)은 JCQ와 스웨덴 Theorell version의 설문지를 비교 연구하였다. JCQ의 대답 체계는 '동의'-'비동의'에 기초한 4점 척도라면, 스웨덴 설문지의 대답 체계는 빈도에 기초를 둔 4점 척도이다. 이러한 상이한 대답 체제는 상이한 노출 환경 평가로 이어질 수 있고, 결국에는 상이한 "고긴장 집단" 규정으로 이어질 수 있다.

만 아니라 다양한 측정방법들을 사용해서 연구의 객관성을 높이는 연구, 단면 조사만이 아닌 전향적 연구, 개입 연구 등)가 수행되길 바란다. 노동(조합) 운동, 정부, 사업주(자본가) 모두 노동의 질 향상과 노동과정의 민주화가 노동자들의 건강과 생산성 향상 모두에 중요한 역할을 한다는 것을 인식하고, 이를 위해 노력해야 한다(예: 덴마크의 developmental work, 2003). 노동운동은 노동자들의 일상적인 노동의 질 향상과 노동과정의 민주화를 막는 모든 장애물을 없애기 위해 집단적인 노력을 기울여야 한다. 한편 정부는 이를 위한 노동, 교육(노동자들의 기술 향상을 위해 현장 교육뿐만 아니라 정규 교육 시스템과 연계될 필요가 있음), 세금(구체적으로 노동자들의 노동의 질 향상과 노동과정의 민주화를 위해 노력하는 경우, 자금 지원 및 세금 혜택) 정책을 검토할 필요가 있으며, 미국이나 스웨덴 및 유럽과 같이 주기적으로 노동자의 물리적 및 사회심리적 노동환경을 평가하기 위한 조사를 수행함으로써 노동자들의 노동의 질과 노동과정이 민주화되고 있는지 지속적으로 평가해야 한다. 사업주(자본가)는 인적 자본의 질과 건강이 기업과 사회의 생산성에 미치는 중요성을 인식하고, 노동자들의 안전하고, 건강하며, 즐겁고, 창의적인 노동을 보장할 수 있는 노동환경을 제공할 수 있도록 노력해야 한다.

■ 부록

⁂ JCQ 한국어판에 대하여

우리나라에서도 최근 20여 년간 직무스트레스에 대한 연구가 활성화되면서 JCQ를 이용한 상당수의 연구가 이루어졌다. JCQ는 타국어의 번역판에 대한 판권도 카라섹의 JCQ Center에서 가지는 것을 정책으로 하고 있기 때문에, 원칙적으로 한국어 번역판을 사용한 연구도 JCQ Center와의 협의하에 수행하도록 되어 있다. 이러한 정책은 한편으로는 국제적인 표준화에는 기여했지만 국내 연구의 표준화에는 장애물로 작용했다. 국내에서는 핵심이 되는 49문항 중 일부를 여러 연구자들이 독립적으로 번역하여 쓰고 있었기 때문에, 번역판 자체가 한동안 통일되어 있지 않았으나 직무스트레스 학회의 전신이었던 직무스트레스 연구회의 지원으로 JCQ Center와의 협의하에 번역-역번역 절차를 거쳐 카라섹 교수의 확인을 받은 설문지가 개발되었다. 최근 JCQ Center에서는 기존의 49 추천문항 중 9문항이었던 심리적 직무 요구 영역을 5문항으로 줄임으로써 45문항이 되었다. 부록에 첨부된 번역판은 기존의 한국판 설문들과 공통되는 항목들에 있어서는 사실상 차이가 크지 않으나, 일부 항목의 표현이 수정되었고, JCQ Center에서 제시했던 모든 문항들이 포함되어 있다. 특히, 직무 요구 중에서 거시수준 의사결정권한(macro-level decision authority, Q12-Q18) 영역의 문항들을 49개 권고문항에 포함하여 추천되어 왔으나, 많은 연구가 이루어졌던 외국에서도 이들 문항이 포함된 결과는 드물다. 우리나라의 경우 노동조합 활동이 활발하기 때문에 이 영역에 대한 연구는 새로운 정보를 제공할 수도 있을 것이다.

일찍이 JCQ를 이용하여 국내에서 이루어진 대규모 연구는 하미나, 장세진 등의 직무스트레스 연구회 공동연구팀에서 국내 총 245개 사업체에 근무하는 근로자 총 6,977명을 대상으로 조사한 것이다(하미나 등, 2001). 이 연구에서는 직무 요구, 직무 통제, 사회적 지지 영역에서 각각 크론바하 신뢰계수 0.59, 0.75, 0.88의 비교적 높은 신뢰도를 보였다. 장세진(2000)이 개발한 사회심리적 건강 측정 지표(PWI, Psychosocial Well-being Index)에 의한 공시정확도(concurrent validity)를 분석하였을 때, 위계적 다중회귀분석(hierarchical multiple regression analysis)에 의해 주요 위험 요인을 보정한 후 직무 요구 및 직무 불안정은 사회심리적 건강과 유의한 음의 연관성을, 직무 통제와 사회적 지지는 유의한 양의 연관성을 나타내었다. 이 연구는 한국의 직업군을 대표하는 대규모 연구를 통해 JCQ가 신뢰도와 정확도를 가지고 있음을 뒷받침하였다. 이와 별도로 이루어진 비교적 큰 규모의 연구들이 있다. 정진주(2002)는 앞의 연구와 같이 JCQ와 PWI 지표를 사용하여 총 14개 병원 근로자 1,890명을 조사하였으며, 마찬가지로 높은 직무요구, 낮은 재량, 낮은 사회적 지지 등이 유의하게 사회심리적 불건강과 연관되어 있음을 확인하였다. 주영수 등(2003)은 117개 사업장의 생산직, 사무직 근로자 1,866명을 조사한 자료를 분석하여 한국표준직업군 분류 및 세부 분류에 따른 스트레스 수준을 요구-통제 좌표에 비교하였다. Eum 등(2007)은 카라섹의 JCQ Center와의 협의하에 새로 번역절차를 거친 한글판 설문으로 338명의 병원 근무자를 조사하였다. 이 연구에서는 직무 요구, 직무 통제, 사회적 지지 영역의 크론바하 신뢰계수가 각각 0.63, 0.74, 0.71로 나타났으며, JCQ의 선택문항으로 측정되는 직무 불만도와 자아실현도가 직무 요구, 통제 및 동료의 지지와 각각 독립적으로 유의한 연관성이 있음이 관찰되었다. 이것은 비교적 소규모의 연구이나 JCQ Center에서 제공된 전체 문항을 포함하였으며, 향후 국제 공동연구의 기초를 마련하려는 목적으로 이루어졌다. 따라서 현재의 번역판을 이용하여 보충적인 연구가 당분간 좀 더 이루어지겠으나, 조만간 개정될 JCQ 2.0부터는 국제 공동 연구를 통해 본격적으로 한국판 개정 설문이 정착될 것으로 보인다.

카라섹이 제시하는 JCQ의 발전방향은 한편으로 변화하는 노동환경과 각국의 문화적 차이를 반영하면서도 다른 한편으로는 세계화된 현대 자본주의사회의 공통적인 노동의 특성을 근거로 하는 스트레스 측정방법을 확보하는 것이다. 한국어판 JCQ는 카라섹의 JCQ Center에서 관리하는 국제 공통 영역을 통해서 노동의 일반적 특성을 반영하는 것을 목적으로 한다. 그와 아울러, 한국적 상황에서의 구체적인 특성은 보충설문의 형식으로, 또는 JCQ 모형과 일관된 별도 설문의 형식으로 반영되어야 할 것이다. 이러한 스트레스 측정도구의 개발은 노동을 통해 삶의 가치를 최대로 실현할 수 있도록 우리 사회와 노동현장을 어떻게 바꾸어가야 할지를 구상하기 위한 노력의 일환이라고 할 수 있다.

2. 노력-보상 불균형 모형

1) 서론

노력-보상 불균형 모형(Effort-Reward Imbalance model)은 Johannes Siegrist에 의해 개발된 것으로, 카라섹의 직무긴장 모형과 함께 대표적인 직무스트레스 모형의 하나이다. 이 모형은 1990년대 초부터 하나의 모형으로 개발되기 시작하여 최근에 와서야 표준화된 측정도구가 완성되었다. 이 모형의 출발은 직무긴장 모형이 직무특성에 초점을 맞추고 개인특성을 크게 고려하지 않는 것에 대한 문제의식으로부터 시작되었다. 개인의 차원에서 스트레스를 일으키는 가장 가까운 과정은 본인이 지출하는 노력의 내용과 크기, 그리고 본인이 직접 체험하는 보상의 내용과 크기라는 관점이다. 이러한 접근방법을 통해 근로자들이 직접 겪는 스트레스의 보다 직접적인 과정을 측정하고자 하는 것이 동기가 되었다고 할 수 있다. 이 모형은 건강 위험도와의 연관성을 평가하는 여러 연구에서 나름대로의 장점을 보여주었으며, 때로는 직무긴장 모형과 동시에 적용되기도 한다. 그러나 직무긴장 모형과는 출발점이 약간 다르기 때문에 비슷한 측정 설문이 포함되더라도 개념적인 구조는 다르며, 결과적으로 스트레스로 인한 건강장해를 예방하기 위한 중재전략도 차이를 보이고 있다. 이 글에서는 노력-보상 모형의 이론적 내용을 먼저 고찰하고, 그 내용을 측정하기 위한 도구의 발전과정 및 이를 적용한 연구 결과들, 그리고 향후 발전방향에 대한 고찰을 하고자 한다.

2) 이론적 개념 및 모형의 특징

노력-보상 불균형 모형은 직무스트레스 연구를 위하여 비교적 최근에 체계화된 이론적 틀이다. Siegrist는 수차례에 걸쳐 발표된 논문들을 통하여 모형의 이론적 틀을 기술하였다(Siegrist, 1998; Siegrist와 Peter, 2000; Siegrist, 2002).

노력-보상 불균형 모형의 이론적 근거는 상호성(reciprocity)이라는 개념에서 출발한다. 상호성이란 간단히 말하면 주고받는 관계 속에 있다는 의미이다. 상호성은 모든 사회적 교환관계의 기본적 전제가 된다. 인간은 사회적 존재로서 여러 가지 역할을 가지고 있으며, 그러한 역할을 통해서 다른 존재들과의 상호작용에 의해 이루어지는 물질적, 정신적 교환관계의 그물에 참여하게 된다. 이러한 사회적 교환관계는 개인의 역할에 대한 정서적인 경험으로서 투영된다. 즉, 개인은 자신의 역할을 성공적으로 수행함으로써 자존감(self-esteem)과 자신감(self-efficacy)을 가지게 된다는 것이다. 이러한 경험은 좋은 감정을 일으키는 양성 되먹임(positive feedback)으로 작용을 하여 자신의 역할 수행을 지속적으로 잘 유지해 나갈 수 있도록 지지해 준다. 반면에, 사회관계의 상호성이 깨져 자신의 역할 수행에 따른 결과가 기대를 충족시키지 못하면 나쁜 감정이 생기면서 스트레스를 느끼게 된다. 이와 같이 기대했던 결과와 실제 결과의 차이로 인해 정서의 변화를 경험하게 되는 생물학적 기전은 사회적인 동물로서 진화되어 왔던 인류의 뇌 깊은 부분에 각인되어 있을 것으로 추정되고 있다(Cosmides와 Tooby, 1992).

상호성이 구체적으로 어떤 형태로 나타나고 요구되는 특정한 사회적 관계의 내용에 따라 약간씩 달라진다. 직무스트레스 이론에 있어서는 직무 역할(work role)에 대하여 기대하게 되는 상호성에 대해 검토하여야 한다. Siegrist는 현대사회의 직무 역할이 사회적 기회구조(social opportunity structure)에 대한 자존감과 자신감을 가질 수 있도록 해준다고 생각한다. 보다 구체적으로, 직업상의 지위를 가질 수 있다는 것은 사회적인 기여와 역할수행에 대한 선택권을 가질 수 있고, 그에 대한 보상과 존중을 받을 수 있으며, 직장 동료 등 의미 있는 집단에 속할 수 있도록 해준다는 것이다. 이와 같이 직무 역할을 통해 얻을 수 있는 결과들은 감정과 성취동기에 유익한 효과들을 줄 수 있다. 그러나 이러한 좋은 효과는 상호성이 이루어질 때에만 가능하다.

직무 역할에 있어서 상호성은 노력과 보상이라는 형태로 나타난다. 직무상의 노력은 사회적으로 조직화되어 있는 교환과정의 일부로서 이루어지며, 이에 대해 사회에서는 보상이라는 형태로 기여를 해주게 된다. 근로인구에 대한 사회적 보상은 세 가지의 전달체계를 통해서 분배되는데, 이는 돈, 존중(esteem), 그리고 지위 통제력(status control)이다. 노력-보상 불균형 모형은 비용과 소득의 상호성 결여, 즉 비용이 크지만 소득이 적은 상태로 인해 정서적인 고통이 초래된다고 본다. 이러한 상태는 자율신경의 각성 및 연관된 긴장반응들이 나타나는 특이한 경향을 나타낸다. 이러한 모형은 그림 2-8에 요약되어 있다.

이상의 이론에서 지위 통제력의 개념은 좀 더 설명이 필요하다. 이 개념은 직장생활의 어떤 측면이 근로자의 자기조정기능을 위협하는 현상에 대해 관심을 가지면서 개발되었다. 그러한 직무 요인은 두려움, 노여움, 짜증 등의 부정적인 감정을 반복적으로 강하게 일으킴으로써 자기 능력에 대한 자신감과 자존심을 위협한다. 자아와 정체성에 대한 사회학적 이론에 의하면 그러한 위협은 필수적인 사회적 역할을 계속하지 못하고 중단할 때 생길 수 있다. 이러한 상황에서는 사람들 사이의 기본적인 보상이 제약되고, 그 결과로 자존심과 정서적 안녕상태에 손상을 입는다. 필수적인 사회적 역할에는 부모의 역할, 시민의 역할 등 사회적 교환이 이루어지는 여러 가지 역할들이 있지만, 대다수에게 있어서 직업상의 지위에 따른 역할이 그중 중요한 한 가지로 포함된다. 직무상의 역할에 대한 위협은 지속적인 정서적 고통을 유발한다고 생각된다. 이는 해직이나 직무 불안정 등의 경우 가장 뚜렷이 나타난다. 그러나 그밖에도 직장생활에서 보상이 낮고 불안정한 상황들, 즉 어쩔 수 없는 전직, 낮은 지위로의 이동, 승진 전망이 없는 직업, 또는 교육수준에 맞지 않는 직업 등의 경우들도 그러한 위협에 해당된다. 이러한 모든 경우에 있어서, 노력은 많이 필요한데도 직업상의 지위 통제력이 낮다면 기본적인 비용과 소득의 상호성이 없는 상태라고 할 수 있다. 그러므로 힘이 들면서도 불안정한 직업, 숙련이 되더라도 승진 기회가 없는 직업 등은 특별히 스트레스가 큰 직무조건이라고 하겠다. 지위 통제력에 대해 강조하는 이유는 근래 국제 경제하에서 나타나는 노동시장 유연화 경향 때문에 일반적으로 직업이 불안정해지고 한 직장에 오래 근무할 수 없으며 이직, 전직이 잦고 비정규직이 더 많아지는 등의 문제들이 점차 심각해지고 있기 때문이다.

이상에서 고찰한 보상의 세 가지 차원, 즉 금전, 존중 또는 인정, 그리고 지위 통제력은 각각 독자적인 영향을 주는 요인들로서 그 중 어느 것이 노력에 비해 낮아지더라도 위협, 분

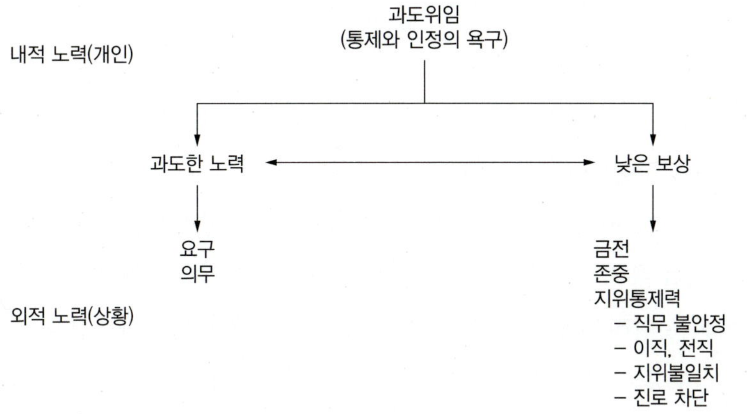

그림 2–8. 직무상의 노력–보상 불균형 모형.

노, 우울, 그리고 사기저하 등의 감정을 반복해서 일으키고, 결과적으로 지속적인 자율신경계 각성을 초래하게 된다.

그림 2–8에서 나타난 개념에 있어서, 직장에서 발생하는 과도한 노력에는 두 가지 근원이 있다. 첫째는 외적인 근원으로서 직무상의 요구이며, 둘째는 내적인 근원으로서 외적인 요구에 대한 근로자 개인의 동기(motivations)이다. 개인의 동기에 대해서는 직무요구에 대한 개인의 독특한 대응방식의 형태로서 '통제욕구(need for control)'라는 개념이 개발되었다. 이 개념은 A형 행동유형이라는 보다 일반적인 개념을 분석하면서 만들어졌다. 통제욕구란 A형 행동유형 중에서도 특히 노력을 요구하는 상황에서 각성의 수준을 높이는 역할을 하는 인지, 정서, 동기 영역의 요소들을 말한다. 통제욕구가 높은 사람은 노력을 요하는 외적인 자극을 과대평가하거나 과소평가하는 등의 잘못된 판단을 하는 경우가 많다. 어느 쪽으로든 잘못된 판단은 지나친 노력을 하도록 만든다. 이러한 사람들은 필요 이상의 노력을 통해서 인정을 받고 성공과 우월감을 얻을 수 있다. 이와 같은 자기 보상은 상당기간 지속될 수도 있지만, 장기적으로는 과도한 통제욕구로 인해 결국 탈진상태에 이르기 쉽다. 이러한 상태를 몰입(immersion), 또는 과도위임(overcommitment)이라고 한다. 통제욕구가 높은 사람은 비교적 얻는 것이 적은 상황에서도 최대한으로 에너지를 동원하고 일에 몰두하는 경향이 있다. 이러한 경향은 부분적으로 그들이 사물을 인지하는 양상이나 설명하는 습관의 특성에 기인하기도 하고, 또 부분적으로는 어려운 상황에 대해 통제력을 가지는 경험을 스스로 즐기기 때문일 수도 있다. 이상에서 고찰한 것과 같이 노력이 지나친 것인지를 제

대로 평가하려면 과도한 노력의 두 가지 근원, 즉 외적인 근원과 내적인 근원 모두를 파악해야 한다는 것이다.

노력-보상 불균형의 존재에 대해 두 가지 중요한 문제에 대해 검토해야 한다. 첫째로, 직무생활에서 왜 사람들이 불리한 조건에서 일을 하게 되는가라는 문제이다. 기대가치이론(expectancy value theory)이라는 이론에 의하면 사람들은 합리적인 선택을 하기 때문에 노력과 보상의 균형을 유지하려고 한다. 따라서 기대할 것이 적은 일에 대해서는 노력을 줄이게 된다. 이 이론은 여러 상황에서 옳을 수도 있지만, 사람들이 의사결정을 해야 하는 사회적 제약, 특히 직무상의 지위 통제력이 낮을 때 겪게 되는 제약을 고려하지 않고 있다. 예를 들면, 생산직 노동자가 직장을 새로 얻기 어려운 조건에 있다면 보상이 낮더라도 노력을 더 줄이지는 못할 것이다. 그 이유는 명백하다. 해직이나 하향이동을 겪게 된다면 부적절한 보상이나마 계속해서 받는 것보다 훨씬 못하기 때문이다. 따라서 직무상의 지위 통제력이 낮은 조건에서는 기대가치이론에서 예측하는 것과는 달리 노력-보상 불균형이 지속될 수밖에 없는 것이다.

두 번째로 검토할 문제는 고비용-저소득의 상태에서 정서적인 영향이 나타나게 되는 경로이다. 널리 거론되는 심리학적 이론의 하나인 Lazarus(1991)의 감정의 인지이론(cognitive theory of emotion)에 따르면 스트레스 요인의 경험에 대한 인지적 평가(cognitive appraisal)가 반드시 먼저 이루어진 후에야 어떤 형태이든 감정의 반응이 일어날 수 있다고 한다. 이러한 관점에서는, 부정적인 감정은 다단계적인 평가과정의 결과로서, 스트레스 요인의 특성과 개인의 대응(coping) 방식이 결합되어 나타나는 것이다. 부정적 정서는 개인의 대응 능력을 넘어서기 때문에 위협을 주는 조건에 대한 보편적인 반응으로 생각된다. 따라서 이 이론에 의하면 고비용-저소득 조건에 대해 인지와 행동이 적응하는 과정은 인지적 평가과정의 결과라고 예상할 수 있는 것이다. 이러한 접근방법에 대한 최근의 논쟁으로 인해 감정의 인지이론에 내재하는 한계가 드러났다. 새로이 나타나고 있는 증거에 따르면 정서적 정보처리에 있어서 neocortical-limbic structure를 거치지 않는 빠르고 직접적인 경로가 있어서 자각적인 인식이 이루어지지 않을 수도 있다는 것이다(LeDoux, 1987). 따라서 정보의 감정적인 측면이 처리되는 방법에 대해서는 통제할 수가 없으며, 대체로 무의식적으로 이루어지는 것으로 보인다. 단지 그 결과만이 의식의 표면에 다다른다. 예컨대 불안감을 느끼면서도 왜 그런지 모를 수도 있다. 그러나 감정에 의한 신호는 무시하기 어렵다. 강한 부정적 감정은 의식에 다다르는 다른 신호에 비해 통제 우선순위(control precedence)를 가지고 있다(Gaillard와 Wientjes, 1993).

이러한 시각에서, 노력-보상 불균형의 경험에 따르는 부정적 효과는 의식적 평가를 거치지 않을 수도 있으며, 이는 특히 매일 반복되는 만성적인 경험이기 때문에 더욱 그렇다. 이와 같은 이론이 노력-보상 불균형을 측정하는 방법에 반영이 되어 있다. 노력이 크거나 보상이 적은 특정 조건들로 인해 겪게 되는 스트레스의 빈도와 강도를 리커트 척도로 된 문항들로 측정한다. 노력과 보상의 부조화가 있을 때마다 의식적인 평가가 있으리라고 기대하지는 않는 것이다. 그보다는, 내적인 기준이 되풀이해서 어긋나게 되면 이로 인해 명확한 합리적 판단이 없이 부정적 감정반응이 일어난다고 간주한다. 따라서, 노력의 측정항목 점수합계를 분자로 하고 보상의 측정항목 점수합계를 분모로 하여 그 비를 계산한다. 이 비가 1보다 작은 경우는 주관적으로 노력에 비해 보상이 크다고 생각하는 조건을 뜻하며, 1인 경우는 노력과 보상이 균형을 이룬다는 것이고, 1보다 큰 경우에는 노력이 크고 보상이 낮은 위험 조건을 의미한다. 이러한 측정방법을 사용한 다수의 연구에서 노력-보상 비가 1보다 큰 값을 보이는 사람들은 10%~45% 범위로 나타났다. 따라서, 이 측정방법에 따르면 근로인구의 상당 부분이 스트레스에 노출되고 있는 것으로 나타나고 있는 것이다.

3) 측정 도구의 변화과정

노력-보상 모형은 1990년에 처음으로 새로운 개념적 접근방법으로서 제시되었다(Siegrist 등, 1990). 당시 이 모형을 새로 제안하는 배경으로서 그때에 이미 가장 큰 영향력을 가지고 있었던 Karasek의 직무긴장 모형으로서는 답을 얻을 수 없는 두 가지 기본적인 물음을 제기하였다. 첫째로, 직무긴장 모형의 한 요소인 직무 통제(job control)는 객관적인 직무상의 특성을 나타내는 것으로서, 직무에 대한 개인의 통제력(personal control)을 충분히 반영하지 못한다는 것이다. 예컨대, 직무 통제의 세부 요소인 의사결정 범위(decision latitude)와 기술적 재량(skill discretion)이 낮은 직무에 매일 종사하는 사람이라도 장기적으로 인지적, 정서적 적응을 하게 되어 익숙해질 수가 있기 때문에, 통제가 낮은 직무 특성의 영향이 점차 사라질 가능성이 있다는 것이다. 일반적으로 직무 통제가 낮은 직업에서 위험도가 높다는 것은 잘 알려져 있다. 그러나 그와 같은 종류의 직업 종사자에서 특징적으로 다른 건강위험 요인들이 많기 때문에 혼란(confounding)이 일어나 구분이 어려울 수도 있다. 따라서, 직무 특성으로서의 통제가 개인 수준에 작용하는 정도를 보다 직접적으로 측정할 필요가 있다는 것이다. 이에 대한 대안으로서 개인의 통제력을 반영하는 지위 통제력의 개념을 도출하고, 이를 보상의 중요한 요소로 다루었다.

둘째로, 객관적인 직무 통제 수준은 개인의 대응방식에 따른 차이를 반영하지 못한다는 것이다. 예컨대, A형 행동유형, 적개심, 인내력 결여(lack of hardiness) 등의 개인적 대응양상은 기존의 연구들에서 허혈성 심장질환의 위험도를 높인다는 것이 알려져 있었다. 이러한 개인 간의 차이를 반영하기 위하여, 통제욕구라는 개념을 도출하였다. 보다 넓은 개념인 A형 행동유형이 사회적인 상류계급에 더 많이 나타나는 데 비하여, 통제욕구의 특성은 사회계급과 연관성이 적은 개인적 성격상의 특성을 나타낸다. 특히 그 잠재적 측면으로서 몰입(immersion)의 경향과 연관되어 있다.

요약하면, 1990년에 제안된 최초의 노력-보상 모형에서는 직무긴장 모형의 직무 통제 요소를 직무상의 객관적 특성으로서 측정할 때 내포될 수 있는 두 가지 한계를 고려하여 첫째로는 지위 통제력 및 기타 보상의 요소들을 6문항으로 측정하고, 둘째로는 개인적 대응방식의 특성으로서 몰입을 45문항으로 측정하였다. 셋째로 직무긴장 모형의 또 하나의 요소인 직무요구에 상응하는 영역에 대해서는 노동 압박(work pressure) 및 노동부담 증가(increase of workload), 그리고 분절된 작업, 교대근무와 소음 등의 위해 요인들을 포함한 5문항으로 측정하였다. 이상의 3개영역 중에서 몰입과 직무부담 영역을 노력 범주에 포함시킴으로써 노력-보상 모형의 측정도구가 개발되었다.

노력-보상 모형의 측정도구는 이후에 차츰 진화를 하게 된다. 1998년에 발표된 논문의 부록에는 외적 노력 6문항, 통제욕구 29문항, 보상 11문항으로 총 46개 문항의 설문지가 공개되었다(Rothenbacher 등, 1998). 이 설문은 유럽에서 주로 활용되었으며 이후 일본어로 번역되어 적용되기도 하였다(Tsutsumi 등, 2001; Tsutsumi, 2002). 그 후에 네덜란드에서 수행된 연구에서는 통제욕구 29문항을 9문항으로 줄인 설문의 정확도, 신뢰도 검증을 통하여 간추린 문항의 사용을 제안하였다(Hanson 등, 2000). 최종적으로 확립된 노력-보상 모형의 설문은 총 23문항으로서, 노력 6문항, 보상 11문항, 그리고 과도위임 6문항으로 되어 있으며 전문이 부록으로 게재되었다(Siegrist 등, 2004). 이 설문은 기존의 46문항 설문에서 통제욕구 29문항이 과도위임이라는 이름으로 6문항이 된 것이다. 이 설문은 유럽의 대규모 공동연구를 통해서 정확도와 신뢰도 검증이 됨으로써, 이론과 실증에 모두 근거한 표준설문으로 당분간 활용될 것이다. 최근에는 중국어 번역(Li 등, 2004), 한국어 번역(Cho 등, 2004)이 이루어져 활용이 되기 시작하였다.

설문의 사용 방법과 자료분석 방법은 Siegrest 등(2004)의 논문에 구체적으로 제시되어 있다. 간단히 요약하자면, 노력 및 보상 영역의 각 문항은 1점부터 5점까지로, 과도위임은 1점부터 4점까지로 점수화하여, 가능한 총점은 노력, 보상, 과도위임이 각각 30, 55, 24점이 된다. 질병과의 연관성 분석을 위해서는 노력영역 총점을 보상영역 총점으로 나눈 노력-보상 비(effort-reward ratio)를 계산한다. 문항수가 각각 6개와 11개이므로 이를 보정하여 각각 만점인 경우 1이 되도록 보상영역 총점에 6/11(=0.545)을 곱하여 계산한다.

4) 질병과의 연관성 연구 결과

노력-보상 불균형 모형은 최근에 비로소 표준 측정도구가 완성되었기 때문에 그동안의 연구들에서 사용된 도구들이 약간씩 다르다. 그럼에도 불구하고 상당히 일관성 있는 결과들을 보여 왔다. 남녀 공무원 10,308명의 이 참여한 Whitehall II 연구 등 수개의 대규모 코호트 연구에 적용이 되어 일부 결과가 나오기 시작하였다. 그 외 상당수의 단면연구들에도 적용되었다. 노력-보상 불균형이 있는 경우 가장 뚜렷하게 나타나는 결과는 심혈관계질환 발생 및 위험 요인의 빈도를 높인다는 것이며, 기타 주관적 건강상태나 결근일수 등이 증가하는 것으로 나타나고 있다.

Whitehall II 연구에서는 노력/보상 비가 높을 경우 관상동맥질환 발생의 위험비(hazard ratio)가 1.36으로 유의하게 증가하였다(Kuper 등, 2003). 노력-보상 불균형은 특히 사회적 지지가 낮거나 직위가 낮은 경우 위험도를 더욱 크게 하는 것으로 나타났다. 독일에서 시행된 416명 근로자의 코호트 연구(Siegrist와 Klein, 1990)는 총 2,000인년을 추적하였으며 42명의 관상동맥질환 초발환자가 있었다. 이 연구에서는 과도한 노력 또는 낮은 보상이 있는 경우 보정된 위험도가 2.4배 증가하였으며, 과도한 노력 및 낮은 보상이 동시에 있을 경우 6배의 위험도 증가가 있었다.

노력-보상 불균형은 혈압, 혈중 지질 등의 심혈관계질환 위험도 증가와 관련이 있는 것도 확인하였다. 이러한 증가는 생산직 및 중간관리자에서 유사하게 나타났다(Siegrist와 Peter, 1996). 한 연구에서는 보상이 낮고 통제욕구가 큰 집단에서 혈장 섬유소원(plasma fibrogen)이 유의하게 증가하였음을 관찰하였다(Siegrist 등, 1997). 또 다른 연구에서는 노력이 크고 보상이 낮은 중간관리자에서 업무수행성 심박동, 혈중 아드레날린 및 코티졸의 반응성이 감소하는 것을 발견하였다(Siegrist, Klein 등, 1997).

심혈관계질환 이외의 건강영향에 대하여도 다양한 연구들이 있었다. 피치 못할 전직이나 직위 불일치 등으로 보상이 낮은 근로자에게서 결근회수가 잦다는 것도 보고되었다(Peter와 Siegrist, 1997). 대중교통 운전기사들에 대한 한 연구에서는 노력-보상 불균형이 있을 경우 주관적인 증상호소율이 높은 것으로 나타났다(Peter 등, 1998). 일본에서 수행된 연구들에서는 노력-보상 불균형 또는 과도위임이 있는 경우 근육골격계 증상(Tsutsumi 등, 2001), 정신질환(Nagami 등, 2004), 우울(Tsutsumi, Kayaba 등, 2001) 등이 유의하게 증가하는 것으로 조사되었다. 위장관계에 대한 연구로서는 189명의 독일 보험회사 직원에서 스트레스 대응능력(coping ability)의 점수에 근거한 내적 노력이 큰 경우에 소화불량 증상호소율이 유의하게 높아지는 것을 발견하였다(Rothenbacher 등, 1998).

근래에는 노력-보상 모형과 직무긴장 모형을 동시에 적용한 연구들이 많이 이루어졌으며, 두 가지 모형의 조합을 통해 건강위험을 보다 정확히 측정하려는 노력이 이루어지고 있다(Bosma 등, 1998; Peter 등, 2001).

이상과 같은 역학 연구들에 근거하면, 노력-보상 불균형이 개선될 때 상당한 정도의 심혈관계질환 및 기타 질환의 유병률을 감소시킬 수 있을 것으로 예상할 수 있다. 대략 10~45%의 근로자들이 노력-보상 불균형을 경험하고 있으며, 그중 상위 1/3이 뚜렷하게 심혈관계질환 위험도가 증가하기 때문에, 대략 3~15%의 건강한 중년 근로자들이 과도한 노력-보상 불균형으로 인하여 심혈관계질환 위험도가 증가한다고 추론할 수 있다(Siegrist, 2002). 이러한 위험도 증가를 예방하기 위하여서는 불균형을 개선할 수 있는 중재조치가 필요하다. 그림 2-8의 이론적 모형에 따르면, 중재는 개인 및 구조의 두 가지 수준에서 이루어질 수 있다. 첫째로, 개인수준의 중재는 사업장에서의 스트레스 관리 기술 및 대인관계 훈련 등의 소집단 프로그램이 가능하다. 둘째로, 구조수준에서는, 조직의 경영을 개선하고 직무부담을 줄이며 승진 전망과 지위 통제력 등의 보상을 개선하는 일들이 해당된다. 이러한 구조적 변화는 여러 가지 경제적 제약을 받을 수 있으나 구체적 상황에 적용되는 다양한 시도들이 필요할 것이다. 개인 및 구조 수준의 중재에 대한 개입연구는 아직 많지 않다. 일부 제한된 범위의 연구에서는 스트레스관리 프로그램이 대응능력을 향상시킬 수 있는 것으로 확인하였다(Aust 등, 1997).

5) 최종 설문 요약과 신뢰도, 타당도

노력–보상 불균형 설문지는 그 모형에 따른 여러 차례의 현지조사들을 통해서 신뢰도와 타당도를 평가하는 과정을 통해 차츰 정리되어 왔으므로, 최종 설문에 대한 신뢰도, 타당도는 비교적 최근에서야 발표되었다. Siegrest 등은 그동안 유럽의 5개 나라에서 수행되었던 주요 연구들에서 나타는 요인구조와 내적 신뢰도(internal consistency) 및 예측 정확도(predictive validity)를 제시하였다(Siegrist 등, 2004). 각 연구는 최소 316명에서 최대 10,174명의 남녀 근로자들을 포함하였다. 요인분석에서 노력, 보상, 과도위임 세 요인들 모두 우수한 적합도를 보였고, 크론바하의 신뢰도 계수는 모두 0.68이상으로 만족스러운 결과를 나타냈다. 자가평가에 의한 불건강에 대한 비차비(odds ratio)는 노력–보상 비가 높을 경우 1.6~5.2 범위로 위험증가를 보였으며 과도위임점수가 높을 경우 1.5~3.5 범위로 위험증가를 나타냈다.

최종 설문을 사용한 다른 연구들은 여러 나라에서 발표되었는데, 비교적 초기에 Li 등(2005)은 중국에서 800명의 남녀 병원근로자를 대상으로 한 연구에서 세 요인에 대해 0.74 이상의 만족스러운 크론바하 신뢰도 계수를 보였고 직무만족도와의 유의한 연관성을 관찰하였다. 한국에서의 연구는 908명의 남성 근로자를 대상으로 수행되었으며 세 요인에서 0.70 이상의 크론바하 신뢰도계수를 보였고 자가평가 건강수준과의 유의한 연관성이 관찰되었다(Eum 등, 2007). 일본에서 발표된 신뢰도, 정확도 연구는 105명의 남성 치과기공사를 대상으로 46문항의 이전 설문을 사용하였다(Tsutsumi 등, 2001). 세 가지 요인에 대해 0.77 이상의 크론바하 신뢰도계수를 보였고, 근골격계 증상과의 유의한 연관성을 나타내었다. 같은 설문을 이용하여 일본에서 수행된 4개의 다른 연구들에서는 노력–보상 불균형 및 과도위임이 각각 정신질환, 우울, 정서장해, 그리고 흡연과 유의한 연관성을 보임으로써 예측 정확도가 있음이 확인되었다. 최근 Siegrist 연구진에서는 그동안의 연구를 종합하여 노력-보상 불균형 설문을 기본형과 단축형으로 구분하였고, 초기의 5점 Likert 척도를 4점 Likert 척도로 바꾸어 사용하는 것으로 권고하고 있으며, 그밖에도 설문 사용 방법에 대한 구체적인 지침을 제공하고 있으므로 관련 연구자는 이를 반드시 참고하여야 한다(Sigriest 등, 2014).

6) 쟁점과 향후 연구 방향

노력-보상 불균형 모형의 초기에는 개인차원의 대응능력에 비중을 크게 둠으로써 스트레스의 원인을 제공하는 직무 요인을 개선하기보다 그 피해를 입는 근로자들의 행태에 책임을 돌리려고 한다는 비판을 강하게 받았다. 노력-보상 불균형 모형은 Karasek의 직무긴장 모형이 직무특성에 초점을 맞춤으로써 개인수준에 직접 미치는 결과를 측정하지 못한다는 문제의식으로부터 출발하였다. 근로자들이 실제 경험하는 스트레스의 내용을 보다 정확히 측정하기 위해 개인의 영역에서 이루어지는 과정에 초점을 맞추려는 시도는 문제해결의 대안도 개인수준에 묶어두는 위험을 내포하고 있는 것이 사실이다. 그러한 비판은 특히 직무긴장 모형을 지지하는 많은 연구자에 의해 이루어졌다. 비판에 대한 대응을 통해서, 노력-보상 불균형 모형의 최근 논의는 개인수준과 구조수준의 개선이 모두 필요하다는 것을 강조한다. 구조수준의 개선이라 함은 노력-보상의 불균형이 생기지 않는 사회적 조건과 노동조건을 만들어야 한다는 것이며, 개인수준의 개선이라 함은 주어진 과제에 대하여 지나치게 소모적인 노력을 하는 습관을 고쳐야 한다는 것이다. 그러나 현재의 자본주의적 생산방식에서 근로자의 결정권이 제한되어 있는 한, 구조수준의 노력보다는 개인수준의 심리적인 노력에 비중이 더 주어질 가능성은 역시 크다고 할 수 있다. 더욱 나아가 보상의 개선이 이루어진다 하더라도, 근로조건의 개선은 이루어지지 않고 다만 열악한 조건에 따른 보상만 높아진다면 역시 구조수준의 개선이 충분하다고 보기는 어렵다. 작업환경이 변하지 않고 개별적인 보상만을 높임으로써 노력-보상 불균형을 해소할 경우 스트레스에 의한 질병이 그만큼 감소될 것인지에 대해서는 의문이 제기될 수 있다. 이러한 의문에 대해 답을 얻기 위한 실증적인 연구들이 필요하다고 생각된다.

노력-보상 불균형 모형에서 주목하는 개인적 측면인 과도위임은 외적 요구의 결과일 가능성이 크다는 점이 지적될 수 있다. 다시 말해서, 과도위임은 개인의 성격상의 문제만이 아니라 직무상의 외적인 요구가 클 경우 그에 대응하기 위한 결과로 나타날 수 있다는 것이다. 이는 특히 동일한 노력에 대해 보상이 적은 상황에 있을 때 이를 상쇄하기 위하여 그만큼 더 많은 위임이 일어나고, 이러한 만성적인 상황이 과도위임의 대응양식을 습관화한다는 것이다. 이러한 문제의식에서 볼 때, 과도위임은 건강장해의 원인이라기보다는 과도한 외적 노력과 낮은 보상의 결과이며, 그러한 상황을 초래하는 구조적인 스트레스 요인이 건강장해를 일으키는 원인적 경로의 중개변수(intermediate variable)일 가능성이 있다는 것이다. 만약 그렇다면 보다 근본적인 원인인 구조적 스트레스 요인을 개선하지 않고 개인의 대응방식에 초점을 맞추는 것은 잘못이라고 할 수 있다. 물론 진실은 양 극단의 중간 어디쯤 있으리라고 생각하면, 과도위임은 개인적 성향의 독립적인 측면과 구조적 스트레스 요인의 결과로서 나타나는 측면이 중첩되어 있을 수도 있다. 현재에는 이러한 문제를 피하기 위해 과도위임을 외적 노력과는 별도로 취급하고 있다. 즉, 노력-보상 불균형 설문으로부터 과도위임과 노력-보상 비(effort-reward ratio)라는 두 가지 지표를 별도로 계산하며, 노력-보상 비의 계산에는 외적 노력만을 포함하고, 과도위임은 포함시키지 않는다. 그러나 노력-보상 불균형 모형의 출발점이 개인차원의 대응방식에 대한 고려에서부터였음을 감안한다면, 과도위임의 역할을 보다 명확히 할 필요가 있으며, 궁극적으로 과도위임의 두 측면을 구별할 수 있는 연구들이 필요할 것으로 보인다.

이상에서 검토한 바와 같이 노력-보상 불균형 모형의 장점으로 제시되는 개인 차원의 고려가 오히려 보다 근본적인 원인이 되는 구조적인 스트레스 요인의 중요성을 과소평가하는 단점으로 작용할 위험성이 있다는 것이 지적되고 있으며, 이러한 비판이 카라섹의 요구-통제 모형을 중시하는 연구자들로부터 제기되는 것은 당연하다고 하겠다.

노력-보상 불균형 모형이 출발점으로 삼고 있는 상호성에 대해서는 더욱 근본적인 비판이 제기될 수 있다. 사회관계가 상호성을 내포하는 것은 물론 옳지만, 그 상호성을 시장주의적 교환관계와 비용-편익의 논리에 국한시키는 데에는 간과하기 쉬운 위험성이 있다. 인간의 노동은 사회적 삶의 실현에 있어서 본질적인 목적이 될 수 있으며, 어떠한 외적 보상을 위한 수단만은 아니기 때문이다. 현재 대가를 위한 노동을 수행하는 것은 자본주의적 사회관계 때문이다. 자본주의적 사회관계 속에서 결정되는 노력-보상의 불균형 때문에 직무스트레스가 발생하는 것은 틀림이 없지만, 그 해결책으로서 노력-보상의 불균형만을 회복시키면 될 것인지는 보다 심층적인 검토가 필요하다. 교환관계를 전제로 하는 비용-편익 논리하에서는, 위험스런 직무 특성을 개선하는 데 드는 사회적 비용과 위험한 작업에 종사하는 노동자에게 위험수당을 추가로 지급하는 데 드는 사회적 비용 및 환자 발생으로 인한 의료비의 사회적 부담을 비교하게 될 것이다. 이러한 비교는 특정 사회에서 노동자들에게 지급하여야 할 위험수당과 의료비 지원을 얼마나 억제할 수 있는지에 따라, 또는 반대로 노동자들이 이러한 비용을 얼마나 얻어낼 수 있는지에 따라 저울의 기울어짐이 달라질 것이다. 또한 예방을 위한 노력은 그 자체가 목적이 되기보다는 치료비용이 월등히 높아져서 예방적 투자가 비용-편익상 유리해지는 상황에서만 이루어지게 된다. 이러한 교환관계를 주어진 것으로 인정하고 더 많은 것을 노동자에게 줌으로써 형평을 찾을 수 있다는 것이 최선의 발전방향인지에 대해 의문이 제기될 수 있다. 그러나 노력-보상 불균형 모형에 있어서 보상의 내용은 노동에 대한 통제권을 포함하기도 하며, 노력의 내용은 역시 노동의 질적 측면을 포함할 수 있으므로, 단순한 비용-편익 논리 이상으로 노동의 성격 및 과정 자체의 변화를 내다볼 수 있는 여지는 있다고 보인다. 아울러, 노력과 보상 두 측면을 모두 결정하는 사회적 조건이 있다면 교환관계 자체를 왜곡시킬 수 있으므로, 그러한 보다 근본적인 원인이 작용하고 있을 가능성을 검토하여 그에 적절한 대안을 모색하는 것이 필요하다. 이러한 문제의식을 반영하면서 건강의 사회경제적 불평등 문제의 해결을 위한 모색이 Siegrist 등에 의해 이루어지고 있으므로, 향후 보다 심도 있는 발전이 이루어질 것으로 예상된다(Siegrist와 Marmot, 2004; Siegrist, 2002).

보건학적인 측면에서 볼 때, 건강과 삶의 질은 현재의 사회에서 계량되는 만큼이 그 가치의 전부가 아니며, 완전한 안녕(well-being)의 상태에까지 향상을 추구해야 하는 것이다(WHO, 1946). 이러한 이상은 사실상 무한한 가치를 지니고 있다. 이러한 이해를 전제로 하여 현실에 적용 가능할 뿐만 아니라 노동의 가치에 대한 이상, 건강과 삶의 질에 대한 이상을 보다 크게 실현할 수 있도록 발전이 이루어질 수 있다면, 노력-보상 불균형 모형이 부닥치고 있는 초기의 비판들은 극복이 가능할 것으로 보이며, 이미 그러한 비판을 반영하면서 내용적으로 심화되고 있는 모습을 볼 수 있다.

3. NIOSH 통합 모형

1) 개발 배경

1970년대부터 미국에서는 직장인들의 직무스트레스가 높아지고 심리사회적인 위험요인이 산업보건에서 중요한 문제로 대두됨에 따라 직무스트레스에 대한 연구가 활발히 전개되었다. 그러나 연구의 성과는 기대만큼 크지는 않았다. 그 이유는 직무스트레스 요인 및 직무스트레스 반응과의 혼동, 직무스트레스를 일으키는 원인과 결과의 중복, 기존의 직무스트레스를 평가하는 척도의 변용, 타당도와 신뢰도가 불명확한 척도의 사용 등으로 인한 것이다.

이로 인해 직무스트레스에 대한 연구성과를 축적하거나 조사결과들을 비교하는 것이 곤란하였다. 이 문제에 대하여 미국의 국립산업안전보건연구원(NIOSH : National Institute for Occupational Safety and Health)에서는 직장인들의 직무스트레스를 정확히 평가할 수 있는 새로운 도구를 개발할 필요성을 느끼게 되었다(Hurrell과 McLaney, 1988).

도구를 개발하기 위해서는 이론적인 틀이 필요한데 NIOSH에서는 Murphy와 Schoenborn (1987)이 수행한 광범위한 문헌을 검토하고, House(1974), Caplan & Jones(1975), Cooper & Marshall(1976) 등이 제시한 스트레스 모형을 기초로 하여 새로운 직무스트레스에 관한 모형을 제안하였다.

NIOSH에서 개발한 직무스트레스 모형은 기존의 문헌들을 폭넓게 분석하여 이론적 기틀을 마련한 것이다. 기존의 문헌에 대한 분석을 통해 구체적인 직무스트레스 요인과 관련변수들을 정리한 후, 타당도와 신뢰도를 검증하고, 직무스트레스 요인 및 반응에 혼란을 주는 변수를 제거하여, 기존 연구에서 가장 많이 사용된 변수 등을 토대로 하여 'NIOSH 직무스트레스 통합 모형'을 개발하게 되었다.

2) 이론적 개념

NIOSH 직무스트레스 통합 모형에 의하면 직무스트레스가 근로자에게 건강영향을 일으키는 과정은 직무스트레스 요인에의 노출 → 직무스트레스 반응 → 건강영향의 단계를 거친다고 할 수 있다.

이 과정을 좀 더 자세히 살펴보면, 직무스트레스란 직무스트레스를 유발하는 어떤 작업 조건 즉 직업과 관련된 스트레스 요인으로 인해 정신적(psychological) 반응 · 신체적(physiological) 반응 · 행동적(behavioral) 반응이 급성으로 발생하게 되고, 이런 급성반응들이 지속되어 다양한 질병에 이환되게 된다는 것이다. 직업 관련 스트레스 요인과 급성 반응 사이에는 개인적 요인(individual factor) · 직업 외적인 요인(non-work factor) · 완충 요인(buffer factor) 등이 중재요인으로 작용한다.

3) 구성요소

NIOSH 직무스트레스 모형의 구체적인 구성요소인 직무스트레스 요인과 급성반응 및 질병에 대한 내용을 좀 더 자세히 살펴보면 다음과 같다(Hurrell, 1987).

(1) 직무스트레스 요인

직무스트레스 요인은 크게 '직업 관련 스트레스 요인'과 '중재요인'으로 나눌 수 있다.

'중재요인'은 개인적 요인과 직업 외적 요인, 완충요인의 세 가지로 나눌 수 있다(그림 2−9).

① 직업 관련 스트레스 요인(Job stressors)

NIOSH의 직무스트레스 모형에서 제시한 직업 관련 스트레스 요인은 13가지이다.

물리적 환경, 역할갈등, 역할모호, 대인관계 갈등, 직업 미래의 모호성, 직무재량권, 고용기회, 양적 직무부담, 직무부담변화, 다른 사람에 대한 책임, 기술활용저조, 정신적 요구, 교대근무 등이다(그림 2−10).

가. 물리적 환경(physical environmental)은 소음, 조명, 여름철 온도, 겨울철 온도, 습도, 환기, 공기의 질, 위험물질 노출, 전반적인 물리적 환경, 근무장소 혼잡 등의 10가지를 나타낸다.

나. 역할갈등(role conflict)은 직장에서 주어진 업무를 포함하여 타인들이 기대하는 자신의 역할이 서로 갈등을 보이는 현상을 의미한다.

다. 역할모호(role ambiguity)는 자신에게 주어진 업무나 타인이 자신에게 기대하는 역할이 분명하지 않은 경우를 의미한다.

라. 대인관계 갈등(interpersonal conflict)은 집단내 갈등(intragroup conflict)과 집단간 갈등(intergroup conflict), 집단결속(group unity)으로 나눌 수 있다.

- 집단내 갈등은 같은 부서나 그룹 내부에서 구성원간의 갈등을 말하는 것이고, 집단간 갈등은 타 부서와의 갈등을 말하는 것이다.

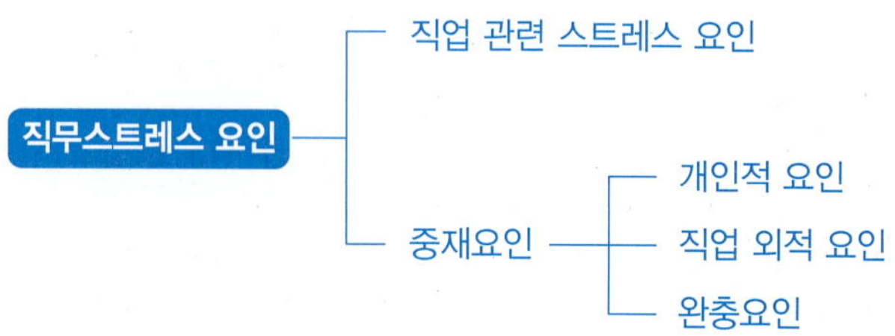

그림 2−9. 직무스트레스 요인.

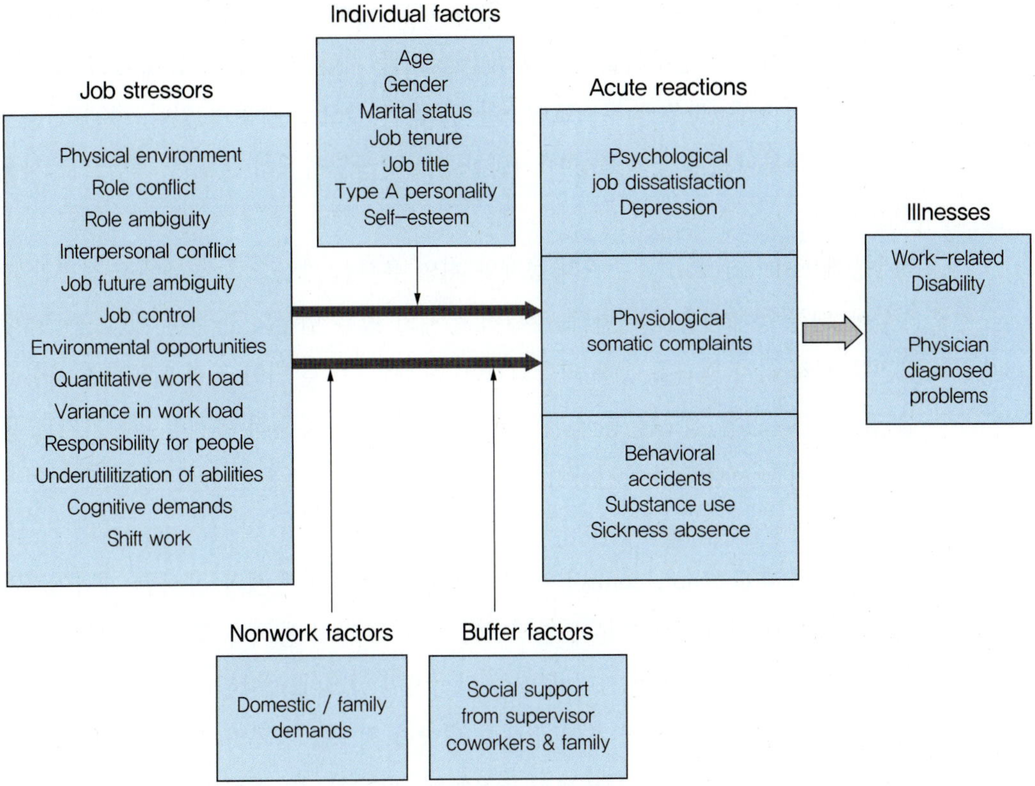

그림 2–10. NIOSH의 직무스트레스와 건강 모형(Hurrell & McLaney, 1988).

- 집단내 갈등과 집단간 갈등이 심할수록 직무스트레스가 심해질 것으로 보인다.
- 집단결속은 부서 내 구성원들간의 상호조화의 정도와 일체감을 의미하는 것으로 일체감이 낮거나 상호조화가 이루어지지 않아 결속정도가 낮아질 경우 직무스트레스가 높아질 것으로 예측된다.

마. 직업 미래의 모호성(job future ambiguity)은 직장인의 직업 안정성과 관련이 있어 직업의 미래가 모호할 경우 스트레스가 높아지는 것으로 예측된다. 현재 수행하는 자신의 일과 직업이 얼마나 안정적이며 가치있는 것인지에 대한 평가를 통해 직업 미래의 모호성 정도를 측정할 수 있다.

바. 직무재량권(job control)은 주관적 통제, 직무통제, 의사결정 통제, 물리적 환경 통제, 자원통제 등의 5가지의 하부개념으로 나눌 수 있다.

- 주관적 통제(perceived control)는 작업에 대한 근로자의 통제수준을 의미하는 것으로서 일반적으로 업무자율성과 동일한 의미를 지닌다. 주관적 통제 수준이나 업무 자율성이 높을 경우 직무스트레스를 덜 받는 것으로 알려져 있다. 주관적 통제 수준은 직무부담과 직무자율성에 기반한 직무긴장모형에서 중요한 개념으로 사용되고 있다.
- 직무통제(task control)는 주관적 통제와 거의 유사한 개념으로 직무에 직접적인 사항들에 대한 통제력을 의미한다. 주관적 통제의 경우 업무와 관련된 제반 영향력에 대한 주관적 평가 결과를 통해 파악되지만, 직무통제는 본인이 직접 업무관련 사항들을 통제할 수 있는 정도를 통해 파악된다. 직무통제는 주관적 통제와 마찬가지로 통제력 수준이 낮을수록 직무긴장이 높아지고 직무스트레스를 더 받는 것으로 알려져 있다.
- 의사결정 통제(decision control)는 직무통제나 주관적 통제와 유사한 개념이지만 보다 구체화된 의사결정 부분에 한정되어 있다. 주관적 통제가 영향력 수준을 평가하고 직무통제가 업무관련 사항에 대한 직접적인 통제에 해당된다면 의사결정은 작업과 관련된 제반 의사결정 사항에 대한 영향력 정도를 평가하는 개념이다. 세가지 개념이 모두 작업에 관한 자율성을 측정하는 개념이므로 선택적으로 한 가지 만을 사용하여 직무긴장 수준을 파악할 수도 있다.
- 물리적 환경 통제(physical environmental control)는 근로자의 통제력을 구성하는 하위차원으로 이해될 수 있으나 독립된 개념으로 모형에 포함되어 있다. 물리적 환경 통제도 근로자의 통제력이 높을 경우 직무스트레스가 적은 것으로 알려져 있다.
- 자원통제(resource control)도 근로자의 통제력을 보여주는 개념 중의 하나이다. 자원통제력이 높을 경우 직무스트레스를 상대적으로 덜 받을 것으로 예측된다.

사. 고용기회(employment opportunities)는 근로자의 작업관련 스트레스에 영향을 미칠 것으로 기대되는 특성들 중에서 직업 안정성과 관련된 개념이다. 직업 안정성은 현재의 고용상태가 얼마나 안정적인가를 나타내는 개념이다. 고용기회는 해고의 불안이 있다고 하더라도 다른 대안적인 일을 쉽게 찾을 수 있는 것으로 완화되거나 상쇄될 수 있다. 따라서 고용기회를 얼마나 가지고 있는가를 통해 직업자체에 대한 안정성을 측정할 수 있다.

아. 양적 직무부담(quantitative work load)은 업무량에 따른 부담을 말하는 것이다. 일반

적으로 작업부담이 많을 경우 직무스트레스가 높을 것으로 예측되는데, 직무긴장모형에서도 작업부담과 통제를 교차시켜 직무긴장도를 측정한다.

자. 직무부담변화(variance in work load)는 양적 작업부담의 변화정도를 측정하는 것으로 변화가 많을 경우 이러한 변화에 대한 적응을 위해 양적 작업부담과 다른 종류의 과도한 부담이 요구되며 결국 작업과 관련된 스트레스가 발생하게 된다.

차. 다른 사람에 대한 책임(responsibility for people)은 수행하는 업무의 내용이 다른 사람의 신체적, 정신적, 물질적 부분에 대한 책임을 져야 하는 일을 수행할 때 나타나는 것이다. 다른 사람에 대한 책임이 높은 업무일수록 직무스트레스가 높게 나타난다.

카. 기술활용저조(underutilization of abilities)는 근로자가 보유하고 있는 능력이 충분히 발휘되지 못하는 점에서 자율성과 동일한 방향으로 직무스트레스에 영향을 미칠 것으로 예측된다. 즉 기술활용도가 낮을 경우 직무스트레스를 많이 받게 될 것이며 기술활용도가 높을 경우 직무스트레스를 적게 받게 될 것이다.

타. 정신적 요구(cognitive demands)는 근로자의 작업부담이 직무스트레스에 미치는 영향과 유사하게 정신적 부담을 측정하는 것이다. 정신적 부담은 양적 작업부담과는 다른 양상을 보이는 것으로 주관적인 부담 평가에 해당되는 직무스트레스 요인이라고 할 수 있다. 양적 작업부담이 작업량에 대한 주관적 평가인 반면 심리적, 정신적 부담은 작업에 필요한 정신적 집중도나 부담정도를 측정하는 것이다. 따라서 양적 작업부담이 나타나는 물리적 부담정도와는 구분된다. 정신적 부담이 클 경우 직무스트레스가 높고 정신적 부담이 낮을 경우 직무스트레스가 적을 것으로 기대된다.

파. 교대근무(shift work)는 야간근무를 포함하여 2교대, 3교대, 4교대 등 업무를 교대하여 수행하는 경우를 말한다. 교대근무를 할 경우 직무스트레스가 높을 것으로 예측된다.

② 중재요인(moderating factors)

똑같은 작업환경에 노출된 개인이라 할지라도 그것을 지각하고 그 상황에 반응하는 방식에서 서로 다른 차이를 가져오는 이유는 개인적이고 상황적인 특성이 많이 작용하게 되는데 이를 중재요인이라고 한다. 그림 2-9에서 개인적 요인, 직업 외적 요인 및 완충요인 등이 중재요인에 해당된다.

가. 개인적 요인(individual factor)으로는 A형 행동양식, 개인의 성격, 자존심, 경력, 연령, 성별, 교육정도, 직종 등이 있다. 개인적 성격 중 조급한 성격의 소유자일 경우에

는 동일한 직무스트레스 요인에 대해서도 급성반응이 높은 반면 느긋한 성격의 소유자일 경우에는 급성반응이 적을 것으로 기대된다. 자존심이 강한 사람일 경우에는 직무스트레스를 많이 받는 반면 자존심이 강하지 않은 사람의 경우에는 직무스트레스를 덜 받는 것으로 알려져 있다.

나. 직업 외적 요인(non-work factor)으로는 가족 및 개인적 문제, 일상생활사건(사회적 · 가족적 · 재정적 직무스트레스 요인 등), 대인관계, 결혼, 자녀양육 관련 직무스트레스 요인 등이 포함된다. 직업 외적 요인은 업무 외의 영역이나 직장 밖에서의 직무스트레스 요인을 의미한다. 따라서 직무스트레스 모형에서는 직업 관련 스트레스 요인에 대한 급성반응의 차이를 가져오는 데 효과를 미치지만 단순 부가적인 효과와 함께 상승효과 등을 기대할 수 있는 요인들이다.

다. 완충요인(butter factor)은 일반적으로 사회적 지지(social support)를 뜻한다. 직업 관련 스트레스 요인으로 인한 급성반응이 근로자들마다 동일하게 나타나지 않고 차이를 보이는 이유는 해당 조직의 특성과 개인적 요인으로 인한 완충효과가 있기 때문이다. 이러한 완충요인에 해당되는 조직 내 인과관계 특성으로 대표적인 것이 바로 사회적 지지이다. 사회적 지지는 지지자의 종류에 따라 직속상사의 사회적 지지, 직장동료의 사회적 지지, 가족 및 친구의 사회적 지지로 구분된다.

(2) 급성반응(acute reactions)

다양한 종류로 인한 직무스트레스 요인의 영향은 근로자들의 급성반응을 통해 나타난다. 일차적으로 이러한 직무스트레스 요인에 대한 급성반응은 심리적, 생리적 측면에서 나타나며, 행동적 측면에서도 나타난다.

가. 심리적 반응(psychological reactions)은 불안, 우울, 분노, 낮은 직무만족도, 낮은 자아존중감 등이 포함된다.

나. 생리적 반응(physiological reactions)으로는 급성반응으로 나타나는 건강이상 증상, 즉 고혈압, 심계항진, 두통, 수면장애 등이 포함된다.

다. 행동적 반응(behavioral reactions)은 흡연, 음주, 약물남용, 대인관계 장애, 파괴적 행위 등이 포함된다.

(3) 질병(illness)

직무스트레스로 인한 급성반응은 장기간 지속되면 결국 다양한 질병을 나타내는데, 산업재해로 인한 불구(work-related disability), 질병(physician diagnosed problem) 등을 나타낸다. 가장 일반적으로 나타나는 직무스트레스 관련 질병은 고혈압, 심혈관계질환, 알콜중독, 정신질환 등이다.

4) 모형의 특징

NIOSH 직무스트레스 통합 모형은 지금까지의 직무스트레스와 관련된 주제들을 고찰하여 여러 개념들을 포괄한 모형으로서 각 개념들의 지표(indicator)와 그 측정을 위하여 표준적 측정 척도를 NIOSH Job Stress Questionnaire로 정리한 것이 그 특징이다. 이 모형에서 선정된 척도는 타당도 및 신뢰도, 사용빈도 등의 관점에서 이루어졌으며, 이제까지의 직무스트레스 연구에서 개발된 대표적인 각 측정 도구를 총괄한 것이다(박정선과 김정희, 2004).

NIOSH의 직무스트레스 모형은 다른 모형에 비해 심리 사회적인 위험요인을 인정하고 있고, 직무스트레스 결과를 판단하는데 있어서 환경적 요소를 우선시 하고 있다는 장점이 있다. 이에 따라 NIOSH 조사도구는 근무환경의 심리사회적인 위험성을 평가하고, 직무스트레스를 모니터링 하는 데에도 유용하게 사용될 수 있다(Hurrell과 McLaney, 1988).

NIOSH 직무스트레스 측정도구의 활용도는 크게 두 가지로 구분할 수 있다(이경용, 2000). 하나는 직장인 개인의 스트레스 관리를 통한 건강관리에 활용하는 것이고, 다른 하나는 직장인을 대상으로 한 보건관리의 기본 정보를 산출해 내는데 활용하는 것이다. 전자의 경우에는 개별 근로자의 직무스트레스 원인을 밝히고 적절한 직무스트레스 관리 전략을 모색함으로써 개인의 직무스트레스 감소와 이에 대한 급성 반응을 통제하는 것이다. 후자의 경우에는 위험인구 집단을 파악하여 해당 집단에 대한 보건관리를 도모하는 것이다. NIOSH 직무스트레스 측정도구는 사업장에서 이루어지고 있는 건강증진을 위해 필요한 적절한 스트레스를 측정하는 도구로서 그 기능을 발휘할 수 있을 것이다.

NIOSH 직무스트레스 측정도구는 직종에 따라 달리 나타나는 직무스트레스를 종합적으로 평가할 수 있는 데 유용하게 사용할 수 있는 조사표이다. 직업과 관련되어 나타날 수 있는 물리적 요인, 교대근무, 업무량, 대인관계 등의 모든 요소를 측정도구에 포함하고 있기 때문에 여러 직종에서 직무스트레스를 평가하는 데 널리 활용할 수 있다.

NIOSH 직무스트레스 조사표는 조사 내용이 여러 영역으로 나누어져 있으므로 필요한 부분만을 골라서 조사에 사용할 수 있다. 또 새로운 조사 내용을 추가함으로써 보다 적절한 조사 내용으로 변경하는 것도 가능하다. NIOSH 직무스트레스 조사표는 분량이 많으므로 조사목적에 따라 조사 내용과 척도의 일부를 선별하여 사용하는 것이 실용적이다.

5) 변화과정

NIOSH에서는 1970년대부터 근로자의 심리사회적인 위험요인에 대해 많은 관심을 가져왔다. 산업보건에서 물리적, 화학적 위험인자를 관리할 수 있는 기술이 향상되면서 산업보건의 주된 관심이 심리사회적인 요인에 대한 부분으로 이동하게 되었다. 특히 심리사회적인 위험요인과 건강과의 관련성을 규명하기 위한 노력은 심리사회적인 요인에 대한 측정도구의 개발에 초점이 맞추어졌으며 동시에 심리사회적인 요인과 건강간의 관련성에 대한 이론모형을 발전시키게 되었다.

심리사회적인 위험요인에 대한 측정방법은 설문지 조사방법이 지배적이었다. 구조화된 개방형 혹은 폐쇄형 설문지를 바탕으로 자기기입식 방식으로 조사하든 아니면 훈련된 조사원을 통한 면접방식으로 조사하든 기본적으로 조작적 정의에 기반한 설문지를 이용하여 위험요인을 파악하는 접근방법이 일반적이었다.

그동안 사용된 설문지들은 근로자들의 직무특성과 건강과 관련된 증상호소 등을 설문에 포함하여 양자간의 관계가 있을 경우 전자를 직무스트레스 요인으로 간주하여 왔다. 이러한 방식의 조사가 중요한 사항들을 발견하긴 하였으나 혼란변수에 대한 분석이 제대로 이루어지지 못했으며 조사한 척도가 반복적으로 사용되지 않아 척도의 타당도와 신뢰도가 검증되지 못하였다. 또한 직무스트레스 요인과 그 결과인 긴장 등이 분명하게 구별되지 못하였다. 이러한 상황에서 서로 다른 척도에 기반을 둔 직무스트레스 조사결과를 비교하고 분석하는 것은 매우 어려운 일이며, 이로 인해 직무스트레스 조사에 대한 이론모형과 같은 규범적인 기반을 형성하지 못하는 문제를 가져왔다. 특히 당시까지 심리측정 방법에 기초한 설문지 조사표가 개발되지 못하였기 때문에 이런 문제점들은 더 크게 나타나게 되었다.

서로 다른 직업적 상황에서도 동일한 직무스트레스 요인을 도출해 낼 수 있는 일반화된 조사표를 개발할 필요성이 있었다. 나아가 직무스트레스를 정확히 측정할 수 있는 도구의 개발은 직무스트레스와 관련된 보상 시비와 작업조직에서 직무스트레스 관리를 위한 제반 활동에 대한 평가 그리고 조직의 효율성을 높이기 위한 직무스트레스 감소 전략의 개발 및 실행 등에 있어 절대적으로 필수불가결한 사항이었다. 이러한 상황에서 NIOSH에서는 그 동안의 문제점을 극복하기 위한 타당하고 신뢰할 수 있는 직무스트레스 측정도구를 개발하게 된 것이다.

직무스트레스에 대한 관심은 크게 세 가지로 구분된다. 하나는 직무스트레스에 대한 정확한 측정이고, 두 번째는 직무스트레스로 인한 영향을 평가하는 것이며, 세 번째는 직무스트레스를 야기하는 제반 원인을 파악하는 것이다.

첫 번째 항목의 경우 직무스트레스의 주관적 특성으로 인하여 개인의 인지적 특성을 파악하는 어려움이 있어 근로자 개인의 보고와 인지상태에 대한 관찰이 필요하다. 두 번째 항목의 경우에는 그동안 직무스트레스로 인하여 야기될 수 있는 많은 영향들에 대한 지속적인 관찰을 필요로 한다. 세 번째 항목은 직무스트레스를 야기할 것으로 기대되는 몇 몇 원인들에 대한 이론적 모형을 필요로 한다. 특히 작업과 관련된 어떠한 특성들이 직무스트레스의 원인으로 작용하는지에 대한 가설과 검증을 필요로 한다.

이상과 같은 관점에서 볼 때 NIOSH에서 개발한 직무스트레스 조사표는 이상의 세 가지 측면을 모두 포함하고 있으며 특히 직무스트레스 요인에 대한 항목의 개발이 상당히 포괄적으로 이루어졌다고 할 수 있다. 결국 직무스트레스를 일으킬 것으로 기대되는 많은 원인들에 대한 정확한 검증을 통하여 직무스트레스를 야기하는 위험인자를 확인하고 이를 관리할 수 있다면 직무스트레스로 인한 근로자 건강악화를 사전에 예방하는데 큰 기여를 할 수 있을 것이다.

6) 연구결과

(1) NIOSH 직무스트레스 모형을 적용한 외국의 연구결과

이탈리아의 Mocci 등(2001)은 VDT 작업을 하는 은행 여직원의 정신적 건강문제가 시각적 불편감에 미치는 영향을 평가하기 위하여 NIOSH 직무스트레스 조사표를 이용하여 설문조사를 실시하였다. 조사 결과 사회적 지지, 집단 갈등, 자아 존중감, 직무만족도, 기술활용 저조가 시각적 불편감에 영향을 미치는 예측인자로 분석되었다. 사회적 지지가 직무스트레스의 완충요인으로 작용하였으며, 모델의 설명력은 30%를 나타내었다.

일본의 Fujino 등(2001)은 야간 근무자를 대상으로 NIOSH 직무스트레스 조사표를 이용하여 직무스트레스와 정신건강과의 관계를 연구하였다. 연구결과 기혼여성이 미혼여성보다 정신건강의 문제가 더 적었으며(OR=0.49), 직무재량권이 높은 근로자가 직무재량권이 낮은 근로자보다 정신건강의 문제가 더 적었고(OR=0.46), 직무부담이 많은 근로자가 직무부담이 적은 근로자보다 정신건강의 문제가 더 많은 것으로 나타났다(OR=2.86).

Lee 등(2010)은 NIOSH 직무스트레스 도구를 이용하여 병원의 여성 간호사를 대상으로 직무스트레스 수준을 조사하고 면역학적 임상 수준과의 결과를 비교하였다. 직무스트레스가 높게 나타난 그룹에서 백혈구 수치가 낮게 나타났고, 직무스트레스가 낮게 나타난 그룹에서 백혈구 수치가 높은 것으로 나타났다. 면역학적 바이오마커로서 TNF−α 수치를 비교한 결과 직무스트레스가 높은 군에서 TNF−α 수치가 낮게 나타나고, 직무스트레스가 낮은 군에서 TNF−α 수치가 높게 나타났다. 한편 total sIgA는 직무스트레스가 높은 군에서 높았고, 직무스트레스가 낮은 군에서 낮게 나타났다. 이상의 연구결과에서 주관적으로 인지한 직무스트레스는 면역학적 바이오마커에 영향을 미치는 것을 확인할 수 있었다.

Zoni 등(2010)은 NIOSH에서 개발한 직무스트레스 설문지가 여러 개념들을 포괄하고 있기 때문에 조사에 매우 유용하다고 설명하고, 이 설문지를 활용하여 주관적인 지표와 객관적인 지표 중 어느 자료가 더 적절한지를 조사하였다. 보건의료영역을 대상으로 조사한 결과 주관적인 지표와 객관적인 지표 모두 유의한 것으로 나타나 향후 연구에서 두 지표를 모두 적절히 활용할 것을 제안하였다.

Wiegand 등(2012)은 NIOSH 직무스트레스 모델의 중요성을 다시 한 번 확인하고, 이 도구의 실용성을 높이기 위하여 전문가 패널 조사를 실시하였다. 그 결과 이 도구는 순응성, 실용성, 타당성이 높은 도구임을 입증하였고, 향후에도 지속적으로 설문도구를 검토하기 위한 작업이 필요함을 제언하였다.

(2) NIOSH 직무스트레스 모형을 적용한 국내의 연구결과

이경용(2001)은 한국어판 NIOSH 직무스트레스 모형을 적용하여 조직문화가 작업관련 스트레스에 어떻게 영향을 미치는 지를 파악하였다. 분석결과 조직문화에 영향을 미치는 요인으로는 직무긴장과 관련하여 사회적 신뢰와 경영자에 대한 신뢰 그리고 성취 및 권한을 나타내는 조직 분위기 및 최고경영자의 변혁적 지도력 등인 것으로 나타났다.

김순례 등(2003)은 NIOSH 직무스트레스 모형을 적용하여 직장인의 직무만족도를 분석하였다. 조사도구는 한국산업안전공단 산업안전보건연구원(1999)에서 개발한 한국어판 NIOSH 직무스트레스 조사표를 이용하였다. 직장인들의 직무만족도에 영향을 미치는 제 변인은 연령, 자녀수, 주당 근무시간, 소음, 여름철 작업장 온도, 물리적 환경의 불편감, 역할 모호성, 역할갈등, 직업의 장래 모호성, 작업 부담량, 기술 활용저조 및 직속상관의 지지로 나타났으며, 26%의 설명력을 지니고 있는 것으로 분석되었다.

이준영과 정혜선(2004)은 NIOSH 직무스트레스 모형을 적용하여 임상간호사의 직무스트레스 원인과 직무만족도를 분석하였다. 분석결과 교대근무가 직무만족도에 가장 크게 영향을 미치는 요인으로 나타났으며, 집단간갈등과 직위가 직무만족도에 유의한 영향을 미치는 것으로 보고하였다.

조수경과 정혜선(2006)은 백화점 판매사원을 대상으로 NIOSH 직무스트레스 모형을 이용하여 성별에 따라 직무요구도, 직무위험도, 감정노동이 원인이 되어 나타나는 신체적 불편감을 조사하였다. 조사결과, 남성의 경우는 직무위험도와 직무요구도가 신체적 불편감에 유의하게 영향을 미치는 것으로 나타났고, 여성의 경우에는 직무요구도와 감정노동이 신체적 불편감에 유의하게 영향을 미치는 것으로 나타났다.

김진강(2010)은 호텔 종사자를 대상으로 한국산업안전보건공단에서 개발한 한국인 NIOSH 직무스트레스 설문지를 이용하여 직무스트레스 반응과 직무만족도를 조사하였다. 조사결과, 이 설문지는 타당도와 신뢰도가 있는 것으로 나타났으나, 모델의 다양성으로 인해 각 각의 개념들이 스트레스와 관련된 것으로 나타나지는 않았다. A형 성격유형에서 급성 반응으로서의 신체적 불편감과 직무만족도는 문화적 차이로 인해 내적 일관성을 보이지는 않았다.

7) 쟁점

NIOSH의 직무스트레스 모형에서는 객관적이고 외부적인 환경 요인 이외에도 직무스트레스에 대한 개인의 성격, 일상활동, 사회적 지지가 직업 관련 스트레스 요인에 따른 직무스트레스 경험을 매개하는 데 중요한 역할을 하고 있다고 제시하고 있다. 즉 직무스트레스를 유발하는 동일한 조건에서도 개인의 특성과 사회적 지지 여부에 따라서 직무스트레스의 경험이 달라진다는 것이다. 즉 사업장의 구조적 요인이나 외부적 스트레스 요인 이외에도 이런 매개요인 또는 완충요인을 포함하여 분석하는 것이 중요하다. 그러나 NIOSH의 직무스트레스 모형에서는 대처요인을 개념화된 변수로 제시하고 있지 않다. 일부 연구에서는 개인적 요인에 대처기술을 포함하기도 하지만 사회적 지지와는 다른 개인적, 조직적 대처 기술을 어떻게 활용하느냐에 따라 직무스트레스의 반응과 결과가 달라질 것이므로 이에 대한 내용을 개념화하는 것이 필요하다.

이경용(2000)의 연구에서는 한국어판 NIOSH 직무스트레스 조사표의 타당도와 신뢰도를 검증하기 위해 스트레스 관련 개념들을 중심으로 내적 일관도와 하위 차원을 확인하는 연구를 수행하였다. 전체적인 조사표의 타당도와 신뢰도를 알아보기 위하여 NIOSH 직무스트레스 모형에 대한 검증을 시도한 결과 스트레스 관련 개념들이 모두 모형에 적합한 것은 아니라고 하였다. 예를 들어 생리적 반응의 경우를 설명하기 위한 모형에서 근로자의 자율수준과 통제력을 나타내는 제반 개념들은 통계적으로 유의한 영향을 미치지 않아 모형의 적합도가 떨어지는 것으로 분석되었다. 직무만족도의 경우에서도 통제력 수준은 통계적으로 유의한 영향을 미치지 않았다. 또한 동료의 사회적 지지와 개인의 A형 성격은 통계적으로 유의하지 않았다. 이와 같은 결과는 직무스트레스를 경험하는 대상자가 느끼는 주관적, 문화적 차이에 기인한다고 볼 수 있다. 따라서 미국에서 개발된 NIOSH 직무스트레스 모형을 이론적 기틀로 하여 그 나라의 문화적 특성과 실정에 맞는 표준화된 조사도구를 별도로 개발하는 것이 필요하다.

NIOSH 직무스트레스 모형에 포함된 작업부담과 직무관련 통제력이나 자율성을 나타내는 설문 항목들은 NIOSH 직무스트레스 모형 이외에 Karasek의 직무긴장모형에 대한 검증을 확인하는 작업에도 활용될 수 있을 것이다. NIOSH 직무스트레스 모형 검증 과정에서 유의하지 않았던 업무 자율성이나 제반 통제력 개념들은 직무긴장 모형에서는 가장 중요한 개념으로 활용될 수 있는 개념들이므로, 다른 모형과의 비교를 통해 직무스트레스의 요인을 보다 분명히 규명하는 것이 필요하다.

NIOSH 직무스트레스 조사표는 다양한 직종에 보편적으로 사용할 수 있는 일반적인 직무스트레스 요인을 평가하고자 하는 것이다. 따라서 직종 특유의 직무스트레스 요인은 포함되어 있지 않은 제한점이 있다. 직종 특유의 직무스트레스 요인에 대하여는 별도의 항목을 추가하여 조사하는 것도 고려할 수 있다.

한편 NIOSH 직무스트레스 조사표의 일부 문항의 경우에는 생산직 근로자들에게 적절하지 못한 사항이 있다. 예를 들면 작업속도와 같은 경우 주어진 속도에 따라 일하는 경우가 대부분이라서 척도화된 작업속도에 대한 질문은 현장 라인에서 근무하는 작업자들에게 적절하지 않은 경우도 있으므로, NIOSH 직무스트레스 조사표를 이용할 때 이에 대한 고려를 하는 것이 필요하다.

NIOSH 직무스트레스 조사표는 문항 수가 많기 때문에 설문의 양적인 부담으로 인해 조사를 수행할 때 면접조사가 아닌 자기기입식 방법으로 사용할 경우 응답자가 끝까지 성실하게 응답하지 않을 수가 있다. 따라서 연구목적에 적합한 항목을 선택하여 부분적으로 조사를 수행하거나, 개인별 면접이 어려울 경우 자기기입식 방법이 아닌 집단면접의 방법을 사용하는 것이 바람직하다.

8) 조사도구의 타당도와 신뢰도

NIOSH에서는 각종 문헌고찰을 통해 조사도구를 개발한 후 다시 현장검증을 거쳐 신뢰도를 확인하였다. 현장검증 대상자는 지역과 근무형태, 사업장의 규모 등을 고려하여 무작위 추출하였으며, 이들 중 약 50%가 캐나다 지역에 근무하는 간호사들로 약 700명 정도가 포함되었다(Hurrell과 McLaney, 1988). 현장검증을 통해 파악된 조사도구는 요인분석을 실시하였으며, 조사도구의 신뢰도를 파악하였는데, Cronbach's α는 0.62~0.90이었으며 평균 0.81 이었다. 신뢰도 계수값이 0.7 이하로 내적일관도를 유지하지 못하는 개념들은 직업 미래의 모호성, 다른 사람들에 대한 책임 등의 변수이었다. 이를 제외한 변수들의 신뢰도는 높은 것으로 나타나 내적 일관성이 높다고 할 수 있다.

그러나 이러한 조사도구의 개발에도 불구하고 각 나라마다 문화적 차이가 있어 직무부담의 특성이나 직무통제 및 업무 자율성의 특성을 그대로 동일하게 적용하기 어려운 측면이 있다. 또한 사회적 지지에 있어서도 문화적 차이로 인하여 표준화하기 어려운 문제가 존재하고 있다. 따라서 각 나라에서는 NIOSH에서 개발된 조사표를 근거로 그 나라의 실정에 맞는 조사도구를 개발하는 것이 필요하다.

일본에서도 1998년 原谷隆史가 NIOSH 직무스트레스 조사표를 이용하여 일본어판 조사도구를 개발하였다. 일본어판 NIOSH 직무스트레스 조사표의 신뢰도 계수는 정신적 부담이 0.68로 비교적 낮았으며, 이를 제외한 다른 항목에서의 Cronbach's α는 0.75~0.95로 높은 신뢰도를 나타내었다.

우리나라에서는 1999년 한국산업안전공단 산업안전보건연구원에서 NIOSH 직무스트레스 측정도구의 한국어판을 개발하였다. 한국산업안전공단 산업안전보건연구원은 NIOSH 직무스트레스 조사표를 일본어판으로 만드는데 참여한 일본 산업의학총합연구소의 Haratani 박사와 교류하면서, 한국어판 직무스트레스 조사표를 개발하였다.

한국어판 조사표를 개발한 과정은 NIOSH 직무스트레스 조사표에 포함된 제반 개념들과 조사표 설문 항목들의 문화적 차이를 고려하여 표준화된 조사표를 제작하기 위해 미국 NIOSH 직무스트레스 조사표를 일차적으로 번역한 후 이에 대한 기초조사를 실시하였다. 그 후 역번역을 통해 설문 문항을 재검토하였다. 특히 역번역 과정에서 원본과 다르게 나타난 설문 항목의 경우에는 문화적 차별성을 고려하여 이 분야의 전문가로 하여금 번역의 차이를 수용할 것인지에 대하여 판단하도록 하였으며 번역본에 대한 2차 예비조사를 수행하여 최종 한국어판 작업관련 스트레스 조사표를 완성하였다. 최종 개발된 조사표의 문항 수는 모두 156문항이다.

최종적으로 완성된 한국어판 NIOSH 직무스트레스 조사표를 통해 스트레스 모형 검증 및 타당도와 신뢰도를 검증하기 위해 유의할당 표본추출방법에 의해 추출된 155개 사업장의 2,123명을 대상으로 개별면접조사를 실시하였다. 조사 결과 몇 가지 항목들에서 설문 항목의 내적 일관성이 낮아 우리나라에서 사용하기 어려운 개념들이 있었다. 특히 요인분석을 통해 개별 개념들의 하위차원을 검증한 결과 여러 개의 차원이 존재하는 개념들이 확인되었다. 직업 관련 스트레스 요인으로 포함된 개념들 중에서 신뢰도 계수값이 0.7 이하로 내적일관도를 유지하지 못하는 개념들에는 자원통제, 일상활동, 정신적 부담, A형 성격 등이었다. 그러나 이 항목을 제외한 한국어판 NIOSH 직무스트레스 측정도구의 Cronbach's α 값은 0.71~0.92로 나타나 내적 신뢰도가 높은 것으로 나타났다(현대리서치연구소, 1999).

9) 향후 연구방향

NIOSH의 직무스트레스 모형에서 제시한 직업 관련 스트레스 요인이 스트레스로 인한 급성반응을 직접적으로 유발하는 것은 아니다. 직무스트레스로 인한 급성반응은 사회적 지지와 개인적 요인 및 일상생활의 직무스트레스 요인 같은 직업 외적 요인 등에 의해 차이를 보일 수 있다. 이러한 여러 요인에 대한 정확한 인과모형은 아직까지 일반화된 수준은 아니며 단지 NIOSH의 직무스트레스 모형을 통해 추정할 수 있는 것이다. 따라서 일상생활에서 직무스트레스와 부담 그리고 개인적 요인이 어떠한 역관계를 통해 급성반응에 영향을 미치며 직업 관련 스트레스 요인과는 어떠한 상호연관성을 맺는지에 대한 정교화된 분석을 수행하는 연구가 요구된다.

작업관련 스트레스를 설명하는 모형에서 개인적 요인은 스트레스원으로부터 급성반응으로 연결되는 부분에 영향을 미치는 것으로 되어 있다. A형 성격을 측정하는 설문도구의 경우 미국에서는 Cronbach's α 값이 0.85 이었는데, 한국어판 조사도구를 개발하는 과정에서는 Cronbach's α 값이 0.63으로 낮게 산출되었다. 이러한 차이는 문화적 차이에서 비롯된 것으로 생각된다. 예를 들어 동일한 사건에 대한 해석과 인식이 서로 다르고 조급함을 나타내는 행위 양상이 서양과 우리나라가 서로 다를 것이기 때문이다. 따라서 이러한 문화적 차이로 인하여 나타나는 특성을 고려하여 A형 성격을 측정하기 위한 설문항목을 새롭게 다시 재구성할 필요가 있다.

NIOSH 직무스트레스 조사표는 설문의 양적인 부담으로 인해 조사가 불성실하게 이루어질 수 있다. 따라서 조사표 분량을 줄이고 핵심개념들을 파악할 수 있는 내용들로 간이조사표를 개발하는 것이 필요하다. 간이 조사표의 개발은 개별 스트레스 관련 개념들의 하위 차원을 고려한 설문 항목의 재구성을 통해 가능할 것이다.

NIOSH 직무스트레스 조사표는 본래 연구목적으로 개발된 것이지만 산업보건의 실무 측면에서도 충분히 활용할 수 있다. 개인의 점수는 그 대상자의 스트레스 상황을 종합적으로 파악하는데 도움이 된다. NIOSH 직무스트레스 조사표를 현장에 적용하여 개인의 스트레스를 관리하는데 사용하고 이의 효과를 파악하는 연구를 수행하는 것이 필요하다.

III. 직무스트레스 중재 요인

| 장세진

1. 머리말

현대사회가 점차 전문화 다원화되어감에 따라 사람들은 예전과는 다른 사회적, 문화적, 경제적, 심리적 변화에 직면하게 되었으며, 새로운 생활양식 및 인간관계의 변화와 복잡하고 합리성에 기초한 오늘날의 조직사회에서 인간이 경험하게 되는 다양한 생활 사건들과 업무과중, 역할갈등 등과 같은 만성적 직업성 스트레스는 육체적, 정신적 건강에 위해하게 작용하고 있다(Paykel 등, 1969; Thoits, 1983).

오늘날의 질병양상은 각종 백신의 개발과 방역조치로 인해 감염성 질환은 크게 감소하고 있으나 생활양식의 변화 및 과중한 스트레스로 인해 암, 심혈관계질환 그리고 뇌혈관계 질환과 같은 만성질환이 증가하고 있으며, 전 세계적으로도 이 질병들이 사망원인의 수위를 점하고 있으며, 이러한 경향은 우리나라도 예외는 아니어서 점차 외국의 그것과 유사한 변화의 과정을 밟고 있다.

현대의 질병, 특히 만성질환은 유전적 요인과 환경 요인, 그리고 생활습관과 밀접한 관계를 갖고 있는 것으로 알려져 있으며, 최근에는 암, 심혈관계질환 등과 같은 만성질병이 과다한 스트레스와 밀접하게 연관되어 있으며, 이러한 스트레스는 현대 기술사회의 조직 속에 내재하고 있는 사회적으로 구조화된 상황에 의해 비롯된다는 점이 여러 연구를 통해 입증되고 있다. 즉 질병은 사회 문화적 특성에 의해 영향을 받고 그 사회를 지배하고 있는 행위구조, 규범체계에 의해 형성되어 진다는 점에서 스트레스의 사회심리적 접근의 필요성과 유용성이 인식되고 있다.

건강과 질병의 사회심리적 접근의 유용성에 관한 인식은 최근 그 중요성이 증가하고 있는 추세로 2002년도 IJE(International Journal of Epidemiology) 31권 6호에서는 건강과 질병의 문제를 사회심리적 요인과 관련지어 특집으로 다루었다. Martikainen 등(2002)은 편집자 글에서 최근 사회역학 분야를 포함하여 수십 년간에 걸쳐 사회심리적 요인과 건강 및 질병 간의 관계에 대한 분석이 점차 증가하였음을 밝히고 질병과 건강영향의 과정에서 사회심리적 요인이 미치는 역할의 중요성을 첫째, 사회구조 요인과 건강 간의 관계에 조정역할(mediating) 둘째, 사회구조적 특성에 의해 수정(modified)되거나 규정(conditioned)되는 의미로 사용되고 있음을 기술하였다.

나아가 그들은 건강연구에서의 사회심리적 요인의 역할을 보다 명확하게 밝히기 위하여 아래와 같은 개념적 도식을 제시하였다. 즉 건강과 사회심리적 요인 간의 관계를 거시(macro-levels)－중범위(meso-levels)－미시(micro-levels)의 범주 틀에서 파악하려고 하였고, 사회심리적 요인을 중범위 수준의 개념으로 인식하고자 하였다. 중범위 수준의 개념들은 사회적 네트워크, 사회적 지지, 직무 통제, 노력/보상의 불균형, 안전성과 자율성, 가정과 일영역 간의 갈등 등의 개념으로 설명되며 이는 독립적인 것이 아닌 거시와 미시적 수준에서 존재하는 과정적인 개념으로 이해하여야 함을 강조하였다.

이러한 사회심리적 요인들은 실직 등으로 인해 자존심의 상실이나 자신의 존재에 대한 무가치로 진행될 때 직접적인 생물심리학적인 과정을 통해 건강에 영향을 미치거나 개인의 행동이나 생활습관을 변화시킴으로써 그 역할을 하게 된다고 하였다(Martikainen 과 Valkonen, 1996). 사회심리적 요인은 동일하게 사람들에게 물질적이고 수단적인 혜택과 기회 그리고 사회적 접촉을 제공해줌으로써 도움을 주기도 하는데, 주로 후자의 경우(즉 사회심리적 요인의 긍정적 측면)에 대해서만 사회심리적 과정으로서의 의미를 두고 있다고 하였다(그림 2-11).

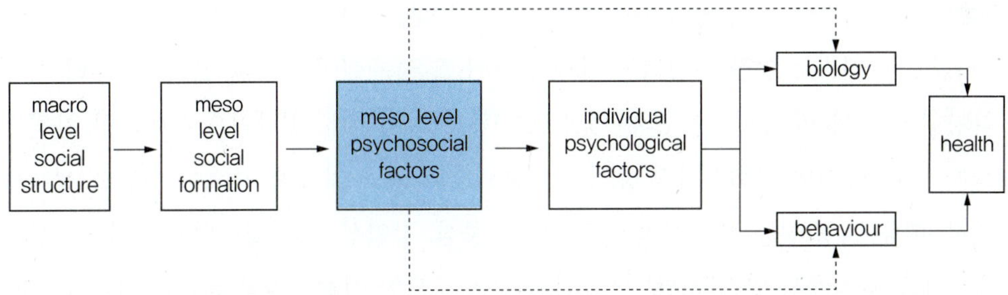

그림 2-11. A tentative schematic representation of psychosocial pathways(Martikainen 등, 2002).

이 장에서는 이러한 분석틀을 기초로 하여 스트레스의 과정에 관여하는 스트레스 중재 요인을 통하여 이해하고자 한다.

2. 사회심리적 중재 요인

스트레스 연구에서 초창기 활용되었던 스트레스-질병 모델은 몇 가지 중요한 이론적 문제와 측정상의 한계를 노출시키게 되었다. 첫째는 통계적이고 방법론적 차원에서의 문제점으로 스트레스를 동반하는 사건과 질병 간의 통계적 상관성을 분석하는 방법에 대한 비판이다(Brown 등, 1973). 즉 사건과 질병 간의 통계학적 분석이 백분율이나 평균치의 유의성

검정과 같은 낮은 수준의 분석적 방법을 사용하여 무리한 인과적 관계로 추론하였다는 점과 사건과 질병의 상관관계가 낮으며(r=0.2~0.3), 또한 그 설명력에 있어서도 3~4%에 불과하다는 한계점들이 지적되었다(Rabkin과 Struening, 1976). 둘째로 사건의 경험만으로는 질병의 발생을 설명하기에는 여전히 불충분한 측면이 존재한다는 것을 의미하는 것으로서 질병발생의 설명력을 높일 수 있는 제3변수의 모색이 중대한 과제로 부각되었다(Depue 등, 1979; Depue와 Monroe, 1986) 예를 들면, Pearlin 등(1981)은 스트레스를 단순히 선행하는 상황에 의해 발생하는 것으로 이해하여서는 안 된다고 주장하면서 그 이유는 사람들은 동일한 상황에 처해 있으면서도 스트레스로 인한 매우 차별적인 영향을 받는 것이 사실이기 때문이라고 하였다. 이러한 차이점은 사람들이 삶의 문제에 직면하게 될 때의 상황(불안, 갈등, 억압 등을 최소화할 수 있고 그것으로부터 벗어날 수 있는 인지능력, 자원, 행동) 등이 사람마다 또는 집단적 특수성에 따라 다를 수 있기 때문에 발생하게 된다.

이러한 스트레스로 인한 차별적인 결과는 개인 혹은 개인이 소속된 집단으로부터 제공되는 다양한 자원에 의해 영향을 받는 것으로 이해되고 있는데, 일반적으로 이러한 자원들은 스트레스 과정에서의 사회심리적 중재 요인으로 설명되고 있으며, 중요한 개념으로는 사회적 지지, 대응, A형 행동유형, 통제신념, 자기존중심, 강인성 등이 설명되고 있다. 이 장에서는 스트레스 과정에서 일반적으로 언급되고 있는 주요한 사회심리적 요인을 서술하고자 하며 구체적인 질문지의 내용 및 규준에 관해선 박정선과 김정희(2004) 제4장을 참고하길 바란다.

1) 사회적 지지(Social support)

스트레스 과정에서의 사회적 자원의 중요성을 언급하는 학자들은 건강 위험인자와 함께 개인적, 사회적 자원이 정신건강의 수준이나 질병발생에 어떠한 영향을 미치는가에 관심을 집중시켜 왔다(Dean과 Lin, 1977; Lin과 Ensel, 1989; Gore, 1978; Turner, 1983). 그중에서 스트레스 인자와 스트레스로 인한 신체적 심리적 증상, 그리고 건강영향의 관계에 가장 활발하게 연구되어 왔던 요인으로 사회적 지지를 들 수 있다.

Cobb(1976)는 사회적 지지를 "인간으로 하여금 (1) 그(녀가)가 보호를 받고 있다든가 애정을 받고 있다고 믿게 해주고 (2) 그(녀)가 존경받고 있으며 가치 있는 존재라고 느끼게 해주며 (3) 의사소통의 연결망(network)에 속해 있다고 믿게 해주는 정보로 간주되어야 한다고 주장하였다. 물론 Cobb의 개념 정의는 감정적 지지에 치우친 감이 있고, 타자로부터 받는 수단적 혹은 현실적 도움을 무시한 감이 있기는 하지만, 나름대로 정확한 조작적 정의를 시도한 것으로 평가할 수 있다. House(1981) 역시 기존의 정의를 보다 진보된 개념으로 사회적 지지를 설명하였다.

그는 사회적 지지를 (1) 정서적 관심(호의, 사랑, 연민), (2) 수단적 도움(재화, 용역), (3) 주위환경에 대한 정보, (4) 자기 자신에 대한 긍정적 평가 등의 내용을 내포하는 대인적 행위로 규정하였다. Walker 등(1977)도 사회적 지지를 사람으로 하여금 그들의 감정이 타자들에 의해 이해되어질 수 있다고 확신하게 하는 행위로 정의하였다. 사회적 지지의 상호작용의 측면을 강조한 Lin 등(1979)도 사회적 지지를 개인이나 집단 그리고 공동체와의 사회적 연대를 통해 개인들에게 접근될 수 있는 지지로 설명하였다.

사회적 지지는 일원적인 구성물로 간주되어선 안 되고 그것이 내포하고 있는 요소들에 대한 다차원적인 개념으로 설명되어야 한다는 시각이 요구되고 있다. Kahn과 Antonucci(1980)는 사회적 지지의 유형을 감정, 확인, 도움 등으로 구별하여 설명하고 있으며, House(1981)는 사회적 지지를 (1) 정서적 지지, (2) 평가적 지지, (3) 정보 지지, (4) 수단적 지지로 분류하였다. 그리고 Thoits(1985)는 사회적 지지는 특정의 스트레스의 상황에 의해 그 유형이 구분될 수 있음을 주장하면서 사회적 지지를 첫째, 개인으로 하여금 심리적 안정감을 제공해 주어 그 자신이 사회성원들에게 존경의 대상이 되고 애정을 받고 있다고 느끼게 해주는 정서적 지지(emotional support) 둘째, 각 개인으로 하여금 그가 속해 있는 세계를 이해하고 그 속에서의 변화에 적응할 수 있도록 해주는 정보, 조언, 지식 등을 의미하는 인지적 지지(cognitive support) 셋째로, 현실적인 문제를 해결하도록 도와주는 재화와 용역의 물질적 지지(tangible support)로 구분하였다.

이러한 사회적 지지의 분류는 사회적 지지의 다양한 유형을 이해하는데 도움을 준다. 이러한 분류를 종합해 보면 사회적 지지는 다음과 같이 요약될 수 있을 것이다.

첫째, 개인이 보호받고, 애정을 받고 있으며, 존경받고 있다고 믿으며 정보를 제공해 줄 수 있는 긍정적 감정의 표현으로 사회적 지지가 설명되고 있고 둘째, 개인의 신념, 해석, 감정의 타당성(적법성)에 동조하는 유형으로 셋째, 신념이나 감정의 개방적인 표출의 조장 넷째, 조언이나 새롭고 다양한 정보에 접근할 수 있는 가능성의 제공 다섯째, 물질적 도움 여섯째, 자신의 의사소통의 연결망에 정보를 제공받는 유형 등이다.

사회적 지지란 최소한 가정, 직장, 이웃, 친구 등의 두 사람 사이에서 수혜자의 안녕(well-being)을 향상시키기 위한 목적으로 교환되는 자원으로 정의할 수 있을 것이다(Schumaker와 Brownell, 1984). 따라서 사회적 지지는 인간들 간의 상호작용의 과정에서 창출되어지며 다양한 유형의 사회적 지지가 제공되고 제공받게 된다.

최근의 사회적 지지에 관한 연구 결과들을 보면, 사회적 지지가 인지된 스트레스의 위해한 측면을 감소시켜주는 방어수단(antidote)으로 작용한다는 것에 대한 명백한 자료를 확보한 것으로 보인다(Carlson과 Perrewe, 1999). 그중에서도 사회적 지지는 역할 갈등, 시간 압박감, 일-가정 영역 간 갈등(work-family conflict) 등의 문제를 완화시키는 데 직접적인 영향을 준 것으로 보고되었으며, 특히 가정으로부터 제공되는 사회적 지지는 직장 내에서의 직무관련 스트레스를 완화시키는 데 크게 기여하는 것으로 인식되고 있다(Parasuraman 등, 1992; Ayree와 Luk, 1996; Frone 등, 1997). 스트레스를 감소시켜주는 긍정적 기능 이외에도 사회적 지지는 만족도를 증가시켜 맞벌이 부부들의 건강 향상에도 기여하는 것으로 확인되었다(Parasuraman 등, 1992).

적절한 사회적 지지는 사람으로 하여금 장수하게 해주고(Berkman과 Syme, 1979), 심혈관계질환으로 인한 사망 가능성을 감소시켜주며(Schoenbach 등, 1986), 환경적이고 개인적인 스트레스에 의한 해로운 효과를 완화시켜 주는 것으로 보고되었다(Cohen과 Wills, 1985). 실제로 Uchino 등(1996)이 수행한 한 연구보고에 의하면, 사회적 지지는 심혈관계, 내분비계, 그리고 면역체계의 변화를 통하여 사망률을 감소시켜 주었다.

반면 부적절하고 불충분한 사회적 지지는 여성의 우울증의 발생과 관련이 높으며(Brown 등, 1986 ; Monroe 등, 1986), 유방암 환자의 스트레스의 증가(Robert 등, 1994)와 관련이 있는 것으로 알려져 있다.

사회적 지지는 건강관련 행위와도 강한 관련성이 있다는 것이 지적되었다. 예를 들면, Umberson(1987)은 사회적 지지는 건강식이, 운동, 적당한 수면, 그리고 적절한 약물의 복용, 음주, 그리고 흡연과 같은 건강 증진행위를 촉진시키는 역할을 한다고 하였다. 사회적으로 고립되고 수동적인 성향을 보이는 사람은 활발한 사회적 접촉을 갖고 능동적인 활동을 하는 사람에 비해 불행한 생활양식에 노출되거나 그러한 생활양식을 소유할 가능성이 높다(Dalgard 과 Haheim, 1998).

그 외에도 사회적 지지는 긍정적 자기평가를 의미하는 자기존중심에 의해 영향을 받는 것으로 보고되었으며(Brown 등, 1990), 스트레스 인자와 스트레스 증상 그리고 건강 영향 간의 관계에 영향을 미치는 중재변수로 널리 인식되어 왔다. 예를 들면, 높은 직무 요구도와 낮은 직무 자율성으로 인하여 경험하게 되는 직업성 긴장은 스트레스를 유발시키게 되고 심혈관 질환 등의 신체적 질병의 발생을 증가시키게 되는데, 이 과정에서 사회적 지지가 통제력을 증가시키고 스트레스를 감소시키는 데 결정적인 역할을 한다(House, 1981).

사회적 지지의 형식과 기능이 사회적 지지를 제공하는 사회적 관계의 특성에 따라 다양하게 나타나듯이, 사회적 지지의 효과도 사회적 관계가 속하고 있는 상황에 따라 축소될 수도 확대될 수도 있다(House, 1981). 그렇기 때문에 사회적 지지의 상호작용적 측면과 사회적 지지의 형식, 기능, 그리고 효능에 대한 사회적 맥락(상황)의 효과에 대해 관심을 기울여야만 한다.

사회적 지지는 특정의 사건 발생에 대해 규범적인 규제력을 행사하면서 질병의 발생을 감소시킬 수 있는 선행하는 인자로 작용할 수 있다. 또한 사회적 지지는 일상생활 속에서의 변화로 인해 야기되는 위해한 심리적 육체적 결과를 감소시켜 주거나 또는 제거해 버릴 수 있는 정보를 제공해 줌으로써 완충적 역할을 할 수 있다. 그러므로 사회적 지지가 대응의 기능을 수행할 수 있다는 지적은 고무적이라고 할 수 있다(Gore, 1978). 사회적 지지는 정신증상을 설명하는 데에 있어서 결혼 상태나, 직업적 위세, 스트레스성 사건의 경험 등에 의해 설명되는 변량보다도 더욱 의미가 있게 많은 부분이 기여하고 있음이 지적되고 있다. 이는 정신증상에 영향을 주는 제 변수들 중에서 무엇보다도 설명력이 큰 변수는 사회적 지지라는 것을 뒷받침하는 것이고, 결국 사회적 지지는 스트레스로 인한 반응에 크게 영향을 주는 요인으로 받아들여야 한다는 논리로 귀결된다.

사회적 환경이 건강에 위해한 영향을 미친다는 것은 이미 잘 알려져 있는 일이다. 따라서 인간의 건강을 개선하고 스트레스로 인한 잠재적인 악영향으로부터 대처할 수 있도록 우리의 능력을 개발시켜 나가고 사회적 환경에 잘 적응하고 조절해나갈 수 있어야 한다. 일상적 생활이나 위기의 상황에서 사회구조의 기능적 요구(수단적 요구와 표출적 요구)에 대처할 수 있는 사회적 지지는 그러한 잠재적 요인 중의 핵심적 개념으로 대두되게 된 것이다.

또한 실천적 측면에서 볼 때, 스트레스를 동반하는 사건들은 우리가 조작할 수 없는 운명적인 것임에 틀림없다. 그러나 사회적 지지는 서비스나 정책을 통해서 얼마든지 조절할 수 있는 성격을 띤다. 이러한 사실은 사회적 지지는 대중의 건강수준을 향상시키고 개선시킬 수 있는 효율적인 조정이 가능하다는 의미를 함축하고 있는 것이다.

2) 대응(Coping)

대응은 삶의 긴장으로 인한 손상으로부터 벗어날 수 있는(극복할 수 있는) 능력을 의미한다. 사람들은 그들을 침해하는 외부의 세력으로부터 능동적으로 반응하게 된다는 기본적 가정이 대응의 개념 속에는 존재하고 있다. 인간을 위협하는 외부의 세력은 본질적으로 사회적이기 때문에 대응을 이해한다는 것은 사회가 그들 성원에게 행사하게 되는 영향을 이해하는데 있어 선결조건이 된다. 대응은 사회적으로 형성되며 타자와의 끊임없는 상호작용 속에서 얻어지는 외부의 세력에 대처할 수 있는 사회적 능력이라 할 수 있다. 따라서 대응의 동원 노력이 빨리 시작되면 될수록 상황은 한 사람이 어떤 상황에 대처하기 위한 실제적인 행동을 하게 될 경우 객관적 차원에서의 상황이나 그 상황에 대한 주관적인 시각의 측면에서 상황은 변하게 된다. 나아가 대응은 스트레스를 동반하는 사건보다 오히려 선행하는 시작되는 즉, '예언적 대응(anticipatory coping)'으로 작용하게 된다.

대응은 다양한 개념적 의미를 함축하고 있는 것으로, 통제력, 방어, 그리고 적응 등과 유사한 개념으로 사용되어 왔다. 예를 들면, Pearlin과 Schooler(1978)는 대응을 정서적인 갈등, 고통 등으로부터 예방하고 피할 수 있고 그리고 통제할 수 있는 외부적 긴장에 대한 반응으로 설명하였다.

대응은 스트레스의 상황하에서 그 상황을 해결하는 문제 해결 기능과 스트레스 상황하에서 비롯되는 부정적 정서 조절 기능의 역할을 수행한다. Folkman 등(1986)은 이러한 대처요인으로 (1) 직면적 대응 (2) 거리두기 (3) 자기 통제 (4) 사회적 지지 구하기 (5) 책임의 수용 (6) 회피행동 (7) 계획적인 문제의 해결 (8) 긍정적 재평가로 설명하고 있다.

Pearlin과 Schooler(1978)가 제시한 대응의 내용을 소개하면 다음과 같다. 첫째로, 대응에 대한 관심사는 유일하게 한 개인을 특정화하는 대응의 요소(내용)에 대해서가 아닌 한 개인이 숙지하고 타자들과 공유하는 과정에서 형성된다. 둘째로, 기능적 측면에서 볼 때, 대응은 (1) 스트레스성 문제를 유발시키는 상황을 수정하거나 변형시키고 (2) 스트레스의 위협을 감소시킬 수 있는 방향으로의 문제의 의미를 수정하고 (3) 스트레스 증상을 관리하는 것으로 나누어 볼 수 있다. 셋째로, 대응은 사람들이 직면하게 되는 문제의 성격과는 무관하게 발생하는 일련의 일반적 성향으로 간주되지 않고, 각 개인에게 놓인 문제의 실체에 따라 그리고 그 문제가 내포하고 있는 사회적 역할에 따라 다양하게 나타나는 특수한 행위라고 할 수 있다. 넷째로, 대응의 효능뿐만 아니라 대응의 한계도 함께 고려하여야 한다. 즉 각 개인의 대응은 공식조직이나 정부당국 그리고 보상체계 등에 귀속되는 문제들과 관련되어 있을 때는 별효과를 갖지 못하지만, 대응은 대인관계(예를 들면, 가족)에 귀속되는 문제들에 대해선 아주 효과적인 것이 된다는 것이다.

대응을 보다 잘 이해하기 위해선 사회적 자원, 심리학적 자원, 특수한 대응반응 간의 구별이 필요하다. 자원이란 사람이 행하는 것을 의미하는 것이 아니라, 그들의 대응목록(coping repertories)을 발달시킬 수 있는 동원 가능한 힘을 의미한다. 자원은 크게 사회적 자원과 심리적 자원으로 대별할 수 있다.

사회적 자원은 결정적인 지지를 부여해 주는 잠재적인 원천(제공자) −예를 들면 가족, 친구, 동료, 이웃, 자발적 결사체−의 대인적 연결망의 질과 양에 의해 영향을 받게 된다. 심리학적 자원은 그들의 환경 속에서 사건들이나 객체들에 의해 야기되는 위협에 저항할 수 있도록 해주는 인성적 특성을 의미한다. 자아 내에 존재하는 심리학적 자원은 사회적 긴장으로부터 야기되는 스트레스를 동반하는 결과로부터 보호할 수 있는 역할을 한다.

이러한 심리학적 자원은 자기존중심, 자기격하, 통제력의 세 가지로 설명될 수 있다. 자기존중심은 자신에 대한 긍정적 태도로 설명되며, 자기격하는 한 특정인이 자신에 대한 부정적 태도를 갖고 있는 정도를 의미한다. 그리고 통제력은 자신의 삶의 기회가 운명론적으로 지배받고 있다고 생각하기보다는 자기 스스로의 조정과 관리 하에 있다고 믿는 정도를 말한다. 마지막으로 위에서 언급한 일반적인 심리학적 자원과는 구별되는 특수한 대응자원으로는 행동, 인식, 그리고 인지 등이 있다. 대응반응은 개개인에게 주어진 이질적인 역할을 수행해 가면서 직면하게 되는 생활 속에서의 긴장들을 대처해 나가려는 구체적인 노력을 의미하는 것으로 이러한 반응은 실제로 개인들의 심리학적 자원에 의해 영향을 받는다. 그러나 반응양식은 개념적으로나 경험적으로 독립적인 것이다. 이러한 반응은 그 기능상 세 가지 유형으로 설명될 수 있다. 첫째는, 갈등적 경험 상황을 변화시킬 수 있는 반응양식, 둘째, 긴장이 발생한 후(그러나 스트레스가 발현되기 전에) 긴장의 경험을 관리할 수 있는 반응양식, 셋째, 스트레스가 발생한 후에도 스트레스를 통제할 수 있는 반응양식 등이다.

이를 요약하면, 대응은 일차원적인 행동양식이 아니라는 점으로 귀결되며 다각도의 기능을 수행하는 것으로 이해할 수 있다. 생활 속에서 긴장에 직면하게 되었을 때, 심리학적 자원이 중요한 의미를 갖게 되는 것과 마찬가지로 어려운 문제에 직면했을 때 이에 대응하는 인성적 속성을 간과하고서는 대응능력을 이해할 수 없다. 이상의 내용을 기초로 할 때, 사람이 어떠한 문제에 대해 잘 대응해 나가느냐 혹은 그렇지 않느냐 하는 것이 한 개인의 건강에 밀접한 영향을 주게 된다는 점을 인식할 수 있게 된다.

이와 함께 인간이 경험하게 되는 대응양식의 속성에 관한 것으로, 문제에 대처해 가는 대응능력은 개인들에 의해서보다는 집합체에 의한 조정에 의해 영향을 받을 수 있다. 우리들이 일상생활 속에서 경험하게 되는 문제들은 사회적, 경제적인 조직체에 의해서 형성되며, 그러한 문제들은 개개인의 삶에 지대한 영향을 준다. 따라서 대응의 실패를 한 개인의 능력의 결핍으로 보기는 힘들다. 오히려 한 개인의 대응의 실패는 인간들을 구속하는 그리고 곤궁 속으로 몰고 가는 사회체계의 실패에 기인하는 것으로 보는 것이 타당하다. 그러므로 사회적으로 구조화된 스트레스는 하나의 사건이 아니라 복합적이고, 다양하고, 그리고 지적인 노력을 촉구하는 과정으로 이해해야 한다. 그리고 스트레스 연구는 그 자체가 함유하고 있는 복합성과 다양성을 서로 결합시킬 수 있는 수준으로 발전되어야 한다.

사회적 자원을 활용하고 동원한다는 점은 대응행동을 활용한다는 것과 물론 다르다. 그러나 각각은 스트레스의 상황을 규제할 수 있는 역량을 동일하게 갖추고 있다는 점에 주목해야 한다. 삶의 과정을 통해 경험하게 되는 일련의 문제나 고난을 대처해 가야만 하는 인간들은 대응이나 사회적지지 또는 아래의 다른 사회심리적 요인 중에서 어느 하나만을 선택하지는 않는다. 각 개인은 스트레스를 감소시키고 제거할 수 있고 퇴치할 수 있도록 노력하고자 할 때, 대응과 사회적 지지는 함께 동원되고 활용된다.

3) A형 행동유형(Type A behavior pattern)

그동안 A형 행동유형은 관상동맥 심장질환의 위험 요인으로 광범위하게 연구되어 왔다(Denollet, 1993). A형 행동유형은 높은 성취동기를 보이고, 공격적이고 적대적인 성향을 보이며, 경쟁적이며 참을성이 없는 성격으로, 그리고 이와는 반대로 위의 성향을 보이지 않는 행동유형의 특성은 B형 행동유형으로 각각 정의된다(Friedman과 Rosenman, 1959). A형의 성향을 보이는 사람은 시간 개념에 대해 과민한 반응(hyper awareness)을 보이고 따라서 보행이나 식사 그리고 업무수행을 빠르고 겉치레로 하는 경향을 보이며, 안면긴장, 말 빠르게 하기, 다른 사람의 말 끼어들기, 호흡 시 소리내기 등의 신체적인 특성을 보인다(Denollet, 1993). 다소 논란의 여지는 있지만 Friedman과 Rosenman는 A형 행동유형과 건강간의 중요한 관련성을 강조하였다. 즉 그들은 A형의 행동유형을 갖지 않을 경우 지방식 섭취, 흡연, 운동부족과는 관계없이 70세 이전에는 절대로 심장질환이 발생하지 않지만, A형 행동유형의 성향을 갖는 사람은 30 혹은 40대에도 쉽게 관상동맥심장질환에 걸리게 된다고 주장하였다.

A형 행동유형과 심장질환의 발생 간의 관련성에 대해선 그동안의 여러 연구에서 보고된 바 있다. 대표적 연구로 Framingham 연구결과에 의하면, A형 행동유형을 소유한 사람은 B형의 사람보다 심장질환의 발생률이 약 2배가량 높다고 하였다(Eaker 등, 1989). 그리고 French-Belgian 심장질환 공동연구에서도 A형의 행동유형이 역시 심장질환의 위험 요인이라는 것을 밝혀냈다(French-Belgian Group, 1982). 그러나 모든 연구에서 A형 행동유형과 심장질환 간에 유의한 관련성이 발견되지는 않았다. 예를 들면, 널리 알려진 Honolulu Heart Program에서는 A형의 행동유형과 심장질환 간에는 유의한 관련성이 발견되지 못하였다(Cohen과 Edwards, 1989).

A형 행동유형은 신체화 증상(Nakano, 1990; Suls 와 Sanders, 1988), 혈압(Garrity 등, 1990; Kemper 등, 1990; Keltikangas 등, 1990), 불안과 우울(Chesney 등, 1981; Matteson과 Ivancevich, 1982)과 관련성이 있음이 보고되었다. A형 행동유형은 직무 수행도, 직무요구나 직무자율성 그리고 역할모호성 등과 같은 직무 내용과도 유의한 연관성이 입증되었다. 즉, A형의 행동유형의 성향을 보이는 사람은 높은 직무요구를 느끼며(Smith와 Anderson, 1986; Waldron 등, 1980), 낮은 직무자율성(Chesney와 Rosenman, 1980)과 높은 역할모호성(Howard 등, 1977; Keenan과 McBain, 1979)의 인지와 관련이 있다는 것이다. 직무스트레스 연구자들은 A형 행동유형과 적대감(hostility)에 대해 특히 관심을 갖고 있는데, 그 이유로는 첫째, 적대적 성향의 인성적 특성이 직무스트레스의 효과를 조절해 줄 것이라는 가능성, 둘째, A형의 성향을 보이는 사람이 수입이나 위세에 의해 조직 내에서 보상받는다는 연구 결과 때문이다(Ivancevich와 Matteson, 1988; Chesney와 Rosenman, 1980). 직무 수행도의 측면에서 보면, A형 행동유형의 성향은 직무 수행능력을 향상시키는 데 기여하는 것으로 알려져 있다(Matteson과 Ivancevich, 1987).

A형 행동유형은 B형의 행동유형의 사람들에 비해 많은 노력을 쏟는 성향을 보이지만, B형의 사람들보다는 주관적인 피로를 적게 느끼며(Carver, 1976), 위기나 도전을 받는 상황하에 있을 때 다양한 신체적 증상을 보다 많이 느끼는 것으로 알려져 왔다(Lundberg, 1982; Matthews 등, 1983; Weidner와 Matthews, 1978).

A형 행동유형은 직장 내에서의 스트레스 인자의 양이나 질과는 무관하게 그 자체가 심리학적 증상을 증가시키는 것으로 알려져 있으며(additive effect)(Burke, 1988), 이 밖에도 인지된 스트레스 인자의 효과를 약화시킴으로써 스트레스 인자와 긴장 간의 관계를 수정시키

는 중재효과(moderated effect)(Ganster 등, 1987)와 스트레스 인자뿐만 아니라 스트레스 증상에도 영향을 미치는 매개효과(mediated effect)(Edwards 등, 1990) 등이 발견되어 스트레스 과정에 중요한 역할을 하는 인성적 특성으로 널리 알려져 있다.

4) 통제신념(Locus of control)

통제신념은 인성 연구에서 가장 활발하게 연구되어 온 개념이다. 통제신념이란 행위와 결과에 대한 일반화된 기대(generalized expectancy)로 정의되며 Rotter(1975)에 의해 개발되었다. 통제신념은 긍정적이건 부정적이건 한 사건의 발생이 그 자신의 노력이나 영향력에 의해 결정된다고 믿는 내적 통제신념과 이와는 대조적으로 어떤 사건의 발생이나 결과는 자신의 노력이나 영향력 그리고 조정의 수준을 넘어 환경이나 주변의 영향력이 있는 사람들에 의해 영향을 받고 결정된다고 믿는 외적 통제신념, 그리고 자신이나 영향력 있는 타자에 의해서 결과나 사건이 영향을 받기보다는 우연에 의한 것으로 믿는 우연 신념(chance)의 세 가지 유형으로 나누어 볼 수 있다(Rahim 등, 1996).

스트레스를 조절할 수 있는(변화시킬 수 있는) 것으로 간주하는 사람 즉, 내적 통제신념의 성향을 보이는 사람은 문제중심의 대응행위(problem-focused action)를 통하여 스트레스에 대처하려는 노력을 기울이고 그렇게 함으로써 기존의 건강상태를 적절하게 유지하거나 증진시킨다. 그러나 이와는 반대로 외적인 통제신념의 성향을 보이는 사람은 스트레스로 인한 위해한 영향에 속수무책일 수밖에 없게 된다.

통제신념은 여러 가지 심리학적 건강수준과 밀접한 관련성이 있음이 여러 연구에서 보고되었다. 예를 들면, 외적 통제신념의 성향을 보이는 사람들은 높은 우울증상을 경험하며(Sidrow와 Lester, 1988; Lester, 1989), 부정적 사건에 보다 민감하게 반응하고, 보다 자기 방어적인 성향을 보이기 때문에 실제 생활에서 보다 많은 스트레스를 경험하게 된다(Kobasa 등, 1982). 외적 통제신념의 성향을 보이는 사람들은 무기력, 자신과 일로부터의 소외감, 도전을 회피하려는 성향을 나타내며(De Brabander 등, 1996), 그리고 낮은 직무 만족도와 높은 스트레스를 보이게 된다(Jain 등, 1996).

내적 통제신념의 사람들은 외적 통제신념의 성향을 보이는 사람들에 비해 악몽을 덜 경험하며(Lester와 Tarnacki, 1989), 보다 양호한 육체적 정신적 건강수준을 보이고 스트레스를 덜 표현한다(Kirckaldy 등, 1993). 그들은 대인관계에 있어 공격적인 행위를 취하지 않으며 협조자적인 상호관계를 유지하며(Perlow와 Latham, 1993), 보다 주변의 환경에 잘 적응한다(Cooper 등, 1995).

통제신념은 사망력(Dalgard와 Haheim, 1998)과 심혈관계질환 위험 요인의 반응(예: 고혈압) 등의 질병위험 요인과 관련이 있음이 보고되었고(Williams 등, 1977), 몇 편의 노인들을 대상으로 한 연구 보고에서는 내적 통제신념의 노인들이 외적 통제신념의 노인들에 비해 보다 적극적이고 활기차게 행동을 하고 낮은 사망률을 보였다(Brothen와 Detzner, 1983; Langer와 Rodin, 1976; Waller와 Bates, 1992). 그리고 정보의 수집이나 활용의 측면에 있어서도 통제신념에 따라 상이한 결과를 보였는데, 내적 통제신념의 소유자들은 보다 유용한 정보를 많이 얻고 보다 적절하게 잘 활용하고 중요하고 필요한 정보에 대해 관심을 기울이는 성향을 보였다(Hassmen 등, 1996).

통제신념은 스트레스로 인한 위해한 영향을 완화시켜 주고(Cummins, 1988; Kobasa 등, 1982), 직무스트레스와 탈진(burn out) 간의 관계를 변화시키는 중재자로서의 역할을 하기도 한다(Schmitz 등, 2000). 외적 통제신념의 성향의 사람들은 부정적인 사건을 경험하게 될 때 보다 높은 심리학적 디스트레스를 경험하게 된다(Smith, 1993).

이러한 결과를 종합해 볼 때, 내적 통제신념은 육체적 정신적 안녕 상태와 밀접하게 관련되어 있다는 것을 알 수 있다. 통제신념이야말로 가장 영향력 있는 스트레스 완화효과를 갖고 있는 인성 변수라고 할 수 있다(Cohen와 Edwards, 1989).

5) 자기존중심(Self-esteem)

자아에 대한 긍정적인 평가는 오래 전부터 정신건강의 핵심적인 요소로 인식되어 왔다(Jahoda, 1958; Rogers, 1961; Taylor와 Brown, 1988). 자기존중심은 주변의 사람들에 의한 평가에 의해서 영향을 받는 자아에 대한 내적 평가라고 할 수 있다(Rosenberg, 1965).

Rosenberg(1981)는 높은 자기존중심을 갖고 있는 사람은 자신에 대한 존경심과 장점에 대해 수용하는 태도를 보이며 자신의 존재에 대한 가치, 그리고 자신의 약점과 장점을 정확하게 평가할 줄 아는 능력을 소유하고 있지만 자기존중심이 낮은 사람은 자신을 부족하고 부적격한 사람으로 간주하는 성향을 보인다고 하였다. Epstein(1973)은 자기존중심을 자아-개념(self-concept)의 가장 핵심적인 요소로 간주하고 자기존중심은 한 사람의 행위를 선택하는 과정에서 중요한 영향을 미치게 된다고 하였다. 예를 들어, 흡연, 음주 등과 같은 건강행위와 자기존중심 간에는 밀접한 관련성이 있음을 보고하였다. 높은 자기존중심을 갖고 있는 여성은 유방암 자가 검진을 수행할 가능성이 높고(Ginzel, 1985; Horton, 1986; Kligman 등, 1988), 보다 효과적인 피임기법을 사용할 가능성이 높다고 보고되었다(Henry 등, 1987).

최근 Hurst 등(1997)은 일차 의료기관 내원 환자를 대상으로 한 자존심과 건강관련 행위 실천과의 관련성에 관한 연구에서 자존심은 장수(longevity)와 관련이 있다고 하였다. 남자의 경우 개인적 손실, 흡연, 알코올 음용, 그리고 위험한 상황에의 노출 등과 자기존중심은 역상관 관계가 있다고 하였고, 높은 자기존중심의 성향을 보이는 사람이 안전벨트 착용률이 높고 정기적인 검진을 받으며, 자신들의 사회적인 연대(social ties)에 대해 높은 만족감을 보인다고 하였다. 나아가 높은 자기존중심을 갖고 있는 사람들은 삶의 만족도가 높고, 양호한 건강수준을 보이고 이는 장수와 연결된다고 하였다. 여자 역시 자기존중심은 안전벨트의 착용, 운동량, 그리고 자신 주변으로부터의 사회적 지지에 대한 만족도와 양의 관련성이 있다고 하였다. 또한 높은 자기존중심을 보이는 사람들에게 있어 자기존중심은 체중, 흡연, 음주와 음의 관계를, 그리고 혈압의 저하와 양의 관련성을 보였고 이는 결과적으로 장수와 연결된다고 하였다.

자기존중심은 일련의 행위나 인성적 특성과도 관련성이 있는 것이 보고되었는데, 예를 들면, Robson(1988)은 긍정적인 결과는 높은 자기존중심과 관련이 있는 반면, 부정적인 결과는 낮은 자기존중심과 관련이 있다고 하였다. 즉, 자기존중심이 높은 사람은 보다 긍정적인 특성을 보이고 그들의 능력이나 행위에 대해 보다 신뢰감이나 확신을 갖고 있으며 그들이 행한 노력에 대해 긍정적인 기대와 보다 높은 수준의 직무 및 역할 수행능력을 갖게 된다.

자기존중심은 심리학적 건강수준과 밀접한 관련성이 있는 것으로 보고되었다(Burke, 1991; Kiecolt, 1994). 자기존중심이 높은 사람은 적응능력도 높으며 긍정적인 감정상태를 체험하며 불안감을 덜 느낀다. 반면에 자기존중심이 낮은 사람은 자신의 능력에 대해 신뢰하거나 확신하지 못하며 성공적인 직무 및 역할 수행이 힘들 것으로 인식한다(Schafer와 Keith, 1999). 낮은 자기존중심이 우울증의 인과적인 영향을 미치는지에 대해선 명확하게 밝혀진 것은 아니지만, 우울증이나 무기력증과 같은 심리학적 장애와 밀접하게 관련된다(Beeber, 1996; Baumeister, 1993; Brown와 Harris, 1978; Robert와 Monroe, 1994).

자기존중심은 태도, 건강행위, 적응능력, 인지수준, 그리고 심리학적 정신적 건강수준에 직접적인 영향을 주기도 하지만 대응자원으로도 작용하여 부정적인 행위나 결과를 완화시키는 중재자의 역할을 수행한다(DeLongis 등, 1988; Murrell 등, 1991). 스트레스성 사건을 경험하고 있는 상황 하에서 자기 비하적 태도는 그 자체에 너무 집착하게 하고 자신에 대한 부정적 태도를 더욱 가중시켜 결국은 우울증을 더욱 촉진시키는 역할을 하게 된다(Abramson 등, 1988; Abramson과 Alloy, 1990; Beck, 1987; Nolen-Hoeksema, 1991). Hall 등(1996)은 738명의 여성을 대상으로 출산 후 우울증과 자기존중심의 관련성에 대한 연구에서 자기존중심이 일상생활에서의 스트레스의 효과를 변화시켜 주었고 낮은 자기존중심의 여성들이 출산 후 우울증을 경험할 가능성이 39배 높았음을 보고하였다.

6) 강인성(Hardiness)

Kobasa 등(1982)은 스트레스와 질병에 관한 연구는 스트레스성 사건의 위해한 효과를 제거하거나 완화시켜줄 수 있는 '억제자원'에 대한 연구로의 흐름의 변화가 진행되고 있으며 그러한 자원의 형태로 구조적 강인성(constitutional strength), 사회적 지지, 건강생활의 실천, 그리고 퍼스넬리티 특성의 네 가지로 설명하였다. 그들은 기존의 억제 자원에 대한 연구는 퍼스넬리티의 문제와 연결시켜 보지 않았기 때문에 여러 가지 한계를 갖게 되었다고 지적하고, 퍼스넬리티의 특성은 외부의 스트레스성 사건에 대한 대응과정에 영향을 줄 수 있고, 그렇게 함으로써 퍼스넬리티가 스트레스로 인한 효과를 완충시킬 수 있는 기전으로 보았다.

이러한 스트레스의 억제자원으로서 퍼스넬리티의 특성을 Kobasa는 강인성이라는 개념으로 설명하였는데, 강인성이란 건강에 대한 스트레스성 사건의 부정적 효과를 억제할 수 있는 자원을 의미하는 것으로 동조(commitment), 통제(control), 그리고 도전(challenge)의 세 가지 특성으로 구분된다(Kobasa와 Maddi, 1982; Kobasa와 Puccetti, 1983).

첫째, 동조는 현재하고 있는 일이나 닥쳐 있는 문제가 어떤 것이든 간에 그 일에 자신을 능동적으로 몰입시키는 성향으로, 행동적 측면에서 동조적 성향을 보이는 사람은 자신에 대해서 뿐만 아니라 사회적 관계에 적극적으로 참여하며 쉽게 외부의 압력에 대해 좌절하지 않으며 포기하지 않는다. 그리고 목적의식이 있어 생활 속에서 사건이나 주위사람들에 대해서도 긍정적인 시각을 갖는다.

둘째, 통제는 다양한 우발적 사고나 상황에 직면했을 때, 그 자신이 무기력하다고 느끼기보다는 자신을 영향력이 있는 사람으로 느끼고 행동하는 성향을 뜻한다. 이는 사건이나 사건으로 인한 결과를 완벽하게 처리했다고 믿는 순박한 기대가 아니라 자신의 상상력, 지식,

기술을 활용함으로써 확실한 영향을 행사하는 존재로 자신을 인지하는 것을 말한다. 그러므로 통제는 사건을 외부적이거나 예기치 않은 압박을 동반하는 경험으로 인식하기보다는 한 개인 행위의 자연적인 파생물로 인식함으로써 스트레스를 억제하거나 완화시킬 수 있도록 해준다. 대응의 차원에서 볼 때, 통제는 사건을 지속적인 삶의 계획과 부합되는 형태로 변화시킬 수 있도록 행위를 유도해 준다. 통제는 사회적 지지와도 밀접한 관련성을 갖는다. Mirowsky와 Ross(1989)는 통제와 사회적 지지를 안녕을 결정하는 원천으로 간주한 바 있다.

마지막으로, 도전은 안정보다도 변화가 정상적인 것으로 받아들이고 변화를 위협으로 보기보다는 성장을 위한 자극제로 믿는 신념을 의미한다. 외부적 사건을 위협으로 보기보다는 발전을 위한 자극으로 변화시킴으로써 사건의 스트레스적인 속성을 감소시켜 주게 된다. 개방성과 융통성을 조성시켜 줌으로써 도전은 통합과 효율적인 평가를 할 수 있도록 도와주게 된다.

강인성은 스트레스성 사건이나 만성적 긴장으로 인해 야기되는 상황에 대처할 수 있는 원동력이 되며 지각, 평가, 대응을 활성화할 수 있는 역할을 한다. 따라서 강인한 사람은 자신이 행하고 있는 일로부터 소외되기보다는 쉽게 동조하며, 무기력하게 느끼기보다는 사건을 통제할 수 있다고 믿으며, 변화를 위협으로 보기보다는 발전을 위한 도전으로 받아들인다. 그러므로 강인한 사람의 대응스타일은 타자(他者)나 환경적 자원을 잘 활용할 수 있는 능력뿐 아니라, 자신의 유능함에 대한 믿음을 갖게 된다.

7) 기타 요인들

스트레스 인자와 건강영향 혹은 건강위험 요인(생물학적 지표와 건강관련행위) 간에 관여하는 스트레스 중재 요인으로는 이외에도 자신감(self-efficacy), 낙관주의(dispositional optimism), 그리고 부정적 정서(negative-affectivity) 등이라고 할 수 있다.

Bandura(1977)에 의해 처음으로 개념화된 자신감은 한 개인이 설정된 목표를 달성하기 위해 필요한 행동들을 성공적으로 수행할 수 있는가에 대한 믿음이나 확신(Chwalisz 등, 1992), 그리고 모든 종류의 환경적 요구에 대처할 수 있는 능력에 대한 일반적인 신뢰(Jerusalem과 Schwarzer, 1992)로 정의된다. Bandura(1977, 1986, 1988)는 자신감을 업무에 대한 요구를 조절하고 일련의 행위를 조직하여 실행에 옮기거나, 의도되어진 업무성과를 달성하는 데 필요한 일연의 행위와 인지적 자원, 동기들을 동원할 수 있는 한 개인의 역량에 대한 신념과 판단이라고 하였다. 이러한 성향은 자신감을 퍼스낼리티적 성향으로 간주하는 몇몇의 연구자들의 입장과는 다소 차이를 보인다. 이러한 개념정의에 대한 차이에도 불구하고 자신감은 스트레스가 건강에 미치는 위험도를 감소시키는 개인적 자원이라는 시각으로 인식되고 있으며(Bartlett, 1998), 이런 맥락에서 낮은 자신감은 병인성 요인(vulnerability factor)으로 간주되고 있다(Jerusalem과 Schwarzer, 1992). 자신감이 건강에 미치는 기전에 대해선 자신감이 대응행위나 생리적 스트레스 반응의 다양한 요인들을 분석한 O'Leary(1992)의 연구에 잘 제시되어 있다. 즉 자신감은 직접 건강관련 행위(흡연, 음주, 체중조절 등)에 변화를 줌으로써, 또는 대응행위를 확장시켜 스트레스의 부정적 효과를 완충시켜줌으로써 건강에 영향을 주게 된다. 자신감은 또한 “한 개인이 자신에게 직면한 스트레스를 가장 잘 대처할 수 있다고 생각한다든가” 혹은 “효과적인 대응을 위해선 얼마만큼의 시간과 노력이 경주되어야 하는가?” 등과 같은 인지활동에 영향을 줌으로써 스트레스와 건강 간의 관계를 중재시키는 역할을 하기도 한다(Bartlett, 1998).

낙관주의적 성향은 Scheir과 Carver(1987)에 의해 정립되었는데, 낙관주의란 좋은 일이 일어날 것이라는 일반화된 기대 혹은 아마도 미래의 결과들은 긍정적일 것이라는 믿음으로 인지하는 성향으로 정의된다. 이러한 개념은 “긍정적 사고”의 개념과 유사하지만, 이는 목표를 달성하기 위해 투자하는 노력과 포기하는 것을 구별해 주는 결정적인 요인으로서의 결과에 대한 기대의 역할을 강조한다. 낙관주의적 성향과 건강간의 관련성에 대해선 다른 요인들에 대한 연구보다는 활발한 양상을 보이는 것은 아니나, 몇 편의 연구에서 낙관주의적 성향의 건강에 대한 긍정적 효과가 보고되었다. 예를 들면, Scheier과 Carver(1992)는 낙관주의적 성향이 신체적 심리적 안녕에 유익하게 작용하며 이러한 효과는 대응행위를 통해 중재된다고 설명하였다. 그 외에도 몇 편의 연구에서도 이러한 연구결과를 지지하였으나(Kasl과 Rapp, 1991), Friedman 등(1993)의 연구에서는 오히려 낙관주의적 성향이 장수와 음의 상관관계가 존재한다고 하였다.

마지막으로, Watson과 Clark(1984)에 의해 정의된 부정적 정서는 부정적인 감정과 자기 이미지를 평가할 때 개인적 차이를 보이는 태도나 분위기, 감정적인 성향을 말한다. 이는 신경질(neuroticism), 불안 성향, 낮은 자기존중심 그리고 기타 감정과 관련된 퍼스낼리티 변수들을 총괄하는 보다 상위의 개념으로 인식되며, 자기 보고식 스트레스 측정과 건강 수준 간의 관련성을 평가할 때 사용되는 중요한 혼란변수로 간주되기도 한다. 부정적 정서는 심혈관계질환, 협심증 등과 같은 스트레스와 관련된 신체화 증상에 영향을 준다(Schaubroeck와 Ganster, 1991).

3. 맺음말

스트레스는 사람들이 만들어 놓은 문화, 조직 속에서 경험하게 되는 사회적 산물이라는 인식과 함께 그 과정 역시 사회적 상호작용에 의해 형성된다는 점에서 중요한 함축적인 의미를 갖는다. 스트레스는 모든 개인에게 동일하지 않으며 그 결과 또한 상이한 양상으로 나타나게 된다. 그것은 스트레스 과정에 관여하는 스트레스 중재자, 즉 앞에서 논의한 스트레스의 사회심리적 요인들에 의해 좌우되기 때문이다. 스트레스 중재자를 잘 활용하거나 발달시킬 경우 사람들은 스트레스로 인한 부정적 영향에서부터 자유스러울 수 있다. 하지만 그 자원을 제대로 활용하거나 동원하지 못할 경우 더 심각한 질병으로의 발전을 막을 수 없다. 한 개인의 사회경제적, 문화적 특성은 외부의 변화나 자극에 대처할 수 있는 근거를 제공해 주며, 이는 또한 사회적, 정신적, 육체적 안녕상태에 영향을 주게 된다. 즉 사회적 지지나 대응, 성격, 자기존중심 등은 사회적 상황이나 환경에 의해 지배를 받고 규정되어지는 사회적 산물인 것이다. 위에서 언급한 스트레스 과정에서의 각 요인들은 아래와 같은 분석 틀로 요약할 수 있을 것이다(그림 2−12).

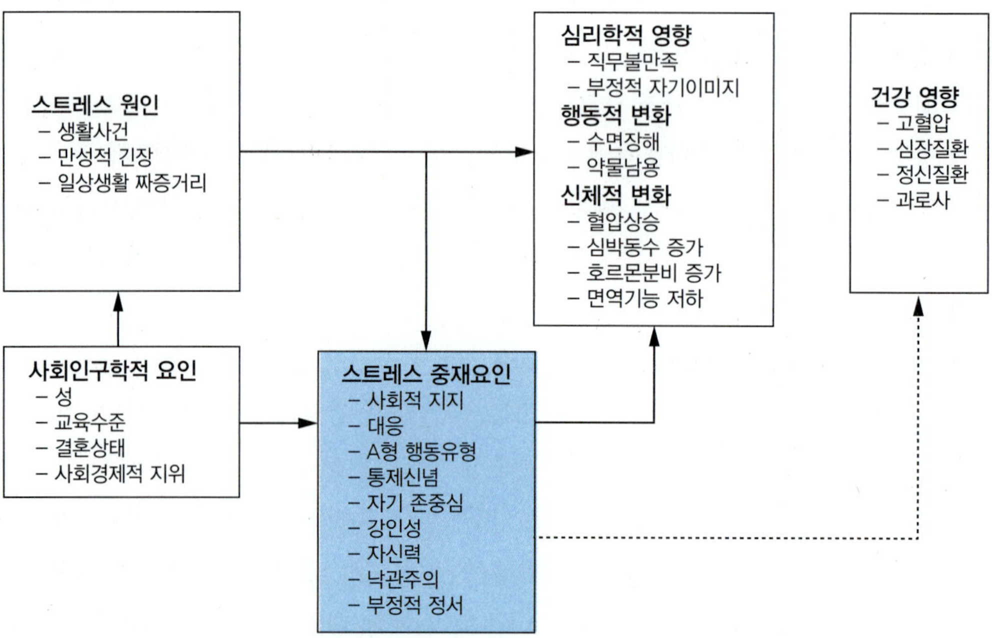

그림 2−12. Alternative stress process model.

참고문헌

김순례, 정혜선, 이복임, 이종은, 이경용. 직장인의 직무만족도 관련요인 분석 –NIOSH 직무스트레스 모형을 적용하여. 지역사회간호학회지. 2003;14(2):190-199.

김진강. NIOSH 직무스트레스 모델을 활용한 호텔 기업 종사자의 직무스트레스 모형. 관광레저연구. 2010;22(6):305-324.

박정선, 김정희. 직무스트레스 평가방법. 고려의학. 2004.

백기청. 스트레스와 정신질환(8장). 스트레스 연구, 양병환, 백기청, 김정희, 백인호, 강병조, 김광수, 한창환, 원호택, 임기영(공저). 하나 출판사. 1999.

우종민. 직무스트레스의 통합적 예방 · 관리 프로그램 개발. 한국산업안전공단 산업안전보건 연구원 연구용역 최종보고서. 2002.

이경용. 작업관련 스트레스와 조직문화. 한국산업안전공단 산업안전보건 연구원 연구보고서. 2001.

이경용. NIOSH 직업 스트레스 조사표의 신뢰도 및 타당도. 보건과 사회과학. 2000;8:57-111.

이준영, 정혜선. NIOSH 직무스트레스 모형을 적용한 임상간호사의 직무스트레스 원인과 직무만족도 분석. 산업간호학회지. 2004;13(1):30-39.

장세진. 스트레스. In :대한예방의학회, 건강통계자료 수집 및 측정의 표준화, 2000; pp92-143.

정진주. 병원 근로자의 직무스트레스 현황과 요인분석. 한국환경위생학회지. 2002;28(3):72-76.

조수경, 정혜선. 백화점 판매사원의 감정노동과 직무스트레스 반응에 관한 연구. 산업간호학회지. 2006;15(2):83-93.

조지 카치아피카스(George Katsiaficas)(이재원, 이종태 옮김). 신좌파의 상상력: 세계차원에서 본 1968 이후. 1999.

주영수, 권영준, 강희태, 김용규. 한국의 직업별 직무스트레스 수준 평가–일부 직종을 대상으로. 대한산업의학회지 2003;15(4):422-435.

하미나, 장세진, 조정진, 주영수, 정진주, 장성실, 김성아, 임상혁, 김재용, 우종민, 하은희. 한국인 직무스트레스와 건강영향에 관한 기획연구-기준상황 조사 및 측정도구 개발. 2000년 직업병 예방 연구용역 최종보고서. 2001.

한국산업안전공단 산업안전보건연구원. 작업관련 스트레스 조사표. 1999.

현대리서치 연구소. 작업관련 스트레스 조사표 개발을 위한 현장조사 최종보고서. 한국산업안전공단 산업안전보건 연구원 연구보고서. 1999.

Abramson LY, Alloy LB, Metalsky GI. The cognitive diathesis-stress theories of depression : Toward an adequate evaluation of the theories' validities. In Alloy LB.(Ed.), Cognitive Process in Depression 1988 pp. 3-30.

Abramson LY, Alloy LB, Search for the "negative cognition" subtype of depression. In McCann CD, Endler NS.(Eds.), Depression : New direction in theory, research, and practice. Wall and Emerson : Ontario, Canada. 1990.

Alexander F. Psychosomatic Medicine, London : George Allen & Unwin, 1952.

Antonovsky A. Unravelling the Mystery of Health : How People Manage Stress and Stay Well, San Franscisco :Jossey-Bass, 1987.

Arnetz B.B., Wasserman J., Petrini B., Brenner S.O., Levi L., Eneroth P., Salovaara H., Hjelm R., Salovaara L., and Theorell T. Immune function in unemployed women. Psychosom Med. 49(1):3-12, 1987.

Aust B, Peter R, Siegrist J. Stress management in bus drivers : a pilot study based on the model of effort-reward imbalance. International Journal of Stress Management. 1997;4:297-305.

Ayree S, Luk V. Work and nonwork influences on the career satisfaction of dual-earner couples. J Vocat Behav. 1996;49:38-52.

Bandura A. Reflections on non-ability determinants of competence. In Competence Considered : Perceptions of Competence and Incompetence across the Life-Span. New Haven, CT : Yale University Press. 1988.

Bandura A. Self-efficacy : toward a unifying theory of behavioral change. Psychol Rev. 1977; 84:191-215.

Bandura A. Social Foundations of Thought and Action : A Social Cognitive Theory. Englewood Cliffs, NJ : Prentice-Hall. 1986.

Bartlett D. Stress : Perspectives and Processes. Buckingham : Open University Press; 1998.

Baumeister RF(Ed.). Self-esteem : The Puzzle of low self regard. 1New York : Plenum Press. 1993.

Becerril LAC. Psychosocial risk factors among women workers in the Maquiladora industry in Mexico [dissertation]. Univ. of Massachusetts Lowell; 1999.

Beck A. Depression : Clinical, Experimental and Theoretical Aspects, Harper and Row, New York. 1987.

Beeber LS. Depression in women. In A.B. McBride & JK. Austin(Eds.). Psychiatric-mental Health Nursing : Integrating the behavioral and biological sciences. Philadelphia : WB. Saunders. 1996; pp.235-268.

Belkic K, Landsbergis P, Schnall P, Baker D, Theorell T, Siegrist J, Peter R, and Karasek RA. Psychosocial factors : review of the empirical data among men. In Occupational medicine : the workplace and cardiovascular disease(state of the art reviews), Schnall PL, Belkic K, Landsbergis P, Baker D(eds). Hanley & Belfus, Inc. 2000;175-177.

Berkman LF, Syme SL. Social networks, host resistance and mortality : A 9 year follow up of Alameda county residents. Am J Epidemiol. 1979;109:186-204.

Bongers PM, Kremer AM, Laak JT. Are psychosocial factors, risk factors for symptoms and signs of the shoulder, elbow, or hand/wrist?: a review of the epidemiological literature. Am J Ind Medicine. 2002;41:315-342,

Bongers PM, Winter CR, Kompier M, Hilderbrandt V. Psychosocial factors at work and musculoskeletal disease. Scand J Work Environ Health. 1993;19:297-312.

Bosma H, Marmot M, Hemingway H, Nicholson AC, Brunner E, Stansfeld SA. Low job control and risk fo coronary heart disease in Whitehall II(prospective cohort) study. BMJ. 1997;314:558-565.

Bosma H, Peter R, Siegrist J, and Marmot M. Two alternative job stress models and the risk of coronary heart disease. Am J Public Health. 1998;88:68-74.

Bosma H, Stansfeld SA, Marmot MG. Job control, personal characteristics and heart disease. J Occup Health Psychol. 1998;3:402-409.

Bourbonnais R, Chantal Brisson, Moisan J, and Vâezina M. Job strain and psychological distress in white collar workers. Scand J Work Environ Health. 1996;22:139-145.

Brenner MH and Mooney A. Relation of economic change to Swedish health and social well-being. Soc Sci Med. 1987;25:183-195.

Brenner S-O and Levi L. Long-term unemployment among women in Sweden. Soc Sci Med. 1987; 25:153-161.

Brothen T, Detzner D. Perceived health and locus of control in the aged. Percept Motor Skills. 1983;9:107-110.

Brown GW, Andrews B, Bifulco A, Adler RZ, Bridges L. Social support, self esteem and depression. Psychol Med. 1986;16:813-831.

Brown GW, Bifulco A, Veiel HO, Andrews B. Self-esteem and depression : III Aetiological Issues. Soc Psychiatr Epidemiol. 1990;25:235-243.

Brown GW, Sklair F, Harris TO, Birley JLT. Life events and psychiatric disorders-part 1: Some methodological issues. Psychol Med. 1973;3:74-87.

Brown, GW, Harris, TO. Social Origins of Depression : A Study of Psychiatric Disorder in Women. Tavistock : London. 1978.

Burke RJ. Type A behavior, occupational and life demands, satisfaction, and well-being. Psychol Rep. 1988;63:451-458.

Burke, PJ. Identity process and social stress. Am Soc Rev. 1991;56:836-849.

Cannon WB. Bodily changes in pain, hunger, fear, and rage, Boston : C.T. Branford, 1929.

Caplan R.D., Jones K.W. Effects of work load, role ambiguity and type A personality on anxiety, depression and heart rate. J Appl Psychol. 1975;60:713-719.

Caplan R. Person-environment fit. In : Encyclopaedia of Occupational health, edited by Stellman JM, Geneva : International Labor Office, 1998;15-17.

Caplan RD, Cobb S, French JRPJ, Harrison RV, and Pinneau SRJ. Job Demands and Worker Health, Ann Arbor, Mich : Institute for Social Research. 1980.

Carlson DS, Perrewe PL. The role of social support in the stressor-strain relationship : An examination of work-family conflict. J Manage. 1999;25:513-540.

Carver CS, Coleman AE, Glass DC. The coronary-prone behavior pattern and the suppression of fatigue on a treadmill test. J Pers Soc Psychol. 1976;33:460-466.

Chatman JA. Matching people and organizations : Selectionand socialization in public accounting firms. Adm Sci Q. 1991;36:459-484.

Cheng Y, Luh WH, Guo YL. Reliability and Validity of the Chinese Version of the Job Content Questionnaire(C-JCQ) in Taiwanese workers [manuscript]. 2000.

Chesney MA, Black GW, Chadwick JH, Rosenman RH. Psychological correlates of the Type A behavior pattern. J Behav Med. 1981;4:217-229.

Chesney MA, Rosenman RH. Type A behaviour in the work setting. In : Cooper CL, Payne R(Eds.). Type A Behavior : Current Concerns in Occupational Stress. 1980.

Chwalisz K, Altmaier EM, Russell DW. Causal attributions, self efficacy and coping with stress. J Soc Clin Psychol. 1992;11(4):377-400.

Cobb S. Social support as a moderator of life stress. Psychosom Med. 1976;38:300-314.

Cohen S, Edwards JR. Personality characteristics as moderators of the relationship between stress and disorder. In R. W. J. Neufeld(Ed), Adv Invest Psychol Stress. 1989;235-283. New York : Wiley

Cohen S, Wills TA. Stress, social support and the buffering hypothesis. Psychol Bull. 1985;98: 310-357.

Cooper C. L., Marshall J. Occupational sources of stress : a review of the literature relating to coronary heart disease and mental ill health. J Occup Psychol. 1976;49:11-28.

Cooper H, Okamura L, McNeil P. Situation and personality correlates of psychological well- being : social activity and personal control. J Res Personality. 1995;29:395-417.

Cosmides L, Tooby J. Cognitive adaptations of social exchange. In : Barkow JH, Cosmides L, Tooby J, eds. The adapted mind : evolutionary psychology and the generationof culture. New York : Oxford University Press. 1992;163-228.

Cummins RC. Perceptions of social support, receipt of supportive behaviors, and locus of control as moderators of the effects of chronic stress. Am J Commun Psychol. 1988;16:685-699.

Dalgard OS, Hanheim LL. Psychosocial risk factors and mortality : A prospective study with special focus on social support, social participation, and locus of control in Norway. J Epidemiol Commun Health. 1998;52:476-481.

De Brabander B, Hellemans J, Boone C, Gerits P. Locus of control, sensation seeking, and stress. Psychol Rep. 1996;79(3):1307-1312.

De Jonge J, Reuvers M, Houtman ID, Bongers PM, Kompier MA. Linear and non-linear relations between psychosocial job characteristics, subjective outcomes, and sickness absense : baseline results from SMASH. J Occup Health Psychol. 2000;5:256-268.

Dean A, Lin N. The stress buffering role of social support.. J Nerv Ment Dis 1977;165(2):403-413.

DeLongis A, Folkman S,,Lazarus RS. The impact of daily stress on health and mood : Psychological and social resources as mediators. J Pers Soc Psychol. 1988;54:486-495.

Denollet J. Behavioral research on coronary heart disease : Where is the person? J Behav Med. 1993;16:115-137.

Depue RA, Monroe SM, Shackman SL. The psychobiology of human diseases : implications for conceptualizing the depressive disorders. in The Psychobiology of the Depressive Disorders : Implications for the Effects of Stress, edited by Depue RA. New York : Academic Press. 1979.

Depue RA, Monroe SM. Conceptualization and measurement of human disorder in life stress research : The problem of chronic disturbance. Psychol Bul. 1986;99:36-51.

Der Doef M and Maes S. The job demand-control(-support) model and psychological well-being : a review of 20 years of empirical research. Work & Stress 1999;13:87-114.

Dunbar F. Emotions and Bodily Changes, New York :Colombia University Press, 1954.

Eaker ED, Abbott RD, Kannel WB. Frequency of angina pectoris in Type A compared with Type B persons : The Framingham study. Am J Cardiol. 1989;63:1042-1049.

Edwards JR and Harrison RV. Job demands and worker health : A three dimensional reexamination of the relationship between person-environment fit and strain. J Appl Psychol. 1993;78:628-648.

Edwards JR, Baglioni AJ, Cooper CL. Stress, Type A, coping, and psychological and physiological symptoms : A multisample test of alternative models. Hum Relations. 1990;43:919-956.

Elden M. Democratization and participative research in developing local theory. Journal of Occupational Behavioral. 1983;4:21-33.

Engel GL. The need for a new medical model : a challenge for biomedicine. Science. 1977;196:129-136.

Epstein S. The self concept revisited or a theory of a theory. Am Psychologists 1973;28:404-416.

Eum KD, Li J, Jhun HJ, Park JT, Tak SW, Karasek R, Cho SI. Psychometric properties of the Korean version of the job content questionnaire: data from health care workers. Int Arch Occup Environ Health 2007;80:497-504.

Eum KD, Li J, Lee HE, Kim SS, Paek D, Siegrist J, Cho SI. Psychometric properties of the Korean version of the effort-reward imbalance questionnaire: a study in a petrochemical company. Int Arch Occup Environ Health 2007;80:653-661.

European Heart Network. Social Factors, Work, Stress, and Cardiovascular Disease Prevention in the European Union, Brussels : European Heart Network, 1998.

Fielding JE. Corporate health management. Reading MA : Addison-Wesley Pub (Sd). 1984.

Folkman S, Lazarus RS, Dunkel-Schetter C, DeLong A, Gruen RJ. Dynamics of a stressful encounter : cognitive appraisal, coping and encounter outcomes. J Pers Soc Psychol. 1986;50:992-1003.

Frankenhaeuser M. Quality of life : Criteria for behavioral adjustment. Int J Psychol. 1977;12:99-110.

French JR Jr and Caplan RD. Organizational stress and individual strain. In : The failure of success, edited by Marrow AJ, New York : AMACOM, 1972;p.30-66.

French JR Jr, Caplan RD, and Van Harrison R. The mechanisms of job stress and strain, Chichester, United Kingdom : John Wiley & Sons, 1982.

French JRP, Rodgers W, and Cobb S. Adjustment as person-environment fit. In : Coping and Adaption, edited by Coelho GV, Hamburg DA, and Adams JE, New York : Basic Books, 1974,

French-Belgian Collaborative Group. Ischemic heart disease and psychological patterns : prevalence and incidence studies in Belgium and France. Adv Cardiol. 1982;29:25-30.

Frese M and Zapf D. Methodological issues in the study of work stress : objective vs subjective measurement of work stress and the questions of longitudinal studies(chapter 12). In Cause, Coping and Consequences of Stress at Work, Cooper CL and Payne R(eds). John Wiley & Sons Ltd. 1988.

Frese M. Theoretical Models of Control and Health. In Job Control and Worker Health. Sauter SL, Hurrell Jr JJ, and Cooper CL(eds). John Wiley & Sons Ltd. 1989.

Friedman M, Rosenman RH. Association of specific overt behavior pattern with blood and cardiovascular findings. JAMA. 1959;96:1286-1296.

Frieman HS, Tucker JS, Tomlinson-Keasey C, Schwartz JE, Wingard DL, Crique MH. Does childhood personality predict longevity? J Pers Soc Psychol. 1993;65(1):176-85.

Frone MR, Yardley JK, Markel KS. Developing and testing an integrative model of the work-family interface. J Vocat Behav. 1997;50:145-167.

Fujino Y., Mizoue T., Izumi H., Kumashiro M., Hasegawa T., Yoshimura T. Job stress and mental health among permanent night workers. J Occup Health. 2001;43:301-306.

Gaillard AWK, Wientjes CJE. A framework for the evaluation of work stress by physiological reactivity. In La Ferla F, Levi L(eds.), A Healthier Work Environment(pp. 266-282). Copenhagen, WHO. 1993.

Ganster DC, Sime WE, Mayes BT. Type A behavior in the work settings : A review and some new data. In : Siegman W, Dembroski DM, eds. In Search of Coronary-Prone Behavior : Beyond Type A. 1987.

Gardell B. Job Content and Quality of Life(Swedish), Stockholm : Prisma, 1976.

Gardell B. Scandinavian research on stress in working life. Int J Health Serv. 1982;12:31-41.

Garrity TF, Kotchen JM, McKean HE, et al. The association between Type A behavior and change in coronary risk factors among young adults. Am J Public Health. 1990;80:1354-1357.

Ginzel KH. The underemphasis on smoking in medical education. N Y State J Med. 1985;7:299-301.

Goldenhar L, Swanson N, Hurrell J, Ruder A, and Deddens J. Stressors and adverse outcomes for female construction workers. Journal of Occupational Health Psychology 1998;3:19-32.

Gore S. The social support in moderating the health consequences of unemployment. J Health Soc Behav 1978;19:157-165.

Greenlund KJ, Liu K, Know S, McCreath H, Dyer AR, and Gardin J. Psychosocial work characteristics and cardiovascular disease risk factors in young adults : the CARDIA study. Soc Sci Med 1995;41:717-723.

Greiner BA and Krause N. Expert-oritented assessment of job characteristics. In Occupational medicine : the workplace and cardiovascular disease(state of the art reviews), Schnall PL, Belkic K, Landsbergis P, Baker D(eds). Hanley & Belfus, Inc. 2000;175-177.

Hagen K, Magnus P, and Vetlesen K. Neck/shoulder and low-back disorders in the forestry industry : relationship to work tasks and perceived psychosocial job stress. Ergonomics 1998;41:1510-1518.

Hall LA, Kotch JB, Rayens MK. Self-esteem as a mediator of the effects of stressors and social resources on depressive symptoms in postpartum mothers. Nurs Res 1996;45(4):231-238.

Hallqvist J, Diderichsen F, Theorell T, Reuterwall C, Ahlbom A and SHEEP study group. Is the effect of job strain on myocardial infarction risk due to interaction between high psychological demands and low decision latitude? Results from Stockholm Heart Epidemiology Program(SHEEP). Soc. Sci. Med. 1998;46:1405-1415.

Hanson EKS, Schaufeli W, Vrijkotte T, Plomp NH, Godaert GLR. The validity and reliability of the Dutch effort-reward imbalance questionnaire. Journal of Occupational Health Psychology 2000;5(1):142-155.

Hassmen P, Koivula N. Ratings of perceived exertion by a group of women : Does Type A behavior act as a modifier? Percept Motor Skills .1996;83:675-686.

Hellerstedt WL and Jeffery RW. The association of job strain and health behaviours in men and women. Int J Epidemiol. 1997;26:575-583.

Henry JP and Stephens PM. Stress, health, and the social environment : a sociobiological approach to medicine., New York : Springer-Verlag, 1977.

Henry JP. Psychological and physiological responses to stress : The right hemishpere and the hypothalamo-pituitary-adrenal axis. An inquiry into problems of human bonding. Acta Physiologica Scandinavica. 1997;161:10-25.

Henry RC, Ogle KS, Snellman LA. Preventive medicine : Physician practices, beliefs, and perceived barriers for implementation. Fam Med. 1987;19:110-113.

Hlatky MA, Lam LC, Lee KL, Clapp-Channing NE, Williams RB, Pryor DB, Califf RM, Mark DB. Job strain and prevalence and outcome of coronary artery disease. Circulation 1995;92: 327-333.

Holmes TH, Rahe RH. The social readjustment rating scale. J Psychosomat Res. 1967;11:213-218.

Horton J. Education programs on smoking prevention and smoking cessation for students and house staff in US medical schools. Cancer Detect Prev. 1986;9:417-420.

House J. Occupational stress and coronary heart disease : a review and theoretical intergration. J Health and Social Behavior. 1974;15:12-27.

House JS. Work Stress and Social Support, Reading. MA : Addison-Wesley. 1981.

Howard JH, Cunningham DA, Rechnitzer PA. Work patterns associated with Type A behaviors : A managerial population. Hum Relations. 1977;30:825-836.

Hurrell J. J., McLaney M. A. Exposure to job stress-A new psychometric instrument. Scand J Work Environ Health. 1988;14:27-28.

Hurst DF, Boswell DL, Boogard SE, Watson MW. The relationship of Self-esteem to the Health-Related Behaviors of the Patients of a Primary Care Clinic. Arch Fam Med. 1997;6:67-70.

Hvid H and Hasle P. Human development and working life : work for welfare. Ashgate. 2003.

Ingledew DK, Hardy L, and Cooper CL. Do resources bolster coping and does coping buffer stress? An organizational study with longitudinal aspect and control for negative affectivity. Journal of Occupational Health Psychology. 1997;2:118-133.

Ivanchevich JM. Matterson MT. Type A behavior and the healthy individual. Br J Med Psychol. 1988;61:37-56.

Jahoda M. Current Concepts of Positive Mental Health. New York : Basic Books. 1958.

Jain VK, Lall R, Mclaughlin DG, Jonhson WB. Effects of locus of control, occupational stress, and psychological distress on job satisfaction among nurses. Psychol Rep. 1996;78:1256-1258.

Jerusalem M, Schwarzer R. Self-efficacy as a resource factor in stress appraisal processes. In R. Schwarzer(ed). Self-Efficacy : Thought Control of Action. London : Hemisphere. 1992.

Johnson JV, Hall EM, Theorell T. Combined effects of job strain and social isolation on cardiovascular disease morbidity and mortality in a random sample of the Swedish male working population. Scand J Work Environ Health. 1989;15:271-279.

Johnson JV, Hall EM. Job strainm workplace social support, and cardiovascular disease : a cross-sectional study of a random sample of the Swedish working population. American Journal of Public Health. 1988;78:1336-1342.

Johnson JV, Stewart W, Hall EM, Fredlund P, Theorell T. Long-term psychosocial work environment and cardiovascular mortality among Swedish men. American Journal of Public Health. 1996;86:324-331.

Johnson JV. Collective control : strategies for survival in the workplace. In Psychosocial Work Environment : Work Organization, Democratization, and Health, essay in memory of Bertil Gardell. Amityville, N.Y.: Baywood Publishing. 1991;121-132.

Johnson JV. Conceptual and methodological developments in occupational stress research : an introduction to state-of-the-art reviews. I. J.Occup.Health Psychol. 1996;1(1):6-8.

Kagan AR and Levi L. Health and environment - Psychosocial stimuli. A review. In : Society, Stress, and Disease., edited by Levi L, New York : Oxford University Press, 1975, p.241-260.

Kahn R, Antonucci T. Convoys over the life course : attachment, roles and social support. in Life Span Development and Behavior, edited by P.B.Baltes and O.Brim. Boston : Lexington Press. 1980.

Karasek R. Demand/control model : a social, emotional, and physiological approach to stress risk and active behavior development. In : Encyclopedia of Occupational health, edited by Stellman JM, Geneva :International Labor Office, 1998;6-14.

Karasek RA, Baker D, Marxer F, Ahlbom A and Theorell T. Jon decision latitude, job demands, and cardiovascular disease : a prospective study of Swedish men. American Journal of Public Health 1981;71:94-705.

Karasek RA, Brisson C, Kawakami N, Houtman I, Bongers P, Amick, B. The Job Content Questionnaire(JCQ): An instrument for Internationally Comparative Assessment of Psychosocial Job Characteristics. J Occup Health Psychol. 1998;3:322-355.

Karasek RA, Choi BK, Ostergren PO, Ferrario M for the JACE study group. Comparable scale scoring between the JCQ and JCQ-like questionnaires in the JACE study [manuscript]. 2003b.

Karasek RA, Choi BK, Ostergren PO, Ferrario M for the JACE study group. Comparative international reliability and validity study of JACE-Job Content Questionnaire(JCQ): European worker's psychosocial job characteristics. 2003a(submitted).

Karasek RA, Theorell T. Healthy Work : Stress, productivity, and the Reconstruction of working life. New York : Basic Books. 1990.

Karasek RA. Job Content Questionnaire and User's Guide(Revision 1.1). Univ. of Massachusetts Lowell : Job Content Questionnaire Center. 1985.

Karasek RA. Job Content Questionnaire and User's Guide(Revision 1.7). Univ. of Massachusetts Lowell : Job Content Questionnaire Center. 1997.

Karasek RA. Job demands, job decision latitude, and mental strain : Implications for job redesign. Administrative Science Quarterly. 1979;24:285-308.

Kasl SV, Rapp SR. Stress, health and well-being : the role of individual differences. In C.L. Cooper and R. Payne, Personality and Stress : Individual Differences in the Stress Process. Chichester : John Wiley. 1991.

Kasl SV. The influence of the work environment on cardiovascular health : a historical conceptual, and methodological perspective. J Occup Health Psychol. 1996;1:42-56.

Kawakami N, Kobayashi F, Araki S, Haratani T, Furui H. Assessment of job stress dimensions based on the job demand-control model of employees of telecommunication and electric power companies in Japan : Reliability and validity of the Japanese version of Job Content Questionnaire. Int J Behav Med. 1995;2:358-375.

Keenan A, McBain GDM. Effect of Type A behaviour, intolerance of ambiguity, and locus of control on the relationship between role stress and work-related outcomes. J Occup Psychol. 1979;52:277-285.

Keltikangas-JL, Raikkonen K. Type A factors as predictors of somatic risk factors of coronary heart disease in young Finns : a six-year follow-up study. J Psychosom Res. 1990;34:89-97.

Kemper HCG, Snel J, Verschuur R, et al. Tracking of health and risk indicators of cardiovascular diseases from teenager to adult : Amsterdam Growth and Health Study. Prev Med. 1990;19: 642-655.

Kiecolt, KJ. Stress and the decision to change oneself : A theoretical model. Soc Psychol Q. 1994;57:49-63.

Kirkcaldy BD, Cooper CL, Furnham A, Brown JL. Personality, job satisfaction and well-being among public sector(police) managers. Special Issue : The validity and utility of personality assessment in occupational psychology. European Rev Appl Psychol. 1993;43:241-248.

Kivimaki M, Vahtera J, Ferrie JE, Heminhway H, Pentti J. Organizational downsizing and musculoskeletal problems in employees : a prospective study. Occup Environ Med. 2001;58:811-817.

Kligman EV, Levin T, Senf J, Magill M. Risk reduction attitudes and behavior of family practice residents. Fam Med. 1988;20:108-111.

Kobasa SC, Maddi SR, and Kahn S. Hardiness and health : A prospective study. J Pers Soc Psycho. 1982;42:168-177.

Kobasa SC, Puccetti MC. Personality and social resources in stress resistance. J Pers Soc Psychol. 1983;45(4):839-850.

Kornitzer M. Type A behavior and coronary heart disease : An update. Nutr Metab Cardiovasc Dis. 1992;2:86-93.

Kristensen TS, Borg V, Hannerz H. Socioeconomic status and psychosocial work environment : Result from a Danish national study. Scand J Public Health. 2002;30:41-48.

Kristensen TS, Borg V. Copenhagen Psychosocial Questionnaire(COPSOQ): a questionnaire on psychosocial working conditions, health and well-being in three versions. contact : Tage S. Kristensen(tsk@ami.dk), Vilhelm Borg(vb@ami.dk).

Kristensen TS. Job Stress and Cardiovascular Disease : A theoretical Critical Review, J Occup Health Psychol. 1996;1:246-260.

Kristensen TS. The demand-control-support model : methodological challenges for future research. Stress Medicine. 1995;11:17-26.

Kuper H, Marmot M, and Hemingway H. Systemic review of prospective cohort studies of psychosocial factors in the etiology and prognosis of coronary heart disease. Seminars in vascular medicine. 2002;2:267-314.

Kuper H, Singh-Manoux A, Siegrist J, Marmot M(2002). When reciprocity fails : effort-reward imbalance in relation to coronary heart disease and health functioning within the Whitehll II study. Occup Environ Med. 2002;59-777-784.

Landsbergis PA, Schnall PL, Warren K, Pickering T, Schwarz JE. Association between ambulatory blood pressure and alternative formulations of job strain. Scand J Work Environ Health. 1994;20:314-28.

Landsbergis PA, Schurman SJ, Israel BA, Schnall PL, Hugentobler MK, Cahill J, and Baker D. Job stress and Heart disease : evidence and strategies for prevention. New solutions. 1993;42-58.

Langer E, Rodin J. The effects of choice and enhanced personal responsibility for the aged : A field experiment in an institutional setting. J Pers Soc Psychol. 1976;34:191-198.

Lazarus R and Folkeman S. Stress : appraisal and coping, New York : Springer-Verlag, 1984.

Lazarus R. Emotion and Adaptation. New York, Oxford University Press. 1991.

Lazarus RS. Stress theory and psychophysiological research. In : Emotional Stress, edited by Levi L, 1967;152-177.

LeDoux JE. Emotion. In Plum F(ed.), Handbook of Physiology : Nervous System V. Higher Function(pp 419-459). Washington DC, American Physiologic Society. 1987.

Lee KM, Kang D, Yoon K, Kim SY, Kim H, Yoon HS, Trout DB, Hurrell JJ Jr. A pilot study on the association between job stress and repeated measures of immunological biomakers in female nurses. Int Arch Occup Environ Health. 2010;83(7):779-789.

Lester D, Tarnacki PA. Frequencies of dreams and daydreams and locus of control. Percept Motor Skills. 1989;69:954.

Levi L. Stressors at the workplace : theoretical models -A historical overview. Occupational medicine : state of the art reviews. 2000;15(1):69-73.

Li J, Yang W, Cheng Y, Siegrist J, Cho SI. Effort-reward imbalance at work and job dissatisfaction in Chinese healthcare workers: a validation study. Int Arch Occup Environ Health 2005;75:198-204.

Lin L, Ensel WM. Life stress and health : stressors and resources. Am Sociol Rev. 1989;54:382-399.

Lin N, Simeone RS, Ensel WM, Kuo W. Social support, stressful life events, and illness : a model and empirical test. J Heal Soc Behav 1979;20:108-119.

Lindstrom K, Leino T, Seitsamo J, and Torstila I. A longitudinal study of work characteristics and helaht complaints among insurance employees in VDT work. International Journal of Human-Computer Interaction 1997;9:343-368.

Lundberg U. Type A behavior and psychophysiological arousal. Scand J Psychol. 1982(Suppl 1):145-150.

MacDonald LA, Karasek RA, Punnett L, and Scharf T. Covariation between workplace physical and psychosocial stressors : evidence and implications for occupational health research and prevention. Ergonomics. 2001;44:696-718.

Marmot M, Siegrist J, Theorell T, Feeney A. Health and psychosocial environment at work(Chapter 6). In Social Determinants of Health, Marmot M and Wilkinson RG(eds). 1999.

Marschall NL, Barnett RC, Sayer A. The chaning workforce, job stress and psychological distress. J Occup Health Psychol. 1997;2:99-107.

Martikainen P, Bartley M, Lahelma E. Psychosocial determinants of health in social epidemiology. Int J Epidemiol. 2002;31:1091-1093.

Martikainen P, Valkonen T. Excess mortality of unemployed men and women during a period of rapidly increasing unemployment. Lancet. 1996;348:909-912.

Matteson MT, Ivancevich JM. Controlling Work Stress. San Francisco : Jossey-Bass, 1987.

Matteson MT, Ivancevich JM. Type A and B behavior patterns and self-reported health symptoms and stress : Examining individual and organizational fit. J Occup Med. 1982;24:585-589.

Matthews KA, Kuller L, Siegel JM, Thompson M, Varat M. Determinants of decisions to seek medical treatment by patients with acute myocardial infarction symptoms. J Pers Soc Psychol. 1983;44:1144-1156.

Mirowsky J, Ross CE. Social causes of psychological distress. New York : Aldine de Gruyter, 1989.

Mocci F. Serra A. Corrias G. A. Psychological factors and visual fatigue in working with video display terminals. Occup Environ Med. 2001;58:267-271.

Monroe SM, Bromet EJ, Connell MM, Steiner SC. Social support, life events and depressive symptoms : a 1 year prospective study. J Consult Clin Psychol. 1986;54(4):424-431.

Muntaner C and O'Campo P. A critical appraisal of the demand/control model of the psychosocial work environment : epistemological, social, behavioral and class considerations. Soc. Sci. Med. 1993;36:1509-1517.

Murohy L. R., Schoenborn T. F. Stress Management in Work Settings. DHHS(NIOSH) Publication. 1987.

Murrell SA, Meeks S & Walker J. Protective functions of health and self-esteem against depression in older adults facing illness or bereavement. Psychol Aging. 1991;6:352-360.

Nagami M, Tsutsumi A, Norimoto K. A study on the difference of evaluated job stress level by two alternative job stress questionnaire. Submitted for publication. 2004.

Nakano K. Hardiness, Type A behavior, and physical symptoms in a Japanese sample. J Nerv Ment Dis. 1990;178:52-56.

National Council of Compensation Insurance. Emotional stress in the workplace : new legal rights in the eighties, New York : NCI, 1985.

Netterström B, Kristensen TS, Damsgaard MT, Olsen O, and Sjöl A. Job strain and cardiovascular risk factors : a cross sectional study of employed Danish men and women. British Journal of Industrial Medicine. 1991;48:684-689.

Niedhammer I, Goldberg M, Leclerc A, Bugel I, and David S. Psychosocial factors at work and subsequent depressive symptoms in the Gazel cohort. Scand J Work Environ Health. 1998;24:197-205.

Nolen-Hoeksema S, Responses to depression and their effects on the duration of depressive episodes. J Abnorm Psychol. 1991;100:569-582.

O'Leary A. Self-efficacy and health : behavioral and stress-physiological mediation. Cognitive Ther Res. 1992;16(20):229-45.

Olff M, Brosschot JF, Benschop RJ, and et al. Modulatory effects of defense and coping on stress-induced changes in endocrine and immune parameters. International Journal of Behavioral Medicine. 1995;2:85-103.

Ostry AS, Marion SA, Demers, PA, Hershler R, Kelly S, Teschke K, et al. Measuring psychosocial job strain with the Job Content Questionnaire using experienced job evaluators. Am J Ind Med. 2001;39:397-401.

Parasuramsn S, Greenhaus JH, Granrose CS. Role stressors, social support and well-being among two-career couples. J Org Behav. 1992;13:339-356.

Paterniti S, Niedhammer I, Lang T and Consoli S. Psychosocial factors at work, personality traits and depressive symptoms. British Journal of Psychiatry. 2002;181:111-117.

Pavlov IP. Refleks tseli(The Reflex of Purpose)(1916). In : Dvadtsatiletnii opyt objektivnovo izucheniia vysshei nervnoi deiatel'nosti(povedeniia) zhivotnykh. Uslovnye refleskys(20 Years of Experience in the Objective Study of the Higher Nervous Activity [Behavior] of Animals. Conditioned Reflex.), Anonymous Moscow, 1951.

Paykel E, Myers J, Dienelt M, Klerman J, Lindenthal J, Pepper M. Life events and depression : A controlled study. Arch Gen Psychiat. 1969;21:753-760.

Pearlin LI, Menaghan EF, Lieberman MA, Mullan JT. The stress process. J Heal Soc Behav. 1981;22:337-356.

Pearlin LI, Schooler C. The structure of coping. J Heal Soc Behav. 1978;19:2-21.

Perlow R, Latham LL. Relationship of client abuse with locus of control and gender : a longitudinal study in mental retardation facilities. J Appl Psychol. 1993;78:831-834.

Peter R, Geisler H, Siegrist J. Associations of effort-reward imbalance at work and reported symptoms in different groups of male and female public transport workers. Stress Medicine 1998;14:175-182.

Peter R, Siegrist J. Chronic work stress, sickness absence, and hypertension in middle managers : general or specific sociological explanations? Social Science and Medicine. 1997;45:1111-1120.

Peter R, Siegrist J, Hallqvist J, Reuterwall C, Theorell T, and the SHEEP Study Group. Psychosocial work environment and myocardial infarction : improving risk estimation by combining two complementary job stress models in the SHEEP study. Journal of Epidemiology and Community Health. 2001;56:294-300.

Pickering T.G., Devereux R.B., James G.D., Gerin W., LandsbergisP., Schnall P.L., and Schwartz J.E. Environmental influences on blood pressure and the role of job strain. J Hypertens. Suppl 1996;14(5):S179-S185.

Piotrkowski C. Gender harassment, job satisfaction, and distress among employed white and minority women. Journal of Occupational Health Psychology 1998;3:33-43.

Punnett L and Bergqvist U. Visual display unit work and upper extremity musculoskeletal disorders : a review of the epidemiological findings. Arbete och Häsa 1997;16:1-161.

Punnett L. Commentary on the scientific basis of the proposed occupational safety and health administration ergonomic program standard. JOEM 2000;42:970-981.

Rabkin JE, Struening E. Life events, stress and illness. Science 1976;3:1013-1020.

Rahim MA, Psenicka C. A structural equations model of stress. locus of control, social support, psychiatric symptoms, and propensity to leave a job. J Soc Psychol 1996;136:69.

Robert JE, Monroe SM. A multidimensional model of self-esteem in depression. Clin Psychol Rev 1994;14:161-181.

Robson M. Self-esteem : A psychiatric view. Br J Psychiatry 1988;153:6-15.

Rogers CR. On Becoming a Person. Boston : Houghton Mifflin. 1961.

Rosenberg M. Society and the Adolescent Self-Image. Princeton, NJ : Princeton University Press. 1965.

Rosenberg M. The self-concept : Social product and social force. In M. Rosenberg & R.H. Turner(Eds.), Social Psychology : Sociological perspectives New York : Basic Books. 1981;593-624.

Rosenman RH, Brand RJ, Sholtz RI, and Friedman M. Multivariate prediction of coronary heart disease during 8.5 year follow-up in the Western Collaborative Group Study. American Journal of Cardiology 1976;37:903-310.

Rothenbacher D, Peter R, Bode G, Adler G, Brenner H. Dyspepsia in relation to Helicobacter pylori infection and psychosocial work stress in white collar employees. The American Journal of Gastroenterology 1998;93(3):1443-1449.

Rotter J. Social Learning and Clinical Psychology. Englewood Cliffs. NJ : Pentice-Hall. 1975.

Sakong J, Chung JH, Kim, HS. The effects of job strain on psychosomatic symptoms and gastrointestinal symptoms. Korean Journal of Occupational Medicine 1997;9:530-542.

Saunders M and McCormic E. Human factors in engineering and design, New York :McGraw Hill, 1992.

Sauter S, Hurrell J, Murphy L, Levi L, and eds. Psychosocial and organizational factors. In : Encyclopaedia of Occupational health, edited by Stellman JM, Geneva : International Labor Office, 1998, p.34.1-34.77.

Sauter S, Murphy LR, and Hurrel JJ Jr. Prevention of work-related psychological disorders : a national strategy proposed by the National Institute for Occupational Safety and Helath. Am Psychol 1990;45:1146-1158.

Schafer RB, Keith PM. Change in adult self-esteem : A longitudinal assessment. Br J Soc Psychol 1999;38:303-314.

Schaubroeck J, Ganster DC. The role of negative affectivity in work-related stress. J Soc Behav Pers. 1991;6(7):319-330.

Scheier MF, Carver CS. Effects of optimism on psychological and physical well-being : theoretical overview and empirical update. Cognitive Ther Res. 1992;16(2):201-228.

Scheier MF, Caver CS. Dispositional optimism and physical well-being : the influence of generalized outcome expectancies on health. J Pers 1987;55(2):169-210.

Schlenker B. Impression Management, Montery, California : Brooks Cole, 1980.

Schmitz N, Neumann W, Oppermann R. Stress, burnout and locus of control in German nurses. Int J Nurs Studies 2000;37:95-99.

Schnall P, Landsbergis P, Belkic K, Warren K, Schwarz J, Pickering T. Findings in the Cornell University ambulatory blood pressure worksite study : a review. Homeostasis, 1998;38;195-215.

Schnall P, Pieper C, Schwartz JE, Karasek RA, Schlussel Y, Devereux RB, Ganau A, Alderman M, Warren K, Pickering TG. The relationship between 'job strain,' workplace diastolic blood pressure, and left ventricular mass index. Results of a case-control study. JAMA. 1990;263(14):1929-1935.

Schnall PL, Landsbergis PA, Baker D. Job Strain and cardiovascular disease. Annu Rev Public Health 1994;15:381-411.

Schnall PL, Schwartz JE, Landsbergis PA, Warren K, and Pickering TG. A longitudinal study of job strain and ambulatory blood pressure : results from a three-year follow-up. Psychosom Med 1998;60:697-706.

Schoenbach VJ, Kaplan BH, Fredman L, Kleinbaum DG. Social ties and mortality in Evans county, Georgia. Am J Epidemiol 1986;123:577-591.

Schumaker SA, Brownell A. Toward a theory of social support : closing conceptual gaps. J Soc Issues 1984;40(4):11-36.

Selye H. A syndrome produced by diverse noxious agents. Nature. 1936;138(4):32.

Semmer N, Zaft D, Grief S. 'Shared Job Strain' : A new approach for assessing the validity of job stress measurements. J Occup Organ Psychol. 1996;69;293-310.

Shirom A. Behavioural outcomes. In : Encyclopaedia of Occupational Health, edited by Stellman JM,Geneva : International Labor Office, 1998;34:53-55.

Sidrow NE and Lester D. Locus of control and suicidal ideation. Percept Motor Skills 1988;67:576.

Siegrest J, Marmot M. Health inequalities and the psychosocial environment-two scientific challenges. Soc Sci Med. 2004;58(8):1463-1473.

Siegrist J. Reciprocity in basic social exchange and health : can we reconcile person-based with population-based psychosomatic research? J Psychosom Res. 1998;45(2):99-105.

Siegrist J. Adverse health effects of effort-reward imbalance at work : theory, empirical support, and implications for prevention. In Perrewe PL, Ganster DC(eds.), Historical and Current Perspectives on Stress and Health. Elvesier science, UK. 2002.

Siegrist J. Reducing social inequalities in health : work-related strategies. Scand J Public Health 2002;30:49-53.

Siegrist J, Klein D. Occupational stress and cardiovascular reactivity in blue collar workers. Work & Stress 1990;4:295-304.

Siegrist J, Klein D, Voigt KH. Linking sociological with physiological data : the model of effort-reward imbalance at work. Acta Physiologica Scandinavia 161, supp. 1997;640:112-116.

Siegrist J, Li J, Montano D. Psychometric properties of the effort-reward imbalance questionnaire. Working Paper. Available from [http://www.uniklinik-duesseldorf.de/fileadmin/Datenpool/einrichtungen/institut_fuer_medizinische_soziologie_id54/ERI/PsychometricProperties.pdf], accessed on Mar 1, 2016.

Siegrist J, Peter R. Threat to occupational status control and cardiovascular risk. Work & Stress. 1996.

Siegrist J, Peter R. The effort-reward imbalance model. Occupational Medicine : State of The Art Reviews 2000;15(1):83-87.

Siegrist J, Peter R, Cremer P, Seidel D. Chronic work stress is associated with atherogenic lipids and elevated fribrinogen in middle aged men. J Int Med 1997;242:149-156.

Siegrist J, Peter R, Junge A, Cremer P, Seidel D. Low status control, high effort at work, and ischaemic heart disease : prospective evidence from blue-collar men. Soc Sci Med 1990;31:1127-1134.

Siegrist J, Starke D, Chandola T, Godin I, Marmot M, Niedhammer I, Peter R. The measurement of effort-reward imbalance at work : European comparisons. Soc Sci Med. 2004;58(8):1483-1499.

Siegrist J. Adverse health effects of high-effort/low-reward condition. J Occup Health Psychol 1996;1:27-41.

Smith SE. Health Psychology. St. Paul, MN : West Publishing 1993.

Smith TW, Anderson NB. Models of personality and disease : An interactional approach to Type A behavior and cardiovascular risk, J Pers Soc Psychol. 1986;50:1166-1173.

Stansfeld SA, Fuhrer R, Shipley M, Marmot MG. Work characteristics predict psychiatric disorder : prospective results from the Whitehall II study. Occup Environ Med. 1999;56(5):302-307.

Starrin B, Larsson G, Brenner S-O, Levi L, and Petterson I-l. Societal changes, ill health and mortality : Sweden during the years 1963-1983: a macro-epidemiological study(Swedish). Research report no. 13. Department of Comunity Medicine. Karlstad, Sweden :Department of Community Medicine, County of Varmland, Karlsad, Sweden. 1988.

Suls J, Sanders GS. Type A behavior as a general risk factor for physical disorder. J Behav Med 1988;11:201-225.

Taylor FW. The principle of scientific management. the Norton Library. 1967.

Taylor SE, Brown GW. Illusion and well-being : A social psychological perspective on mental health. Psychol Bull. 1988;103:193-210.

Taylor SE. Asymmetrical effects of positive and negativeevents : The mobilization-minimization hypothesis. Psychol Bull. 1991;110(1):67-85.

Theorell T, Karasek RA. Current issues relating to psychosocial job strain and cardiovascular disease research. J Occup Health Psychol. 1996;1(1):9-26.

Theorell T, Tsutsumi A, Hallquist J, Reuterwall C, Hogstedt C, Fredlund P, Emlund N, Johnson JV and the Sheep study group. Decision latitude, job strain, and myocardial infarction : a study of working men in Stockholm. Am J Public Health. 1998;88(3):382-388.

Thoits PA. Dimensions of life events that influence psychological distress : an evaluation and synthesis of the literature. In Psychosocial Stress : Trends in Theory and Research, HB Kaplan(Eds.). New York : Academic Press. 1983;pp.33-103.

Thoits PA. Social support and psychological well-being : theoretical possibilities. In Social Support : Theory, Research, and Applications. IG Sarason, BR. Sarason(Eds). Boston : Marlinus Nijhoff, 1985;51-72.

Tsutsumi A, Ishitake T, Peter R, Siegrist J, Matoba T. The Japanese version of the effort-reward imbalance questionnaire : a study in dental technicians. Work & Stress 2001;15(1):86-96.

Tsutsumi A, Kayaba K, Nagami M, Miki A, Kawano Y, Ohya Y, Odagiri Y, Shimomitsu T. The effort-reward imbalance model : experience in Japanese working population. Journal of Occupational Health 2002;44:398-407.

Tsutsumi A, Kayaba K, Theorell T, Siegrist J. Association between job stress and depression among Japanese employees threatened by job loss in a comparison between two complementary job-stress models. Scand J Work Environ Health. 2001;27(2):146-153.

Turner RJ. Social and moderating effects of social support on psychological distress and associated conditions. In HB Kaplan(Eds). Psychosocial Stress : Trends in Theory and Research. New York : Academic Press. 1983;pp.105-155.

Uchino BN, Cacioppo JT, Kiecolt-Glaser KG. The relationships between social support and physiological processes : A review with emphasis on underlying mechanisms and implications for health. Psychol Bul 1996;119:488-531.

Umberson D. Family status and health behaviour, social support as a dimension of social integration. J Health Soc Behav 1987;28:306-319.

Ursin H. Immunological reactions. In : Encyclopaedia ofoccupational health, edited by Stellman JM, Geneva : International Labor Office, 1998;34-57.

Waldron I, Hickey A, Mcpherson C, et al. Type A behavior pattern : Relationship to variation in blood pressure, parental characteristics, and academic and social activities of students. J Hum Stress 1980;6:16-27.

Walker EA and Katon WJ. Psychological factors affecting medical conditions and stress responses. In : Human Behavior, edited by Stoudemier A, Philadelphia : Lippincott-Raven, 1998, p.85-108.

Walker KN, MacBride A, Vachon S. Social support networks and the crisis of bereavement. Soc Sci Med. 1977;11:35-41.

Waller KV and Bates RC. Health locus of control and self-efficacy beliefs in a healthy elderly sample. Am J Health Promot 1992;6:302-309.

Watson D, Clark NA. Negative affectivity : the disposition to experience negative emotional states, Psychol Bul. 1984;96:465-90.

Weidner G, Matthews KA. Reported physical symptoms elicited by unpredictable events and the Type A coronary prone behavior pattern. J Pers Soc Psychol 1978;36:1213-1220.

Weiner H. Psychobiology of human disease, New York :American Elsevier, 1977.

Wergeland E and Strand K. Work pace control and pregnancy helath in a population-based sample of employed women in Norway. Scand J Work Environ Health 1998;24:206-212.

WHO. WHO definition of health. Preamble to the Constitution of the World Health Organization as adopted by the International Health Conference, New York, 19-22 June, 1946(Official Records of the World Health Organization, no. 2, p. 100). 1946.

Wiegand DM, Chen PY, Hurrell JJ Jr, Jex S, Nakata A, Nigam JA, Robertson M, Tetrick LE. A consensus method for updating psychosocial measures used in NIOSH health hazard evaluations. J Occup Environ Med. 2012;54(3):350-355.

Williams RB, Poon LW, Burdette LJ. Locus of control and vasomotor response to sensory processing. Psychosom Med 1977;39:127-133.

Wolf MM., Varigos G. A., D. Hunt, and J. G. Sloman. Sinus arrhythmia in acute myocardial infarction. Med. J Aust. 1978;2(2):52-53.

Wolff HG. Stress and disease, Springfield, IL :Charles C. Thomas Publisher, 1953.

Wright EO. Classes. Verso, London. 1985.

Zoni S, Lucchini R, Alessio L. Integration of subjective and objective methods for stress related risks evaluation in the health care sector. G Ital Med Lav Ergon. 2010;32(3):332-336.

제 3 장

스트레스와 생물학적 지표

고상백

I. 서론

스트레스란 스트레스 유발 인자에 대한 유기체의 반응으로 생화학적, 생리학적 및 행동학적 변화를 수반한다. 따라서 스트레스를 보다 근원적인 측면에서 이해하기 위해서는 사회문화적 요소를 포함한 생물학적 연구가 보다 광범위하게 요구된다.

스트레스의 개념을 인간에 최초로 적용한 Cannon은 유기체가 환경적인 스트레스 인자에 어떻게 반응하는가에 대해 깊은 관심을 갖고 있었다. 그는 대뇌 피질은 위협을 인식하고, 시상하부를 통해 자율 신경계를 활성화시키고 부신 수질을 자극하여 에피네프린과 노르에피네프린을 분비하여, 결과적으로 전형적인 "투쟁 혹은 도주" 반응을 일으킨다고 하였다. 낮은 수준의 스트레스를 경험하였을 때는 견디어 낼 수 있지만 그 정도가 심해지거나 지속될 때 생물학적 체계의 파괴를 야기하게 된다는 결론을 얻었다(Cannon, 1932). '반응으로서의 스트레스'를 강조한 Cannon의 논지는 Selye에 의해 더욱 체계화되었는데, 그는 스트레스를 외부의 자극으로부터 육체를 보호하기 위해 생리학적 적응 과정에 의해 만들어지는 방어로 설명하였다(Selye, 1951~1956). 그는 스트레스를 '일반 적응증후군'으로 불렀다. 그러나 이러한 초기 모델은 일상생활에서 스트레스의 부정적이고 긍정적인 영향을 설명하거나, 사람들의 스트레스 결과에 대한 매개체 영향 등을 확인하기에는 너무 단순하고 기계적인 것으로 나타났다. 이에 Mason 등(1975)은 스트레스 측정에 있어서 단순한 생리적 지표만을 사용하는 데는 한계가 있다고 지적하였다. 이후 심리신경학적인 연구 및 정신신경면역학이 발전함에 따라 스트레스에 대한 정신신체적 반응(psychophysiologic reaction)에 대한 지표를 좀 더 깊이 있게 이해하게 되었다.

신체는 스트레스에 적절하게 대응하기 위해 시상하부-뇌하수체-내분비 축, 변연계, 자율신경계-부신수실 등이 연유되는 것으로 설명하고 있다. 이들 주요 통합계는 스트레스로 인하여 대뇌의 전달물질, 신경조절물질, 및 신경내분비기능의 변화가 초래하여 면역계의 기능저하나 항진, 내분비 기능장애의 발생, 심혈관계 및 소화기계의 변화를 가져오는 자율조정 균형의 변화, 수면양상의 변화 등의 결과로 생물학적 변화가 오는 것으로 설명되고 있다(그림 3-1).

여기에서는 스트레스와 질병 간의 관계를 이해해 줄 수 있는 생물학적 측면에서의 그동안의 연구결과들을 고찰해 보고, 스트레스와 생물학적 지표의 관련성을 검토해 보고자 한다.

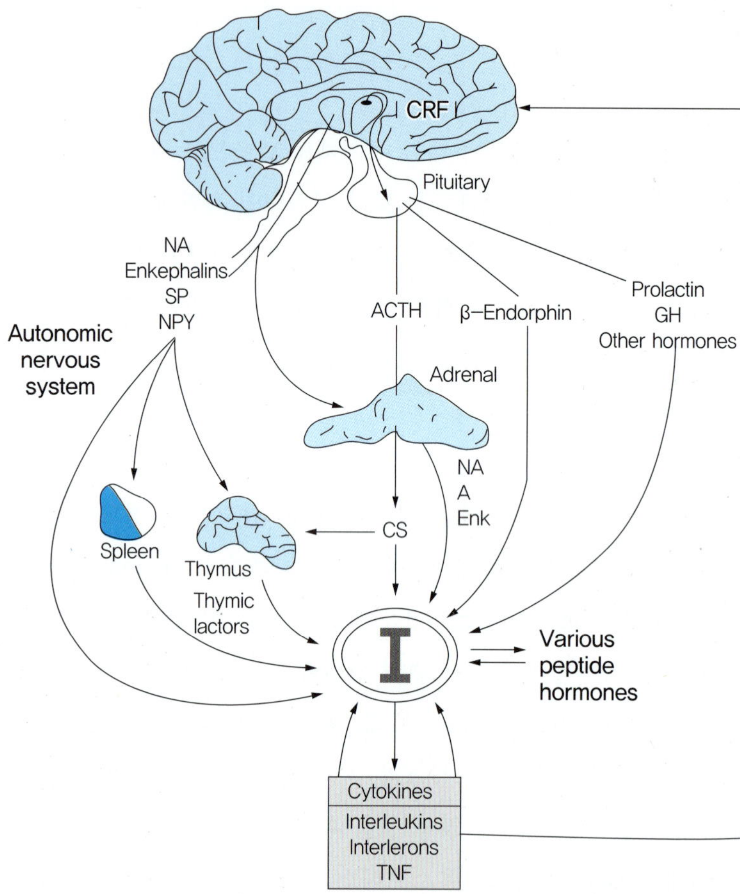

그림 3-1. 스트레스의 생물학적 기전.

II. 신경내분비계 지표

급성 스트레스 인자에 노출되거나 위험한 상황에 부딪혔을 때 사람들은 공포를 느끼거나 이에 따른 생리적 반응으로서 심장이 뛰고, 호흡이 가빠지면서 혈압이 올라갈 수 있다. 이때 외부의 스트레스는 간뇌(diencephalon)에서 처음으로 인식되고 대뇌피질에서 그것이 위협적인지 아닌지를 판단 지각한다. 이것은 망상활성계(reticular activating system)를 통해 감정 충동적 행동과 밀접하게 관련된 변연계(limbic system)와 시상(thalamus)으로 전달된다. 변연계는 감정이 일어나는 곳이고 시상은 들어오는 메시지를 어떻게 처리해야 할지를 결정한다. 그 다음에는 시상하부(hypothalamus)로 전달되어 내분비계와 자율신경계를 활성화한다(고경봉, 2002; Greenberg, 1990).

내분비계를 활성화시킬 때는 시상하부 앞쪽에서 코르티코트로핀 방출호르몬(CRF)을 분비하고 이것은 뇌기저에 위치한 뇌하수체를 자극하여 부신피질자극호르몬(ACTH)을 분비시킨다. 이때 부신피질이 활성화된다. 한편 자율신경계가 활성화되면 시상하부 뒤쪽에서 신경을 통해 부신수질로 메시지를 전달한다. 특히 급성의 스트레스는 부신수질을 자극하여 에피네프린과 노르에피네프린과 같은 카테콜아민을 분비하여 맥박과 호흡을 빠르게 하고 혈압을 올리고 심박출량을 증가시키는 것 이외에도 관상동맥 및 기관지 확장, 기초 대사율의 증가, 사지근육 및 피부혈관의 수축, 산소소모의 증가 등 여러 가지 생리적 반응이 일어난다.

스트레스가 계속되면 시상하부 앞쪽에서 CRF를 방출하고, 이때 뇌하수체는 ACTH를 분비시켜 부신피질을 자극하면 부신피질에서는 코르티졸(cortisol)과 알도스테론(aldosterone)이란 호르몬 등을 분비한다.

따라서 스트레스 연구에서 호르몬 및 생화학지표의 측정을 이용하는 근거는 신체 대부분의 시스템이 스트레스 중 변화하고 이런 변화를 나타내는 생물학적 지표가 스트레스와 관련된다는 관찰에 근거한 것이다.

1. 카테콜아민

에피네프린과 노르에피네프린을 포함한 카테콜아민은 부신수실과 교감신경에서 분비되고, 혈청 카테콜아민은 급성 스트레스에 노출 후 수분 내에 증가한다. 카테콜아민은 심장, 근육 등의 생리와 대사에 영향을 미치고 스트레스로 인한 카테콜아민의 증가는 전형적인 투쟁-도주(fight-flight) 반응을 나타내어 이 호르몬의 측정은 유용한 급성 스트레스의 반응지표이다. 일반적으로 스트레스에 의하여 에피네프린과 노르에피네프린은 증가하나 특히 에피네프린이 더 반응이 크게 나타난다. 스트레스에 노출된 후 카테콜아민의 수준은 빠른 변화를 보이고 그 반감기가 수분 이내이다. 그러므로 카테콜아민은 스트레스에서 반복측정에 유용하지만 스트레스 연구에서 개인적인 차이와 시간적인 변화가 심하기 때문에 유용성이 떨어진다는 지적도 있다. 특히 표 3-1과 같이 정신적 결과에 따라 그 나타나는 결과가 상이하여 해석에 주의를 요한다(Goldstein, 1995).

표 3-1. 정신적 반응에 따른 호르몬의 상태

정신적 반응	호르몬의 반응
운전	↑NE > ↑EPI
불안/디스트레스	↑EPI, ↑ACTH > ↑NE
공포	↑EPI, ↑X > ↑NE
절망	↑ACTH, ↑X
패배/포기	↑EPI, ↑ACTH, ↑X, ↑AVP, ↑Opioids

한편 만성적인 스트레스 인자는 대뇌의 노르에피네프린 분비를 증가시키는데 동물에서 동일한 스트레스를 계속해서 줄 경우 노르에피네프린의 내성이 일어나지만, 같은 동물에서 새로운 스트레스가 주어질 경우 노르에피네프린 분비가 증가한다. 즉, 스트레스가 만성화되면 그 스트레스에 대한 생체의 자율신경계의 반응은 감소하지만 뒤이어 일어나는 다른 스트레스에 대해서는 더 예민하게 반응하게 되는 것이다.

2. 코르티졸과 ACTH

시상하부-뇌하수체-부신 축에서의 스트레스 자극은 사람의 부신피질에서 주기적인 코티졸을 분비한다. 특히 통제의 상실과 관련성이 매우 높다. 예를 들면 단기간의 실험실 실험에서 인지적 갈등과 좌절이 소변의 코르티졸을 올리고, 환경적 자극에 대한 통제의 상실이 코르티졸의 분비를 증가시키는 것으로 보고되었다(Mason, 1968). 예컨대 관제탑 조정자들과 같이 직업성 스트레스가 높은 경우에 코르티졸 분비의 생성이 증가된 것으로 보고되었다(Rose, 1978).

혈청 코티졸은 스트레스원에 노출된 지 15~30분 후 최고도로 증가하는데, 이는 정맥혈 채혈 시 혈액검사에 의한 스트레스가 반영하여 검사 전보다 검사 후에 코르티졸이 증가할 수 있어 주의를 요한다. 만일 보고자하는 스트레스 인자가 오랜 기간 유지된다면 부신피질 자극호르몬과 코티졸은 2시간 동안 증가하지만 그 후에도 계속 스트레스 인자에 노출되면 감소하게 된다.

한편 스트레스가 ACTH에 미치는 영향은 많은 연구가 이루어지지 않아 결론을 내리기에는 성급한 측면이 있다. 지금까지 알려진 것을 보면 소음 스트레스(Breier, 1987), 시험 전

스트레스(Kosten, 1984)가 ACTH를 증가시키는 것으로 밝혀졌다.

3. 도파민(Dopamine)

스트레스를 받으면 도파민의 중피질(mesocortical) 및 중변연계(mesolimbic) 경로가 활성화된다. 중피질계는 예기현상과 인지기능에 관계되는 것으로 생각되며, 중변연계는 동기, 보상현상에 관여하는 것으로 보인다.

Lavielle 등(1978)과 Herve 등(1979)은 스트레스로 인해 대뇌의 중피질의 신경원이 활성화되어 도파민이 상승한다고 하였으며, Herman 등(1982)은 조절할 수 없는 자극(uncontrollable shock)을 준 후 다시 자극을 가했을 경우 전두엽피질과 연관되는 A 10 신경원들이 민감한 반응을 보이면서 도파민 합성과 이용이 증가하는 것으로 보고하였다. 그러나 조절할 수 있는 스트레스에서는 변화가 없는 것으로 보고하였다(Cherr 등, 1980). 이에 Horger과 Roth(1996)는 외상후 스트레스장애 환자에서 도파민의 과잉활동이 관찰되며, 특히 중전전두(mesoprefrontal) 도파민 신경세포는 물리적, 심리적 스트레스에 민감한 부위로 스트레스를 받으면 이 부위의 도파민 신경전달을 증가시킨다고 하였다.

4. 세로토닌(serotonin, 5-hydroxytryptamine, 5-HT)

스트레스로 인해 우울증이 발병하는 것은 그 원인이 대뇌 5-HT의 감소에 기인되는 것으로 설명하고 있다. 스트레스인자에 노출되었을 때에나 후에 대뇌 부위들에서 5-HT의 수준이 감소하게 되며, 이러한 5-HT의 감소는 수일간 지속되므로 우울증이 발현되는 것으로 설명하고 있다(Petty, 1982). 동물실험에서 스트레스로 인한 행동변화는 대뇌에서 5-HT 이용정도와 연관이 된다고 연구결과들을 발표하고 있다.

5. 기타

프로락틴은 정상적으로 수면 중에 증가하며 각성 후에는 서서히 감소한다. 스트레스에 대한 프로락틴 반응을 보면 수술을 기다리는 환자(Corenblum, 1981), 낙하산 훈련(Noel, 1976), 경쟁적 구두시험(Meyerhoff, 1988)과 같은 스트레스 상황은 혈장 코르티졸 이외에 프로락틴치도 증가시키는 것으로 보고되었다. 그러나 의대생들의 시험스트레스는 코티졸은 증가시키는 데에 반해 프로락틴은 증가하지 않아, 프로락틴을 증가시키는 데에는 코티졸을 증가시키는 자극보다 더 큰 자극이 필요할 것으로 생각한다.

테스토스테론은 스트레스 인자에 반응하나 반대로 나타나는 특징이 있다. 어떤 새로운 상황에 잘 적응하는 사람보다 적응에 어려움이 있는 사람들이 테스토스테론이 유의하게 감소하였다는 보고가 있다.

스트레스에 의한 중추신경계 내에서 정신신경 내분비계의 반응으로 CRF의 반응 이외에 thyroxine 축, 여러 다른 신경펩타이드인 vasopressin, oxytocin, angiotensin II, vasoactive intestinal polypeptide도 스트레스에 의한 반응기전에 관여될 수 있다고 보고되었다(Ganong, 1980; Allen, 1983; Kakara, 1985; Rivier, 1985).

III. 면역지표

불의의 사고로 배우자를 잃거나, 극심한 우울증에 빠져 있거나 높은 수준의 스트레스를 경험하는 사람들은 낮은 수준의 스트레스를 경험하는 사람들에 비해 자주 감기에 걸리고, 더 열등한 건강수준을 보이는 것을 흔히 볼 수 있었다. 그런데 이러한 현상을 처음부터 스트레스와 면역체계를 연관 지어 생각하지 못하였다. 그 이유는 첫째로, 스트레스를 인지하는 신경체계는 뇌, 척수, 신경 등이 연결되어 있는 체계인데 반해, 면역체계는 여러 가지 림프샘과 기관, 순환하는 림프구, 면역 글로불린 단백질 등 해부학적으로 다양하게 널리 분산된 체계인 점이 너무 다르기 때문이다. 둘째로, 신경체계가 외부에서 받아들인 정보를 처리하는 과정인 반면, 면역체계는 외부에서 침범한 균이나 독성물질로부터 몸을 보호하는 과정이 상이하다는 점이다.

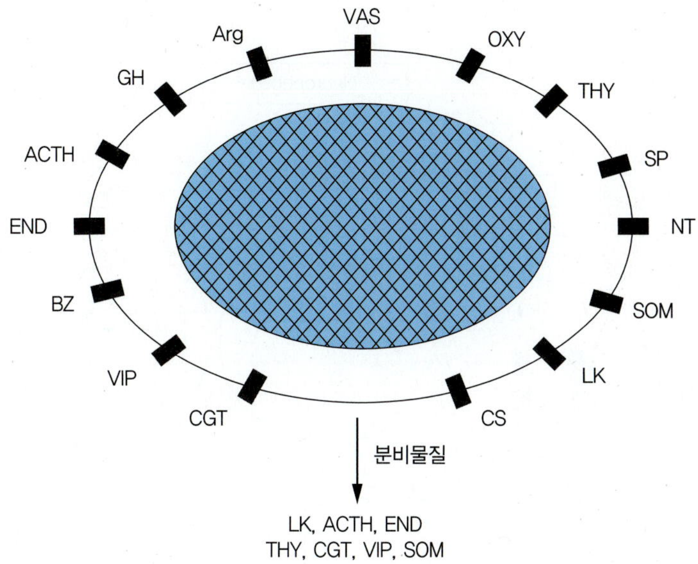

그림 3-2. 림프구에 존재하는 호르몬, 신경전달물질 및 신경펩타이드의 수용체(CS, 코르티코 스테로이드; LK, 림포카인; SOM, 소마토스테틴; NT, 뉴로텐신; THY, 타이로신; OXY, 옥시토신; VAS, 바소프레신; Arg, 아르기닌; GH, 성장호르몬; ACTH, 부신피질호르몬; END, 엔돌핀; BZ, 벤조디아제핀; VIP, 혈관활성장관폴리펩타이드; CGT, 융모성성선자극호르몬).

그러나 면역학의 발전과 더불어 정신신경면역학(psychoimmunology) 분야가 발전하면서 1970년대에 들어서면서 두 체계에 연관성이 있다는 점이 인식되게 되었다(Canter, 1972; Fischer, 1972; Palmblad, 1976). 정신신경면역학에 의하면, 시상하부, 해마, 뇌하수체 병변 시 면역 이상이 유발되고, 호르몬 신경전달물질, 신경 펩타이드의 수용체가 임파구에 존재하고 또 이 물질들에 의해서 면역기능의 변화가 생기는 것을 신경해부학적으로 확인하였다(그림 3-2). 또한 임파구에서 분비되는 ACTH, 엔돌핀 및 각종 분비 화학물이 중추신경계에 영향을 미친다는 사실은 신경계와 면역체계가 상호작용(reciprocal interaction)하는 것을 알 수 있었다(Leonard, 1995; Lovallo, 1997)(그림 3-3). 중추신경계는 크게 2가지 통로, 즉 시상하부-뇌하수체-부신 축과 자율신경계를 통하여 면역기능을 조절하는 것으로 알려지게 되었다.

이에 많은 연구자들이 스트레스와 정신질환이 면역체계에 어떤 영향을 미치고 그 의의가 무엇인지를 발견하고자 하였다. 또한 신경세포와는 달리 면역세포는 말초혈액에서 쉽게 얻을 수 있으므로 말초 면역학적 변화를 통하여 중추신경계의 분자 생물학적 수준에서 일어나

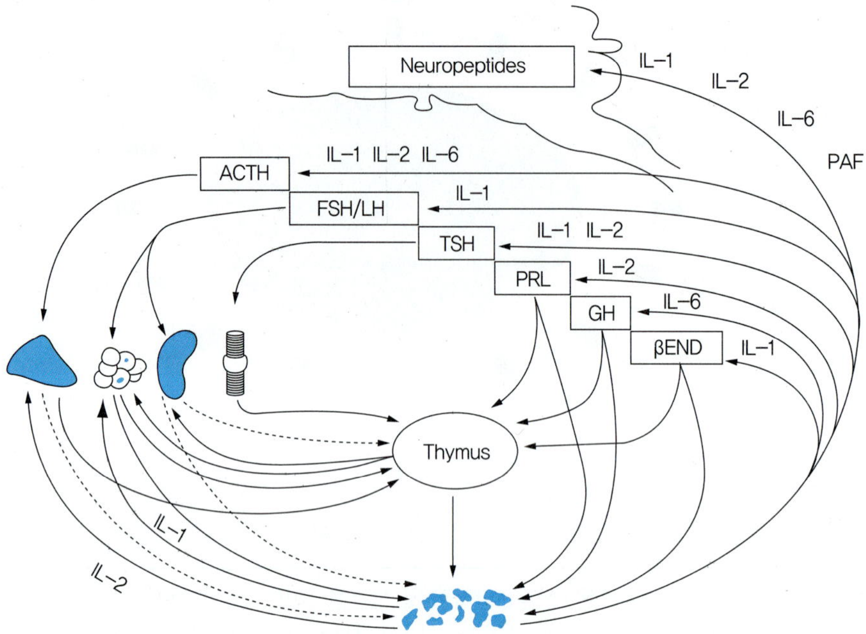

그림 3-3. 신경계와 면역체계의 상호작용(reciprocal interaction).

는 변화를 이해하는 한 모델이 될 수 있다는 관점에서 많은 연구가 이루어지고 있다. 그러나 아직까지 연구방법의 차이와 연구결과에 대한 해석상의 오류 및 통제하기 어려운 여러 가지 변수 때문에 일치된 결론에 이르지 못하고 있는 실정이다.

1. 면역 평가방법

스트레스-면역 연구에서 면역상태와 스트레스를 어떻게 평가하는 가는 연구결과에 영향을 줄 수 있는 매우 중요한 과제이다. 스트레스의 결과로서 면역을 평가할 수 있는 방법은 크게 두 가지 방법으로 대별할 수 있다. 첫째는 면역세포의 기능(functional capacity)을 평가하는 정성적인 평가이다. 이 방법은 임파구의 세포배양과 특정 항원에 의한 활성화나 감작되지 않은 임파구를 mitogen(phytohemagglutinin, PHA; concanavalin A, con A 등)에 의한 활성화 등으로 측정한다. 최근에는 NK 세포가 ^{51}Cr이 삽입된 종양세포의 용해를 나타내는 NK 세포 활성도를 측정하여 평가하는 방법이 흔히 사용되어 왔다. 그러나 면역기능은 매일 매일 변화가 있고 하루 중에도 변화가 있으며, 연령, 영양, 수면, 약물사용 등에 의해 영향을 받으므로 잘 통제된 일관된 방법이 필요하며, 메타분석 결과 NK 세포 활성도는 스트레스의 생물학적 지표로 부적절하다는 지적이 제기되었다(Kelly, 1997). 이에 대안적인 방법으로 임파구 및 그 아형의 정량적인 평가인 두 번째 방법이 최근 선호되고 있는 추세이다. 정량적인 분석은 임파구의 세포 표면 표지자(cell surface marker)를 단클론성 항체(monoclonal antibody) 방법을 이용하여 측정한다. 특히 T 세포의 아형을 파악하는 것은 면역상태를 파악하는 매우 유용한 방법이다. 이 연구에서도 T 세포 표면의 CD4 혹은 CD8 항원의 표현에 따라 T4 임파구와 T8 임파구로 구분하여 평가하였다. 그러나 이 또한 스트레스와 연관 지어 해석할 때 몇 가지 주의할 필요가 있다. 첫째, 서로 다른 면역세포의 수가 면역체계의 기능적 측면과 반드시 일치하지 않는다는 점이다. 둘째, 면역세포는 림프절 또는 비장 등에서 말초혈액으로 분화하여 이동하는데, 말초혈액의 특정 세포 형태의 수나 백분율의 변화에 다양한 요소가 영향을 준다. 셋째, 말초혈액상의 세포 수나 림프구의 작은 변화(normal range)를 의미 있는 건강결과로 받아들이기에는 어려움이 있다(Herbert, 1993).

2. 스트레스 평가방법

면역지표와 연관 지어 독립변수로서 스트레스의 평가 또한 연구결과의 신뢰도에 큰 영향을 줄 수 있다. 그 동안 스트레스-면역 연구 결과의 문헌 고찰을 통해 파악해 보면 스트레스 평가는 크게 부정적인 생활사건(negative life event)과 스트레스 유발 실험(laboratory stressor) 두 가지로 대별해 볼 수 있다. 스트레스 유발 실험은 수면박탈, 인지 수행 테스트 등 연구 대상자에게 정량적이고 인위적인 스트레스를 가해 그 결과를 정확하게 파악하고자 한 것이다. 유발실험은 비교적 일관되게 면역기능 저하를 보고하고 있다. 생활 사건은 사별(Kiecolt-Glaser, 1984), 시험(Baker, 1984; Glaser, 1992), 실직(Arneta, 1987) 등을 다루는 객관적인 특정사건(objective discrete event)과 일상에서 누적되는 스트레스성 사건의 자기보고를 통한 평가로 나누어 볼 수 있다. 전자는 비교적 연구가 많이 이루어졌고, 연구결과의 방향도 다소 일치된 측면이 있는 반면, 후자의 경우는 최근에 와서 논의되고 있으며, 연구의 결과가 일치되지 않고 있다.

3. 만성적 스트레스와 면역 연구의 평가와 전망

스트레스가 세포성 면역체계에 미치는 영향은 스트레스가 증가할수록 T4와 T4/T8 비는 음의 관계를, T8은 양의 관계를 보인다고 할 수 있다. Kiecolt-Glaser 등(1985)은 스트레스가 T4 수와 T4/T8 비를 감소시킨다고 보고하였다. 메타분석 결과에서도 만성적 스트레스가 T4와 음의 상관관계가 있음을 보고하였다(Herbert, 1993). 그러나 T8의 경우 보고마다 다소 차이가 있다. 급성 스트레스의 경우 양의 관계를, 만성 스트레스의 경우 음의 관계를 보고하고 있다(Brosschot, 1994).

직무스트레스가 면역체계에 미치는 영향에 관해서는 비교적 최근에 와서 논의되었고, 만성적인 직무긴장은 감소된 면역기능과 관련이 있음을 제시하였다. Meijman 등(1995)은 남자 교대 근무자를 대상으로 한 연구에서 직무 요구도와 CD4+T세포의 수간에는 음의 상관관계가 존재하였음을 보고하였다. 최근 Kawakami 등(1997)이 일본의 화학공장에서 일하는 생산직 근로자 65명을 대상으로 직업성 긴장과 T 세포의 관련성을 조사한 연구에 의하면, 직무 자율성은 helper-inducer(CD4+CD29+) T cell의 수 및 분율과 양의 상관관계를 보였다. 반면에 직무 요구도는 유의하지 않았다.

이와 같이 만성적 스트레스에서 보고되는 상반된 결과는 스트레스의 특성의 차이에 기인한다고 보인다. 스트레스와 면역기능간의 연구는 주로 급성 스트레스에 초점을 둔 연구였고 만성적 스트레스인 경우 급성 스트레스의 경우와는 다른 결과가 나타날 수 있기 때문이다. 구체적으로 말하면, 고도의 스트레스의 상황하에서는 면역방어기제를 동원하게 되어 면역수치가 증가하는 반면, 이러한 스트레스가 만성화 될 경우 가용자원을 이미 소진한 상태가 되어 그 결과 면역수치의 증가는 발견되지 않는다는 것이다(장세진, 2002). 향후 많은 연구가 필요하다 하겠다.

IV. 심혈관계의 생물학적 지표

| 고상백, 성지동, 김용진

외부로부터의 스트레스가 중추신경계를 거쳐 자율신경계와 호르몬의 영향으로 심장으로 전달되는 경로는 오래 전부터 연구되어 왔다. 심혈관계를 조절하는 데는 전뇌(forebrain)의 역할이 매우 중요하다는 사실이 1930년대에 알려졌으며, 1967년에는 Wolf 등에 의해 신경심장학(neurocardiology)이라는 용어가 등장하였다. 그러나 스트레스와 심혈관계질환의 연관성이 있다 하더라도, 그 연관관계를 설명하는 병태생리학적 기전은 아직 불확실하다. 이에 스트레스와 심혈관계질환 사이에서 벌어지는 일련의 사건을 확인하고 이해해야 하며, 임상적 사건 또는 질병의 발생보다는 임상전기(preclinical stage)에 초점을 맞추어야 한다(Schulte, 1993). 따라서 여기에서는 스트레스에 대한 인체의 반응에 의해 나타날 수 있는 심혈관계의 생물학적 지표를 고찰해 보고자 한다.

1. 고혈압

스트레스 및 사회심리학적 인자와 고혈압과의 상관성을 밝히려는 연구는 지난 수십 년 동안 지속되어 왔다. 특히 본태성 고혈압의 경우 스트레스에 의해 유발될 수 있으며, 이는 역학적 연구에 의해 조명되고 여타의 실험적 연구에 힘입어 스트레스와 고혈압과의 관계를 밝히는 추동력이 되어왔다.

동물을 대상으로 장기간 스트레스 요인에 노출시킨 연구결과는 고혈압의 발생에 환경적 인자가 원인이라는 증거로 이용되어 왔다. Henry 등(1994)은 쥐를 이용하여 스트레스 유발성 고혈압을 보고하였는데, 보통의 실험실 환경에서 키운 쥐는 정상 혈압을 유지하는 데 반해 좁은 우리 안에 가두어 접촉이 빈번하도록 한 쥐에서는 고혈압이 유발됨을 보고하였다. 이들은 스트레스 환경이 카테콜아민과 레닌의 분비가 동반되는 방어반응이 지속적으로 작동하여 고혈압을 일으키는 생리학적 기전을 제공한다고 하였다. Lawer 등은 자연적으로 고혈압이 발생하는 쥐(SHR)와 흔히 SHR의 정상 대조군으로 이용되는 WKY를 잡종교배시켜 얻은 2세대를 이용하여 관찰한 결과 이 쥐들에서는 혈압의 상승이 미약하였다. 그러나 이들에게 12주 동안 하루 2시간씩 충격-회피 모형의 과업을 부과한 결과 경계형 고혈압 군에서 지속성 고혈압이 발생하였다. 이는 고혈압의 가족력과 심혈관계 반응성을 가진 개체에게 스트레스를 부과하면 고혈압이 발생한다는 것이다. 스트레스가 교감신경계에 유발되어질 때에 심박출량의 증가와 말초저항으로 나타나, 고혈압 소인이 있는 경우에는 혈압이 상승하게 된다. 스트레스가 지속되어질 때에 이차적으로 자율신경계가 각성되고, 스트레스에 대한 증가폭은 일단 고혈압이 되면 더 커진다.

이전에 낮은 혈압을 유지하던 인구집단의 구성원들이 서구사회로의 이주나 사회의 서구화로 인해 현대화를 경험하게 되면 높은 평균 혈압과 성인에 있어서의 점차적 혈압상승 현상이 흔히 발견된다는 사실은 스트레스와 고혈압의 관련성을 시사하는 것이다. Henry 등은 도시의 성장률과 고혈압으로 인한 사망이 비례한다고 보고하였는데, 급속히 성장하는 지역은 주택과 학교, 병원, 대중교통수단이 결여되어있다는 것 외에 문화적 여건과 자원의 결여로 사회심리적 스트레스가 증가하는 경향을 보인다고 하였다.

한편 고도의 긴장을 요구하는 생활환경이나 작업환경이 고혈압과 관련성이 있다는 보고는 또한 스트레스가 고혈압을 유발시킨다는 것을 지지해준다. Kasl과 Cobb은 실직상태의 남성이 고혈압 유병률이 높았으며, Cobb과 Rose의 항공기 관제탑 통제관들이 혈압이 높다고 보고한 것이 대표적인 예라 할 수 있다.

2. 호모시스테인

혈중 호모시스테인과 심혈관계질환의 관련성에 대한 역학적 연구로는 Stamfer 등(1992)이 고호모시스테인혈증이 심근경색증의 독립적인 위험인자라고 보고하였으며, Clark 등(1991)은 동맥경화증의 표준인자인 흡연, 고지혈증, 고혈압 보다 고호모시스테인혈증이 비차비가 더 크다고 보고하고 있다. 따라서 심혈관계질환이 발현될 위험요소가 많은 무증상의 개인들을 확인하고, 이를 스트레스와 혈중 호모시스테인과의 연관성을 밝혀내는 것은 의미 있는 일이다.

호모시스테인은 메티오닌(methionine)의 체내 대사과정에서 발생하는 중간대사산물이다. 흡수된 메티오닌(methionine)은 S-adenosylmethionine으로 변환되고 S-adenosylhomocysyteine으로 탈메틸화한다. 이는 호모시스테인과 아데노신으로 가수분해하며, 형성된 호모시스테인은 transsulfuration 과정을 거쳐 신장으로 배설되거나, remethylation과정을 거쳐 메티오닌으로 다시 재생된다(Ueland, 1989). 이 대사과정에는 비타민 B_{12}와 엽산이 필요하다. 그러나 대사과정에 이상이 발생하여 호모시스테인이 축적되게 되면 뇌혈관질환, 관상동맥질환, 동맥경화증 등을 일으킨다.

스트레스수준에 따라 혈중 호모시스테인의 차이를 살펴본 연구결과에 의하면, 표 3-2와 같이 스트레스 수준이 정상군 7.7 μmol/L 보다도 고위험군에서 9.1 μmol/L로 혈중 호모시

표 3-2. Comparison parameters according to psychosocial stress

	Psychosocial stress				
	Low		High		p value
	Mean	S.D.	Mean	S.D.	
Age	35.8	7.1	33.9	6.7	0.09
BMI(Kg/m^2)	23.6	2.7	23.7	3.2	0.76
Cholesterol(mg/dL)	175.4	37.4	186.5	35.8	0.07
HDL(mg/dL)	50.8	12.8	49.8	14.2	0.66
Triglyceride(mg/dL)	160.4	91.1	171.6	91.5	0.46
Homocysteine(μmol/L)	7.7	2.7	9.1	1.5	0.00
Folate(ng/ml)	1.9	0.8	1.7	0.6	0.07
Vit B_{12}(nmol/L)	234.9	88.3	247.8	91.1	0.38

스테인이 유의하게 높았으며, 다중회귀 분석 결과에서도 동일한 결과를 보였다(차봉석 등, 1998).

3. 죽상경화 형성 및 혈액응고인자

스트레스는 심혈관계 질병을 일으키는 역할을 하며(Krantz, 1984; Rozanski, 1988), 동맥경화를 진행시키는 위험 요인으로 작용한다고 알려져 왔다. 특히 스트레스 고위험군은 심혈관 질환의 발생과 연관성이 높으며, 직무요구도가 높고 직무자율성이 낮은 고긴장 집단의 근로자가 심혈관계질환의 위험 요인을 더 많이 가지고 있다고 보고된 바 있다(Karasek, 1988; Ishizaki, 1996).

최근에 Frimerman 등(1997)은 스트레스와 심혈관계 질병의 위험 요인의 상관성 연구에서 스트레스 수준이 높은 근로자가 혈장 내 응고인자(Factor VII, Factor VIII)가 증가한다고 보고하였다. 국내 남자 근로자의 경우 역시 직업성 긴장 수준에 따라 살펴본 결과 표 3-3과 같이 고긴장 집단이 혈액응고 인자가 높았다(Chang 등, 2002). 혈장 내 섬유소원(fibrinogen) 농도, tissue plasminogen activator(t-PA)와 같은 혈액응고와 섬유소 용해(fibrinolysis) 등이 심혈관계 질병과 관련해서 매개변수로 평가되었으며, 스트레스 수준과 유의한 관련성을 보였다(Harlan, 1992). 스트레스에 의해 불안정한 프라크가 카테콜아민 분비 증가, 혈소판의 활성화와 피브리노겐의 농도 증가로 혈전을 생성시킬 수 있다. 피브리노겐은 혈액응고 과정에서 트롬빈에 의해 피브린으로 변하고 혈소판 응집, 혈액점성 증가, 평활근 세포의 증식으로 이어진다. 스트레스로 인하여 피브리노겐이 증가하며 tPA가 감소하여 혈액응고가 증가한다.

표 3-3. Mean values Blood Coagulation Factor VII and VIII by Job Strain Groups

	Factor VII(%)	p value	Factor VIII(%)	p value
High strain	90.56(22.44)	0.116	86.56(27.90)	0.001
Passive	87.11(12.86)		62.58(26.53)	
Active	81.65(18.51)		59.83(22.48)	
Low strain	82.63(15.61)		56.63(22.76)	

또한 스트레스는 혈전증(thrombosis)과 관련된 혈액 내 요인들의 변화를 야기하는데, 이는 혈액농축과 함께 에피네프린 유도 혈소판 활성화(epinephrin induced platelat activation)는 스트레스가 심혈관계질환을 일으키는 주요기전이라 할 수 있다(Patterson, 1999; Jern, 1991; Patterson, 1995). 그러나 스트레스의 다양한 효과가 혈소판 활성화에 미치는 영향은 연구자 간에 큰 차이를 보이고 있다(Andren, 1983; Markovitz, 1991; Grignani, 1991).

4. 심박동수 변이(Heart Rate Variability)

최근 연구 동향에 의하면 심혈관계질환의 위험인자는 스트레스에 기인한 교감신경계의 과반응(overactivity)과도 관련성이 높다. 스트레스 연구에서 자율신경계의 활동을 반영하는 지표를 탐색하기 위한 분석 방법으로 카테콜아민을 활용하여 왔으나, 측정문제가 논란이 되어 왔으며 반감기가 2분 정도로 쉽게 변하는 특성이 한계로 지적되어 왔다. 그러나 심박동수는 급성기 연구에서도 재현성이 높고 자율신경계의 활동을 반영하므로 최근 스트레스 연구에서 생물학적 지표로 많이 활용하고 있는 추세이다.

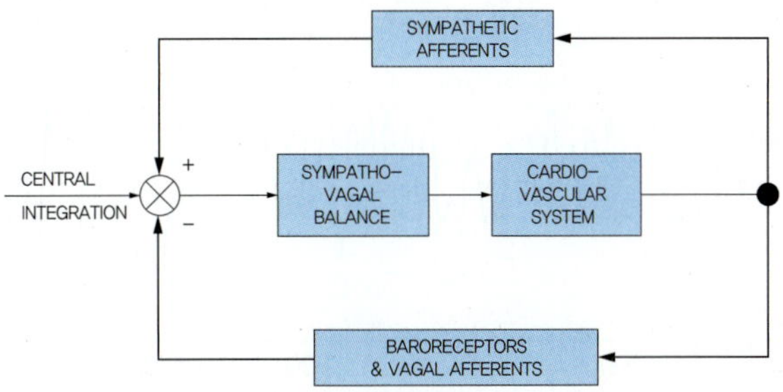

그림 3-4. 심혈관계에 대한 교감 및 부교감신경계의 조절 기전.

1) 심박동수 변이의 이해

심장의 박동은 자동능을 지닌 여러 세포의 자발적인 흥분에 의하여 이루어지지만, 심박수의 변동은 주로 자율신경계의 조절로 이루어진다. 정상인에서의 심박수는 이런 자율신경계의 상호작용에 따라 끊임없이 변동한다. 운동이나 흥분 등의 육체적, 정신적 활동에 따라 변하는 것은 물론이고, 안정 시에도 짧게는 호흡에 의해 3~5초마다, 그리고 혈압조절과 압수용체 반사, 체온변화 등에 의해 변동한다. 심박수 변동성이란 이러한 생리적인 심박수의 변동이 얼마나 잘 나타나는가 하는 변동 정도를 나타내는 것으로 이는 결국 자율신경계의 정상적인 상호작용을 대변한다고 하겠다. 즉 자율신경계에 이상이 오면 이런 상호작용이 감소되어 심박수 변동성이 감소 또는 불균형이 일어나는 것이다(Malliani 등. 1991).

2) 심박동수 변이의 측정법

심박동수 변이를 크게 시간 영역과 주파수 영역으로 나누어 측정할 수 있다.

(1) 시간 영역 분석(Time domain analysis)

심박수 변동성을 측정하는 가장 간단한 방법이라 할 수 있다. 이 측정법은 심전도상에서 정상적인 QRS complex, 즉 동방결절의 탈분극에 의해 발생한 모든 QRS complex의 이웃하는 간격[normal-to-normal(NN) interval]을 평균한 NN interval, 평균 심박수, 최장 NN interval과 최단 interval의 차이 등을 구할 수 있다. 주요 지표는 다음과 같다.

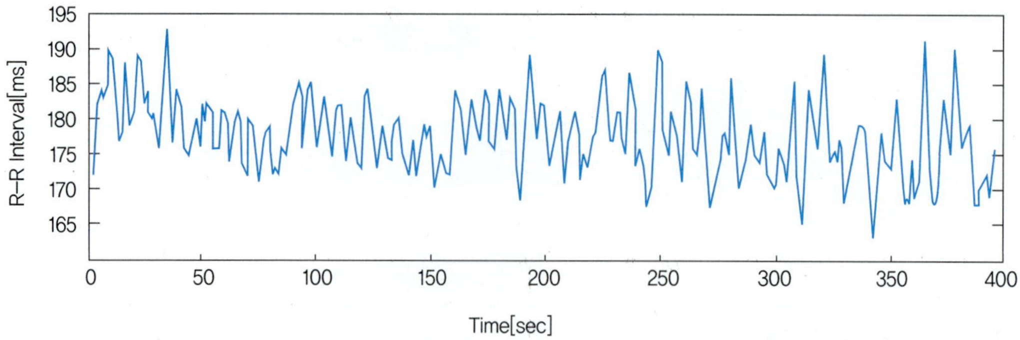

그림 3–5. 심박동수 변이 측정 예.

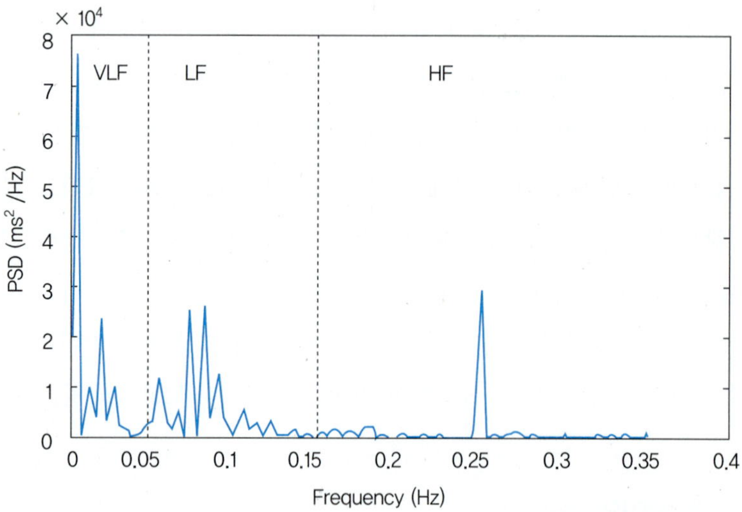

그림 3–6. 주파수 영역의 분석.

- SDNN(Standard Deviation of NN interval) : 전체 RR 간격의 표준편차이다.
- RMSSD(the square Root of the Mean Squared Differences of successive NN interval) : 인접한 RR 간격의 차이를 제곱한 값의 평균 제곱근

(2) 주파수 영역 분석(Frequency domain analysis)

심박수는 24시간 동안 쉼 없이 다양한 주파수(frequency)로 변하는 파동의 복합체라고 할 수 있다. 이러한 심박수의 변동은 분석하여 보면 고주파 성분(High Frequency component, 이하 HF 성분), 저주파 성분(Low Frequency component, 이하 LF 성분), 초저주파 성분(Very Low Frequency, 이하 VLF 성분)으로 일반적으로 세 가지 주파수 파형으로 구분할 수 있다. 0.15~0.4 Hz에 해당하는 고주파 성분은 호흡 등에 의한 심박수 변동을 반영하며 주로 부교감신경에 의해 나타난다. 0.04~0.15 Hz에 해당하는 저주파 성분은 압수용체 반사나 혈압조절 등에 의한 심박수 변화를 반영하며 주로 교감신경에 의해 나타난다. 0.04 Hz 이하 부위는 초저주파 성분은 체온조절 등에 의한 심박수 변화를 반영한다. 결국 주파수 영역 분석법은 'total power'로 전체 심박수 변동성을 알 수 있을 뿐 아니라 주파수에 따른 분석으로 상대적인 자율신경계의 변화를 알 수 있다는 장점이 있다. 시간영역 분석법과 주파수영역 분석법에서 산출된 지표들은 상관관계가 매우 좋은 것으로 알려져 있으므로 어느 방법을 사용하여도 결과의 분석에는 문제가 없다고 하겠다.

3) 측정 시 고려점과 영향 요인

심박수 변동성 측정을 위해 24시간 심전도 모니터링을 이용할 수도 있으나 3 내지 5분간의 모니터링으로도 유용한 결과를 얻을 수 있다. Bigger 등(1993)에 따르면 2분 내지 15분의 단기간 모니터링에 의한 주파수영역 분석은 24시간 동안의 기록에 의한 분석과 비교적 잘 일치하며 심근경색 후의 예후를 예측하는 데 있어서도 24시간 기록에 의한 결과와 마찬가지로 유용하다. 단기간 기록의 장점은 짧은 시간 동안만 기록하므로 보다 능률적이고, 많은 artifact들이 발생하는 24시간 심전도 모니터링과는 달리 잘 조절된 환경에서 안정된 심전도를 얻을 수 있다는 것이다. 시간영역 분석의 경우는 지표들의 값이 심전도 기록기간에 따라 영향을 받는 경우가 있는데, 특히 SDNN과 같은 지표가 그러하다. 따라서 심전도 기록시간이 서로 다른 경우 이들 지표는 상호 비교가 불가능하다. 주파수 영역 분석의 지표들은 이러한 영향을 받지 않는다. 또, 15분 이하의 기록에서부터는 초저주파인자(VLF)는 계산하기 곤란하다. 반면 24시간 모니터링의 결과로부터 분석할 경우에는 낮과 밤 사이, 작업 시와 휴식 시 등 시간과 행동의 변화에 따른 양상을 관찰할 수 있다는 장점이 있다. 반면 많은 artifact로 인하여 분석에 혼선을 초래할 수 있고 24시간 동안 측정해야 하므로 많은 수를 검사하기 어려운 점이 있다. 일반적으로 단기간 기록을 시행할 경우에는 주파수영역 분석법을 이용하는 것이 추천된다.

심박수 변동성에 영향을 주는 요인으로는 기립자세, 운동, 호흡, 연령 등이 밝혀져 있다. 기립 자세를 취하거나 수동적으로 경사판을 이용하여 기립 자세를 취하게 만들 경우 LF는 증가하며 HF는 감소하게 되며 따라서 LF/HF 비는 증가하는데 젊은 연령층의 경우 20까지 증가하는 것으로 알려져 있다(Pagani 등, 1986). 신체적인 활동은 교감신경계를 활성화시키게 되며 따라서 운동 중의 심박수 변동성은 LF가 우세를 보이게 된다(Pagani 등, 1988b). 그러나 장기간의 규칙적인 운동을 통한 훈련을 거치게 되면 평상시의 부교감 신경계의 우세가 두드러지게 되므로 심박수 변동성에서도 HF의 우세를 보이게 된다. 최고 산소섭취량이 높을수록 심박수 변동성에서 부교감신경계의 활성도를 반영하는 지표가 우세한 양상을 보이는 것으로 알려져 있다(Yataco 등, 1997). 호흡과 이에 따른 심박수의 변동, 즉 동성부정맥(sinus arrhythmia)은 비직선적인 비례관계가 있는 것으로 알려지고 있는데, 생리적인 심박수 범위 내에서의 조절된 호흡, 즉 메트로놈 등에 맞추어 규칙적으로 호흡하도록 조작하는 것은 심박수에 대한 부교감신경의 영향을 증강시킬 수 있는 유용한 방법이다. 이 조작은 HF를 증가시키며 LF/HF 비는 1 이하가 된다(Pagani 등, 1986). 심박수 변동성은 일반적으로 고령이 될수록 감소하는 경향을 보이나, LF/HF 비는 변동되지 않는다. 기립경사 조작 시에 보이는 LF의 증가와 HF 증가와 같은 변화 역시 사라지지는 않으나 다소 그 크기가 줄어드는 경향이 있다(Pagani 등, 1986).

4) 자율신경계와 돌연심장사

지난 이십 여 년 동안 자율신경계 이상이 돌연심장사와 밀접한 상관성이 있으며, 교감신경의 항진은 치명적인 부정맥을 유발하는 반면 부교감신경은 그 보호작용을 한다는 사실과 함께 여러 차례 증명되어왔다. 이는 교감신경이 부정맥 발생의 중요한 세 가지 기전인 자동능 항진(enhanced automaticity), triggered activity, 회귀(reentry)에 영향을 미치기 때문인데 이에 대한 실험적 증거들은 다양하다.

교감신경의 중요성은 돌연사와 스트레스와의 관련성에서도 나타난다. 개에게 계속적인 스트레스를 가했을 때, 심실세동에 대한 역치가 40% 정도 낮아졌으며, 이는 베타차단제로 억제되었다. 이런 심리적 스트레스는 심근허혈 시 그 효과가 더욱 뚜렷하여, 스트레스를 받은 동물은 심근허혈 유발 시 심실세동이 4배나 많이 발생하였다.

교감신경의 항진은 심실부정맥을 유발하는 작용 외에도 혈소판 응집, 관상동맥 수축, 심실 부하 등을 증가시켜 심근허혈을 조장한다. 허혈성 심질환의 사망률이 교감신경이 최고조에 이르는 아침에 높다는 것은 그 좋은 증거라고 하겠다.

하지만 이런 자율신경계의 상태를 평가할 수 있는 임상적인 검사법은 그리 많지 않다. 압수용체 감수성 검사가 있지만 이는 phenylephrine 등의 약제로 혈압을 올린 뒤 심박수 변동을 보는 검사로, 많은 환자들을 대상으로 시행하기에 어려움이 따른다. 이에 비해서 심박수 변동성은 24시간 심전도 또는 5분 정도의 단기간 모니터링으로 비교적 쉽게 평가할 수 있다는 장점이 있어 많은 연구가 진행되고 있다(Podrid 등, 1990; Schwartz 등, 1992; Barron 등, 1996).

5) 직무스트레스와 심박동수 변이

일반적으로 스트레스가 높은 군에서 교감신경계의 과반응에 의해 심박동수 변이가 감소하며, 다른 위험인자와 함께 심장질환의 예측지표로 유의하다고 알려져 있다. 직무스트레스에 의한 심박동수 변이에 대한 연구보고는 많지 않으나, 대체로 심박동수 변이의 감소를 보고하고 있다. 교대근무자에게서 SDNN(전체 RR 간격의 표준편차)이 감소하였고, 고긴장 집단이나 고소음에 의한 물리적 환경에 노출된 고위험군에서 교감신경 활동의 지표인 %LF가 증가하였다(van Amelsvoort, 2000). 건강한 사람들을 대상으로 하여 주관적 스트레스가 심할수록 심박동수 변이가 낮으며, 이런 소견은 나이, 성별, 특성 불안, 심박수, 심폐의 상태, 혈압, 호흡률 등과 무관하게 나타난다고 했다. 또한 많은 스트레스와 피로를 호소하는 환자들 대부분에게서 LF의 감소와 HF의 감소가 보고되었다(Dishman, 2000). 사무직 근로자의 경우 스트레스가 높은 집단에서 부교감신경 상태를 반영하는 심박수 변동지표인 RMSSD(인접한 RR 간격의 차이를 제곱한 값의 평균 제곱근)가 전반적으로 감소되어 있는 것으로 나타났다. 이러한 감소는 근무 중에 보다 두드러지게 보였으나 근무 외 시간에도 감소상태가 완전히 회복되지 않는 것으로 나타났다(Vrijkotte, 2000). 장시간 근무에 의한 직무스트레스로 심박동수 변이가 감소하고, 교감신경계 활동이 증가하고 부교감신경계 활동이 감소하였다(Kageyama, 1998). 국내에서도 장시간 근무와 심박동수변이 간에는 유의한 상관관계가 있다고 보고하고 있다(Park 등, 2001). 장세진 등(2004)은 저긴장 집단 정상군에 비해 고긴장 집단 중 대사증후군이 있는 위험군에서 심박동수 변이 SDNN이 유의하게 감소하였다고 보고하였다.

참고문헌

고경봉. 스트레스와 정신신체의학. 일조각. 2002.

장세진, 고상백, 박종구, 차봉석. 사회적 지지가 만성적 스트레스와 면역체계에 미치는 영향. 예방의학회지. 2002;35(4);287-294

장세진, 고상백, 최홍렬, 우종민, 차봉석, 박종구, 천용희, 정호근. 직무스트레스, 심박동수 변이 및 대사증후군. 대한산업의학회지. 2004;16(1);70-81.

차봉석, 고상백, 장세진. 직업적 특성, 사회심리적 스트레스 및 호모시스테인의 상관성. 예방의학회지. 1998;31(4);719-727.

Allen RJ. Human stress: Its Nature and Control, Minnesota, Burgess Pub. 1983.

Andren L, Wadenvik H, Kutti J. Stress and platelet activation Acta Haematol 1983;70:302-306.

Arnetz BB, Wasserman J, Petrini B, Brenner SO, Levi L, Eneroth P, Salovaara H, Hjelm R, Saalovaara L, Theorell T, Petterson L. Immune function in unemployment women. Psychosom Med 1987;49:3-11.

Baker GHB, Byrom NA, Irani MS, Brewerton DA, Hobes JR, Wood RJ, Nagvekar NM. Stress, cortisol and lymphocyte subpopulations. Lancet 1984;10:574.

Barron, H.V. and M. D. Lesh. Autonomic nervous system and sudden cardiac death. J Am Coll Cardiol 1996;27(5):1053-60.

Bosner MS, Kleiger RE. Heart rate variability and risk stratification after myocardial infarction. In: Malik M, Camm AJ(eds.): Heart Rate Variability. Armonk, NY. Futura Publishing Co., 1995.

Breier A, Albus M, Pickar D, Zahn T, Wolkowitz OM, Paul SM. Controllable and uncontrollable stress in human; alterations in mood and neuroendocrine and psychophysiological function. Ann J Psychiatry 1987;144:1419-1425.

Brosschot JF, Benschop RJ, Godaert GRL, Olff M, De Smet M, Heijnen CJ, Ballieux RE. Influence of life stress on immunological reactivity to mild psychological stress. Psychosom Med. 1994;56(3):216-224.

Cannon WB. The Wisdom of the Body(2nd ed.) New York : Norton. 1932.

Canter A, Cluff LE, Imboden JB. Hypertensive reactions to immunization inoculations and antecedent psychological vulnerability. J Psychosom Rev 1972;16:99-101.

Chang SJ, Koh SB, Cha BS, Park JK. Job characteristics and blood coagulation factors in Korean male workers. JOEM 2002;44(11):997-1002.

Cherrek DR, Lane JD, Freeman ME. Receptor changes following shock avoidance. Soc Neurosci 1980;6:543.

Clark R, Daly L, Robbinson K. Hyperhomocysteine: an independent risk factor or for vascular disease. N Eng J Med 1991;324:1149-55.

Corenblum B, Taylor PJ. Mechanism of control of prolactin release in response to apprehension stress and anesthesia-surgery stress. Fertil Steril 1981;36:712-715.

Dishman RK, Nakamura Y, Garcia ME, Thompson RW, Dunn AL, Blair SN. Heart rate variability, trait anxiety, and percived stress among physically fit men and women. Int J Psychophysiol 2000;37:121-133.

Fischer CL, Daniels JC, Levin WC, Kimzey SL, Cobb EK, Ritzmann SE. Effects of the space flight environment on man's immune system. Lymphocyte counts and reactivity. Aerospace Med 1972;43:1122-1125.

Frimerman A, Miller HI, Laniado S, keren G. Changes in hemostatic function at times of cyclic variation in occupational stress. Am J Cardiolology 1997;79:72-75.

Ganong WF. Neurotransmitters and pituitary function: regulation of ACTH secretion. Fed Proc 1980;39:2923-2930

Glaser R, Kiecolt-Glaser JK, Bonneau RH, Malarkey W, Kennedy S, Hughes J. Stress induced modulation of the of the immune response to recombinant hepatitis B vaccine. Psychosom Med 1992;54:22-29.

Goldstein DS. Stress, catecholamines, cardiovascular disease. Oxford University press, 1995.

Greenberg JS. Coping with stress: apractical guide. Dubuque, Wm C Publishers 1990.

Grignani G, Soffiantino F, Zucchella M. Platelet activation by emotionalstress in patient with coronary artery disease. Circulation 1991;83(S):II128-II136.

Harlan WR, Manolio TA. Factors Associated with thrombosis and thrombolysis. In: Eliott P(eds) Coronary heart disease epidemiology. Oxford University Press. Oxpord. 1992;pp120-121.

Henry JP. Psychosocial stress and hypertension. the relevance of animal studies. In Swales JD(ed). Textbook of hypertension. London. 1994.

Herbert TB, Cohen S. Stress and immunity in humans: A meta-analytic review. Psychosom Med 1993;55:364-379.

Herger BA, Roth RH. The role of mesoprefrontal dopamine neurons in stress. Crit Rev Neurobiol 1996;10:395-418.

Herman JP, Guiillonneau D, Dantzer R. Differential effects of inescapable footshocks and stimuli previously paired with inescapable footshocks on dopamine turnover in cortical and limbic arears of the rat. Life Sci 1982;30:2207-2214

Herve D, Tassin PP, Barthlelemy C. Difference in the reactivity of the mesocortical dopaminergic neurons to stress in the BALBC and C57 BL/6 mice. Life Sci 1979;25:1659-1664.

Ishizaki M, Tsuritani I, Noborisaka Y, Yamada Y, Tabata M, Nakagawa H. Relationship between job stress and plasma fibrinolytic activity in male Japanese workers. Int Arch Occup Environ Health 1996;68:315-320.

Jern S, Jern C, Wadenvik H. Polycythemia of stress in subjects with type a and type b behavior pattern. J Psychosom Res 1991;35:91-98.

Kageyama T, Nishikido N, Kobayashi T, Kurokawa Y, Kaneko T, Kabuto M. Long commuting time, extensive over time, and sympathodominant state assessed in terms of short-term heart rate variability among male white collar workers in the Tokyo megalopolis. Industrial Health 1998; 36:209-217.

Kakara GB. Mechanism by which stressful stimuli activate the pituitary-adrenal system. Fed Proc 1985;45:149-153.

Karasek RA, Theorell T, Schwartz JE, Schnall PL, Piper CF, Michcla JL. Job characteristics in relation to the prevalence of myocardial infarction in the US health examination survey(HES) and the health and nutrition examination survey(HANES). Am J Public Health 1988;78: 910-918.

Kawakami N, Tanigawa T, Araki S, Nakata. A, Sakurai S, Yokoyama K, Morita Yoko. Effects of job strain on helper-inducer(CD4+CD29+) and uppressor -inducer(CD4+CD45RA+) T cells in Japanese blue-collar workers. Psychother Psychosom 1997;66:192-198.

Kelly S, Hertzman C, Daniels M. Searching for the biological pathways between stress and health. Annu Rev Public Health 1997;18:437-462.

Kiecolt-Glaser JK, Garner W, Speicher C Penn GM, Holliday J, Glaser R. Psychosocial modifiers of immunocompetence in medical students. Psychosom Med 1984;46(1):7-14.

Kiecolt-Glaser JK, Garner W, Wiliger D, Stout J, Messick S, Ricker D, Romisher SC, Bonnel G. Psychosocial enhancement of immunocompetence in a geriatric population. Health Psychol 1985;4:25-41.

Kosten TR, Jacobs S, Mason J. Psychological correlates of growth hormone response to stress. Psychosom Med 1984;46:49-57.

Krantz DS, Manuck SB. Acute psychophysiological reactivity and risk of cardiovascular disease; a review and methodological critique. Psychol Bull 1984;96:435-464.

Lavielle SL, Tassin JP, Thierry AM. Blockade by benzodiazepines of the selective high increase in dopamine turnover inclided by stress in mesocortical opaminergic neurons of the rat. Brain Res 1978;168:585-594.

Leonard BE and Mille K. Stress, the Immune System and Psychiatry. John Wiley & Sons Ltd; 1995.

Lovallo WR. Stress and Health. Biological and psychological interactions. Sage Publications. 1997.

Malliani, A., M. Pagani, et al. Cardiovascular neural regulation explored in the frequency domain. Circulation 1991;84(2):482-92.

Markovitz JH, Matthews KA. Platelets and coronary heart disease: potential psychophysiologic mechanism. Psychosom Med 1991;53:643-668.

Mason JW. A review of psychoendocrine research on the pituitary-adrenal cortical system. Psychosom Med 1968;30:576-607.

Mason JW. Emotion as reflected in patterns of endocrine intergration. 1975.

Meijman TF, van Dormolen M, Herber RFM, Rongen H, Kurphy LR(eds). Organizational Risk Factors for Job Stress. Washington, American Psychological Association; 1995;p.113-126.

Meyerhoff JL, Oleshansky MA, Mougey EH. Psychological stress increases plasma levels of prolactin, cortisol, and POMC-derived peptides in man. Psychosom Med 1988;50:295-303.

Noel GL, Diamiond RC, Earll JM. Prolactin, thyrotrophin and growth hormone released during stress associated with parachute jumping. Aviat Space Environ Med 1976;47:543-547.

Palmblad J, Cantell K, Strander H, Froberg J, Carlsson C, Levi L, Unger P. Stressor exposure and immunological response in man. Interferon producing capacity and phagocytosis. J Psychosom Res 1976;20:193-199.

Park J. Kim Y. Cho Y. et al. Regular overtime and cardiovascular functions. Industrial Health 2001; 39:244-249.

Patterson SM, Gottdiener JS, Hecht GM. Effects of acute metal stress on serum lipid: mediating effect of plasma volume. Psychosom Med 1993;55:525-532.

Patterson SM, Krantz DS, Gottdiener JS, Hecht G. Prothrombotic effects of environmental stress: Changes in platelet function, hematocrit, and total plasma protein. Psychosom Med 1995;57: 592-599.

Petty F, Sherman AD. A neurochemical differentiation between exposure to stress and the development of leaned heplessness. Drug Dev Res 1982;2:43-45.

Podrid, P. J., T. Fuchs, et al. Role of the sympathetic nervous system in the genesis of ventricular arrhythmia. Circulation. 1990;82(2 Suppl):I103-113.

Rivier C, Vale W. Effects of corticotropin releasing factor, Neurophyseal, peptides and catecholamines and pituitary function. Fed Proc 1985;44:189-195.

Rose RM, Jenkins CD, Hurst MW. Air traffic controller health change study. 1978.

Rozanski A, Bairey CN, Krantz DS. Mental stress and the induction of silent myocardial ischemia in patients with coronary artery disease. N Eng J Med 1988;318:1005-1013.

Schulte PA. A conceptual and historical framework for molecular epidemiology. Schulte PA. Perera FP(eds) Molecular epidemiology principle and practices. Academic Press 1993;4-36.

Schwartz, P. J., M. T. La Rovere, et al. Autonomic nervous system and sudden cardiac death. Experimental basis and clinical observations for post-myocardial infarction risk stratification. Circulation 1992;85(1 Suppl):I77-91.

Selye H. Annual Report of Stress. New York : McGraw-Hill. 1951-1956.

Stamfer MJ, Malinow MR, Wilett WC. A prospective study of plasma homocysteine and risk of myocardial infarction in US physicians. JAMA 1992;268:877-881.

Ueland PM,Refsum H. Plasma homocysteine, a risk factor for vascular disease: Plasma levels in health, disease, and drug therpy. J Lab Clin Med 1989;114(5):473-501.

van Amelsvoort LGPM, Schouten EG, Maan AC, Swenne CA, Kok FJ. Occupational determinants of heart rate variability. Int Arch Occup Environ Health 2000;73:255-262.

Vrijkotte TGM, van Doornen LJP, de Geus EJC. Effects of work stress on ambulatory blood pressure, heart rate, and heart rate variability. Hypertension 2000;35:880-886.

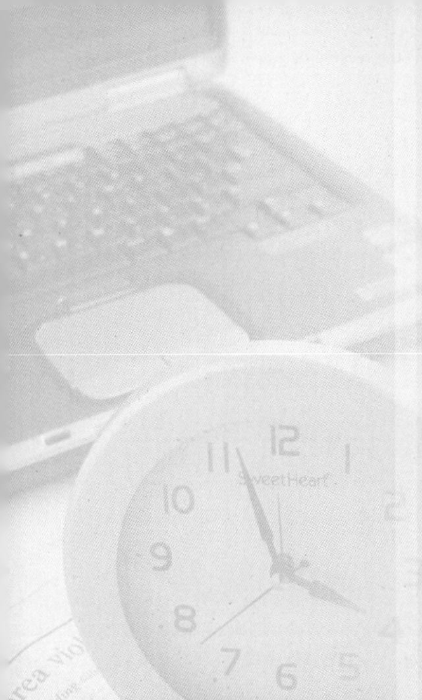

제 4 장

직무스트레스와 건강영향 및 과제

I. 직무스트레스와 심혈관계질환

| 조정진

1. 서론

사회심리적 스트레스가 심혈관계질환의 중요한 위험요인 중 하나로 작용하는 것으로 알려져 있다. 최근 순환기분야에서도 심혈관계질환과 정신적 스트레스와의 관련성이 강조되고 있으며 정신적 스트레스 요인 중 하나인 직무스트레스와 심혈관계질환간의 인과관계를 밝히고자 하는 노력이 꾸준히 진행되고 있다.

현재 우리나라에는 산업안전보건법상 업무상 과로나 스트레스에 의해 유발되거나 악화되는 업무상 뇌심혈관계질환으로 7가지 질환 즉 뇌경색, 뇌실질내출혈, 고혈압성뇌증, 지주막하 출혈, 협심증, 심근경색, 해리성 동맥류 등을 직업병으로 인정하고 있다. 이러한 질병은 법적으로 급성 업무상 과부하나 만성 업무상 과부하가 원인인 경우 업무상 질병으로 인정하고 있다. 현재 업무상 뇌심혈관계질환은 인정이 급속히 증가하고 있다. 노동부 통계 연감에 따르면 1990년 인정된 직업병 중 10%에 불과하던 것이 1994년에는 648건(30.3%), 2001년에는 2,192건(39.3%)나 차지하여 건수와 비율이 급격히 증가하는 양상을 보였으나, 2011년에는 526(7.3%)로 대폭 감소하였다(표 4-1).

표 4-1. 연도별 직업병 인정건수

구분 \ 년도	1990년	1994년	2001년	2011년
	건수(%)	건수(%)	건수(%)	건수(%)
경견완 장해(*신체부담작업)	29(1.8)	128(5.9)	778(13.6)	1,161* (16.0)
직업성 요통	0(0)	699(32.0)	820(14.7)	3,724 (51.4)
뇌심혈관질환	175(10.6)	648(30.3)	2,192(39.3)	526 (7.3)
진폐	1,109(67.3)	572(26.2)	957(17.2)	1,018 (14.0)
소음성 난청	240(14.6)	130(6.0)	287(5.1)	268 (3.7)
유기용제 중독	31(1.9)	45(2.1)	45(0.8)	9 0.1)
중금속 중독	117(7.1)	23(1.1)	25(0.4)	2 (0.03)
기타	4(0.2)	46(2.1)	472(8.5)	539 (7.4)
총계	1,649(0.2)	2,183(100)	5,576(100)	7,247 (100)

법적으로 업무상 과부하와 관련된 질환은 크게 심혈관 질환과 뇌혈관 질환으로 나눌 수 있다. 일반적으로 직무스트레스와 심혈관계질환의 관련성에 대한 연구와 근거는 많으나 뇌혈관 질환에 대한 연구는 찾아보기 어렵다. 심혈관 질환과 뇌혈관 질환간의 위험요인은 한편으로는 중복되면서도 한편으로는 기전 등 약간의 차이가 있을 수 있다. 물론 두 질환 모두 발병 자체가 혈관의 동맥경화 변화를 매개로 이루어지기 때문에 심혈관 질환과의 연구결과를 바탕으로 뇌혈관 질환과 스트레스와의 관련성을 추론할 수 있는 영역은 존재한다. 그러나 이러한 추론적 적용은 향후 추가 연구에 의해 확정될 필요가 있다.

심혈관 질환과 직무스트레스와의 관련성에 국한하여 살펴볼 때도 서구의 연구는 주로 정신적 스트레스에 초점을 둔 연구가 많으나 현재 법적인 용어인 업무상 과부하를 직무스트레스로 곧바로 등치시킬 수 있느냐는 논란의 소지가 있다. 이는 직무스트레스가 무엇이냐 하는 정의에 따라 달라질 수 있을 것이다. 예를 들면 운전 작업 등은 대표적인 심혈관 질환의 직업적 위험요인인데 직업적 운전 그 자체를 직무스트레스로 볼 것인지 아니면 운전 작업의 여러 직무스트레스를 평가할 것인지 논란이 될 수 있기 때문이다. 이러한 논란을 피하고자 심혈관계질환에 대한 직업적 위험요인을 표 4−2처럼 분류하기도 한다(백도명, 1997).

표 4−2. 심혈관계질환의 직업적 위험 요인

구분	유해인자
화학적 요인	이황화탄소, 염화탄화수소, 일산화탄소, 메틸렌클로라이드, 니트로글리세린
물리적 요인	소음, 서열고온작업, 한냉작업
사회심리적 요인	급작스러운 정신적 스트레스 만성적 정신적 스트레스(업무량, 업무자율성, 노력보상 적절성 등)
육체적 요인	급작스러운 육체활동 만성적 과도한 육체활동, 장시간 노동
작업관리적 요인	교대근무, 야간근무, 불규칙적인 근무
복합적 요인	운전업무

이 분류에서 화학적 요인을 제외한 요인들을 직무스트레스라는 범주에서 다룰 수 있으리라 보인다. 이 장에서는 먼저 사회심리적 요인인 정신적 스트레스가 심혈관 질환을 일으키는 기전을 살펴보고, 사회심리적 스트레스와 심혈관계질환에 대한 관련성을 근거 중심의 연

구결과를 살펴보고자 한다. 아울러 다른 직업적 위험요인과 심혈관계질환의 관련성 역시 연구결과를 중심으로 근거를 살펴보고자 한다.

심혈관 질환과 사회심리적 스트레스와의 근거 중심 관련성에 대한 지식은 심혈관 질환의 예방, 관리 측면에서 중요한 의미를 가진다. 일반적으로 의료진은 심혈관 질환자를 관리할 때 사회심리적 스트레스요인이 작용한다는 측면을 간과해서는 안 된다. 특히 사회심리적 스트레스를 고려할 때 일상적 스트레스이외에 직업에서 발생하는 직무스트레스를 평가할 필요성이 있다. 환자들은 막연히 생활습관이나 정신적 스트레스가 자신의 심혈관 질환을 악화시키는 것이 아닌가 하는 생각을 가지고 있지만 의료진이 사회심리적 요인과 심혈관 질환과의 관련성에 대해 잘 알고 있지 못하기 때문에 이러한 측면을 무시함으로써 환자도 결국에는 생활습관 개선이나 스트레스 관리 등에 소홀해 질 수 있다고 지적하고 있다(Rozanski, 1999). 이러한 지적은 우리나라의 현실에도 그대로 적용된다. 이를 극복하기 위해 의료진이 보다 적절한 지식을 토대로 환자의 직무스트레스를 포함한 사회심리적 스트레스를 관리함으로써 단순히 심혈관계질환에 대한 약물치료 뿐만 아니라 예방하는데 노력해야 하리라 보인다.

2. 심혈관계질환에 대한 스트레스의 병태 생리적 기전

1) 급성스트레스의 병태생리적 기전

급성 스트레스와 심혈관계질환의 관련성은 잘 알려져 있다. 9만5천여 명을 대상으로 한 연구에 따르면 가까운 가족과 친지의 사망 후 1달 내 남성에서 2배 이상, 여성에서 3배 이상 사망률이 높아진다고 한다(Kaprio, 1987). 이러한 사망률의 증가는 사건 발생 1달 후 정상화되었다고 한다. 1994년 Los Angeles 지진에 의해 관상동맥질환에 의한 급성 심장사가 발생당일 4.6건에서 24건으로 증가되었다고 보고 되었다(Leor, 1996).

급성 스트레스가 심혈관계질환을 악화시키거나 유발하는 요인은 심근허혈, 부정맥, 보다 터지기 쉬운 경화반 형성, 혈전형성의 위험성 증가 등이며 이에 대한 병태생리학적 기전은 그림 4-1에 잘 요약되어 있다(Rozanski, 1999).

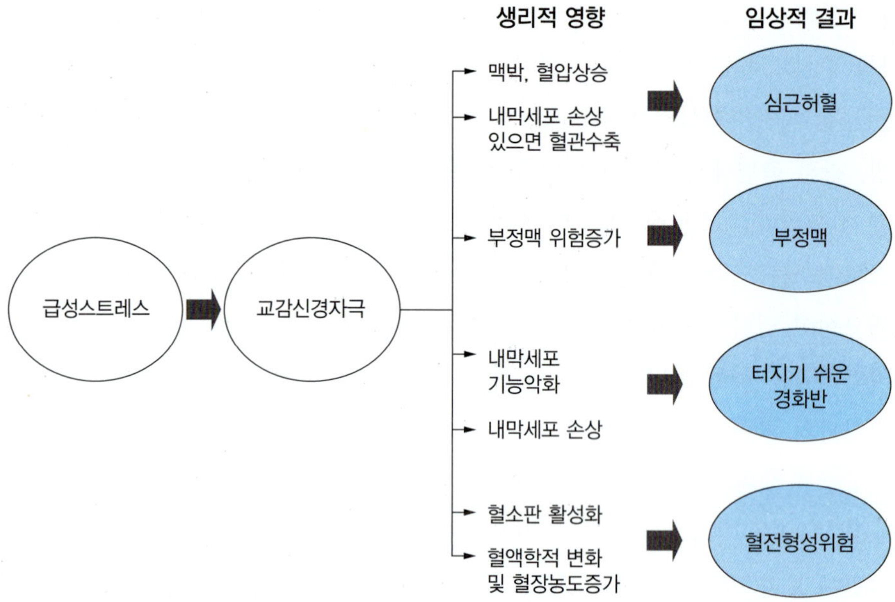

그림 4-1. 급성 사회심리적 스트레스의 병태생리학적 영향에 대한 개요도.

스트레스가 심근허혈을 일으킨다는 것은 여러 연구결과가 뒷받침하고 있다. 예를 들면 말할 때 스트레스에 의해 심장의 수축기에 이상 수축을 발생시키는 현상이 실험에서 관찰되거나(Rozanski, 1988), 감정에 따른 심장 허혈시간의 비율이 달리 나타나며 특히 슬픈 감정의 강도가 높을수록 심장허혈시간의 비율이 높아지는 현상이 양전자단층촬영술을 이용한 심장검사나 핵의학 심장조영술 등을 이용한 연구에서 밝혀져 있다(Barry, 1988; Gabbay, 1996; Gullette, 1997). 스트레스에 의한 심근허혈은 관상동맥질환을 가진 경우 더욱 심하게 나타나지만(Ironson, 1992), 정상인 사람에서도 나타난다. 그리고 스트레스를 받을 때 허혈 변화를 가진 사람들은 향후 심장질환의 발현이 높아지는 현상도 밝혀져 있다(Jiang, 1996; Jain, 1995).

부정맥이 발생할 수 있는 상황을 첫째, 관상동맥질환에 의한 심근의 전기적 불안정성, 둘째, 심리적 상황에 의해 갑자기 유발되거나, 셋째, 우울증이나 절망감 같은 만성적이고 지속적인 강도 높은 정신적 스트레스 등 3가지로 요약하고 있다(Lown, 1997).

부정맥의 발현 가능성 즉 심실세동의 역치는 반복성 기외수축(repetitive extrasystole)을 유발할 수 있는 전기자극으로 정의하는데 동물 실험에서 불안한 환경조성으로 이 역치가 낮아지는 현상을 관찰한 연구결과들이 있다(Lown, 1973). 예를 들면 음식이 없을 때 느끼는 자연적인 분노 같은 상태도 반복성 기외수축 역치를 낮추어 부정맥 발현을 높일 수 있다(Verrier, 1987).

스트레스가 높은 군에서 혈관내막세포의 손상이 높고 이는 교감신경에 의해 매개된다고 알려져 있다. 고혈압을 가진 쥐를 스트레스에 노출시키면 아세틸콜린에 대한 동맥확장 반응에 장애가 나타난다는 연구결과도 있다(Fuchs, 1997). 또한 동물실험을 통해 정신적 스트레스가 교감신경을 매개로 혈관내막 세포의 손상을 유발한다는 근거가 밝혀졌다(Pettersson, 1990; Ablad, 1998; Skantze, 1998). 이러한 근거를 바탕으로 인간에서도 정신적 스트레스가 혈관내막세포의 손상을 유발한다고 추정하고 있다.

또한 스트레스는 응고장애를 유발한다고 알려져 있다(Macfarlane, 1947; Ogston, 1962; Jern, 1989). 지진 발생 전 후 상태를 비교 관찰한 연구에 따르면 지진 후 혈압이 일시적으로 상승할 뿐만 아니라 혈액 점도와 관련된 여러 요인의 변화가 발생한다. 예를 들면 지진 후 7~14일 이후 채혈한 혈액 내에 혈색소, 피브리노겐, 혈액 응고인자의 변화를 관찰 할 수 있으며 이러한 변화는 지진 후 4~6개월 후 정상화된다고 한다. 또한 혈장 볼륨을 감소시켜 혈장농축이 발생하고 결국 혈액 점도가 높아져 심혈관 질환이 발생할 위험이 높아진다는 것이다(Kario, 1997).

2) 만성 스트레스의 병태 생리적 기전

급성 스트레스의 건강 영향은 실험연구가 비교적 용이하고 쉽게 이해되지만, 만성 스트레스의 영향은 병태생리적 연구보다 역학연구에 많이 의존하여 논란이 보다 오래 지속되었다.

초기에는 만성 스트레스가 다음과 같은 과정을 통해 심혈관계질환 발생에 관여한다고 보았다.

첫째, 스트레스는 만성적으로 동맥경화를 촉진시킨다. 동맥경화를 촉진시키는 현상은 여러 연구에서 관찰된다. 일반적으로 스트레스는 혈압을 상승시키고 지질의 변화를 가져온다(Niaura, 1992; Vogele, 1998). 정상적으로 내막세포의 탐식세포가 활성화되면 산화질소가 생성되어 혈관내막에 대한 보호효과를 가지지만 스트레스에 의해 혈관손상이 있는 경우는 역설적으로 혈관수축을 유발하게 된다(Yudkin, 1999). 또한 스트레스는 인터루킨-6과 같은 시토키닌(cytokines)을 생성시켜(Peters, 1999) C-반응성단백(CRP)의 증가, 피브리노겐의 증가, 혈소판 활성의 증가, 지단백분해효소(lipoprotein lipase)의 활성 증가 등의 과정을 통하여 동맥경화 진행에 관여하게 된다(Yudkin, 1999).

둘째, 스트레스는 만성적으로 부교감신경계를 억제하여 심박동수 변이를 감소시킨다(Davis, 2000; Friedman, 1998; Kawachi, 1995; Light, 1998). 심박동수 변이가 감소하면 동맥경화, 허혈성 심질환, 급성 심장사, 심근경색, 부정맥의 발현이 증가된다고 알려져 있다(Hayano, 1990; Jennings, 1985; Martin, 1987; Kleiger, 1987).

셋째, 스트레스는 인슐린 저항성을 증가시키는 것으로 알려져 있다(Keltikangas-Jarvinen, 1996; Capes, 2000).

마지막으로, 스트레스는 건강하지 못한 생활 습관을 유발한다. 스트레스가 심혈관 질환에 미치는 영향을 직접적 경로와 간접적 경로로 분류하곤 하는데 위 3가지 기전은 직접적 경로이고 마지막 기전을 간접적 경로로 볼 수 있다. 즉 스트레스는 음주, 흡연, 환자의 순응도 저하 등을 통해 간접적으로 심혈관 질환의 발현에 영향을 줄 수 있다(Rozanski, 1999).

이후 만성스트레스의 병태생리기전은 보다 자세히 정리되어 발표되었다(Rozanski, 2005). 그림 4-2에서 보듯이 만성 스트레스가 심혈관 질환에 미치는 영향은 직접적 경로와 간접적 경로로 분류한다. 직접적 경로는 스트레스에 지속적으로 노출되면 교감신경과 시상하부 뇌하수체 부신 축(Hypothalamic-pituitary-adrenal axis, 이하 HPA축)이 과잉 자극되어 생리적 반응을 유발하는 것이다. 간접적 경로는 2가지 인데 하나는 만성 스트레스가 우울증이나 불안장애 등 정동장애를 유발하여 이차적으로 HPA축에 영향을 주거나, 다른 하나는 건강하지 못한 생활습관 즉 스트레스가 많은 사람들은 과음하거나, 흡연량이 많아지고, 만성질환의 치료에 대한 환자의 순응도가 떨어지게 되어 심혈관 질환을 유발한다. HPA축에 이상이 발생하면 코티졸의 변이성 저하, 혈중 코티졸 상승, 노르에피네프린 상승, 자율신경계 부전, 맥박수 증가 등 다양한 기전을 통해 심혈관 질환을 유발시킬 수 있다(Rozanski, 2005; 조정진, 2013).

3. 근거를 통해 살펴본 스트레스와 심혈관계질환의 관계

1) 사회심리적 스트레스와 심혈관계질환

최근 20년간 사회심리적 스트레스 요인과 심혈관 질환 관련성에 대한 체계적 종설을 검색해보니 5편정도 출판되었다(2014, 조정진). Rozanski A의 종설은 체계적 종설은 아니나

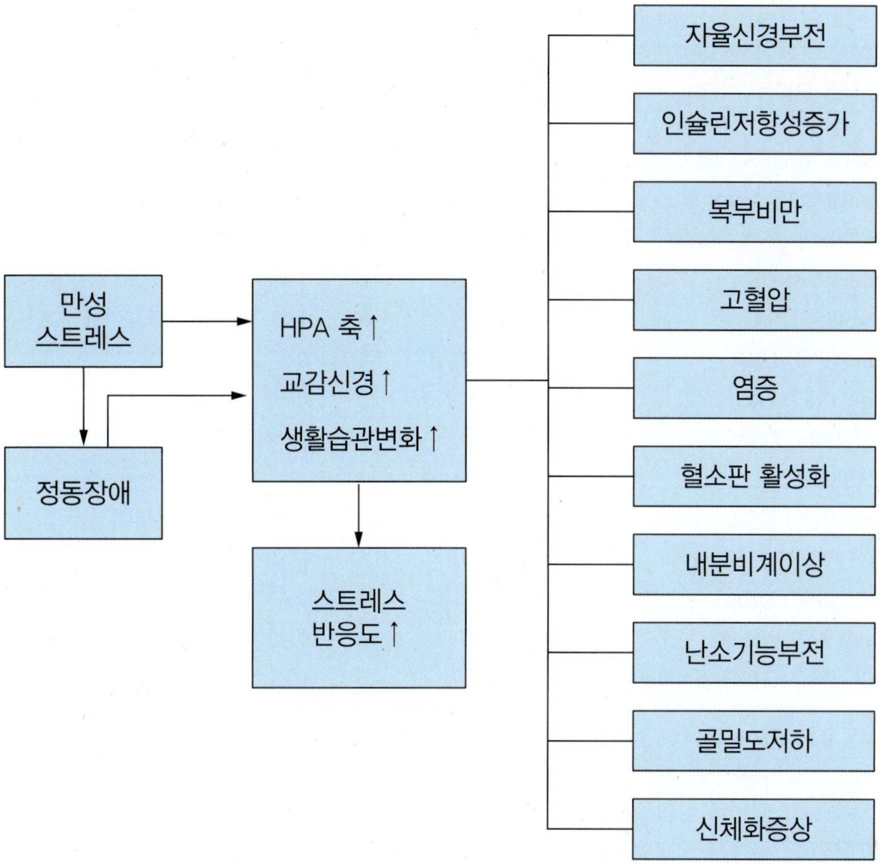

그림 4-2. 만성스트레스와 정동장애의 심혈관계질환에 대한 영향의 병태생리적 기전(From Rozanski A, et al. J Am Coll Cardiol.2 005;45(5):637-51.with permission from Elsevier).

1999년까지 발표된 논문을 광범위하게 포괄하여 정리한 종설이다. 여기서는 심혈관 질환과 관련이 있는 사회심리적 스트레스를 우울증, 불안 증상, A형 성격 같은 성격특성, 사회적 격리, 직무스트레스를 포함한 만성 생활 스트레스 5가지로 분류하여 연구결과를 정리하였다.

이후 Kuper H 등은 정신적 스트레스가 심혈관 질환의 원인이 되는지 평가하기 위해 일반인 500인 이상을 대상으로 한 전향적 코호트 연구만으로 체계적 종설을 2개 발표하였는데 여기서는 사회심리적 스트레스를 증오감과 A형 성격, 우울증과 불안, 직무스트레스, 사회적 지지 4가지 영역으로 분류하여 분석하였다(Hemingwey, 1999; Kuper, 2002). 다음 표 4-3, 4, 5, 6은 1999년 체계적 종설의 결과이다.

표 4-3. A형 성격 및 증오감과 심혈관계질환에 대한 연구결과

저자(년도) 국가	표본수 (여성비율%)	추적기간 (년)	상대위험도
Jenkins(1974) USA	2,750(0)	4	1.8*
Rosenman(1976) USA	3,154(0)	8.5	2.16*
Haynes(1980) USA	1,674(57)	8	1.8*; 남성 사무직에 국한
Shekelle(1983) USA	1,877(0)	10	1.47*, 영향은 있으나 선형 관계 아님
Cohen(1985) USA	2,187(0)	8	1.43, 발생률, 사망률아닌 유병률만 관계
Shekelle(1985) USA	3,110(0)	7.1	0.87
Johnston(1987) UK	5,936(0)	6.2	0.89
Ragland(1988) USA	3,154(0)	22	0.98
Hearn(1989) USA	1,399(0)	33	
Barefoot(1995) USA	730(44)	27	1.26(남성) 2.95*(여성)
Bosma(1995) Netherlands	5,817(0)	9.5	관련성 없음
Kawachi(1996) USA	1,305(0)	7	2.66*
Everson(1997) Finland	1,599(0)	6	1.43(연령 보정 시 2.18)
Tunstall−Pedoe(1997) Scotland	11,659(50)	7.6	0.82* 여성에서 오히려 위험도 감소

* $P<0.05$, from Hemingway, 1999.

표 4-4. 우울증과 불안과 심혈관계질환에 대한 연구결과요약

저자(년도) 국가	표본수 (여성비율%)	추적기간 (년)	상대위험도
Hallstrom(1986) Sweden	795(100)	12	5.4* 우울의 위험은 협심증을 예측하나 다른 최종결과와 관련 없음
Hagman(1987) Sweden	5,735(0)	2~7	협심증단독에 대한 강력한 예측인자
Haines(1987) UK	1,457(0)	10	3.77* 치명적 심혈관계질환
Appels(1990)Netherlands	3,877(0)	4.2	1.86* 우울, 기력저하, 무력감, 불면증 등 탈진 증상에 대한 불안정협심증 위험성
Anda(1993) USA	2,832(52)	12	1.6*
Aromaa(1994) Finland	5,355(55)	6.6	3.36*(5.52 기존 심혈관계질환 있는 경우)
Kawachi(1994) USA	33,999(0)	2	3.01*(6.08 돌연사인 경우)
Everson(1996) Finland	2,428(0)	6	2.05*
Wassertheil−Smoller (1996) USA	4,367(53)	4.5	1.18* 우울 점수가 5점 증가할 때마다
Barefoot(1996) Denmark	730(44)	27	1.7* 우울 점수가 표준편차 2를 넘는 경우
Kubzansky(1997) USA	1,759(0)	20	1.23* 걱정에 대한 점수가 1점 증가 시

* $P<0.05$, from Hemingway, 1999.

표 4-5. 사회심리적 직업특성과 심혈관계질환에 대한 연구요약

저자(년도) 국가	표본수 (여성비율%)	추적기간 (년)	상대위험도
LaCroix(1984) USA	876(37)	10	2.9* 모든 여성(사무여직원 RR=5.2) 남성 관련 없음
Alfredsson(1985) Sweden	958,096(51)	1	1.5*
Haan(1988) Finland	902(33)	10	4.95* 업무자율성이 낮고, 다양성이 없어, 높은 육체적 긴장군에서
Reed(1989)Hawaii (Japanese ancestry)	4,737(0)	18	요구도, 자율성 모두 관련 없음
Netterstrom(1993) Denmark	2,045(0) bus drivers	10	2.1* 업무다양성 만족도
Suadicani(1993) Denmark	1,752(0)	3	업무 후 휴식의 어려움만 관련성
Alterman(1994) USA	1,683(0)	25	1.4 고간장군
Bosma(1997) UK	10,308(33) civil servants	5	1.93* 업무요구도가 낮을 경우
Lynch(1997) Finland	1,727(0)	8.1	1.57* 업무자율성이 낮고, 낮은 지원과 낮은 봉급, 2.59(연령보정 시)

* P<0.05, from Hemingway, 1999.

표 4-6. 사회적 지지와 심혈관계질환의 연구결과 요약

저자(년도) 국가	표본수 (여성비율%)	추적기간 (년)	상대위험도
Medalie(1976) Israel	10,000(0)	5	1.8*
House(1982) USA	2,754(52)	11	언급 없음
Berkman(1983) USA	4,725(53)	9	2.13*
Reed(1983) USA	4,653(0)	6	사회관계가 심혈관계질환 유병률과 관계있으나 발생률과 관련 없음
Kaplan(1988) Finland	13,301	5	1.34 남성에서만 여성 관련 없음
Vogt(1992) USA	2,603(54)	15	1.5* 사화관계 영향 평가에서 3가지 변수가 심혈관계질환 생존율 예측변수
Orth−Gomer(1993) Sweden	736(0)	6	3.8* 정서적 지지
Kawachi(1996) USA	36,624(0)	4	1.14. 비치명적 심혈관계질환보다 치명적 심혈관에서 관련성

* P<0.05, from Hemingway, 1999.

이 연구진은 1999년 발표한 체계적 종설에 추후 발표된 연구를 추가하여 2002년 체계적 종설을 다시 보고하였다(조정진, 2013). 스트레스를 관상동맥질환의 원인요인으로 분석한 연구 결과는 우울은 22개 연구 중 15개에서 관련성이 있으며 상대위험도는 1.15~5.4으로 보고하고 있다. 불안은 8개 중 4개에서 관련이 있으며 상대위험도는 1.2~5.2으로 보고하고 있다. 직무스트레스의 영향은 체계적 종설에 따르면 13개 중 10개 연구에서 연관성이 있으며 상대 위험도는 대개 1.4~4.95로 나타났다. 사회적 지지는 9개 중 6개 연구에서 연관성이 있고 상대 위험도는 대개 1.14~3.8로 나타났다. A형 성격은 18개 중 단 6개에서 관련이 있으며 1.38~2.95으로 보고하고 있다(Kuper, 2002). 따라서 과거 심혈관 질환을 일으키는 대표적인 성격유형으로 알려진 A형 성격이 최근 연구결과 허혈성 심질환과의 관련성이 적다고 밝혀진 것이며, 단지 A형 성격은 사회적 지지를 쉽게 구하지 않기 때문에 사회적 격리가 더욱 영향을 끼친다고 분석하고 있다(2014, 조정진).

스트레스가 관상동맥질환자의 예후에 끼치는 영향을 평가하기 위해 관상동맥질환자 100명 이상인 전향적 연구만 포함시켜 분석하였다. 그 결과 A 유형성격 등은 15개 연구 중 2개만 관련이 있고 나머지는 모두 연관성이 없었던 반면 우울증은 34개에서 18개 연구에서, 불안은 18개 중 8개 연구에서 관련성이 있었으며 상대 위험도는 대개 1.3에서 6.64까지 다양하게 나타났다. 직무스트레스는 4개 중 2개 연구에서 관련성이 있다고 나타났다(Kuper, 2002).

2) 호주 국가심장재단의 권고안

호주 국가심장재단이 1960~2001동안 발표된 문헌을 체계적으로 고찰하여 각각 스트레스의 영향을 요약하여 권고안(position statement)로 발표하였다(Bunker, 2013). 이 지침에 따르면 우울, 사회적 격리와 사회적 지지부족은 심혈관 질환의 독립적인 위험요인이자 예후인자라는 근거가 일관성이 있고 수준이 높지만, 만성 생활 사건, 일과 관련된 스트레스, A 유형 성격, 증오감, 불안장애, 공황장애 등은 심혈관 질환의 원인이라는 근거는 일관성이 없거나 약하다고 결론내리고 있다(표 4-7).

표 4-7. Evidence for the conclusions on association between stressors and etiology or prognosis of coronary heart disease by National Heart Foundation of Australia position statement.

Stressor	Association, strength of evidence*	
	Etiology	Prognosis
Depression	Yes, A	Yes, A
Social isolation, lack of social support	Yes, A	Yes, A
Catastrophic life events (eg, terrorist attack, threat of war, earthquake)	Yes, A	No, C
Acute life events (eg, bereavement)	Yes, B	Yes, B
Hostility/anger	Equivocal, C	No, C
Work characteristics	Equivocal, C	No, C
Anxiety	Equivocal, C	Equivocal, C
Panic disorder	No, C	No, C

* The rating of the evidence (A, B or C) has been adopted from the United States Preventive Services Task Force: A = There is good evidence of support; B = There is fair evidence of support; C = There is poor evidence of support. Adapted from Bunker SJ et al. The Medical journal of Australia. 2003;178(6):272-6 with permission from MJA.

3) 직무스트레스와 심혈관계질환

직무스트레스와 심혈관계질환의 관계에 대해서는 카라섹모델에서 업무 요구도가 높거나 업무 자율도가 낮은 경우에 심혈관계질환 특히 관상동맥질환의 위험성이 증가한다고 밝혀졌다. 또한 사회적지지를 포함시킨 확대모형을 이용한 연구들에서는 사회적 지지가 낮은 군에서 심혈관계질환의 발현률이 높다고 보고하고 있다.

코호트 연구만을 분석한 체계적 종설 보고에 따르면 포함된 13개 중 10개에서 직무스트레스가 원인인자로 연관성있다고 나타났으며 상대 위험도는 대개 1.4~4.95로 나타났다. 사회적 지지는 9개 중 6개 연구에서 연관성이 있고 상대 위험도는 대개 1.14~3.8로 나타났다. 예후에 대한 평가는 4개 중 2개 연구에서 관련성이 있다고 나타났다(Kuper, 2002). 이중 2/3 정도는 카라섹 모형을 적용한 연구로 업무요구도가 높고 재량도가 낮은 고긴장군에서 예후가 나쁜 것으로 나타났다. 사회적 지지는 21개 중 14개 연구에서 관련성이 있다고 나타났는데 상대위험도는 1.3에서 5.6까지 나타났다.

대표적인 연구는 10,308명을 대상으로 한 White Hall II 연구로 5.3년 추적결과 업무요구도가 낮을 경우 심혈관계질환의 상대위험도가 1.93으로 나타났다(Bosma 등, 1997). 또한 미국에서 NHANES1 조사에서 3,575명의 남성 근로자를 대상으로 14년 추적 조사한 결과 고긴장군에서 추가적 위험이 없었으나 업무자율성이 낮을 경우 심혈관계질환의 위험요인이 1.4배로 나타났다(Steenland, 1997). 그러나 4,737명을 대상으로 18년간 추적한 연구에서는 관련성이 없다고 나타났다(Reed 등, 1989). 위 논문이외에도 몇 개의 전향적 조사에서 역시 고긴장군에서 심혈관 질환이 위험이 높다고 나타났는데 이중 대표적인 것은 1,928명의 스웨덴 남성 근로자를 대상으로 6년간 추적 조사한 연구결과에 따르면 심혈관계질환이 4배 높아지는 것으로 나타났다(Karasek, 1981).

Johannes Siegrist(1990)의 노력-보상 불균형모델을 이용한 연구에서 관련성들이 보고되고 있다. 중년의 남성 육체노동자 416명을 6년 반 동안 추적 조사한 전향적 코호트연구에서 허혈성심장질환에 대한 교차위험비(Odds Ratio, 이하 OR)가 높아진다고 밝혔다. 직위가 부적절하면 허혈성심장질환에 대한 교차위험비는 4.4, 직무가 불안정하면 허혈성심장질환에 대한 교차위험비는 3.4, 노동 강도가 높으면 허혈성심장질환에 대한 교차위험비는 3.4, 조절의 필요성이 높으면 허혈성심장질환에 대한 교차위험비는 4.5라고 보고하였다(Siegrist, 1990). 위 논문과 다른 연구논문 2개를 같이 분석한 논문에서 낮은 보상, 특히 낮은 직업안정성이나 낮은 진급의 전망 속에서 높은 업무 노력을 하고 있는 노동자들이 심혈관계질환의 위험도가 3~4배 높은 것으로 보고하였다(Siegrist, 1995).

4) 다른 직업적 위험요인과 심혈관계질환

(1) 장시간 노동

장시간 노동과 근로자의 건강장해 등에 관해 살펴본 문헌들이 있다. Spurgeon(1997)의 한 체계적 종설에 분석된 내용을 살펴보면 장시간 노동이 더 많은 흡연과 음주 생활습관을 유발한다고 한다. 장시간 노동이 유발할 수 있는 건강장해로 정신건강, 심혈관계질환, 작업수행능력 등이 나타나는데 40세 이하에서 주 60시간 이상 근무자나 낮밤 동시 근무자에서 4배의 심혈관계질환이 높아진다고 보고하였고(Russek, 1958), 캘리포니아 직업사망률 자료를 통해 44세 이하에서 48시간 이상 근무하면 심혈관계질환이 높아진다고 밝혔다(Buell,

1960). 영국의 전화 회사 근무자를 대상으로 한 연구에서는 장시간 근무자에서 심혈관계질환에 의한 사망률이 증가함이 밝혀졌다고 한다(Hinkle, 1968). 또 한 연구에서는 주 60시간 이상에서는 심혈관계질환이 비교군 26%에 비해 46%로 높았으며 50~60시간 노동한 그룹은 대조군에 비해 약간 높았다고 한다(Thiel, 1974). 17개 논문을 메타 분석한 결과를 보면 장시간 노동이 생리적, 정신적 건강 장애를 유발한다고 나타났다(Spark, 1997). 결론적으로 주 50시간을 초과하는 노동시간이 심혈관계질환을 포함한 건강에 유의한 영향을 주고 있다고 결론내리고 있다(Spurgeon, 1997).

최근의 연구는 주로 일본의 사례인데 과로사 사례를 분석하여 1년에 3,000시간 이상의 노동을 한 경우가 대부분이었다고 밝혔다. 일본에서 과로사로 인정받은 사례 203예의 분석을 통하여 이중 2/3가 주당 60시간 이상 근무하거나 한달에 초과근무가 50시간 이상이었다고 보고하였다(Uehata, 1991). 일본 사무직 남성근로자를 대상으로 초과근무와 24시간 혈압을 측정 · 비교하였는데 초과근무를 하는 근로자의 24시간 평균 혈압이 정상혈압군 또는 약간의 고혈압 군으로 구성된 대조군보다 높은 것으로 나타났다(Hayashi 등, 1996). 중노동과 돌연사와의 관계를 조사하기 위하여 8,481명의 돌연사 사례를 직업과 계절적 변동간의 관계를 연구하였는데 농업인구는 4월과 9월, 종업원은 3월과 9월에 높아 돌연사의 빈도가 증가하는 계절과 직업적으로 가장 바쁜 계절이 일치하다는 연구결과를 발표하였다(Hayashi 등, 1997).

한국에서는 장시간 노동이 심박수변이에 끼치는 영향을 조사한 연구가 있는데 만성적인 초과근무가 LF를 감소시키는 것으로 나타났다(Park 등, 2001).

(2) 직업운전

직업운전은 심혈관계질환을 높인다고 잘 알려진 대표적인 직종이다. Belkic(1994)은 1962년부터 32개 논문 중 28개 논문에서 직업운전 자체가 심혈관계질환의 위험성이 높다는 점이 입증되었다고 분석하였다. 발병 기전은 직업 운전사에서 운전시 혈압, 맥박, 부정맥, 심전도, 혈중 코티졸 변화와 심혈관 위험의 강력한 증가를 유발시키는 복합적인 과정을 거쳐 이루어진다고 보고 있다.

(3) 교대근무

논문마다 위험성에 대한 결과가 다르게 나타나 아직 확립된 결론에 이르지 못하고 있다. Koller 등(1978)은 호주 석유정제공장에 대한 연구에서 교대근무자의 순환질환의 유병율이 19.9%로 낮 근무자의 7.4%에 비해 월등히 높다는 수치를 보여주고 교대제 근무자에서 낮 근무자에 비해 심근경색을 앓은 병력도 많다고 보고하였다. Tenkanen 등(1997)은 헬싱키 심장연구의 일환으로 1,806명을 6년간 추적 조사한 결과 교대근무가 관상동맥질환의 발병을 높인다고 보고하였는데 이 논문은 단면연구가 아닌 코호트 추적조사라는 점에서 신빙성이 높은 논문이다. 연구결과에 따르면 근무 직종과 관계없이 교대근무는 낮근무에 비해 관상동맥질환의 발병을 1.4배 정도 높이며 특히 2교대근무 생산직에서는 관상동맥질환이 1.9배나 더 많이 발생한다고 한다.

McNamee 등(1996)은 교대근무가 심혈관계질환을 높이지 않는다는 연구결과를 발표하였는데 심혈관 질환자가 교대근무에서 많이 탈락해서 이런 연구결과가 나왔을 것이라는 단서를 달고 있다.

II. 직무스트레스와 근육골격계질환

| 강동묵, 김영기

많은 연구자들이 작업관련성 근육골격계질환과 사회심리적 요인의 관련성에 대하여 관심을 갖고 있다. 이 점은 스트레스가 어떠한 건강문제를 일으킬 수 있는가에 대한 스트레스 쪽으로부터의 접근법과, 근육골격계질환을 관리하고 예방하기 위해서는 어떠한 위험 요인을 제거하여야 하는가하는 근육골격계질환 쪽으로부터의 접근법 모두로부터 관심이 되는 점이다. 이 장에서는 근육골격계질환과 관련된 것으로 알려진 사회심리적 요인을 정의하고, 이들의 근육골격계질환과의 관계에 대해서 검토하고자 한다.

1. 근육골격계와 스트레스와의 관계

역사적으로 신체와 정신은 서로 연결되어 있다는 믿음은 존재해왔다. 그러나 여전히 스트레스가 근육골격계와 어떤 연관이 있는지에 대해서는 좀 더 많은 연구가 필요하다(Bildt 등, 2000; Lapointe 등, 2009). 그렇다면 스트레스는 어떤 기전을 통해 근육골격계에 영향을 미칠까? 이에 대해 강동묵 등이 리뷰한 결과를 보면 스트레스는 신경계와 내분비계, 면역계를 통해 근육골격계와 연관성을 가지는 것으로 보고되고 있다(강동묵 등, 2011). 이 리뷰 논문에 따르면 스트레스는 중추신경계와 자율신경계를 활성화시켜 근긴장과 미세혈류순환을 제한하는 효과를 가지고 내분비계를 활성화하여 콜티코스테로이드 분비를 촉진함으로써 체액과 미네랄 불균형을 초래하여 부종을 야기한다. 또한 중추신경계 활성화를 통해 사이토카인의 분비를 촉진함으로써 근육골격계의 염증반응을 촉진하고 회복기전을 저해하는 효과가 있다. 한편 스트레스로 촉발된 과호흡 상태가 이산화탄소의 양을 떨어뜨림으로써 호흡성 알칼리증을 야기하고 이런 결과로서 카테콜아민의 반응이 증폭되어 근긴장, 근경련, 근육의 허혈증상이 증가할 수 있다. 그리고 스트레스는 통증을 악화시키는 요인으로 작용하게 된다. 이런 요인을 모두 종합하여 스트레스가 근육골격계에 어떤 영향을 미치는가에 대해 그림으로 표시하면 다음과 같다(그림 4-3).

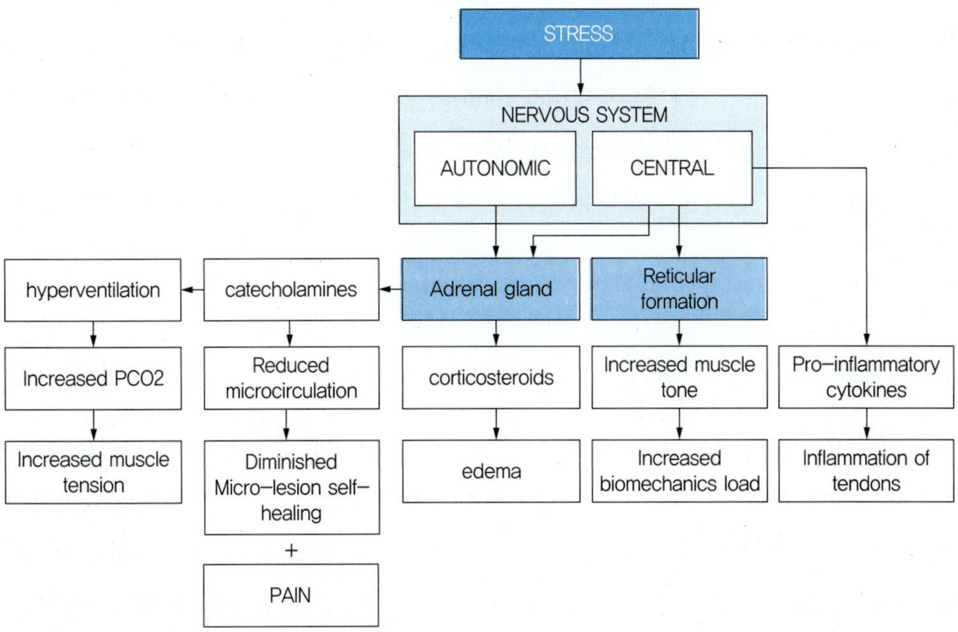

그림 4-3. Relations between stress and musculoskeletal disorders(propositions)(From Kang DM et al. J Korean Med Assoc, 2011;54(8):851-858, with permission from author).

이렇게 스트레스가 생리학적 기전을 통해 근육골격계에 영향을 줄 수 있는 개연성이 있다면 충분히 직무스트레스 같은 사회심리적 요인은 근육골격계질환의 발생에 기여를 할 수 있다.

2. 근육골격계질환과 사회심리적 요인의 관계

1) 사회심리적 요인의 정의

사회심리적 요인에 대해 다양한 주장과 범주가 제기되어 왔다. 비록 이 책의 앞쪽에서 직무스트레스의 다양한 측면이 기술되었지만, 특별히 근육골격계질환과 관련한 사회심리적 요인이 정리될 필요가 있다. Bonger 등(2002)은 다음과 같이 이 범주를 요약하였다(표 4-8).

2) 근육골격계질환과 사회심리적 요인과의 관련성에 대한 연구들

NIOSH는 1997년 다음과 같은 5가지의 사회심리적 요인이 잠재적으로 작업관련성 근육골격계질환과 관련이 있다고 설명했다; (1) 직무만족도 (2) 노동강도 강화(intensified workload) (3) 단조로운 작업 (4) 직무재량(job control) (5) 사회적 지지. NIOSH는 1997년에 사회심리적 요인과 작업관련성 근육골격계질환의 관계에서 허리, 목, 어깨 부위가 손이나 손목보다 관련성이 더 강하게 나타나는 것으로 보고하였다. 이 요인들을 하나씩 살펴보면 다음과 같다.

(1) 직무만족도

낮은 수준의 직무만족도는 높은 수준의 상지 근육골격계 증상과 관련이 있을 수 있다(Hopkins 1990; Tola 등, 1988). 일부 연구자들은 낮은 수준의 직무만족도는 근육골격계 증상의 발생과 지속기간에 잘 부합한다는 것을 발견했다(Bonger 등, 1993; Himmelstein 등, 1995; Viikari-Juntura 등, 1991). Hughes 등(1997)은 낮은 직무만족도(와 의사결정권)는 중공업(heavy-industry) 노동자에서 요통 증가의 중요한 예측인자임을 발견했다.

표 4-8. 근육골격계질환과 관련한 사회심리적 요인

사회심리적 요인	포함된 개념
높은 양적 직무요구	시간압박; 작업속도; 마감기간의 존재; 과도한 잔업; 높은 노동강도; 작업과부하; 노동강도가 급증; 해야 할 일이 너무 많음
높은 질적 직무요구	업무 책임; 집중; 불명확성; 고도의 정보처리 요구
작업의 낮은 자극	단조로운 일; 낮은 기술; 낮은 발전기회; 기술이용이 낮음; 제한된 직무변화; 작업에서 도전이 없음; 자극이 없음; 흥미 없는 일
낮은 직무재량	결정권한; 업무결정과정에서 참여가 부족하다고 인지; 작업에 대한 영향력; 휴식시간, 속도, 업무량에 대한 영향; 속도, 질 및 시간계획, 량, 소재의 활용, 과정과 정책의 조절
낮은 사회적 지지	상사의 지지, 동료의 지지, 작업에서의 관계; 작업의 분위기; 제한된 동료접촉
휴식 기회가 적음	다양한 직무; 직무순환; 작업강도 변이
낮은 직무 만족	작업장, 노동강도, 작업의 관계 등과 같은 작업의 다양한 측면에 대한 만족; 작업만족의 빈도
높은 직무스트레스	인지된 직무스트레스/고갈; 직무스트레스의 모든 측면에 대한 지표; 정신적 스트레스; 작업 후 피로의 정도; 직무가 매우 힘듦; 직무가 매우 스트레스임; occupational stress index; 재조직화로 인한 스트레스를 포함한 다측면 척도; 불필요한 반복, 지지 부족을 포함한 직무 또는 새로운 일로 인한 정신적 스트레스
비직무적 지지	사회적 지지; 정서적 지지; 가족관계
일차적으로 작업과 관련되지 않은 근심, 걱정, 스트레스 반응	근심, 긴장, 불안, 공포, 혼란, 분노, 감정적 문제, 우울, 안녕, 정신적 문제, 위장과 관련된 스트레스 반응, 심리적 및 심인성 안녕, 정서적 또는 정신적 스트레스를 받는다고 느끼는 시간제 노동자

(2) 노동강도 강화(intensified workload)

노동강도 강화는 작업관련성 근육골격계질환과 가장 일관적인 연관성을 보이며, 대개 인지된(perceived) 시간부하, 노동강도, 직무압력(work pressure), 노동강도의 변이성(workload variability)으로 평가된다(Bernard 등, 1993; Bonger 등, 1993; Hales 등, 1994; Theorell 등, 1991). Houtman 등(1994)은 빠른 속도로 진행되는 작업은 육체적 부하의 정도를 보정하고 나서도 작업관련성 근육골격계질환과 중요한 관련성이 있고, 주로 요통을 일으킨다고 보고하였다. 다른 연구들도 노동강도 강화(시간부하와 장시간 컴퓨터 작업)는 목, 어깨, 손, 손목의 증상과 관련이 있음을 밝혔다(Bernard 등, 1992; Bernard 등, 1994). 노동

강도의 다양한 요소들을 구별하는데 도움을 주기 위해 Lindstrom(1994)은 다음과 같은 2가지 범주를 제시했다. ① 양적인 노동강도(많은 작업량, 긴 작업시간, 작업 중 바쁨) ② 질적인 노동강도(지나치게 간단하거나 어려운 직무). 두 가지는 각각 다른 기전을 통해 노동자의 건강에 나쁜 영향을 미친다. 질적인 부하가 정신적 과로와 육체적 안녕에 영향을 미치는 반면 양적인 부하는 생력학적인 인자와 스트레스에 영향을 미친다. 유사하게 Toomingas 등(1997)은 정신적 부하를 육체적 부하와 분리하였다. 그는 높은 정신적 요구도는 특히 목과 어깨를 포함한 일반적인 근육골격계의 민감도와 관련이 있음을 발견했다.

(3) 단조로운 작업

단조롭고 지루한 작업은 요통과 목의 증상과 관련이 있다(Hopkins 1990; Houtman 등, 1994; Linton, 1990; Svensson과 Andersson, 1983). 일부 연구자들은 단조로운 작업이 근육골격계 증상에 대한 관심을 상쇄시키지 못하기 때문에 이런 작업들에서 근육골격계 증상의 발견비율이 높다는 것을 이론화 하였다(Sauter와 Swanson, 1996).

(4) 직무재량

가장 일관되게 연구되어온 사회심리적 요인의 하나인 직무재량은 근육골격계 증상과 연관이 되어 있다(Hales, 1994; Svensson과 Andersson, 1983; Theorell 등, 1991). Bernard 등(1994)은 컴퓨터의 보급이 작업 재량의 부족, 업무 다양의 감소, 격리의 증가를 초래했다고 추정했다. 이런 사회심리적 요인들은 신문사에서 편집부서(더 많은 의사결정권과 다양한 직무라고 생각되어지는)의 직원들 보다 높은 집중력을 갖는 자료입력부서의 직원(재량권이 낮다고 여겨지는 직무)들 간의 손과 손목의 증상에 대한 더 중요한 예측인자이었다. Ahlberg-Hulten 등(1995)은 어깨와 목의 통증은 정서적 인자와 연관이 있는 것처럼 보이는 반면에 요통은 직무재량능력의 부족과 과도한 직무요구도와 연관되어 있다고 밝혔다. 핀란드인을 대상으로 목, 어깨, 허리의 통증에 대한 사회심리적 요인의 역할을 밝히기 위한 경시적 연구에서는 부족한 직무재량권은 목과 어깨의 증상과 관련이 있고 낮은 교육수준이 요통과 잘 일치된다고 밝혔다(Viikari-Juntura 등, 1991). 가정주부를 대상으로 실시한 조사에서 높은 육체적 부하에 동반된 낮은 직무재량권은 어깨와 목의 근육골격계 증상 발생을 증가시켰다(Johansson, 1995).

(5) 사회적 지지

동료와 상사로부터의 사회적 지지에 대한 연구가 다양한 집단을 대상으로 일관된 결과를 보이면서 시도되어왔다. Himmelstein 등(1995)은 사업주에게 더 많은 불만을 표시하며 작업관련성 근육골격계질환으로 일을 쉬고 있는 사람들을 주목하면서 작업관련성 근육골격계질환이 있으면서 일을 하는 노동자들과 일을 하지 않은 노동자들을 구분하였다. 경시적 연구는 거의 없지만, Bonger 등(1993)은 높은 육체적 요구도와 결합된 부족한 사회적 지지는 증상을 증가시킨다고 보고하였고, Feurstein(1985)은 동료 지지의 감소는 통증호소를 높인다는 것을 발견했다. 다른 연구들도 다양한 직업군에서 상사와 동료의 지지가 감소되면 상지의 근육골격계 증상이 증가한다는 이론을 뒷받침하고 있다(Bernard 등 1992, 1994; Hales 1994; Hopkins 1990; Toomingas 등, 1997). 이런 일관된 결과에도 불구하고 일부 연구들은 사회적 지지와 목, 어깨 또는 전체적인 근육골격계질환의 연관성을 밝히지 못했다(Karasek 등, 1987; Theorell 등, 1991). Bigos 등(1991)과 Leino와 Hanninen(1995)은 이러한 불일치를 극복하고 사회적 지지와 증상의 관련성을 명확히 하고자 연구를 시행하였다. 두 연구들은 작업장에서 사회적 지지에 대한 불만은 근육골격계 증상의 증가를 예측할 수 있다고 보고했다.

3. 사회심리적 요인과 근육골격계질환의 관계를 설명하는 이론

근육골격계 증상 발생에 대한 사회심리적 요인의 기전을 설명하는 몇 가지 이론들이 있다. 다음은 네 가지의 주된 이론들이다.

1) 가장 보편적인 설명 중의 하나는 사회심리적 요인들이 근육긴장도를 증가시키고 정신적 스트레스의 증가를 통하여 근육골격계에 대한 생력학적인 긴장을 악화시킨다는 것이다(Bernard 등, 1994; NIOSH, 1997; Waersted 등, 1991). Toomingas 등(1997)은 정신적으로 스트레스가 많은 업무를 하는 동안 승모근과 척추거근의 근전도 활성이 증가되는 것을 보고하였다. 근전도 활성은 인간공학적 부하와 비례하고 거기에 심리적 부하가 추가되면 더 증가한다. 이것은 정신적 스트레스에 의해 근긴장이 증가한다는 이론을 뒷받침한다. 이완이 부족한 경우에는 사회심리적 환경으로부터 나타나는 결과

를 더 악화시킨다(Lundberg 등, 1994). Bonger 등(1993)은 사회심리적 요인은 스트레스로 인한 자세의 변화를 통해 기계적 부하에 직접적인 영향을 준다고 주장했다. 예를 들어 사람들은 마감으로 인한 압박이 있을 때 자세를 변화시키려는 경향이 있다(예: 앞으로 구부린 흉부, 상승된 어깨). 게다가 대처능력이 부족한 경우와 함께 작업조정능력 또는 사회적 지지가 낮은 것이 동반되어 생기는 스트레스는 근긴장을 증가시킬 수 있고, 장기간 지속되면 근육골격계질환을 초래할 수 있다. Theorell 등(1991)은 증가된 정신적 요구도가 근심, 불안, 피로, 수면장애와 연관이 있다고 설명했다. 이러한 증상들은 근긴장을 증가시키는 행동과 부합되며, 이것은 허리, 어깨, 목의 불편함과 관련이 있다. 다음은 Bonger 등(1993)에 의해 제안된 위험 요인들이 근육골격계질환을 일으키는 경로에 대한 모식도이다(그림 4–4).

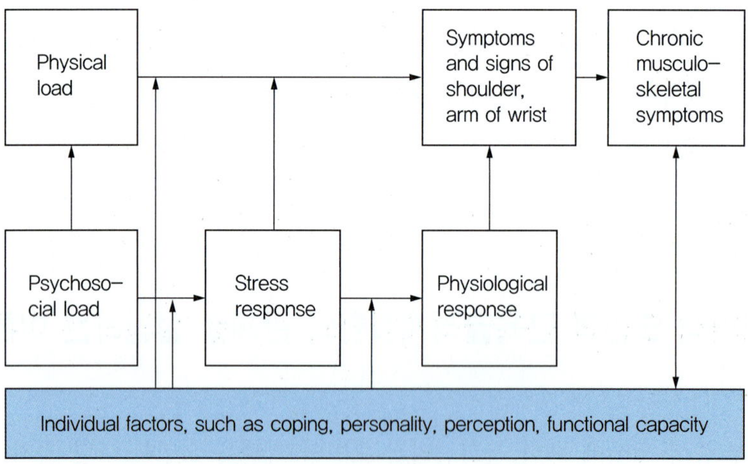

그림 4–4. Interaction between psychosocial load, physical load, and individual factors and symptoms and signs of shoulder, arm, or wrist(Bonger et al., 1993).

2) Sauter와 Swanson(1996)은 사무직 노동자를 대상으로 작업 환경에서 근육골격계의 문제를 일으키는 경로를 설명하는 생태학적 모델을 제시했다. 이 모델에 포함된 경로는 특정 인구집단(컴퓨터 작업자)에 기초를 두고 있다. 이 모델을 통하여 육체적 요구도를 포함한(인간공학을 포함) 작업기술(방법과 업무체계)과 작업환경 사이에 직접적 경로를 확인했다. 육체적 요구도가 조직의 요구도에 의해 악화될 수 있는데, 예를 들어 직무를 특화시킴에 따라 특정 관절의 반복을 증가시키는 것, 육체적 요구도와 작업환

경사이에도 역시 직접적 경로가 존재함을 밝혔다(그림 4-5).

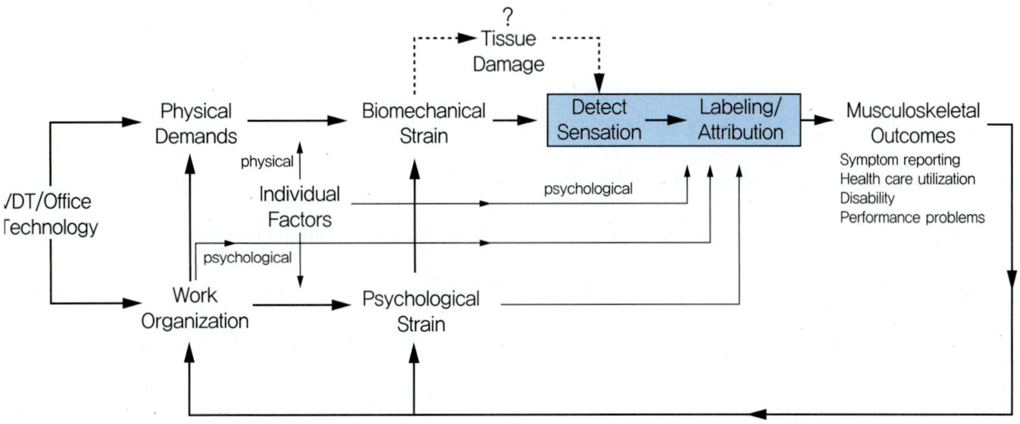

그림 4-5. Ecological model of musculoskeletal disorders(Sauter and Swanson, 1996).

이 모델에서 확인된 다른 경로가 작업환경과 사회심리적 긴장(스트레스) 사이에 존재하였다. 이 경로는 두 가지 방법으로 근육골격계질환에 영향을 미칠 것으로 제시되었다. 첫 번째는 스트레스가 근긴장을 증가시키고 자율신경계에 영향을 주며, 이미 존재하고 있는 생력학적 긴장을 추가한다. 두 번째는 인지적인 과정이 생력학적 긴장과 근육골격계 증상 사이의 관련성을 매개한다(증상을 알아차리고 해석하는 과정이 스트레스에 더 영향을 미친다). 스트레스와 연관된 각성은 정상 감각에 비해 민감도를 증가시킬 수 있다. 따라서 노동자들은 다른 상황에서는 억제될 수 있는 작은 감각들을 점차 인식하게 된다. 스트레스가 많은 상황에서 노동자들은 비정상적인 근육골격계 감각을 작업환경 탓으로 돌리고 이런 감각들이 질병이나 손상의 징후라고 믿는다. 근육골격계질환은 의학적, 사회적, 문화적 인자, 법적인 보상체계, 작업장에서의 관계를 포함한 환경적 작용에 영향을 받는다. 인지-지각 과정은 불편함의 해석을 손상으로 유도할 수 있고 질병상태로 발전시킬 수 있으며 장애를 초래하기도 할 수도 있다.

3) 다음은 생정신사회적(biopsychosocial) 모델로서 Melin과 Lundberg는 정신적, 육체적 스트레스 요인과 호르몬에 의한 스트레스 반응, 근 긴장의 관계를 설명하기 위해 제시한 모델이다. 정신적, 물리적 스트레스 요인은 각각 근 긴장을 야기할 수 있지만 이 두 가지 요인이 합쳐져서 작용할 경우 근 긴장의 정도는 더 심해진다. 그리고 이 모델

은 작업장에서 노출된 스트레스에 대한 반응이 즉각적으로 회복되지 못해 작업이 끝난 이후에도 지속이 되고 집으로 돌아와서도 가사노동 부담, 육아 등으로 인해 정신적 스트레스 요인이 지속되어 근골격계 질환에 대한 더 큰 위험이 높일 수 있다고 주장하고 있다.

4) 근육골격계 증상에 의해 보고된 주된 문제인 통증은 생리적, 심리적 문제 중 어느 것에 의해서도 유발될 수 있는 복합적인 현상이다. Himmelstein 등(1995)은 높은 수준의 통증과 증상을 보고하는 환자들은 통증과 관련된 기능장애에 대처하는데 더 많은 어려움이 있는 것으로 보이며 따라서 지속적인 장애로 발전하는데 기여할 수 있다고 주장했다. 통증의 지각과 통증과 장애를 처리하는데 이용되는 인지의 과정은 통증의 지각에 몇 가지 방법으로 기여할 수 있다. 통증 증가의 두려움은 작업을 피하게 할 수 있다. 재손상의 두려움은 활동장애, 근육의 재적합화(re-conditioning), 스트레스, 잘못된 믿음을 유도할 수 있다(Flor 등, 1985; Keefe와 Egert 1996). 이것은 통증에 대한 불안을 증가시키고 높은 수준의 통증을 호소하게 할 수 있다.

5) 그 외에 근육골격계 위험인자들을 다차원적으로 평가하는 작업형태 모델(workstyle model)이 있다(Feuerstein, 1996; Feuerstein 등, 1999). 이 모델에서는 왜 같은 직무에 종사하는 노동자들이 상지 근육골격계질환의 발생과 악화는 다를 수 있는가를 설명해 준다. 이 모델에서는 작업동안에 개인적인 인지, 행동, 및 생리적 반응이 다를 수 있다고 설명한다. 고위험 작업형태는 실질적인 또는 인지된 작업 요구도를 증가시킬 수 있다. 이 모델에서는 작업장의 사회심리적인 스트레스는 인간공학적 스트레스와 직무 요구와 결합하여 고위험의 작업형태 반응을 야기하며, 이로 인한 근육골격계 위험 연쇄반응(예: 증상, 질환, 장애)을 일으킨다. 고위험 작업형태는 예를 들어 “높은 질적 수준을 지켜야 하는 작업”, “작업에서의 압박”, “적은 휴식시간”, “마감시간의 임박” 등이 될 수 있다. 이 모델은 직무스트레스와 인간공학적 노출이 증상, 질환, 장애에 어떻게 상호작용하는지를 설명해 줄 수 있다.

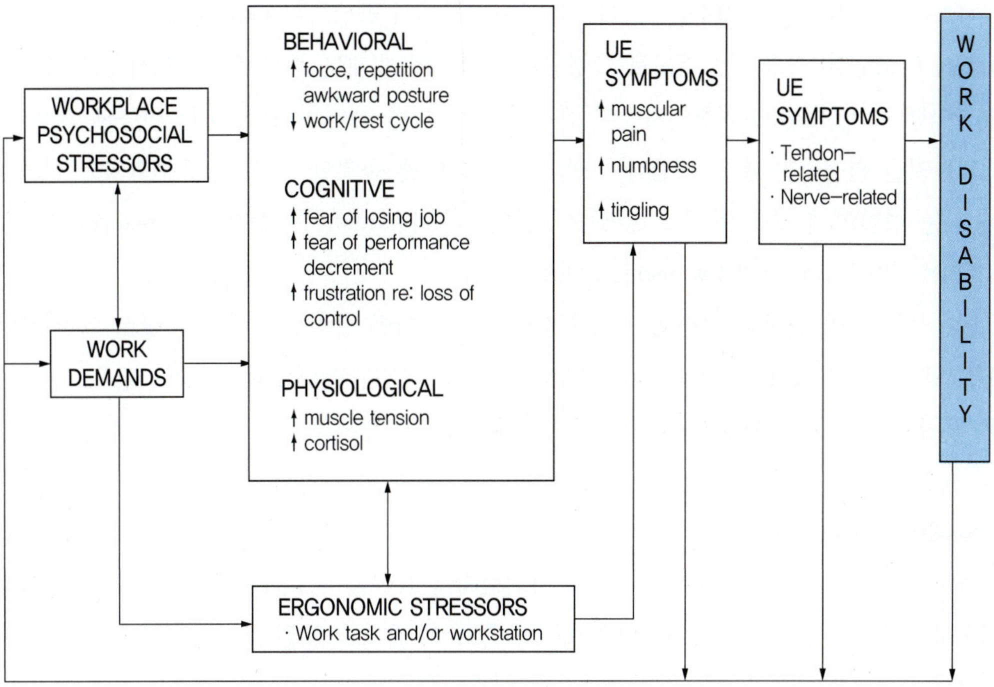

그림 4-6. Workstyle model(Feuerstein, 1996; Feuerstein 등, 1999).

4. 방법론적 문제

1997년 NIOSH는 요인들 사이에 인과관계를 구별하는 것은 어렵지만 육체적, 생역학적 요구도의 변화는 종종 사회심리적 요구도의 변화를 동반한다는 것에 주목했다. 이것은 종종 방법론적인 문제를 야기한다.

사회심리적 요인과 작업관련성 근육골격계질환의 관련성을 규명하려는 대부분의 연구들은 인과관계를 밝히기가 불가능한 단면적 연구방법을 사용하였다(Bonger 등, 1993; Himmelstein 등, 1995). 또한 사회심리적 요인과 작업관련성 근육골격계질환의 관련성을 평가할 때 육체적 스트레스 원의 교란효과를 고려한 연구가 거의 없었다(Bonger 등, 1993; Houtman 등, 1994; Sauter와 Swanson, 1996). 예외적인 연구는 Theorell 등(1996)의 연구로 그들은 사회적 지지 같은 인자들을 평가할 때 육체적 스트레스 원을 조정하였다.

사회심리적 요인을 측정하는 데 이용되는 방법들에서 발생하는 다른 문제점들도 있다. 사회심리적 요인은 객관적인 척도로 측정되기가 힘들며 대개는 주관적이고 조사서나 자기보고 형식으로 평가된다. 위험인자들이 실제 상황에 대한 개인의 인식 또는 반응에 의해 각색되는지를 결정하는 것은 어렵다. 사회심리적 요인을 측정할 수 있는 표준화되고 신뢰성이 있는 방법의 부재도 연구의 어려움에 기여한다(Houtman 등, 1994; Lindstorm, 1994; NIOSH, 1997; Sauter와 Swanson, 1996).

많은 연구들이 중요한 관련성이 있음을 밝혔지만 이런 관련성의 강도는 별로 크지 않다(NIOSH, 1997; Sauter와 Swanson, 1996). 이것은 작업관련성 근육골격계질환을 가진 노동자들을 위한 프로그램을 개발하고 이용할 때 확고한 결론과 해법을 내리는 것을 방해한다.

Sauter와 Swanson(1996)은 1) 경시적 연구를 실시하고, 2) 건강과 사회심리적 요인을 평가하는데 사용되는 방법을 개선하고, 3) 사회심리적 요인들의 효과를 분리하는 분석방법을 개선하고 4) 관련성을 설명하기 위해 제시된 경로의 검토를 통한 연구의 발전방식을 주장했다.

5. 근육골격계질환의 관리와 중재(intervention)

근육골격계질환의 원인이 다요인적임으로 평가와 치료, 관리에 대한 접근 역시 다요인적인 측면을 고려하여 포괄적으로 접근하여야 할 것이다. 이러한 측면은 최근 유럽에서 거시인간공학(macro-ergonomics)이라는 용어로 잘 표현되고 있으며 많은 나라들에서 이제까지의 인간공학과 근육골격계질환에 대한 접근법이 가지는 실제 효과의 미비함을 극복하고자 시도하고 있다. 미시인간공학이 노동자 개개인이 작업하는 환경과 방식에 초점을 맞추고 적은 비용으로 효과를 극대화하는 것을 목표로 한다고 할 때, 거시인간공학은 노동자가 일하는 조직의 형태와 관리방식에 초점을 맞추고 중장기적인 관리를 목표로 하고 있다. 거시인간공학과 미시인간공학의 차이점을 중심으로 인간공학에서 다루고 있는 영역과 측정법을 보면 표 4-9와 같다.

이러한 측면에서 볼 때 근골격계 질환의 관리 및 예방에 있어서 사회심리적 요인의 관리는 떼어서 생각할 수 없는 요소이다. 그러나 현재 근육골격계질환에 대한 심리적, 심리사회

표 4-9. 미시인간공학과 거시인간공학의 비교

미시인간공학(개인)			거시인간공학(조직)	
차원	구분	측정법	구분	측정법
생리적 차원	근육골격계 부담 에너지 소비 작업-휴식 비율	인간공학적 도구 호흡가스, 심박수 에너지소비, 속도	산업보건 및 안전 손상(산업재해) 보건문제	산업재해, 직업병 자료 결근, 근태자료 건강 지표
정신적 차원	직무스트레스 동기부여	스트레스 평가 설문, 면접	개인 및 조직의 발전 방향, 조직적 통제 인식과 보상	조직관리체계, 방식 보수 및 복지의 적절성
능력	작업에 대한 태도 개인적 능력	노동능력 평가	인적 관리	인적 자원 관리방식
경제적 차원	개인의 성취 주기적 재평가	불만 평가	기업의 목표 생산의 질	기업목표의 건전성 생산품의 질관리 방식

적 중재만을 사용하여 평가한 무작위 임상시험 연구가 거의 없고, 근육골격계질환에 대한 다면적 접근의 효과를 평가한 질 높은 연구결과가 부족한 상황이지만 일부 연구들은 사회심리적 요인의 중재가 효과가 있음을 보고하고 있다. Koes 등(2001)이 11개국의 요통 관리에 대한 임상가이드라인을 비교한 결과 대부분의 가이드라인에서 심리적 혹은 심리사회적 요인의 중요성이 강조되고 있음을 발견하였다. Faucett 등(2002)은 복잡한 조립을 수행하는 작업자에서 그룹훈련 및 인지훈련을 포함한 근이완 프로그램을 실시한 이후 6주 후에 상지의 증상감소를 보였음을 보고하였다. Feuerstein 등(2004)도 직무스트레스 관리와 인간공학적 개선에 초점을 맞춘 중재를 실시하여 의미 있는 증상 및 장해의 감소를 보였다고 하였다. 또한 심리사회적 접근을 포함한 다각적 접근 혹은 네트워크가 만성적 근육골격계질환의 관리에 효과적이라는 것은 여러 연구에서 보고되고 있다(Koopman 등, 2001; Patrick 등, 2004). 물론 사회심리적 요인만이 근육골격계질환에 대한 책임이 있는 것은 아니다. 하지만 평가와 예방의 단계에서 그것들을 제외하면 성공적인 중재에 실패할 수 있다. 사회심리적 요인의 본성과 노동자들에서 분포의 파악은 중재의 방향성과 수준을 제시할 수도 있다. Himmelstein 등(1995)은 통증에 대한 관리를 개선하고 수술적 치료 없이 남은 통증과 스트레스에 대한 대처능력을 향상시키면서 장애를 예방하기 위한 조기 개입이 노동자와 사업주의 갈등을 감소시키는데 초점을 맞춘다면 이익을 얻을 수 있다고 주장했다.

Lindstorm(1994)은 사회심리적 중재에 기반을 둔 모델을 설명하였다. 질적, 양적 업무량의 적정화의 필요성이 강조되었고, 직장 내 자율성이 스트레스와 근육골격계 증상을 감소시킨다고 생각되기 때문에 직장 내 자율성의 수준을 최대화 하였다. 작업장에서 대인관계의 개선과 상사와 의사소통의 개선이 강조되었다. 대처능력이 정신적 연습 또는 작업의 숙달을 통해 개선되었다. 전반적인 작업조직이 산업의학 의사에 의해 평가되었다. 위험에 있는 노동자들은 사회적 지지와 단체교육을 통해 직무요구도에 대처하는 기술을 제공받고 직업 심리학자에 의해 상담을 받았다.

작업장애에 대한 Rochester 모델도 작업장애로 인한 문제의 복잡성을 강조했다. 이 모델은 작업장애와 복귀에 영향을 미치는 변수들을 4가지의 범주로 구분했다; 1) 의학적 상태, 2) 육체적 능력(작업 한계를 포함한), 3) 직무 요구도(생력학적, 대사적, 심리적), 4) 심리적 또는 행동학적 자원(작업방식, 통증관리, 작업에 대한 준비). 이 모델은 장애를 예방하고 복귀를 돕기 위한 평가와 개입을 권유한다(Fitzgerald, 1992; Moon, 1996).

많은 중재 프로그램은 노동자에게 대처능력을 제공하기 위해 이완과 인지의 재구성 같은 인지-행동 방법을 이용한다(Feurstein, 1996; Spence, 1991). 이런 기술들은 인지-행동 치료의 개요 내에서 평가하고 치료할 수 있는 정신과 의사가 도움이 될 수 있다. 그러나 이러한 개인적 차원의 중재와 함께 스트레스 원으로 작용하는 거시적인 문제에 대한 중재가 동시에 이루어져야 개인적 중재도 효과를 발휘할 수 있을 것이다.

III. 직무스트레스와 정신건강

| 우종민, 채정호

정신과적 질환에도 여러 종류가 있는데, 산업 현장에서 주로 문제가 되는 것은 사고로 뇌를 다쳐서 발생한 질환이나, 환경적 스트레스로 인한 적응장애(Adjustment disorder) 및 급성스트레스 반응(Acute stress reaction), 사고나 재해와 같은 급성 충격적 스트레스로 인한 외상후 스트레스 장애(Post-traumatic stress disorder, PTSD), 공황장애와 대인공포증을 포함한 불안장애(Anxiety disorder), 우울증을 포함한 기분장애(Affective disorder), 직장 내 폭력, 알코올 중독과 약물남용 등이다. 또한 업무상 심리적 부하로 정신장애가 발생하거나 주로 우울증과 관련되어 발생하는 직장인의 자살 문제도 증가하고 있다.

여기에서는 직장에서 나타나는 흔한 정신건강상의 문제를 제시하고, 한국의 정신건강 역학조사 자료를 바탕으로 근로자의 정신건강과 자살문제의 현황을 살펴보며, 직무스트레스와 관련이 깊은 정신질환(우울증, 자살, 탈진증후군, 심인성 장애, 적응장애, 물질남용 등)의 종류와 진단기준을 파악하고, 정신질환 발병과 악화에 영향을 미치는 스트레스의 병태생리적 기전을 설명하는 스트레스-취약성 모델을 이해하며, 정신건강에 악영향을 미칠 수 있는 직무스트레스 요인을 살펴보고, 정신건강관리에 필요한 몇 가지 사항을 기술하고자 한다.

1. 근로자에게 나타나는 흔한 정신건강상의 문제

1) 역학

직장인들은 회사 안팎에서 많은 스트레스를 겪는데, 이로 인해 불안, 우울, 분노 등 심리적 증상과 대인관계 갈등과 충동성, 중독 등 행동적 증상이 나타날 수 있다. 이러한 문제가 심각해지고 장기간 지속되면 정신질환 또는 심인성 신체질환으로 나타날 수 있다. 기왕력이 있거나 개인적 취약성이 있는 경우에는 스트레스 대처 능력이 저하되어 있으므로 직무스트레스가 심각한 정신건강 문제를 촉발하는 요인이 될 수 있다.

우종민 등(2003b)이 전국 10개 지역 사업장의 근로자 2700명을 대상으로 스트레스 증상을 조사한 결과, 근로자의 평균 11%는 우울증이나 불안장애, 신경쇠약, 화병 등 정신과 외래를 방문하는 환자들과 비슷한 수준의 스트레스 증상을 보였다. 이런 직장인은 증상이 심한 편이므로 적극적인 치료나 관리가 필요하다. 한편 10명 중 2~3명은 임상적으로 유의한 스트레스증상을 보였다. 물론 증상이 있다고 해서 당장 병원에 갈만큼 심한 병에 걸렸다는 뜻은 아니다. 그러나 더 심한 스트레스가 반복되면 질병으로 진행될 수 있으므로, 적절한 예방조치나 관리프로그램이 필요하다.

우울증 등 기분장애와 스트레스성 심신장애, 공황장애 등 불안장애는 근로자를 포함한 성인인구에서 아주 흔한 질환이다. 건강 수명에 영향을 주는 세계 10대 장애요인에서 우울증, 알코올 남용, 조울증, 정신분열병, 강박장애 등 정신과 질환이 절반을 차지한다. 2001년 우리나라의 정신질환 1년 유병률은 성인 인구의 14.4%였고, 2006년에는 17.1%, 2011년에는 16.0%로서 매년 증가하는 추세이다. 이 중 상대적으로 증상이 경미한 불안장애와 기분장애가 최근 급증하였다(표 4-10). 보건복지부가 발표한 「2011년 정신질환실태 역학조사」

결과에 따르면, 한국에서는 정신병적 장애(psychotic disorder)는 전 인구의 0.4%에 불과하고, 불안장애가 6.4%, 기분장애가 3.6%에 달했다. 2006년과 비교할 때, 알코올 사용장애는 5.6%에서 4.4%로 감소하였지만, 기분장애는 3.0%에서 3.6%, 불안장애는 5%에서 6.6%로 현저히 증가하여 추정환자수가 기분장애는 130만명, 불안장애는 245만명에 달한다(보건복지부, 2006; 보건복지부, 2011). 이 중에서 치료를 필요로 하는 우울증 유병률은 2001년 1.8%에서 2006년 2.5%로 증가했다. 특히 40~50대 남성에서 각각 0.6%, 0.5%에서 2.0%, 2.6%로 크게 증가했다. 이러한 흔한 정신질환은 주로 발병하는 연령대가 취업연령 이후이므로 현재 취업인구 중에 우울증과 불안장애에 이환된 인구가 상당히 많을 것으로 추정된다.

표 4-10. 정신장애 일년 유병률

		2006			2011		
		남	여	전체	남	여	전체
	모든 정신장애	20.7	13.5	17.1	16.2	15.8	16.0
질병명	니코틴 사용장애 제외한 정신장애	13.0	12.9	12.9	11.5	15.5	13.5
	알코올 사용장애	8.7	2.5	5.6	6.6	2.1	4.4
	정신병적 장애	0.4	0.2	0.3	0.2	0.5	0.4
	기분장애	2.1	3.9	3.0	2.3	4.9	3.6
	불안장애	3.2	6.9	5.0	3.7	9.8	6.8

2) 우울증과 주요우울장애

우울증은 일반적인 우울증상을 통칭하는 우울증(depression)과 정신의학 분야에서 진단기준을 통해 진단하는 주요우울장애 등 질병으로서의 우울증으로 분리하여 고찰해야 한다. 기분장애에는 주요우울장애, 양극성장애, 기분부전장애 등 여러 가지 우울 및 기분 변동을 특징으로 하는 질환이 해당한다. 이 중 주요우울장애는 기분장애의 일환으로서 우울한 기분과 의욕 상실, 낮은 자존감, 불면과 식욕변동, 낮은 에너지, 집중력 저하 등의 증상이 심하게 나타나고, 기간이 2주 이상 지속되며, 사회적 기능이 저하되어 평소 수행하던 일을 하지 못하는 질환이다. 하지만 직무스트레스 관련 연구에서 흔히 발견되는 우울증(depression)은 주로 CES-D나 BDI와 같은 설문도구를 활용하여 간단하게 최근의 증상에 대한 응답을 바탕으로 분류한 것이므로 사회적 기능의 저하수준을 측정할 수 없기 때문에 정신질환 영역으로서의 주요우울장애와는 다른 개념이다.

주요우울장애의 진단기준 중 일부(DSM-5)

【주요우울장애】

A. 다음 증상 가운데 5개 (또는 그 이상) 증상이 연속 2주 기간 동안 지속되며, 이러한 상태가 이전 기능으로부터의 변화를 나타내는 경우; 위의 증상 가운데 적어도 하나는 (1) 우울 기분이거나, (2) 흥미나 즐거움의 상실이어야 한다.

1. 하루의 대부분, 그리고 거의 매일 지속되는 우울한 기분이 주관적인 보고(슬프거나 공허하다고 느낀다)나 객관적인 관찰(울 것처럼 보인다)에서 드러난다.
2. 모든 또는 거의 모든 일상 활동에 대한 흥미나 즐거움이 하루의 대부분 또는 거의 매일같이 뚜렷하게 저하되어 있을 경우(주관적인 설명이나 타인에 의한 관찰에서 드러 난다)
3. 체중 조절을 하고 있지 않은 상태(예: 1개월 동안 체중 5% 이상의 변화)에서 의미있는 체중 감소나 체중 증가, 거의 매일 나타나는 식욕 감소나 증가가 있을 때
4. 거의 매일 나타나는 불면이나 과다 수면
5. 거의 매일 나타나는 정신 운동성 초조나 지체(주관적인 좌불안석 또는 처진 느낌이 타인에 의해서도 관찰 가능하다)
6. 거의 매일의 피로나 활력 상실
7. 거의 매일 무가치감 또는 과도하거나 부적절한 죄책감을 느낌(망상적일 수도 있는)(단순히 병이 있다는 데 대한 자책이나 죄책감이 아님).
8. 거의 매일 나타나는 사고력이나 집중력의 감소, 또는 우유부단함(주관적인 호소나 관 찰에서)
9. 반복되는 죽음에 대한 생각(단지 죽음에 대한 두려움 뿐만 아니라), 특정한 계획 없이 반복되는 자살 생각 또는 자살 기도나 자살 수행에 대한 특정 계획

장애보정손실년수(Disability-Adjusted Life Year, DALY)를 추정하여 질병으로 인한 건강손실을 정량화하여 비교한 Global Burden of Disease (GBD) 1990 과 2000 연구에서 우울증은 모두 질병 부담이 가장 큰 질병으로 나타났다. 우울증의 범주에 들어가는 세부 진단명을 살펴보면, 2010년 연구에서 전체 DALYs 중 주요우울장애(Major depressive disorder, MDD)는 2.5%(1.9%~3.2%), 기분부전장애(dysthymia)는 0.5%(0.3%~0.6%)를

차지했다. 자살 등 질병 및 사고로 인한 조기사망을 반영하는 상실생존년수(Years Lived with Disability, YLDs)에서는 주요우울장애가 8.2%(5.9%～10.8%), 기분부전장애가 1.4%(0.9%～2.0%)를 차지했다. 질병 부담은 여성과 근로연령의 성인에서 더욱 심했다. 주요우울증은 자살 및 허혈성 심장질환으로 인한 질병부담에도 큰 영향을 미쳤다. 우울증, 자살, 허혈성 심질환 모두 직무스트레스와 관련이 깊은 건강 문제이다(Ferrari 등, 2013).

이렇게 정신과적 문제를 유발하는 주요 직무스트레스 요인으로 작업장에서의 대인관계의 문제, 성희롱이나 회식과 같은 조직 문화에 대한 스트레스 등이 꼽히고 있다(Romanov 등, 1996; Stanfeld 등, 1998; Schaefer 와 Moos, 1996). 일본에서 3년 동안 진행된 또 다른 연구(Kawakami 등, 1990)에 의하면, 업무에 대한 통제력 부족, 부적절한 업무 요구, 작업장에서의 대인관계의 문제 등이 우울증상과 관련이 있다고 한다.

한국직무스트레스학회에서 개발한 한국인 직무스트레스 측정도구를 이용하여 2005년에 대규모 조사가 실시되었는데, 그 결과에서 한국 직장인 10명 중 1명은 우울증을 앓게 될 가능성이 높은 것으로 나타났으며, 관계 갈등이 많고 조직문화의 문제가 많을수록 우울증 위험이 높아졌다. 특히 직업별 우울증 위험도를 비교했을 때, 고객을 많이 접촉하는 업무의 특성상 〈감정노동–업무상 요구되는 특정한 감정 상태를 연출하거나 유지하는 노동〉이 필요한 직종에서 우울증 수준이 높았다. 한편 중소기업 근로자 3013명을 대상으로 한 연구에서는 직무 불안정성과 조직문화의 문제가 남녀 모두에서 우울 증상과 높은 상관을 보였다.

Karasek(1990)은 직무스트레스가 우울증상의 빈도를 4배 정도 증가시킨다고 했으며, 독일에서 이루어진 연구에서도 같은 결과가 보고되었다(Braun 과 Hollander, 1988). 일본에서도 전자회사직원들을 대상으로 시행된 연구에서 직무스트레스가 우울증상 등 정신건강문제를 일으킬 가능성이 2배 정도 높다고 하였다(Shigemi, 2000).

3) 탈진 증후군

직장인들이 직무스트레스 상황을 극복하려다가 잘 되지 않을 경우, 우울, 불안, 긴장, 분노, 원망이 흔히 나타나고 대인관계를 회피하며, 냉소적으로 변하고 업무에 몰입하지 못하며 의욕이 저하되어 탈진상태에 빠질 수 있다. 이것을 '탈진 증후군(Burnout syndrome)'이라 하는데, 피할 수 없는 압력에 처하게 되고 동시에 만족을 얻을 수 없을 때 경험하는 상태로서 무력감에 빠져서 대처 노력을 포기하게 되는 상태이다(Rice, 1987).

탈진 증후군은 성취동기가 강하고 남들보다「더 빨리, 더 높이, 더 많이」를 삶의 목표로 삼던 일 중독자에게서 많이 나타난다. 피로감을 느낄 틈조차 없이 달려오던 이들이 어느 날 목표가 달성되거나 목표달성이 불가능함을 깨닫고 깊은 무력감에 빠지는 증세이다. 최근 기업 간에 극심한 생존경쟁이 벌어지면서 급증한 현상으로, 주된 원인은 리스트럭처링 · 리엔지니어링 · 다운사이징 등 신경영 수행과정에서 비롯된 긴장과 활력상실 등 업무환경이 급변한 데 있는 것으로 지적된다. 탈진 증후군은 미국 보다는 유럽 쪽에서 인정을 받고 활발히 연구된 개념이다. 그러나 아직 이를 독립적인 진단 범주로 볼 것인지, 아니면 우울증이나 신체형 장애 등 정신질환의 문화적, 사회적 변형으로 볼 것인지는 확정되지 않았다.

(1) 탈진증후군 진단기준 등

탈진(burnout)이란 일종의 증후군으로 정서적으로 부담이 되는 환경에 오랜 시간 동안의 관여에서 비롯되는 생리적, 정서적, 정신적인 소진상태라고 정의된다. 탈진의 정도를 가늠하기 위한 척도가 개발되어 있다(표 4−11).

4) 자살

자살문제는 직장의 정신건강에 있어서 제일 중요한 과제이며 가장 어려운 과제이기도 하다. 한국에서는 최근 자살이 급증하여 연간 15000 건을 웃돌고 있다. 근로자의 자살 건수는 2000년에 비해 2011년에는 2.12배가 증가하여 5,613건에 달했고, 업종별로는 서비스 판매종사자의 자살률이 지속적으로 증가하였다(우종민 등, 2013). 직원 수가 많은 대기업에서는 거의 매년 직원의 자살사고를 겪고 있는데, 특히 사내에서 발생한 자살 사고는 조직원들의 근무 의욕과 심리적 안정에 심각한 영향을 미칠 수 있고, 애플의 납품업체인 폭스콘(Foxconn)의 사례에서 보듯, 마치 전염성이 있는 것처럼 잇달아 발생하기도 한다. 따라서 자살을 예방하고 사후 관리를 잘 하는 것은 조직에 필수적인 과제이다.

우울증과 주로 관련되는 자살 문제도 스트레스성 작업 조건과 관련이 있음이 제시되고 있다. 일본에서 최근 사회문제가 되고 있는 'karoshi-satsu(과로사로 인한 자살)'이 대표적인 예이다.

자살은 순간적으로 정상적인 판단력을 망실한 병적 상태에서 시도되는 경우가 많다. 가장 흔한 원인은 우울증이다. 그 다음으로는 알코올 의존, 공황장애 및 기타 불안증, 정신분열증,

표 4-11. 탈진척도(Maslach Burnout Inventory-General Survey, MBI-GS)

(회색 음영 : 역채점 문항, 계산법 : '3' - 체크한 점수)

문항	내용	전혀 그렇지 않다	약간 그렇다	그렇다	상당히 그렇다	아주 그렇다
1	내가 맡은 일을 하는데 있어서 정서적으로 지쳐있음을 느낀다.	0	1	2	3	4
2	직장일을 마치고 퇴근 시에 완전히 지쳐 있음을 느낀다.	0	1	2	3	4
3	아침이면 또 일하러 가야하는구나 하는 생각만 하면 피곤하다.	0	1	2	3	4
4	하루 종일 일하는 것이 나를 긴장시킨다.	0	1	2	3	4
5	내가 맡은 일을 수행하는데 있어서 완전히 지쳐있다.	0	1	2	3	4
6	현재 맡은 일을 시작한 이후로 직무에 대한 관심이 줄어들었다.	0	1	2	3	4
7	내가 맡은 일을 하는데 있어서 소극적이다.	0	1	2	3	4
8	나의 직무에 기여도에 대해서 더욱 냉소적으로 되었다.	0	1	2	3	4
9	나의 직무의 중요성이 의심스럽다.	0	1	2	3	4
10	나는 직무상에서 발생하는 문제들을 효과적으로 해결할 수 있다.	0	1	2	3	4
11	내가 현재 소속된 직장에 효과적인 기여를 하고 있다고 느낀다.	0	1	2	3	4
12	내가 생각할 때, 나는 일을 잘한다.	0	1	2	3	4
13	나는 직무상에서 무언가를 성취했을 때 기쁨을 느낀다.	0	1	2	3	4
14	나는 현재의 직무에서 가치 있는 많은 일들을 이루어왔다.	0	1	2	3	4
15	직무상에서, 나는 일들을 효과적으로 처리하고 있다는 자신감을 가지고 있다.	0	1	2	3	4
16	나는 방해받지 않고 일하기를 바란다.	0	1	2	3	4

0~16 : 활력이 있는 상태. 17~32 : 경미한 에너지 저하, 33~46 : 탈진 증후군, 47이상 : 심각한 정도의 탈진(burnout).

인격장애 등 다양한 정신질환이 관련된다. 일부에서는 분명한 목적으로 갖고 의식적으로 자살을 기도하기도 한다. 이런 경우는 업무관련성 판정에서 제외된다.

5) 공황장애

공황장애 / 광장공포증 진단기준 중 일부(DSM-5)

【공황장애】

A. 예기치 못한 반복적인 공황발작. 공황발작은 강한 두려움이나 불쾌감이 갑작스럽게 나타나 수 분 이내에 최고조에 이르며, 다음 가운데 적어도 4개(또는 그 이상)의 증상이 발생한다.
  1. 심계항진, 심장의 두근거림, 또는 심장 박동수의 증가
  2. 땀흘림
  3. 떨림 또는 전율
  4. 숨가쁜 느낌 또는 숨막히는 느낌
  5. 질식감
  6. 흉부 통증 또는 가슴 답답함
  7. 토할 것은 같은 느낌(오심) 또는 복부 불편감
  8. 현기증, 불안정감, 머리 띵함, 또는 어지럼증
  9. 오한 또는 열감
  10. 감각 이상(마비감 또는 찌릿찌릿한 감각)
  11. 비현실감 또는 이인증
  12. 자제력 상실에 대한 두려움 또는 미칠 것 같은 두려움
  13. 죽음에 대한 두려움

B. 다음 발작 가운데 하나(또는 둘 모두)가 1개월(또는 그 이상)에 적어도 한 번 있어옴:
  1. 추가 발작이 나타날 것 또는 발작의 결과에 대한 지속적인 근심 혹은 걱정 (예: 자제력의 상실, 심장마비가 오지나 않을까, "미치지나 않을까")
  2. 발작과 관련되는 뚜렷한 비적응적 행동 변화
  (예: 공황 발작을 회피하기 위한 행동)

【광장공포증】

A. 다음 5가지 상황 중 현저한 두려움 또는 불안을 나타내는 경우가 2가지(또는 그 이상) 있음:
  1. 대중교통 이용(예: 자가용, 버스, 기차, 배, 비행기)
  2. 공개된 장소에 있는 것(예: 주차장, 시장, 다리)

3. 밀폐된 장소에 있는 것(예: 가게, 극장)
4. 줄을 서는 것 또는 군중 속에 있는 것
5. 집 밖에 혼자 있는 것

B. 개인은 공황 유사 증상 또는 당황스러울만한 증상을 피하기 어렵거나 도움을 받기 어려운 상황에 처해있다는 생각이 있어 상기 상황들을 두려워하거나 회피한다.
C. 광장공포를 느끼는 상황들은 거의 항상 두려움 또는 불안을 유발시킨다.
D. 광장공포를 느끼는 상황에 능동적으로 회피하고, 두려움 또는 불안을 참고 견디거나 동반자를 필요로 한다.
E. 생략
F. 두려움, 불안 또는 회피는 일반적으로 6개월 또는 그 이상 지속된다.

최근 업무전환 후에 발생한 정신과적 질환(공황장애 및 적응장애)이 보고된 뒤(우종민 등, 2003a), 여러 직종에서 직무스트레스와 관련되어 발생하는 공황장애가 보고되고 있다. 비일상적 급성 스트레스 이후 발생하는 공황장애 등 정신질환에 대해서는 그 관련성이 비교적 쉽게 인정되나 만성적인 스트레스의 경우에는 논란의 소지가 많다.

밀폐되고 복잡한 공간에서의 작업 등의 직무스트레스가 유인이 되어 공황장애가 발병했다고 제기되어 일부는 산재로 인정된 바 있다.

6) 알코올 남용

음주는 직장인의 업무 수행능력을 양적 · 질적으로 방해하기 때문에 생산성을 저하시키는 결과를 가져온다. 음주자는 업무현장에서 예상치 못하거나 방해가 되는 행동을 일으키게 됨으로써 동료 직원들의 행동과 생산성을 저해하는 요인이 된다. 또한 음주는 업무현장에서 안전사고의 원인이 될 수 있으며, 음주자의 존재는 비음주자가 음주를 하게 될 확률을 높이게도 한다.

사업장내에 음주 문제는 우선 조기사망이나 질병문제와 같이 근로자 개인의 건강과 안전뿐만 아니라 잦은 결근이나 조퇴, 절제력의 약화로 인한 직장 내 대인관계 악화 등으로 인해 사업장 전체의 생산성 및 효율성을 저하시킨다. 실제로 회사의 중요한 직위에 있는 관리자가 습관적 음주 때문에 판단력이 떨어져서 회사의 명운을 망치는 경우도 있다. 위험한 설비를 담당하는 직원이 밤늦게까지 마신 뒤, 술이 덜 깬 상태에서 기계를 조작하다가 사고를

알코올 사용장애 진단 기준 중 일부 (DSM-5)

A. 최근 12개월 이내에 임상적으로 현저한 결함이나 고통을 초래할 알코올 사용이 있으며, 다음 내용 중 최소한 2가지 이상에 해당될 경우
1. 의도했던 것보다 훨씬 많은 양이나, 혹은 오랜 기간 알코올 사용을 하게 됨.
2. 알코올 사용을 중단하거나 조절하려 노력하지만 뜻대로 되지 않음.
3. 알코올의 입수, 사용 혹은 알코올의 효과에서 벗어나기 위한 활동에 많은 시간을 들이게 됨.
4. 알코올 사용에 대한 갈망이나 강한 욕구, 충동이 있음.
5. 반복적인 알코올 사용으로 직장이나 학교, 가정에서의 중요한 임무를 수행하지 못 함.
6. 알코올로 인해 사회 기능, 대인 관계에서의 문제가 지속됨에도 알코올 사용을 계속 함.
7. 알코올 사용으로 인해 중요한 사회적, 직업적, 여가 활동을 줄이거나 포기함.
8. 반복적인 알코올 사용이 신체적인 위험성을 야기함.
9. 알코올로 인해 신체적, 심리적 문제가 발생하거나 악화될 수 있음을 알면서도 알코올 사용을 계속함.
10. 내성, 다음 중 하나 이상에 해당될 경우
    a. 원하는 효과를 얻거나 중독에 이를 만큼 매우 많은 양의 알코올을 필요로 함.
    b. 같은 양의 알코올을 계속 사용할 경우 그 효과가 현저히 감소함.
11. 금단, 다음 중 하나 이상에 해당될 경우
    a. 특징적인 알코올 금단 증후군(금단의 진단 기준 A와 B를 참고)
    b. 금단 증상을 피하거나 줄이기 위해 알코올을 사용함.

내는 경우도 있다. 아래의 〈그림 4-7〉은 습관적 음주나 약물남용자가 시간이 지남에 따라 황폐화되어 가는 경과이다.

습관적 음주는 가족 내 갈등과 이혼율 증가, 이차적 범죄로 이어질 수 있으므로 사회 전반적으로 악영향을 미칠 수 있다. 미국의 경우 1980년대 말 전체 노동인구의 5~10%가 알코올중독자이고, 5%는 약물중독자라고 보고되고 있다. 알코올이나 약물 중독자중 60~70%가 정규 직원으로 고용되어 있고, 실제로 근무 중 사고의 15%가 알코올중독과 직접적인 관련이 있었다. 또한 알코올중독자의 결근율은 그렇지 않은 근로자보다 4~8배나 많다. 결국 알코올중독과 관련하여 매년 500만 일의 작업일수 손실을 기록하고 있으며, 사업장에 발생하는 비용 역시 매년 330~680억 달러에 이른다. 1992년 알코올과 약물남용자에 대한 총 사회경제적 비용은 2,460억 달러에 달했다(Ceridian, 2003).

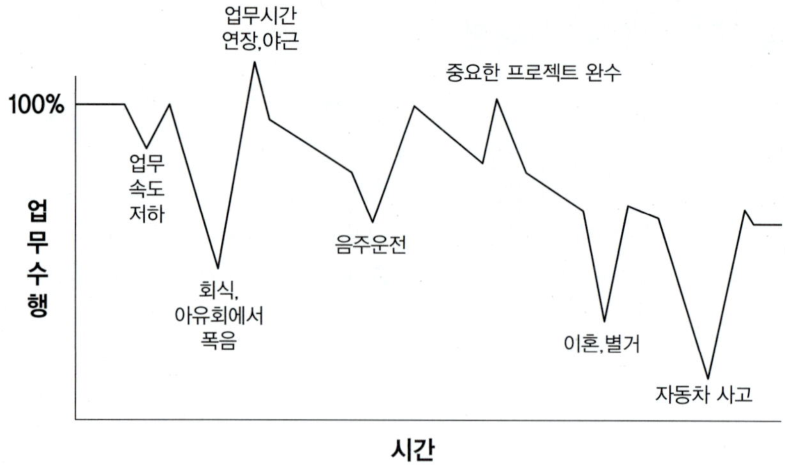

그림 4-7. 습관적 음주 후 황폐화 과정(자료: 스트레스 시대, HR의 역할과 직원 관리 방법, HR 프로페셔널, 2003년 5월호).

2. 정신건강에 미치는 스트레스의 병태 생리적 기전

여기에서는 스트레스의 일환으로서 직무스트레스를 살펴보고, 이것이 정신 건강에 미치는 영향을 고찰할 것이다.

1) 스트레스 반응

스트레스를 인지하였을 때 본인이 자각하거나 표면적으로 나타나는 일차적인 반응을 다음 네 가지로 나누어 볼 수 있다.

- 생리적 반응 : 심박수 및 혈압의 증가, 근육긴장, 소화기계 활동저하를 예로 들 수 있다. 아드레날린, 노르아드레날린, 코티졸이 혈류내 분비된다. 심하면 두통, 소화기계 질환, 심혈관 질환 등 신체 질환으로 진행한다.
- 감정적 반응 : 만찬 연설을 하기전이나 인터뷰를 기다리는 동안 경험하는 긴장감과 불안감을 예로 들 수 있다. 만성 스트레스가 지속되면, 감정적 손상이 계속되고 과민하게 되며, 수면 패턴에도 영향을 미치게 된다. 우유부단, 마음이 텅 빈 느낌, 혼란, 불안, 우울, 신경과민, 분노, 근심 걱정 등의 반응이 있다.

- 인지적 반응 : 지속되는 스트레스는 집중력에 영향을 미쳐 사고를 왜곡시키고 지적 기능을 감퇴시킨다. 업무 수행을 떨어뜨리고, 주의산만 및 우유부단함 및 작업 중 사고를 야기한다.
- 행동적 반응 : 잠재적인 스트레스 상황을 피하거나 벗어나려는 경향이다. 약속에 늦거나 과제를 피하기 위해 사소한 질병을 내세우는 것을 예로 들 수 있다. 무슨 일이 일어나든지 따르기로 하고 그것에 대해 어떤 것도 하려는 노력은 없다. 또 다른 흔한 양상은 흡연 증가, 음주 증가, 식이습관의 변화 등이다.

스트레스는 이 4가지 반응 영역의 어디에든 결함을 촉진하고 질병을 일으키고 그림 4-8의 스트레스 반응 주기를 발동시킨다. 직장인이 경험하는 주요한 비신체적 스트레스반응은 표 4-12과 같다.

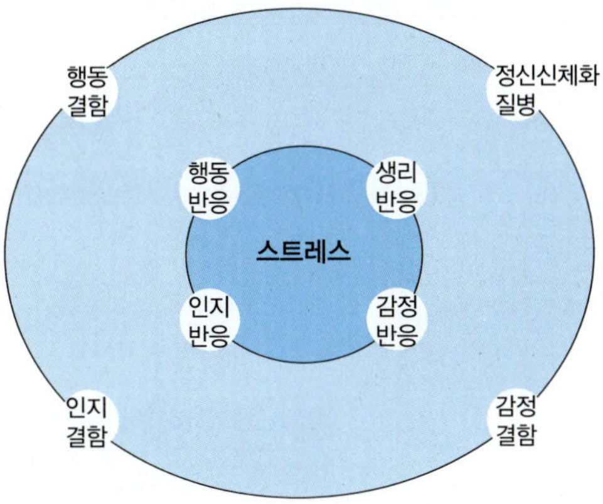

그림 4-8. 스트레스 반응 주기.

표 4-12. 직무스트레스의 비신체적 반응

심리적 반응	행동적 반응	인지적 반응	조직적 반응
• 감정변화(우울, 불안) • 정서불안(초조, 긴장) • 실패감, 불확실감 • 무력감 • 대처능력 상실감 • 무관심, 집착, 소진, 싫증 • 자아존중감 결여	• 수행능력저하 • 스트레스상황회피 (대인접촉회피, 약속 불이행/지각) • 신경과민적 습관 • 식습관변화(식욕상실/과식, 과음, 흡연)	• 의사결정 곤란 • 집중곤란 • 기억력 저하 • 비뚤어진 사고 • 정신 기능의 저하 • 새로운 정보 습득 곤란	• 결근 • 직무불만족 • 재해사고 • 이직 • 업무성과 저하 • 책임감상실

2) 성격과 인지과정의 중요성

최근 스트레스나 질병과 관련지어 가장 강조되고 있는 심리적 요소는 '성격과 인지과정'이다. 성격은 일관성 있게 나타나는 개인의 독특한 심리적 특성으로서, 개인의 사고, 감정, 행동 전반에 걸쳐 광범위한 영향을 미친다. 또한 어떤 자극이나 사건이 자신에게 위협적이라고 '평가'하는 인지과정도 스트레스 경험에 중요한 요소이다(그림 4-9).

특히 현대에는 인간과 환경간의 교류가 큰 스트레스로 작용한다. 인간이 자신이 처한 상황을 어떻게 생각하고, 기대하며, 평가하느냐에 따라 상황이 스트레스가 될 수도 있고, 아닐 수도 있다. 사고, 기대, 평가는 인지과정의 산물이다. 인지과정이 스트레스 반응과 건강에 강력한 영향을 미친다는 것이 알려지면서 최근에는 성격요인과 함께 인지과정이 강조되고 있다.

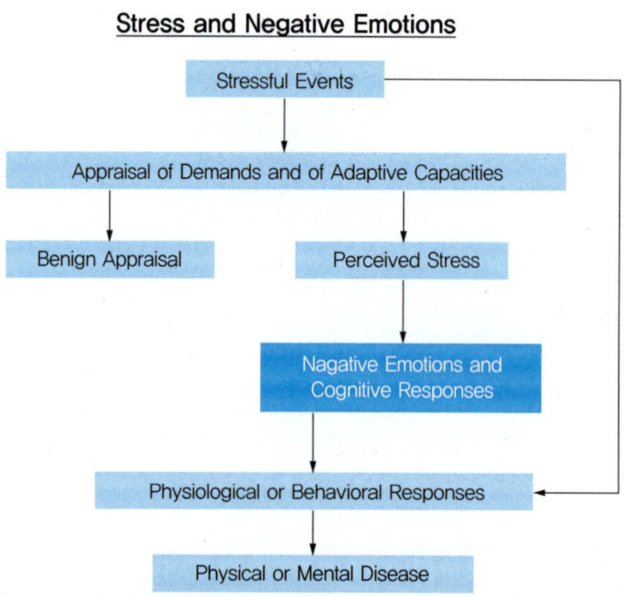

그림 4-9. 스트레스와 부정적 정서 및 인지적 반응의 관계.

3) 스트레스의 신경생물학적 기전

스트레스는 기본적으로 생존을 위한 적응반응이지만, 지나치게 활성화되면 불안장애와 우울증의 증상을 야기할 수 있으며, 만성적으로 오랜 기간 지속되면 신체적인 손상이 올 수도 있다. 따라서 스트레스와 관련된 질환의 병태생리와 관련해서 스트레스의 신경생물학적 기전을 탐구하는 연구가 오랫동안 진행되어 왔다.

(1) 우울증의 사이토카인-세로토닌 상호작용으로 인한 신경변성 가설

신경생물학적 기전과 면역계 기전은 상호작용을 통해 스트레스가 대뇌에 미치는 영향을 설명할 수 있다. 예를 들어, 우울증은 병태생리상 세로토닌계 및 사이토카인 면역계와 관련이 깊으며, 그 상호작용에 의한 신경변성 가설(Neurodegenerative hypothesis of major depression)은 이를 이해할 수 있는 중요한 이론이다(Myint와 Kim, 2003).

심리적 스트레스는 세로토닌의 전구물질인 트립토판의 결손을 유발하여 기분의 변동을 일으킨다. 이 때 신체는 세로토닌 합성과 다양한 세로토닌 수용체의 발현을 변동시킴으로써, 균형을 유지하려는 시도를 한다. 이것이 개체가 심리적 스트레스에 대처하려는 첫 번째 시도이다. 그러나 심리적 스트레스가 만성적으로 지속되면, pro-inflammatory cytokines이 증가하기 시작한다. 신체적 스트레스나 만성 질환의 경우에도 마찬가지로 증가된다. pro-inflammatory cytokines의 증가는 보상기전에 의해 anti-inflammatory cytokines의 증가를 유발하여 그 균형을 유지하려고 노력한다. 이것이 두 번째 시도이다. 그러나 그 균형이 깨지면 동물에서는 질병행동(sickness behavior)이, 인간에서는 우울 증상이 나타난다. 이어서 IDO 효소가 활성화되고 트립토판에서 kynurenine으로 대사되는 과정이 가속화된다. 그 결과 뇌의 세로토닌 함량은 저하되고 우울증에 취약한 사람은 우울증에 더욱 취약하게 된다. 세 번째 대처전략으로서 신경퇴화와 신경보호의 균형을 유지하는 시점이 오는데, 그 균형마저 깨지면 해마, 전두엽 등 여러 뇌부위에서 신경이 퇴화되어 인지기능 및 기억능력 등의 장애로 이어진다. 결국 이러한 신경 변성은 뇌의 모든 가능한 대처전략을 방해함으로써 우울증을 유발하게 되고, 치료 불응성 우울증으로 진행될 수도 있다. 결국 스트레스로 인한 HPA 축의 활성화, 그에 따른 코티졸의 과다분비로 인한 신경독성은 신경변성 과정을 더욱 악화시킨다.

(2) 스트레스와 정신 질병 발병 모델 : 스트레스-취약성 모델

일반적으로 정신장애의 원인은 크게 생물학적, 심리적, 사회적 원인으로 나눌 수 있다. 그러나 원인과 결과가 비교적 분명한 신체 질환(예, 바이러스 감염–감기)과는 달리 정신장애는 특정한 인과 관계를 찾아보기는 어렵다. 정신장애는 타고난 유전 등 선천적인 요소 외에 다양하고 복잡하게 얽힌 환경이나 심리적인 요소들이 상호 작용하여 발병하게 된다.

원인은 크게 개인 자신이 가지고 있는 내적 원인(내인)과 외부에서 개인에게 주어지는 외적 원인(외인)으로 구별할 수 있다. 정신장애는 이 내인과 외인의 수렴으로서 일어나게 되는데, 즉 내인이 많으면 외인이 적더라도 발생하고, 외인이 많으면 내인이 적더라도 발병한다. 다시 말해서 생물학적인 바탕과 발달 과정에서 형성된 인격, 인격에 가해지는 여러 가지 스트레스의 상호작용에 의해서 정신장애가 발생하게 되는 것이다.

스트레스와 관련되어 정신질환의 원인은 흔히 스트레스–취약성 모델(Stress-diathesis model)로 설명된다. 이 이론은 주요 정신장애에 관한 취약성을 선천적으로 타고 나거나 후천적으로 획득한 사람에게 다양한 스트레스가 가해졌을 때 정신질환이 유발된다는 것이다. 취약성이란 주요 정신질환을 일으킬 수 있는 위험성을 의미하며, 증상의 발생시기와 관계없이 개인이 지속적으로 지니고 있는 병리적 이상을 말한다. 이 모델은 질병에 대한 개인적 소인인 취약성과 환경적 스트레스간의 상호작용에 초점을 둔다. 원래 취약성이란 질병에 대한 구조적 소인을 지칭하는 말이지만, 이를테면 우울증 환자의 왜곡된 인지세트처럼 환경적 스트레스에 독특한 방식으로 반응하려는 경향성도 취약성에 포함된다.

예를 들어 대표적 정신질환인 우울증의 경우, 가족력이 있는 등 스트레스에 대한 유전적 취약성을 가진 개인이 이혼, 사별과 같은 부정적인 생활 사건을 겪거나 아동기에 부정적인 경험을 하는 등 외적 스트레스를 받을 경우, 또는 바이러스, 뇌졸중 등 내적 스트레스를 받는 경우, 이들의 상호작용으로 인해 발생할 수 있다. 즉 유전적 취약성을 지닌 아동은 똑 같은 스트레스에도 남보다 더 민감하게 반응하여 정신질환에 잘 걸린다는 뜻이다. 아동기에 신체적 성적 학대를 받았거나 부모를 일찍 여읜 사람은 성년기에 우울증이 발생할 확률이 높은데, 이는 인간 발달상의 결정적 시기에 부정적 경험과 결부되어 개인의 유전적 소인이 생물학적으로 스트레스에 취약한 표현형(phenotype)을 만들고, 차후 스트레스에 대한 역치를 낮추어 쉽게 우울증으로 발전하게 된다(Heim과 Nemeroff, 1999).

스트레스와 취약성의 관계를 권총과 총알로 비유할 수 있다. 총알이 권총에서 발사되는 것을 병이 생기거나 재발하는 것이라고 한다면, 환자는 체질적으로 권총 안에 총알이 장전되어 있는 사람이다. 따라서 살아가면서 자신이 감당하기 어려운 심한 스트레스를 받게 되면 스트레스가 방아쇠를 당기는 역할을 하여 총알이 발사된다. 즉 병이 나거나 재발하게 된다. 그러나 일반인은 권총에 총알이 장전되어 있지 않기 때문에 심한 스트레스가 방아쇠를 당기는 역할을 해도 본래 권총 안에 총알이 없기 때문에 발사되지 않는다. 즉 병이 생기지 않는다. 따라서 마음의 충격이나 스트레스는 권총에서 총알이 발사되도록(병이 생기거나 재발하도록) 만드는 유발 요인은 될 수 있으나, 그러나 그 자체가 100% 원인이라고 말하기는 힘들다.

스트레스와 취약성의 관계를 둑과 물로 비유할 수도 있다. 환자는 체질적으로 일반인에 비해서 둑의 높이가 낮기 때문에 심한 스트레스를 받게 되면 물이 둑을 넘치게 된다. 즉 병이 나거나 재발된다.

따라서 일반적으로는 직무스트레스와 같은 환경적 요인은 정신 질환의 직접적 원인이라기보다는 발병을 촉진하는 유발 요인(보조요인)으로 볼 수 있다. 하지만 극심한 트라우마 등 누가 겪더라도 정신적 후유증이 남을만한 충격적 사건은 외상후스트레스장애(PTSD)와 같은 정신질환이 발병하는 직접적 원인이 될 수 있다.

4) 직무스트레스의 정신 영향

직무스트레스는 사회심리적 스트레스 요인 중 하나로서 사고나 재해와 같은 급성 스트레스, 높은 업무 강도나 조직내 대인관계 갈등과 같은 만성 스트레스 요인으로 구성된다. 사회심리적 스트레스 요인은 여러 가지 정신적, 행동적 반응을 일으키며, 반응의 정도가 심하거나 개인이 적응할 수 있는 수준을 넘어서면 정신질환 또는 다양한 정신신체질환을 일으킬 수 있다.

과도한 직무스트레스를 겪으면 개인은 심리적, 정신적 어려움을 경험할 수 있다. 예를 들어 불안, 우울, 짜증 등은 스트레스와 높은 관련성을 가지고 있는 것으로 보고되었다. 심리적 반응이 생리적 반응에 선행하여 일어나기도 한다.

직무스트레스가 증가하게 되면 불유쾌한 정서의 영향으로 대인관계에서 많은 불화를 경험할 수 있는데, 이러한 불화는 또한 스트레스에 대처할 수 있는 사회적 지지가 감소하게 되는 부정적인 영향을 미칠 수 있다. 특히 부부, 가정문제는 직무스트레스, 직무수행 결과와 높은 관련을 가지고 있는 것으로 알려져 있다.

직무스트레스는 자신감을 떨어뜨리고 긴장을 고조시키며 직장에 대한 만족감을 저하시키고 일의 능률을 떨어뜨린다. 직무 불만족은 직무스트레스의 가장 예측력이 높은 심리적 반응으로서 업무 의욕과 동기를 약화시킨다. 일을 지연시키거나 회피하고, 일의 수행능력이 저하되며 생산성이 떨어지고 술을 많이 마시거나 약물을 남용하기 쉽다. 또한 일에 대한 책임감을 상실하고 결근하거나 퇴직, 사고를 일으킬 위험이 높다. 직무상 나타나는 스트레스 반응을 직무 긴장(Vocational Strain)이라고 한다. 심하면 결근, 조퇴, 지각, 태업으로 나타날 수 있다(표 4−13).

표 4−13. 직무스트레스에 의한 심리적 반응

조직적 수준	개인적 수준
• 높은 결근율 • 높은 이직률 • 낮은 수행성과 생산성 • 비효과적이거나 모순적인 경영 방식 • 불만족스러운 노사 관계 • 불량한 안전 기록 • 보험 청구와 책임요율 증가 • 소비자 불만족 증가 • 조기 퇴직과 질병 퇴직 증가	• 일련의 비특이적 신체증상들이 나타남 : 두통, 위장장애, 피로감, 어지럼증, 어깨 결림 • 일련의 정신적 증상들 : 압박감, 불안, 우울, 집중력장애, 화를 잘 냄, 수면장애(불면, 자고나도 개운치 않음) • 동기화 및 직무 만족 수준이 낮음, 사기 저하 • 헌신감이나 충성심을 느끼지 못함 • 시간 지키기를 잘 못함 • 질병이나 사고에서 회복 및 작업복귀 지연 • 시간 때우기 • 알코올/약물 남용 문제 • 부부간 및 관계의 어려움

과거 20년 동안, 직무스트레스와 다양한 질환과의 관계에 대해 연구가 이루어졌고, 우울증, 수면장애 등 정신건강문제, 위장 장애와 두통 등 정신신체질환, 대인관계의 장애 및 그로 인한 정신질환의 재발률 증가 등이 직무스트레스와 관련되어 발생한다는 점을 공통적으로 발견할 수 있다.

몇몇 연구에서는 우울 및 탈진과 같은 정신 건강 문제의 발생률의 차이가 직무스트레스 수준의 차이에 부분적으로 기인한다고 보고되었다. 다양한 직무스트레스는 개인의 생산성 저하는 물론(French, 1974) 불안 및 신체화 증상(Cooper, 1981)을 유발하는 것으로 알려져 있다.

이들 직무스트레스의 초기 반응은 쉽게 인식되나, 반면 만성적 질환에 대한 직무스트레스의 영향은 알기가 어려운데, 이는 만성 질환이 발생하는 데 시간이 오래 걸리며 스트레스 외의 여러 인자들에 의해 영향을 받을 수 있기 때문이다. 그럼에도 불구하고, 스트레스는 특히 심혈관계질환, 근골격계 질환 및 정신 건강문제와 같은 만성 건강 문제에 중요한 역할을 했음을 보여주는 근거가 급속도로 축적되고 있다(NIOSH, 1999).

직무스트레스가 정신건강에 미치는 영향은 성별, 직종, 근무형태 등 집단 특성과 성격, 대처방식, 인지행동적 특성 등 개인 특성에 따라 차이가 있다.

예를 들어 작업장의 소음은 여성 근로자의 신체적 불편감, 불안, 우울과 관련이 높다는 연구가 있다(Melamed 등, 1992). 특히 사무직 근로자들은 업무 요구는 높고 적절한 보상이 주어지지 않을 경우, 정신적 신체적 문제를 가질 수 있다. 뿐만 아니라 열악한 업무환경은 우울증을 유발할 수 있다(Stanfield 등, 1998). 직장 남성은 기술훈련, 교육, 경험 정도에 비해서 자신의 직무가 부적합다고 지각하는 역할 불충분(Role Insufficiency)과 역할 모호성이, 직장 여성의 경우에는 물리적 환경, 역할 과부하가 우울, 불안, 신체화 증상에 영향을 미치는 것으로 나타났다(이동수와 김지혜, 2001).

Karasek과 Theorell(1990)은 여성의 경우, 직무요구는 많지만 통제권은 적은 일, 지적능력을 별로 요구하지 않는 기계적이고 단조로운 일 등이 개인의 정신건강에 부정적인 영향을 미친다고 보고하였으며, 구체적 직종으로서는 사무원, 간호사, 비서, 기능직의 경우 다른 직종에 비해 정신과적 문제를 더 많이 경험하고 있는 것으로 나타났다.

특히 교사는 문제 학생이 있는 경우, 비행기 조종사는 항공기 사고 등 충격적인 사고에 노출되었을 경우에 정신과적 장애를 많이 나타내는 것으로 보인다(Burke 등, 1996; Lowenthal 등, 2000). 정신사회 사업가를 대상으로 한 연구(Poulin과 Walter, 1993)에서 직무스트레스, 상사의 지지 등은 정신적 탈진(burnout)의 양상에 영향을 미치는 것으로 보고되고 있다.

개인의 특성에 따라서도 직무스트레스가 정신 건강에 미치는 영향은 차이를 보일 수 있다. 자존감이 낮거나 사회적으로 부과된 완벽주의가 높을수록 불안 증상이 증가된다는 보고도 있다. 직무와 관련된 책임감 스트레스가 낮은 경우에는 사회적으로 부과된 완벽주의가 높은 집단이 그렇지 않은 집단에 비하여 유의미하게 높은 수준의 불안 증상을 보이는 것으로 나타났으며, 사회적으로 부과된 완벽주의가 낮은 집단의 경우에는 책임감 스트레스가 높을 때에 유의미하게 더 높은 불안 증상을 보이는 것으로 나타났다(이동수와 김지혜, 2001)(그림 4-10).

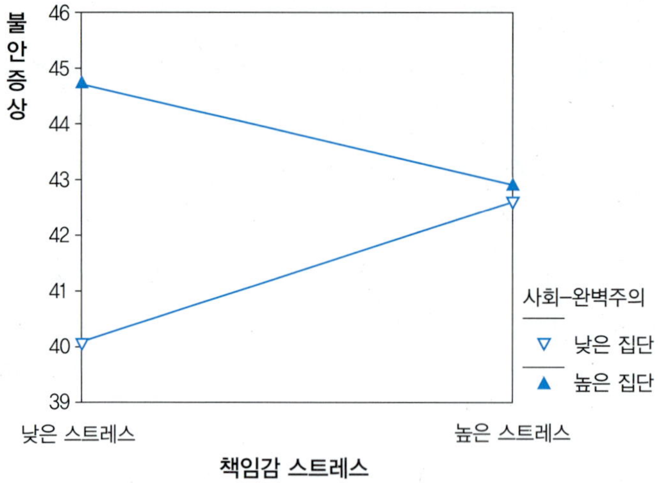

그림 4-10. 불안 증상에 대한 책임감과 사회-완벽주의의 상호작용 효과.

3. 직무스트레스와 정신질환의 업무관련성 평가

1) 업무관련성 정신질환의 요양 현황

직장인의 정신건강 문제가 심각한데, 이것이 모두 업무상의 스트레스, 즉 직무스트레스와 관계되는가? 그렇지는 않을 것이다. 그러나 직무스트레스와 관련된 정신건강 문제가 증가하고 있는 것은 사실이다. 그 증거로 업무상 질병 중 정신질환의 요양 현황을 들 수 있다.

산재 통계자료를 보면, 정신과 질환은 기타 상병에 포함되어 있다. 업무상 질병으로 인정되어 요양 승인된 재해자는 2005년부터 별도로 분리하여 통계를 내기 시작한 뒤에는 증감을 반복하다가 최근 증가하고 있는 추세이다(표 4-14). 가장 빈도가 높은 질병은 우울증과 스트레스성질환(적응장애, 급성 스트레스장애, 외상후 스트레스장애) 등이었다. 2013년 7월 시행된 산재보상보험법 시행령 제34조 별표3의 업무상 질병의 구체적 인정기준의 4호 바목에 "업무와 관련하여 정신적 충격을 유발할 수 있는 사건에 의해 발생한 외상후 스트레스 장애"가 추가되었다.

표 4-14. 업무상 사고 중 정신질병 신청건수, 요양자수

		2005	2006	2007	2008	2009	2010	2011	2012
	신청	50	82	78	62	59	67	56	75
	승인	26	26	24	19	13	14	12	32
질병명	우울증	6	7	9	0	2	2	3	4
	적응장애	9	5	8	5	2	3	2	9
	급성 스트레스 장애	0	9	1	4	2	2	3	7
	외상후 스트레스 장애	1	2	2	7	3	5	2	7
	불안장애	6	0	1	2	1	1	0	1
	기타	4	3	3	1	3	1	2	4

김인아 등, 정신질병의 업무관련성 판단 및 요양방안 연구. 2013.

정신질환으로 인한 사망 중에서 사망원인이 자살로 여겨지는 사망에 대한 업무상 질병 승인 신청이 급증하고 있으며, 주된 선행 질병은 우울증이다(표 4-15).

표 4-15. 정신질환으로 인한 자살 건수 (단위: 건)

		2005	2006	2007	2008	2009	2010	2011	2012
	신청	3	6	9	7	24	22	46	52
	승인	1	5	6	5	9	7	14	15
질병명	우울증	1	4	4	5	7	5	11	11
	적응장애	0	1	1	0	1	1	0	2
	급성 스트레스 장애	0	0	0	0	0	0	1	0
	불안장애	0	0	0	0	0	1	2	0
	기타	0	0	1	0	1	0	0	2

* 사망원인 : 자살(투신, 음독, 목맴 등).

2) 업무관련성 평가에서 알아야 할 사항

직장인에게 발생하는 정신건강 문제가 모두 직무스트레스 때문에 발생하는 것은 아니다. 또한 모든 정신건강 문제가 다 질환을 의미하는 것도 아니며, 정신질환으로 분류된다고 해

서 무조건 심한 중병도 아니다. 예를 들어 적응장애는 누구나 사람의 변곡점에서 앓을 수 있는 감기와 같은 것이기 때문이다.

우선 정신과적 증상과 질병을 구분해서 이해해야 한다. 앞서 언급했듯, 우울 증상은 스트레스 상황에서 일시적으로 겪는 정상적 반응일 수 있다. 그러나 주요우울장애라고 하는 질병은 그 심각성과 치료 방법에서 일시적 우울증상과는 전혀 다른 문제이다.

직장에서 접할 수 있는 정신과적 질환을 크게 분류해보면 첫째, 물리적인 사고의 충격으로 뇌를 다쳐서 발생하는 질환(기질성 정신장애) 둘째, 조현병(과거 정신분열병)이나 양극성장애 등의 비교적 심한 정신병(내인성 정신장애) 셋째, 적응장애, 외상후 스트레스장애, 반응성우울증, 대인공포증, 불안증, 신경쇠약증 등 비교적 가벼운 질환(심인성 정신장애)으로 나눠 볼 수 있다(우종민 등, 2003a).

첫 번째 부류인 뇌를 다친 경우는 환경적 원인이 명확하기 때문에 두부 외상이 선행하고 그것이 정신 증상과 일치되는 경우, 산재 인정과 관련 시비의 소지는 적은 편이다.

두 번째 부류인 심한 정신병은 원인이 분명치 않은데, 주로 유전적, 체질적인 내인성(內因性)이 강하다고 본다. 정신질환 중 양극성장애(조울병), 재발성 주요우울장애, 조현병 등이 여기에 해당된다. 이런 질병은 일상생활에서 일어날 수 없는 극도로 심하거나 급격한 스트레스원인이 선행하는 경우에 업무관련성이 인정될 수 있다. 기존 질환자가 직무스트레스 때문에 재발하는 경우가 있는데, 스트레스에 대해 취약성이 있기 때문에 업무상 부담이 심해지면 재발하기 쉽다. 이런 경우에는 어떤 요인이 더 영향을 키게 미쳤는지 판단하여 사례별로 판단을 할 수 있다.

문제는 세 번째 부류인데, 이런 질병은 대인관계, 정신적 충격 등의 환경적 요인이 복합적으로 작용하기 때문에, 원인을 명확히 단정 짓기 힘들다. 이 중 직무상의 큰 스트레스를 경험하는 외상적 사건이 명확한 경우 발생하는 급성 스트레스장애나 외상후 스트레스 장애(PTSD)는 사고 당시 받은 정신적 충격에 의해 발병한 것으로 인정되는 비율이 높다. 적응장애, 신체형장애, 전환장애 등 신경성 질환의 경우, 직무스트레스가 선행한 원인으로 확인된다면 업무관련성 정신질환으로 인정될 수 있다. 그러나 공황장애나 강박장애 등은 예외적으로 직무스트레스가 심한 촉발원인인 경우에만 인정되고 있다.

4. 정신건강문제가 업무와 조직에 미치는 영향

정신건강에 문제가 발생하면, 자신감이 감소하고 긴장 수준이 높아진다. 업무에 대한 열의가 줄고 불만이 많아진다. 중간 관리자라면 프로젝트를 책임 있게 완수하기 어렵고 리더십을 발휘할 수 없다. 근무를 하더라도 효율이 줄어들고, 증세가 심해지면 지각과 조퇴, 결근이 발생한다. 표 4-16은 동료 근로자나 관리자가 잠재된 정신건강 문제를 파악할 수 있는 징후들이다(우종민과 최수찬, 2009).

경제협력개발기구(Organization for Economic Cooperation and Development, OECD)에서는 최근 근로자의 정신건강과 사회심리적 건강지표 및 고용의 질의 관련성, 장애수급자로 하향편입되는 과정을 조사하였다(OECD, 2012). 과거 전통적인 정신질환으로 분류된 조현병, 양극성장애, 기질성 뇌질환 등 '중증정신질환'을 Severe Mental Disorder(SMD)로 분류하고, 유병률이 훨씬 높은 우울증, 불안장애, 성인ADHD등은 '흔한 정신질환(Common Mental Disorder, CMD)'을 별도로 분류한 뒤 분석을 한 결과, 흔한 정신질환 즉 CMD(예, 중년기 직장인의 우울증)가 모든 종류의 장애연금수급(disability benefit)의 가장 큰 유입경로가 되고, 향후 수급자가 될 가장 중요한 예측인자로 나타났다. SMD는 고용율이 평균 50% 내외이지만, CMD는 평균 70% 내외로 높으며, 일반 인구의 80%에 비해 그리 낮지 않았다. 그러나 CMD 근로자는 당뇨나 심혈관계질환 등 다른 상병이 공존했을 때 치료 순응도가 낮고 예후가 더 나쁘다. 따라서 CMD 근로자가 조기에 치료를 잘 받고 업무에 잘 복귀할 수 있도록 해야만 한다. CMD 근로자의 고용이 잘 유지되어야 장애연금 등 복지수혜자로 하락하는 것을 막아 재정건전성을 지킬 수 있기 때문이다. 따라서 근로자의 정신건강 문제는 단순히 보건의료적 문제가 아니라, 기업과 조직의 생산성 향상과 국가 경쟁력 강화, 연금 등 사회경제적 자원의 균형있는 사용과 지속성 확보 등 여러 가지 측면에서 중요한 함의를 지는 바, 지금보다 훨씬 더 적극적이고 통합적인 대처가 필요하다.

과도한 스트레스와 치료되지 못한 정신건강 문제는 근로자의 생산을 떨어뜨릴 뿐만 아니라, 결근율을 높이고, 질병 유급 휴가의 과다한 사용을 야기하며, 사고율과 장애수당 비용을 크게 증가시킨다(McClellan, 1985). 미국에서 고용주들에게 근로자의 결근(absenteeism)과 비효율근무(presenteeism)를 발생시키는 주요 원인을 조사한 결과, 정신질환이 근골격계질환에 이어 두 번째로 생산성 손실에 큰 영향을 미치는 원인으로 조사되었다 (The American

표 4-16. 잠재적으로 심각한 정신과 질병의 가능성이 있는 위험신호

호소하는 문제/ 발견 징후	의심되는 질환	추가적 문진 내용	비고
동료/상사가 발견하는 경우 많다. 지각, 결근, 조퇴가 늘어난다. 근무 의욕이 없다. 초조하고 짜증이 늘었다. 쉽게 상처받거나 화냄. 울음	우울증	우울할만한 생활사건 유무 지속적인 우울감의 기간 죽음에 대한 생각 자살 계획과 시도 유무 대인관계, 가족관계의 변화	심한 우울증이 2주 이상 지속되면, 의뢰
잦은 병가, 다양하고 광범위한 신체증상, 만성적 경과	정신신체장애	검사상 특이 소견 유무	
강한 스트레스 사건을 경험 → 자꾸 그 상황이 떠오른다.→ 정신이 멍하다.	외상후 스트레스 증후군 (PTSD)	외상 사건의 경력 법적 문제, 보상 문제	
갑자기 가슴이 뛰거나 숨이 막힌다. 어지럽다. 죽을 것 같아서 두렵다.	공황장애	우울감, 약물남용, 자살 기도 알코올 중독 여부	
다양한 걱정, 불안, 신체증상	범불안장애	증상 완화를 위한 약물 복용력	
불안해서 출장을 못 간다.	광장공포증	일상생활의 장애 정도 우울감, 약물남용, 자살 기도	
실현불가능한 거창한 계획을 자꾸 주장한다. 말이 많아지고 빨라졌다 쉽게 흥분한다. 유흥에 빠지거나 돈을 마구 쓴다.	조증	평소 모습과 확연히 달라졌나? 변화된 행동을 스스로는 어떻게평가하는가? 부와 권력에 대한 과대망상 법적 경제적 문제행동	즉시 의뢰
피해의식이 심하고 이유 없이 주위 사람을 오해, 의심한다. 헛소리를 한다. 혼잣말을 한다.	망상장애, 정신분열병	환각/기괴한 생각 자해나 타해의 위험성	즉시 의뢰
직장에서 난폭한 행동, 위협, 폭행, 가정 폭력	충동조절장애 성격장애	자해 타해의 가능성 구체적 계획과 수단이 있는 자식또는 배우자 학대	즉시 의뢰
시간/장소에 지남력 상실 지시에 대한 이해나 수행 불가능 갑자기 지적 기능 변화	인지기능장애	유해물질 폭로 대뇌손상의 병력 뇌심혈관계질환 병력	즉시 의뢰
매일 술을 마신다. 술을 끊으려고 하지 않는다. 해장술을 즐긴다. 주사가 심하다. 기억을 잃는다. 혼자서도 술을 마신다.	알코올중독	직업능률 저하, 지각, 무단결근 신체증상 : 간기능 이상, 잦은 감염, 황달 파괴적 행동 금단증상 – 초조, 환각, 발한	

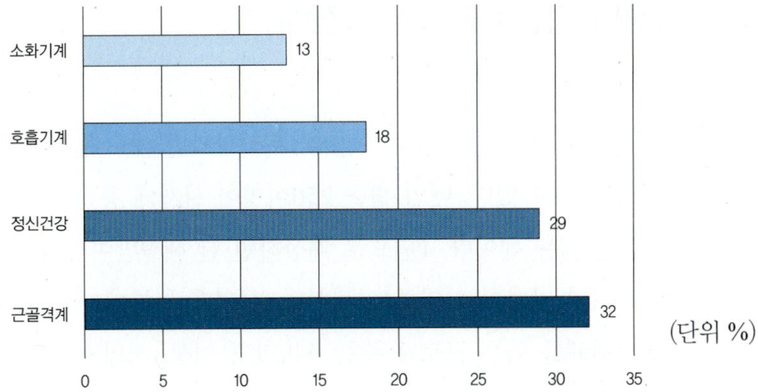

그림 4-11. 생산성 손실에 영향을 미치는 질환의 비율(자료: The American Psychiatric Association & The American Psychiatric Foundation(2002). Depression's Surprising Toll on Worker Productivity. Mental Health Works. 4.)

Psychiatric Association & The American Psychiatric Foundation, 2002)(그림 4−11).

Stewart 등(2003) 등은 우울증 근로자들의 결근과 감소된 업무효율성으로 인한 생산시간 손실을 평가하여 우울증으로 인한 총 손실 비용을 추산하였다. 그 결과 우울증을 가진 근로자들은 생산시간 손실이 주당 평균 5.6시간인데 비하여, 일반 근로자들의 손실은 주당 1.5시간 이었으며, 우울증 근로자들의 생산시간 손실 중 81%는 근무 중 감소된 업무성과로 인한 것이었다. 우울장애로 인한 생산 시간 손실의 형태에 대한 조사에서 손실 시간의 실질적 비중은 감소된 업무 성과 때문인 것으로 나타났다. 즉 결근 보다는 비효율근무가 생산성 손실에 더 큰 영향을 미치는 것으로 나타났다(The American Psychiatric Association & The American Psychiatric Foundation, 2003). 국내에서도 이와 유사한 결과가 발표된 바 있다. Kim 등(2007)은 우울증 근로자 1인당 결근으로 연간 252만 원, 비효율근무로 연간 488만 원, 합해서 연간 740만 원의 시간비용 손실이 초래되었으며, 이는 연봉의 26%에 이르는 금액으로 추산하였다. Park(2014) 등은 공황장애 근로자들이 대조군에 비해 지난 4주간 근로시간손실이 훨씬 많았지만(103.02 시간 vs. 47.28 시간), 정신건강의학과 외래 치료를 받은 뒤에는 업무효율이 거의 정상 수준으로 회복되었다고 보고하였다.

불면증 등 수면건강도 근로자 정신건강의 중요한 영역이다. 직장인의 상당수가 불면 문제로 인해 일상생활과 건강에 심각한 위협을 받고 있으며 주간의 기능 저하는 생산성 저하로 이어지고 있다. 우종민(2011) 등은 근로자들이 수면부족으로 인해 1주에 1시간 51분 정도의 생산성 시간 손실이 발생하고 있어 수면문제로 인한 사회경제적 손실이 크다고 지적하였다.

5. 사업장 재해와 외상후 스트레스장애

직장의 특성 상 사고는 불가피한 경우가 많다. 우리나라만 해도 일터에서는 평균 5시간에 1명꼴로 근로자가 사망하고 있다. 매일 평균 250여명이 산재에 등록이 되는 부상을 당하고, 이 중에 5명은 목숨을 잃는 셈이다. 1년으로 계산하면 한 해 9만여명의 재해자가 발생하고, 이 가운데 약 2,000여명 가까이 사망하는 셈이다. 산업재해 통계가 집계되기 시작한 1964년부터 지난해까지 재해를 입은 근로자 수는 440만명 이상, 사망자는 8만 5,000명 이상이 일과 관련하여 부상을 입거나 사망한 것이다. 우리나라의 산재율은 부끄럽게도 OECD 평균보다 약 세배나 높다. 재해율 자체도 1998년 이후 전반적으로 증가 추세를 보이다 2004년부터 감소 추세에 있기는 하지만 2013년 우리나라 산재사망자 수는 1,929명으로 2012년(1,864명)보다 다소 증가했고, 2012년 기준 산재사고 사망률(10만명당 산재사고 사망자 수)이 7.3명으로 OECD 국가 중 1위라는 불명예스러운 기록을 가지고 있으며 사망 만인률, 즉 근로자 1만명 당 산재 사망자 비율이 2009년 이후 1.3%로 상당히 높은 수준이다. 이렇게 한 직장에서 같이 일을 하던 사람이 사망이나 큰 부상을 당하는 것은 주변 사람에게 큰 스트레스가 된다. 큰 부상을 당한 당사자는 더 말 할 나위가 없이 극심한 스트레스를 겪을 수 밖에 없다.

특히 위험물을 다루는 직장에서의 폭발사건, 유독가스 누출이나 직장 내 총기난사 사고, 테러 등의 우려가 있으며 특히 2001년 9.11 테러 이후 서구에서는 급성 스트레스와 정신적 후유증을 유발하는 위험요인에 대해 많은 관심을 가지고 대책을 세우고 있다. 사고와 재난 이후에 발생하는 정신적 후유증은 조직의 안정성과 존립 자체를 위협하고, 또 다른 사고나 재난으로 이어질 수 있기 때문이다. 이 장에서는 재난과 위기상황에서 발생하는 정신적 스트레스와 후유증에 대해 외상후 스트레스장애(posttraumatic stress disorder: PTSD)를 중심으로 살펴보고자 한다.

1) 급성스트레스로 인한 외상 반응

스트레스로 인하여 강한 심적인 충격을 받아서 그 체험이 기억 속에 남아 정신적인 영향을 지속적으로 주는 정신적인 후유증을 나타낼 때 외상이라고 할 수 있으며 이에 따라 나타나는 정신생리적 반응을 외상 반응이라고 한다.

대부분의 사람에서 외상 반응은 일과성으로 나타나며 가벼운 증상이 출현하였다가 해결되는 것으로 지나가지만, 일부 사람에서는 만성화되어 사회생활과 기능에 많은 장애를 초래하기도 한다.

급성 스트레스요인으로 작용하는 외상성 사건은 다양한 경우에 발생할 수 있으므로 작업장에서도 직무와 연관되어 얼마든지 발생할 수 있다. 최근 산업 재해 환자들의 자살 문제가 보도되면서 정신 건강에 대한 관심이 증가하였다.

스트레스 사건이 사고, 전쟁, 강간, 학대 등을 통하여 개인이 감당하기 어려운 정신적 외상(trauma)으로 작용할 때 나타나는 병적인 반응이 심각한 정도로 장기간 지속되는 것을 PTS라고 한다. 현대 정신의학적 정의에 의하면 PTSD는 "외상적 사건을 경험하거나 목격한 사람이 적어도 1개월 이상 지속되는 네 가지 군집의 특징적인 증상, 즉 침습, 회피, 인지와 기분의 부정적 변화, 및 과도 각성 등을 나타내는 장애"라고 할 수 있다.

산업재해로 PTSD가 발생하고, 산업 재해 환자들이 일반 근로자에 비해 우울증이 많다는 연구도 제시되고 있다. 재해로 인한 정신적 충격과 신체적 질병 상태 자체가 급성의 직무 스트레스 요인으로 작용한다. 따라서 산업 재해로 인한 신체적 문제 뿐만 아니라 정신건강상의 문제를 항상 염두에 두어야 한다. 이외에도 이동 중 교통 사고 등 본인의 안전을 위협할 수 있는 사건을 경험하거나 목격하고 나면 항상 PTSD가 발현할 수 있으므로 이에 대한 높은 관심이 필요하다고 하겠다.

외상에 의한 심리적 반응은 PTSD로만 나타나는 것은 아니다. 신체적 외상을 당하였을 때 한 가지 손상만 출현하는 것이 아닌 것처럼, 정신적인 외상도 다양한 영향을 나타낼 수 있으므로 주의깊게 관찰하여 감별하여야 한다.

(1) PTSD 증상 반응

외상 자체가 반복적으로 재현되는 상태로 침습, 과각성, 회피 등의 전형적인 증상을 나타낸다. 대부분의 경우 자연 회복되지만 일부는 만성화되어 PTSD가 발병하게 되며, 일상생활과 기능에 막대한 영향을 미치게 된다.

(2) 감정의 변화

우울감, 죄책감, 분노감, 무력감, 비애감 등이 생기며, 기분이 과민해지고 지나치게 변동이 심하게 되는 등 감정적 변화를 겪게 된다. 외상 사건을 경험하는 도중에 가족, 친구를 잃게되거나, 자신의 부상, 재산 상 피해 등을 입게 되었다면 상실 반응이 일어날 수 있다. 또한 사회와 자신을 둘러싼 세상에 대하여 기본적인 신뢰감을 상실하게 되는 수가 있다. 만약 희생자가 있는 반면에 자신만 살아남았다는 생존자 죄책감이 현저한 경우도 있고, 외상적 사건 당시에 영웅적으로 행동하지 못했다는 것에 대한 자책감이 심해지는 수도 있다.

(3) 대인관계의 변화

가장 현저한 변화는 고립의 형태로 나타난다. 자신의 행동이나 사고에 자신이 없어지고 어떠한 것을 믿어야 할지 모르게 되며, 화를 내고 도움을 거절하게 된다. 실제 생활에서도 고립이 되어 필요한 정보나 도움을 받지 못하기도 하고 기본적인 신뢰감의 상실, 주위로부터의 소외감, 실생활상의 적응 곤란 등의 양상으로 나타난다.

(4) 일반적인 정신질환

정신병적 증상, 조증, 범불안 상태, 공포증 등이 나타날 수 있다. 만일 외상적 사건 이전에 정신장애가 있었던 경우라면 사고로 인하여 약물 복용이 중단되거나, 치료가 어려워지면서 원래의 병이 재발하는 수가 있다. 또한 알코올 의존이 있었던 환자라면 외상적 사건을 겪으면서 술을 마시는 것이 중단되어 진전 섬망이 발현할 수도 있으므로 주의가 필요하다. 이처럼 외상적 사건이 있는 경우에는 외상 반응이외에도 외상 상황을 계기로 다양한 정신과적 증상이 출현할 수 있으므로 주의 깊게 구분하여야 한다.

(5) 외상에 대한 방어 반응과 행동

생명체인 인간은 외상에 대하여 방어하기 위한 당연히 다양한 반응과 행동을 나타낸다. 개체에 따라 다르지만 외상적 사건은 겪고 난 후, 소아적, 의존적인 언동을 보이는 퇴행, 공포, 분노 등의 감정을 억누르는 억압, 부정적인 감정은 다른 대상에게 돌려서 사건의 책임자가 아니라 도와주고 있는 사람에게 분노를 표현하기도 하며, 자신은 화가 나지 않았는데, 상대방이 화를 내고 있다는 투사반응도 흔히 나타난다. 아울러 공포에 대한 반동형성으로 위험한 것에 반복적으로 노출하는 행동이 나타나기도 한다. 지나친 음주, 흡연, 마약 복용 등 행동적인 양태로 나타나기도 한다.

2) PTSD의 진단 및 임상 양상

미국에서는 대개 전 인구의 50% 정도가 평생 살면서 한 번 이상의 외상적 사건을 겪는다고 알려져 있다. 이러한 외상적 사건을 겪고 나면 급성 스트레스 증상을 나타내는 사람은 많지만 대개는 일시적 증상으로 그치고 호전되며 대부분 1개월 이내에 호전된다. 그러나 외상적 사건을 겪었던 사람들의 5~15%가 증상이 지속되면서 PTSD로 이환된다.

PTSD의 진단을 위하여는 정의 상 "외상적 사건"이 있어야 한다. 이러한 외상적 사건을 겪은 개인이 심한 두려움, 회피, 부정적인 변화 등을 나타내는 것이 PTSD의 기본 양상이다.

(1) 외상적 사건

PTSD를 일으키는 외상적 사건은 참으로 다양하겠지만, 일반적으로 표 1과 같이 3가지로 나누어 1) 인위적, 고의적 사고, 2) 인위적, 불가피한 사고, 및 3) 자연 재해 등으로 구분하는 수가 많다.

흔한 외상적 사건은 사고, 상해, 범죄, 전쟁피해, 성범죄, 재해 등이다. 일반적으로 쉽게 생각할 수 있는 외상적 사건의 정의는 그 사람의 삶의 궤적을 다르게 할 정도의 사건을 외상적 사건이라고 할 수 있겠다. 전통적인 PTSD의 관점인 "극도로 비통상적인 사건에 대한 정상적인 반응"이라는 측면에서는 외상적 사건의 양태가 매우 중요하나, 최근 변화하고 있는 관점에 따르면 개인적 소인의 역할이 중요한 것으로 알려지고 있다. 2013년에 발간한 미국 정신과학회의 진단 기준 편람인 DSM-5(Diagnostic and Statistical Manual of Mental Disorders-5)에 의하면 너무 외상적 사건의 범위가 커지는 것을 제한하기 위하여 외상적 사건의 범주를 비교적 구체적으로 기술하여 1) 외상적 사건을 직접 경험한 것, 2) 그런 사건이 다른 사람에게 발생한 것을 직접 목격한 것, 3) 친한 가족이나 친구에게 외상적 사건이 발생한 것을 알게 된 것, 4) 외상적 사건에 대해서 혐오적인 사실에 대해서 반복적으로 혹은 극도로 노출되는 것이라고 규정하여 주관적인 공포나 무력감이 있는 것을 전제로 하였던

DSM-IV에 비하여 비교적 객관적인 외상적 사건을 겪은 것이 확실한 경우에만 PTSD를 진단하고자 하는 방식으로 변경하였다. 물론 외상적 사건의 정도와 심각도가 클수록 PTSD의 발병률이나 그 중증도가 증가하는 것은 분명하나, 외상이 있기전부터의 개인적 소인등의 외상전 요인, 외상을 당하고 난 후의 지지체계 등의 외상후 요인 등도 매우 중요한 인자라는 것이 알려지고 있다.

정확한 진단을 위해서는 외상적 사건에 대한 정보를 확실하고 충분하게 습득해야 한다. 외상의 형태, 외상 당시의 연령, 외상 사건의 기간, 작용 시기, 여러 번 경험한 것인지에 등에 대한 다양한 질문을 함으로써 PTSD를 보다 더 정확하게 진단할 수 있다.

이러한 외상적 사건과 관련하여 PTSD의 전형적인 3가지 범주의 증상, 즉 1) 외상 사건의 재경험, 2) 회상 사건의 회피 및 감정의 둔화 3) 과도 각성 등의 증상이 있을 때 PTSD를 진단할 수 있다.

(2) 특징적 증상

① 재경험

PTSD의 가장 본질적인 양상의 하나로 의식 속으로 반복적으로 침습하는 외상 사건에 대한 두려운 반복 경험이 발생한다. 이러한 재경험은 생각으로, 혹은 영상과 같은 지각의 형태로 나타난다. 이러한 침습은 고통스럽고, 두려움, 분노, 슬픔, 혐오감, 죄책감 등을 가져온다. 외상 사건을 상기시키는 단서에 접했을 때 침습이 나타나기 시작하기도 한다. 악몽은 재경험의 흔한 형태이다. 악몽을 꾸면서 외상 사건이 정확하게 재현되기도 하고, 상징적으로 묘사하기도 한다. 플래시백(Flashback)이라는 현상은 외상적 사건이 현저하게 재현되는 형태로 마치 시간을 되돌려 그 외상을 다시 겪고 있는 것처럼 느낀다. 일반적으로 플래시백은 시각적인 재경험을 의미하나, 감각, 행동, 감정의 형태로 나타날 수 있다.

② 회피 및 감정적 둔화

침습적 사고와 이에 따른 각성이 매우 불쾌하므로 환자들은 외상을 떠올리게 하는 모든 것을 회피하고자하는 절박한 노력을 한다. 외상적 사건에 대해 이야기하는 것을 거부하고, 그것을 상기시킬 수 있는 활동, 장소, 사람, 물건 등과 접하는 것을 피하고 대화나 상상을 피하려고 한다. 심한 경우는 두려운 것과 마주치는 것을 피하기 위해서 집안에서만 지내기도

하고, 고통스러운 느낌을 피하기 위해서 약물에 의존하거나, 과도한 업무에 매달리기도 한다. 회피가 극심한 경우에는 고통스러운 기간에 대하여 완전히 기억을 상실하는 경우까지도 있다.

어떤 기억이 매우 고통스러울 때 이에 대하여 둔감해지려는 시도가 나타난다. 그러나 외상적 사건과 관련된 기억 및 감정 이외에도 전반적인 기억과 감정을 억제하게 된다. 여행, 여가활동, 취미, 휴식처럼 즐겁고, 유쾌한 활동에 대해서 기분 좋은 것을 느끼지 못하도 둔감해진다. 따라서 대인관계도 어려워지고, 감정의 범위가 좁아지는 소위 정신적 둔마(psychic numbing)이나 감정적 마취(emotional anesthesia)가 나타난다.

③ 인지와 기분의 부정적 변화

DSM-5에 새롭게 추가된 기준 증상으로 해리성 기억장애처럼 외상적 사건의 중요한 부분을 기억하지 못한다. 자기 자신이나, 타인, 세상에 대해서 지속적으로 증폭된 부정적인 신념을 가지게 된다. 외상적 사건의 원인이나 결과 등에 대해서 지속적으로 왜곡된 인지를 나타낸다. 공포, 분노, 죄책감, 수치감 등처럼 지속적으로 부정적인 정서를 나타낸다. 분리되거나 타인으로부터 떨어져 나가는 것 같은 느낌을 갖는다. 긍정적인 정서를 경험하는 것이 지속적으로 불가능해진다 등의 다양한 부정적인 변화가 발생한다.

④ 과도 각성

PTSD는 신체적인 각성 상태가 있으며, 자극에 노출된 두 반응성으로 나타나는 각성이 나타난다. 일반적인 각성이 더욱 심해지고, 작은 스트레스에도 민감하게 반응한다. 수면장애, 경련, 악몽, 초조, 분노 폭발, 참을성 부족의 형태로 나타나기도 한다. 집중, 기억 곤란. 과도 경계, 과잉 보호 혹은 과잉 통제, 겁에 질림, 사소한 자극에 대한 과민 반응 같은 것이 나타나며, 신체적으로도 스트레스 호르몬의 증가, 심장 박동 증가, 혈압 상승, 호흡 항진, 머리의 몽롱함, 발한 등의 증상이 평시에 혹은 어떠한 유발인자에 대한 반응으로 일어날 수 있다.

(3) 증상지속기간

PTSD로 진단을 하기 위하여는 이러한 증상들이 최소 1개월 이상 지속되어야 한다. 만일 외상적 사건 이후 병적인 과정이 1개월 내에 종료된다면 이는 급성 스트레스 장애로 진단해야 한다. 급성 스트레스 장애를 구분하는 이유는 아직 많은 증거가 있지는 못하나 1개월 내에 회복되는 경우는 만성으로 문제를 일으키는 경우가 적다는 관찰에 의거한 것이다. DSM-IV에서는 3개월 이내에 증상이 해결되면 급성 PTSD로, 증상이 3개월보다 오래 지속되면 만성 PTSD로 구분하였으나 이러한 구분은 삭제되었고 만일 외상적 사건에 폭로 이후 최소 6개월 후에 증상이 시작된 경우라면 지연성 표현이라는 형태를 특별 분류한다.

(4) 사회적, 직업적 기능의 장애

PTSD 환자들은 과도한 각성 때문에 정상적인 각성-수면 유지 주기를 유지하는 것이 어렵고, 자신이나 타인에게 공격적이고 되는 수가 많다. 성적인 충동 조절이 어려워지기도 하며, 애정 관계 유지에도 어려움이 생긴다. 또한 여러 자극을 구분해내는 신경생물학적 능력에도 손상을 받아, 주의 집중이 어려우며, 해리나 신체화 증상도 나타난다. 또한 외상과 관련된 자극에 대하여 학습된 공포 반응이 나타난다. 대인관계 면에서도 의미있는 관계가 깨져 신뢰, 희망의 상실, 사회적 회피, 애착관계에 대한 장애 등이 현저하게 나타날 수 있게 된다.

이처럼 PTSD는 인간 관계나 직업적 기능에 심각한 영향을 미친다. 단순히 증상만 있다고 진단을 하는 것이 아니라, 감정적 둔마, 내면으로의 침잠, 사람과 사회적 상황의 회피, 적의, 충동조절 장애 등으로 인하여 심각한 대인관계 장애가 나타나며 장기 결근, 피로, 집중력 장애 등으로 직업 수행 능력에도 영향을 미칠 때 진단을 내릴 수 있다.

3) 산업재해와 PTSD

미국에서의 PTSD 평생 유병률은 약 8.7%, 1년 유병률은 3.5% 수준으로 비교적 빈번하게 발생하는 질환이라고 할 수 있으나 유럽, 아시아, 아프리카, 중남미 지역에서는 대개 0.5-1% 정도로 나타나고 있다. 국내에서 이루어진 조사는 평생 유병률이 1.6%로 미국이나 프랑스 등의 서구권 국가에 비하여 낮았다. 일년유병률은 0.6%로 미국에 비하여 낮으나 유럽이나 멕시코 등과는 비슷한 수준을 보였고 같은 아시아 국가인 중국이나 일본보다는 유병률이 높았다. 역학 조사 방법의 차이일 수도 있지만 외상적 사건 이후에 발병하는 것에 문화적 차이를 고려해야 하는 것은 분명하다. 특히 강간, 전투, 납치, 종족 말살 등 이후에 발병이 많은 것으며 미국에서는 남자에서 약 5%, 여자에서 약 10% 수준으로 보고되는 바와 같이 여자에게서 약 2배 이상 많고, 평균 증상 이환 기간도 여자에서 더 길다. 일률적으로 보기는 어렵지만 외상적 사건을 겪은 사람들 중에 보통 약 10% 내외가 PTSD가 발병하는 것으로 알려져 있으므로 현재 연간 약 90,000명의 산업 재해자와 약 2,000명의 산재 사망자가 발생하고 있는 우리나라의 경우에 사업장에서의 PTSD의 발병 건수는 상당히 많을 수 밖에 없을 것이며 본질적인 인위 재해인 사업장 재해의 경우 자연재해보다 더 많은 PTSD가 발생할 것이다.

산업현장에서 자주 발생하는 수지 절단의 경우에도 불안, 우울, 분노 등 부정적 정서 반응이 심하며, 소송 및 보상 신경증, PTSD 등을 일으킬 가능성이 높다고 한다.

한편 직접 사고를 당한 근로자 외에도 사고를 목격한 근로자도 PTSD에 이환될 수 있다. 건설 현장의 사고를 목격한 근로자 중 사고 1개월 후에 27%, 4개월에는 13%가 PTSD로 파악되었다.

외상후스트레스는 조직과 사회전체의 정신건강에 큰 위협이 된다. 대형 재난 사고의 여파는 물론, 규모가 작더라도 동료 직원의 사망이나 부상을 동반하는 사고는 심각한 외상후스트레스를 일으킨다.

외상후스트레스는 막대한 생산성 손실을 일으킨다. 미국의 역학 연구에 의하면, PTSD는 정신질환 중 업무수행능력 감소와 결근일이 가장 높은 질병이다. 한 연구에서는 업무수행상 손실일수는 월 평균 6.08일, 결근일은 월 평균 2.44일로 추산하였다.

또한 직업 자체가 재난 상황을 접하고 지내는 경찰관, 소방관, 간호사, 구급대원 같은 경우에는 재해가 아닌 업무 자체만으로도 PTSD를 유발할 수 있으므로 매우 위험률이 높은 집단이라고 할 수 있다. 일반인구에서 PTSD의 유병률이 0.4-4.6%인데, 재난 구조대원이나 소방관 등은 5배 이상 높은 수치를 보이므로, 이런 직종의 근로자에게는 특별한 관심이 필요하다.

따라서 산업 현장에서의 PTSD를 예방하기 위한 사전 교육이 필요하다. 특히 재난 훈련을 평시에 받아 두어야 할 것이고, 재난 사건이 벌어졌을 때에는 초기에 위기 중재 스트레스관리 프로그램 등을 시행할 수 있도록 준비하는 것이 필요하다. 심리적 개입도 필요하고, 동료의 도움, 회사측 담당자 및 정신건강전문가의 도움을 받을 수 있도록 연결해주는 것이 도움이 된다. 특히 피해자가 감정적 문제를 "자신의 마음이 약하다는 것"을 노출하는 것으로 여겨서 호소하는 것을 두려워하거나 회피할 가능성이 많으므로 PTSD의 초기 증상에 대하여 교육하고 조기에 인지할 수 있는 노력을 기울여야 한다.

6. 결론

부정적이고 유해하며, 납득되지 않고 사람을 짜증나고 소진시키는 스트레스, 회사에 사고와 재해, 손실을 불러일으키는 직무스트레스는 줄여야 한다. 대신 새로운 자기 경력 개발을 위해서 받는 적당한 강도의 스트레스, 사람의 의욕을 불러일으키는 적절한 도전의식과 목표설정, 성과를 이루면 성취감과 보상을 안겨주는 스트레스, 이런 것은 필요하고 또 유익한 것이다. 유익한 스트레스는 스트레스가 도움이 됨을 인식하고 적극적으로 받아들이고 활용해야 한다.

선진국에서는 기업별로 직원의 정신건강을 관리하여 생산성을 증대하고 사고를 예방하기 위한 다양한 프로그램을 실시하는 사례를 많이 찾을 수 있다. IBM, SONY, Dupont, GE, Hitachi, CitiBank 등 해외 굴지의 기업에서는 수세적으로 직무스트레스나 정신과 질환을 관리하는 수준을 이미 오래 전에 넘어섰다. 요즘은 적극적 활용으로 관점을 바꾸었다. 어떻게 하면 근로자의 긍정적인 정신상태, 즉 웰빙(Wellbeing)을 증진시켜서 생산성을 높일 것인가? 이것이 화두이다. 유럽이나 일본 등의 선진국에서는 오래전부터 다양한 법령을 만들어 사업장에서 근로자의 정신건강을 적극적으로 관리할 수 있는 제도적 장치를 마련해놓고 있었다. 또한 이러한 프로그램들을 실행에 옮기기 쉽게 하기 위해 세부적인 운영 지침이나 매뉴얼을 만들어 배포하고 있었다.

국내에서는 300인 이하의 중소기업들은 고용노동부 산하 근로복지공단과 안전보건공단에서 제공하는 서비스를 이용할 수 있으나 그 이용률은 미미한 수준이며, 일부 대기업은 근로자들의 정신건강을 관리하기 위한 다양한 자체 프로그램을 가지고 있다.

정신건강 문제의 발생을 사전에 예방하고 조기에 치료하며 업무 복귀를 지원하는 통합적인 노력이 필요하다.

IV. 임산부의 직무스트레스와 임신 · 출생 결과

| 이보은, 하미나

1. 서론

임산부들은 일반적인 스트레스 외에 임신으로 인한 스트레스 요인 즉, 신체적인 변화, 호르몬 변화, 임신과 관련된(pregnancy-specific) 두려움(예를 들면 태어날 아이의 건강, 분만에 대한 두려움 등)을 경험하게 된다(Huizink 2000; Van den Bergh 1992). 임신 중에는 불면증, 우울, 불안, 걱정, 정신적 고통 등이 증가하는 것으로 보고되었으며, 종종 임신자체가 스트레스가 되기도 하는 것으로 알려져 있다. 많은 연구들이 임신 중 스트레스가 태아 발달과 어린이에게 부정적인 영향을 미치고(Newton과 Hunt 1984; Norbeck과 Tilden 1983; Pagel 등 1990), 저체중아 출산이나 조산과 같은 임신결과와 관련이 있다고 보고하였다(Mulder 등, 2002; Lou 등, 1994; Paarlberg 등, 1996). 또한, 임신 중 스트레스 수준이 높은 여성들은 음주, 흡연, 카페인 사용이 증가하는 등 건강행태에 영향을 줄 수 있다 (Fenster 등 1995).

임산부가 일을 하는 것(maternal work)이 조산이나 자궁 내 발육지연과 관련이 있다고 보고된 바 있다(Mamelle 등 1984; Kramer 1987; Barnes 등 1991). 2013년 우리나라의 15세 이상 근로인구 중 여성은 41.8%를 차지하고 있으며(KNSO 2014), 이들 중 상당수는 출산 며칠 전까지 일을 한다.

직업 환경에서 산모 및 태아에 잠재적 위험 요인으로 알려져 있는 것으로는 장시간 근무(Hatch 등, 1997; Tuntiseranee 등 1998; Peoples-Sheps 등, 1991; Ceron-Mireles 등 1996; Wergeland 등, 1998), 강도 높은 육체노동(Tuntiseranee 등 1998; Hanke 등 1999; Homer 등, 1990; Mozurkewich 등, 2000), 장시간 서 있는 작업(Tuntiseranee 등 1998; Ceron-Mireles 등, 1996), 사회 심리적 직무스트레스 등(Chen 등, 2000; Oths 등, 2001; Brandt과 Nielsen, 1992; Wergeland 등, 1989) 이 포함된다. 일반적으로 일(직업) 자체는 임신에 결정적이거나 유해하지 않고, 심지어 예방적인 이점이 있는 경우도 있는 반면(Oths 등, 2001), 스트레스를 주는 일(직무스트레스)이 문제인 것으로 지적되었다(Katz, 2012). 임신과 가족에 대한 책임은 직업 관련 스트레스 수준을 증가시키고 이는 출생결과에 부정적으로 영향을 미칠 수 있다(Fenster 1995). 직무스트레스에 노출된다는 것은 다른 독성 물질이나 유해 요인에 노출되는 것과 유사한 영향을 가지는 것으로 알려져 있다(Oths 등, 2001). 직무스트레스는 저체중, 조기진통, 조산, 조기파막과 관계가 있으며, 관련성이 덜하나 유산, 초기 임신 손실, 임신성 고혈압 장애 등과도 상관이 있는 것으로 알려져 있다. 사회심리적 직무스트레스가 건강에 미치는 영향에 대한 관심이 증대되었지만 현재까지 직무스트레스와 부정적 임신결과에 대한 연구들이 충분하지 않고 기존 연구들도 일관되지 않은 결과를 보고하고 있다. 그러나, 사회심리적 스트레스는 중재(intervention)에 의해 조정되고 예방될 수 있으므로 공중보건 측면에서 중요성이 크다고 할 수 있다(Rothberg and Lits 1991; Vollebregt 등 2008).

2. 임신 중 스트레스와 임신 · 출생 결과에 대한 연구 동향

1) 사회심리적 스트레스와 임신·출생 결과

임신 중 사회심리적 스트레스와 임신 · 출생 결과에 대한 연구는 현재까지 일관되지 않은 결과를 보여주고 있다.

대규모 인구집단 기반으로 5,873명의 덴마크 여성을 대상으로 임신 16주에서 30주 사이에 스트레스를 주는 생활 사건과 이에 대해 인지하는 스트레스 정도를 조사한 연구에서, 스트레스를 일으키는 주요한 생활사건을 하나 이상 경험한 산모들은 그러한 경험이 없는 산모들에 비해 조산발생 위험이 1.76배 높았다(Hedegaard 등, 1996). 2,432명의 여성을 대상으로 한 또 다른 덴마크 연구에서 인지된 사회심리적 스트레스는 조산발생 위험을 1.92배 높였다(Nordentoft 1996). 미국 로스앤젤레스의 병원과 캘리포니아 대학 산부인과에서 산전관리를 받은 415명의 임산부를 대상으로 한 연구에서 임신 18~20주와 30~32주 사이에 인지된 스트레스가 조산과 뚜렷한 연관성을 보였다(Glynn 등, 2008). 또한, 캐나다 몬트리올 지역 5,337명의 임산부를 대상으로 한 추적 연구에서는 심리적 고통 중 '임신관련 불안'만이 자연적 조산과 뚜렷한 관련성을 보였다(조산 교차위험비 1.8) (Kramer 등, 2009).

미국 10개 센터에서 사회경제적 빈곤층 여성 2,693명을 대상으로 임신 25~29주 사이에 사회심리적 스트레스가 높은 군과 낮은 군을 비교한 결과 스트레스 점수가 높은 군에서 뚜렷하게 저체중 출산과 조기 진통이 많았다(Copper 등, 1996). 중산층 백인여성 90명을 대상으로 산전 스트레스와 출생체중과 임신주수의 관련성을 조사한 연구에서 임신기간 중 생활 사건과 관련된 스트레스가 한 단위 증가할 때마다 출생 체중이 55g 작아지고 저체중 출산의 위험이 1.32배 유의하게 증가하였다(Wadhwa 등, 1993). 브라질 상파울로에서 이루어진 전향적인 코호트 연구에서는 산모의 걱정(distress)이 저체중 출산 및 조산의 위험을 각각 1.97배, 2.32배 유의하게 높였다(Rondo 등, 2003). 178명의 아프리카계 미국 여성을 대상으로 한 전향적 연구에서 생활사건에 대한 걱정(events distress)이 출생 시 체중을 뚜렷하게 감소시키는 것으로($\beta = -0.19$, $p < 0.05$) 나타났다(Dominguez 등, 2005). 또한, 중등도 이상의 스트레스성 생활사건을 경험하였고 부적절한 사회적 네트워크를 가진 여성 70명과 좋은 사회적 네트워크와 스트레스가 없었던 여성 50명을 비교한 덴마크 연구에서 스트레스는 출생시 체중과 머리둘레를 감소시키는 효과를 나타냈다(Lou 등, 1994).

그러나, 임산부의 사회심리적 스트레스와 임신결과가 관련성이 없다는 연구들도 있다. 1,552명의 여성들을 대상으로 생활사건, 배우자와의 좋지않은 관계로 인한 스트레스, 불안, 우울과 저체중 출산과의 관련성을 분석한 스칸디나비아 연구에서는 심리학적 변수와 임신결과와사이에 유의한 관련성을 발견하지 못하였다(Jacobsen 1997). 1,513명을 조사한 영국 연구에서도 사회심리적 요인(성격, 사회적 스트레스와 지지)과 출생시 체중간의 관련성이 흡연을 고려하니 사라지는 것을 볼 수 있었다(Brooke 등, 1989). 전향적 연구로 네델란드에서 잘 교육받은 백인 임산부 5,511명을 대상으로 산모 스트레스가 임신결과에 미치는 영향을 살펴보았는데 임신 14주에 인지된 높은 수준의 스트레스는 자궁내 발육지연의 위험을 1.26배 증가시켰으나 인구학적 요인 등 잠재적 혼란요인을 보정한 후에는 그 효과크기가 1.16으로 감소하고 유의성이 사라지는 것을 볼 수 있었다(Krabbendam 등, 2005). 70명의 초산부를 대상으로 한 스웨덴 연구에서 생활사건의 수와 임신주수간에는 유의한 상관성을 발견하지 못하였다(Sjostrom 등, 1999).

한편, 임신 중 스트레스와 출생(임신)결과에 대해 1991년부터 2009년까지 수행된 190개 연구중 35개를 선별하여(전향적 관찰 연구 16개, 코호트 연구 10개, 환자 대조군 연구 9개) 메타분석을 시행한 연구에서 임신 중 심리사회적 스트레스는 신생아 체중 감소 및 저체중 위험 증가와 유의한 상관성을 보였다. 임신주수, 자궁내 발육지연, 조산 이외에 출생결과들에서는 유의한 관계가 없었다(Littleton 등, 2010)(표 4-17).

표 4-17. 임신 중 사회심리적 스트레스와 임신 결과의 관련성에 대한 메타 분석 결과

	평균 상관계수 (Mean γ)	95% CI	Variance explained	Study, N	Total, N	Q
재태연령	−0.04	−0.08, 0.00	0.2%	12	2,159	0.495
자궁내발육지연	0.04	−0.04, 0.11	0.2%	7	12,639	0.001
자간전증	−0.03	−0.54, 0.50	0.1%	2	796	0.001
5분 아프가 점수	0.02	−0.09, 0.13	0.1%	5	1,653	0.206
조산	0.04	−0.03, 0.11	0.2%	13	22,613	0.001
재태연령 보정된 체중	0.00	−0.06, 0.05	0.0%	4	1,168	0.241
저체중	0.07	0.03, 0.10	0.5%	5	3,261	0.904
신생아 체중	−0.07	−0.13, −0.01	0.5%	14	2,786	0.001

Mean r=mean correlation weighted by sample size; 95% CI=95% confidence interval of efect size; Q=significance of test of heterogeneity.

그밖에 임신결과에 대한 연구들도 보고되었는데, 가족의 죽음, 범죄 대상자가 되는 것 등 최근의 생활 사건(life events)은 유산의 위험을 증가시켰고(Neugebauer 등 1996), 임신초기에 예기치 않은 손위 자녀의 죽음이 두개 기형 및 심장 기형의 발생과 관련성이 있었으며(Hansen 등, 2000) 사회심리적인 문제, 특히 배우자나 가족 구성원과의 다툼이 많아지면 아기의 구조적 기형이 많아졌다(Nimby 등, 1999). 또한, 임신 1분기에 경험한 우울과 불안은 임신 후반기에 자간전증의 위험을 높였다(Kurki 등, 2000).

2) 직무스트레스와 임신·출생 결과

직무스트레스와 임신 · 출생 결과에 대한 연구는 Mutambudzi 등(2011)의 종설에 잘 요약되어 있다(Mutambudzi 등, 2011).

직무스트레스와 임신결과의 관계에 대해서는 카라섹 모델을 이용한 단면조사와 환자대조군 연구가 주로 이루어졌는데 고긴장 집단이나 업무 자율도가 낮은 경우에 조산, 저체중 출산과 같은 부정적인 임신결과의 위험성이 증가하였다. 직무스트레스와 조산에 대한 7편의 연구 중 3편의 연구에서 유의한 연관성이 있고 교차위험비(또는 상대위험도)가 1.17~8.1로 나타났다(표 4-18).

표 4-18. 직업 관련 사회심리적 특성과 조산에 대한 연구요약

저자(년도) 국가	연구설계	독립 변수	상대위험도/교차위험비/회귀계수 (조산)
Homer(1990) USA	후향적 단면연구	Job strain	1.3(0.6~3.1) 8.1*(1.4~50.2), 일을 계속할 동기가 부족한 여성의 경우
Brandt(1992) Denmark	후향적 사례 기반	Job strain	1.45(0.85~2.46), 직무 요구도가 높고 직무 결정권이 낮은 경우
Ceron−Mireles(1996) Mexico	단면연구	Job strain	1.16(0.90~1.50), 고긴장 직무
Brett(1997) USA	환자−대조군	Job strain	1.4(1.0, 2.2), 임신기간 중 30주 이상 고긴장 직무 수행
Escriba−Aguir (2001), Spain	환자−대조군	Job demands	1.46(0.95~2.26), 심리적 요구도가 높은 경우
Croteau(2007) Canada	환자−대조군	JDC(support) model	1.4(1.1~1.8), 업무 요구도가 높고 사회적 지지가 낮거나 중간정도인 경우
Meyer(2007) USA	단면연구	Job control substantive complexity	1.17(1.00~1.36), 고긴장 직무 1.17(1.02~1.33), 낮은 직무 결정권
Lee(2011), Korea	전향적 코호트연구	Job strain Effort/Reward	노력/보상 비가 높을수록 재태기간이 짧음 (b=−0.429 weeks, p=0.03) 보상이 많은수록 재태기간이 김 (b=0.047 weeks, p=0.01)
Loomans(2012) Netherlands	전향적 코호트연구	Job strain	우울, 불안과 중등도의 직무긴장이 있는 임산부는 저체중 출산 많음(우울 불안하지 않으면서 중등도의 직무긴장을 가진 임산부와 비교) (b=−39 g, 95% CI −72~−6)
Larsen(2013) Denmark	전향적 코호트연구	Job strain	업무긴장도가 높은 임산부와 낮은 임산부에서 조산의 발생위험에 차이가 없음.

단면연구로 미국 Connecticut 주 26,408명의 출생 등록 자료를 이용하여 직무 통제력과 조산 및 저체중 출산의 관계를 조사하였는데 직무 요구도가 높고 결정권(자율도)이 낮은 고긴장 집단에서 조산 비율이 1.17배 높았으며, 직무 결정권이 최상위 3분위인 집단에 비해 최하위 3분위 속하는 집단에서 조산 발생 위험이 1.17배 유의하게 증가하였다(Meyer 등, 2007). 멕시코 시티에서 수행된 단면연구에서는 고긴장 집단에서 조산 발생 위험이 1.16배 높았으나, 통계적 유의성을 확보하지는 못하였다(Ceron-Mireles 등, 1996).

환자-대조군 연구로 캐나다 퀘벡에서 단태아를 출산한 43,898명의 여성을 대상으로 임신 중 직업 상태와 조산의 관련성을 조사하였는데 고긴장 업무에 종사하면서 사회적 지지가 낮거나 중간정도인 경우 조산 발생 위험이 1.4배 높았다(Croteau 등, 2007). 한편, 스페인에서 이루어진 환자-대조군 연구에서는 심리적 요구가 높은 경우 조산 발생 위험이 1.46배 증가하는 경향을 보였으며(Escriba-Aguir 등, 2001), 37주 이전에 출산한 421명과 만삭으로 출산한 612명을 분만 후 6개월에 인터뷰한 환자-대조군 연구에서는 임신 기간 중 30주 이상 고긴장 직무를 수행한 경우 조산 발생이 증가하는 것으로 관찰되었다(Brett 등, 1997).

미국의 '청년 노동시장 경험에 관한 추적 조사'[National Longitudinal Survey of Labor Market Experience, Youth Cohort(NLSY)]에 포함된 직업을 가진 임산부 786명을 대상으로 직업 관련 사회심리 스트레스와 조산 · 저체중아 출산의 관계를 살펴본 결과, 직무명(job title)으로 측정된 사회심리적 스트레스는 조산, 저체중아 출산과 유의한 관련성을 보이지 않았으나, 일을 지속하고 싶어 하지 않는 여성들에서는 직업 관련 스트레스가 이러한 부정적 임신결과와 뚜렷한 관련이 있음을 알 수 있었다(Homer 등, 1990).

우리나라에서 수행된 310명의 임산부에 대한 전향적 코호트 연구에서는 보상이 많을수록 재태기간이 길었고, 노력 대 보상의 비가 클수록 재태기간이 유의하게 짧았다(Lee 등, 2011). 또 네덜란드에서 이루어진 7,000여명이상으로 구성된 다인종 대규모 출생코호트 연구에서는 직무긴장도가 중등도 이상인 임산부에서 출생시 체중이 현저히 감소하는 것이 관찰되었다(Loomans et al., 2012).

직무스트레스와 저체중 출산에 대한 6편의 연구 중 4편에서 유의한 연관성이 있고 교차위험비(또는 상대위험도)가 1.82~8.0이었다.

표 4-19. 직무 관련 사회심리적 특성과 저체중 출산에 대한 연구요약

저자(년도) 국가	연구설계	독립 변수	상대위험도/교차위험비/회귀계수 (저체중)
Homer(1990) USA	후향적 단면연구	Job strain	1.4(0.75, 6.8) 8.0*(1.3~37.0), 일을 계속할 동기가 부족한 여성에 국한
Brandt(1992) Denmark	후향적 사례 기반	Job strain	1.82(1.02~3.26), 직무 요구도가 높고 직무 결정권이 낮은 경우
Wergeland(1998) Norway	단면연구	Work pace control	high control에 비해 limited work pace control은 저체중과 관련성 보임(초산) 2.5(0.9~6.8)
Oths(2001) USA	전향적 연구	Job strain	출생 체중 −190g(−333, −48), 고긴장 직무
Meyer(2007) USA	단면연구	Job control substantive complexity	만삭 저체중 1.23(0.88~1.72) 전체 저체중 1.11(0.92~1.34)
Meyer(2010) USA	단면연구	Substantive complexity	대학 교육을 받은 아프리카계 미국 여성들에서 낮은 SC는 저체중과 관련성을 보임 4.48(1.24~16.2)
Lee(2011) Korea	전향적 코호트 연구	Job strain, Effort/reward	업무자율성 낮으면 출생체중 감소(b=−3.74g, p=0.08) : 재태기간 보정시 수동형(직무긴장 모델) 인 경우 출생체중 감소(b=−129.39g, p=0.02) :
Larsen(2013) Denmark	전향적 코호트 연구	Job strain	업무긴장도가 높은 임산부와 낮은 임산부에서 SGA(small for gestational age)의 발생위험에 차이가 없음.

덴마크에서 상업 및 사무원에 종사하는 여성을 대상으로 한 사례기반 연구에서는 직무 요구도가 높고 직무 결정권이 낮은 경우 저체중 발생 위험비가 1.82배 유의하게 높았다 (Brandit 1992). 전향적 연구로 미국 Tuscaloosa에서 흑인 및 백인 여성 480명을 대상으로 사회심리적 직무 긴장과 출생결과의 관계를 조사하였는데 고긴장 업무는 출생 체중을 190g 유의하게 감소시켰다(Oths 등, 2001). 단면연구로 2000년에 미국 Conneticut에서 단태아를 출생한 직장 여성 34,490명을 대상으로 한 연구에서 대학 교육을 받은 아프리카계 미국 여성들에서 낮은 SC(Substantive complexity)는 저체중아 출산 위험을 4.48배 높이는 것으로

보고하였다(Meyer 등, 2010). Homer 등(1990)의 연구에서는 직무스트레스가 저체중아 발생을 증가시킨다고 보고하였으며 이러한 관련성은 일을 계속할 동기가 부족한 여성들에서 유의하게 나타났다. 한편, Meyer 등이 2007년 수행한 연구에서는 고긴장 직무는 저긴장 직무에 비해 저체중 발생 위험을 증가시켰으나 통계적 유의성을 확보하지는 못하였으며, 업무 진행속도 통제력(자율성)(work pace control)을 고려한 연구에서 통제력이 높은 경우에 비해 제한된 통제력을 가진 경우 유의하지는 않으나 저체중아 발생 위험을 2.5배 증가시키는 것으로 보고되었다(Wergeland 등, 1998).

우리나라에서 수행된 310명의 직업을 가진 임산부 연구에서도 업무자율성이 낮으면 낮을수록 출생 시 체중이 적었고, 업무긴장도 모델에서 수동형인 경우 저체중 출산과 관련이 있었다(Lee et al., 2011).

그러나 최근에 발표된 덴마크의 약 4,800여명의 대규모 출생코호트 연구에서는 직무긴장도와 저체중 출산 혹은 조산과 유의한 관련성이 없다고 보고하였으며(Larsen 등, 2013) 직무긴장도는 선천성 기형과도 관련이 없었다(Larsen 등, 2014).

3. 임신 중 스트레스의 병태생리적 기전

스트레스원(stressor)에 반응하는 생물학적 기전 중 하나는 시상하부, 뇌하수체 전엽, 부신피질로 이어지는 호르몬 경로(hormornal pathway)이다. 중추신경계가 스트레스를 인지하면 이에 대한 반응으로 시상하부는 corticotropin-releasing hormone(CRH)을 분비하고 이는 뇌하수체 전엽을 자극한다. 뇌하수체 전엽은 adrenocorticotropic hormone(ACTH)을 분비하여 부신피질을 자극하며 이어 부신은 여러 생물학적 영향을 갖는 코티졸을 분비한다. 태반에서는 산모 코티졸의 50~90%가 생물학적으로 비활동적인 코티존(cortisone)으로 전환된다(Mulder 등, 2002). 매우 스트레스를 주는 사건을 경험한 산모들에서 산모의 코티졸 수준은 태아의 코티졸 수준과 선형적인 관련성을 보였다(Gitau 등 1998). 산모 코티졸의 증가는 태아 코티졸의 실질적 증가를 초래할 수 있는데 산모의 코티졸이 태반에서 완전히 비활성화되지 않거나 산모 코티졸 농도가 매우 높은 경우에 이러한 일이 발생한다(Mulder 등, 2002).

임신의 특징적인 생리적 변화 중 하나는 스트레스 호르몬에 의해 태반에서 CRH 가 상승 조절(up regulate) 된다는 것이다. 임신 중에는 산모의 CRH와 더불어 태반 및 태아가 CRH를 생성한다 (Austin 2000). 임신 8~10주부터 태반에서는 CRH가 분비된다. 이 태반의 CRH는 시상하부의 CRH와 같은 생물학적 활동을 가진다. 태반 CRH는 태아와 산모의 순환계에 분비되어 들어간다. 임신기간 중 혈액내 CRH, ACTH, 코티졸 농도는 점차 증가하는데 출산전 몇주 동안 급격하게 증가한다(Majzoub 등, 1999). 조기진통이 있는 여성들은 산모 및 태아의 순환계 모두에서 CRH 수준이 높으며, 스트레스 수준이 증가된 여성에서 자궁경부 길이가 유의하게 짧은 것을 관찰할 수 있었다(Dijkstra 등, 1999). 결혼 상태, 임신 불안, 인지된 스트레스, 사회적지지 등 사회심리적 요인과 혈청의 ACTH, beta-endorphin and cortiso1 간에 유의한 상관성을 관찰할 수 있었다(Sandman 등, 1997; Wadhwa 등, 1996).

또다른 기전은 교감신경계의 만성적인 활성화이다. 신체적 스트레스와 심리사회적인 스트레스는 말초신경으로부터 노르에피네프린의 생성을 증가시키며, 부신으로부터 에피네프린의 분비를 증가시킨다. 또한, 이러한 카테코라민(catecholamine)의 증가는 자궁 혈류를 유의하게 감소시키는 것으로 알려져 있다(Katz, 2012). 산모의 스트레스에 의한 교감신경계의 활성화는 자궁과 태아에 혈류를 감소시키고 태아성장지연을 초래할 수 있다(Mulder 등, 2002). 또한, 자간전증 및 임신성 고혈압 환자에서 교감신경계 활성화가 증가되는 것을 관찰할 수 있었다(Greenwood 등, 2003; Schobel 등, 1996; Rang 등, 2004).

임신기간 중에 glucocorticoids는 태반에서 CRH gene expression을 촉진시켜 positive feedback loop(이는 임신기간동안 태반 기반의 CRH 수준을 점진적으로 20배까지 증가시키는 결과)를 초래한다. 이러한 CRH 농도의 증가와 더불어 CRH-biding protein 또한 임신기간 중 증가하여 free(active) CRH의 생체이용률(bioavailability)을 제한한다(Hobel 등, 2008). 그런데 조산출산 위험이 있는 여성에서는 CRH 수준은 증가하지만 CRH binding protein은 더 감소하며 결과적으로 조산을 출산한 여성에서 임신중기 free CRH 증가가 초래되는 것이 관찰되었다(Hobel 1999). 또한, 태반에서 태반 CRH는 태아 혈액순환에 들어가 출산을 시작하는데 중요한 에스트로겐 생성을 증가시키는 dehydroepiandrosterone의 태아 부신 생성을 촉진시킨다.

이와 같은 결과에 기반해 볼 때, 임신 중 스트레스가 어떻게 저체중을 초래하는 지에 대해서는 현재까지 명확하지는 않으나 다음과 같은 기전들이 알려져 있다. 첫째, 산모의 스트레스는 카테코라민(catecholamine)의 분비를 초래하고 이는 자궁 관류량(uterine perfusion)을 줄이고 잠재적으로는 태아에게 전달되는 다양한 영양소의 양을 제한한다(Hobel 등, 2008). 이러한 기전을 통해 만성적인 스트레스 하에서 카테코라민에 지속적으로 노출되면 태아성장이 지연(감소)될 수 있다. 둘째, 짧은 기간에 glucocorticoids 노출도 태아 성장에 영향을 줄 수 있다. 임신 초기에 스트레스에 의해 상승된 내인성의 산모 코티졸 수준은 태아 성장에 영향을 줄 수 있는 것으로 알려졌다.

4. 임신 중 스트레스의 예방과 관리

임신 중 스트레스를 줄이고 건강한 아이를 출산하는 중재방안(Intervention)에 대한 연구들은 주로 고위험 산모를 대상으로 이루어져 왔다(Hobel 등, 2008). 신체적으로 스트레스를 경감시키면 긍정적인 출산 결과를 얻는다는 결과가 많다. 수동적 또는 능동적 이완 프로그램에 참여한 임산부들은 코티졸 수준의 감소뿐 아니라 불안, 심장 박동의 감소를 보였고 7주동안 이완훈련프로그램에 참여한 고불안 임산부에서도 대조군보다 저체중 출산의 비율이 낮았다(Teixeira 등, 2005).

한편, 사회심리적 스트레스 수준을 측정하고 적절한 자원이나 서비스를 제공하는 것이(특히 고위험 산모들에서) 효과적이라는 것이 보고되었다. 캘리포니아의 Medicaid 여성을 대상으로 한 대규모 연구에서 각 분기마다 사회심리적 측정을 받고 서비스를 제공받은 여성들은 조산 및 저체중 출산이 유의하게 감소하였다(Wilkinson 등, 1998). 또한, 확고한 사회적지지 네트워크를 가진 여성들이 부정적인 임신결과의 위험이 더 낮았다. 그러나, 현재까지의 연구들은 생활사건 체크리스트와 같이 급성 스트레스원에 주로 초점이 맞추어져 있어 장기간의 관점에서 만성적 스트레스원과 개인 수준의 경험을 다루는 연구들이 더 필요한 실정이다.

임신 중 스트레스를 예방하는 방법을 간단하고 명확하게 제시하기는 어려우나, 임신 시 표준 산전관리의 부분으로 매 분기마다 사회심리적 스트레스에 대한 평가가 필요하다고 제안된 바 있다(Hobel 등, 2008). 특히, 신체적 · 사회심리적 스트레스를 많이 받는 직업을 가진 여성들은 태아성장을 평가하기 위해 정기적으로 초음파 검사를 받고 검사결과가 성장 지연 징후를 보이면, 일을 줄이거나 그만둘 것을 고려하도록 권고하고 있다(Katz, 2012). 이외에도 임신 전 또는 임신 후 첫 병원 방문시 직업력이 조사되는 것이 바람직하며, 저체중, 조기진통, 임신성 고혈압력을 갖고 있는 산모들은 가능한 근무 형태를 변화시키나 스트레스를 덜 받는 일을 찾는 것이 바람직하다(Katz, 2012).

참고문헌

강동묵, 김영기, 김종은. 직무스트레스와 근골격계 질환. J Korean Med Assoc 2011;54(8):851-858.

고용노동부 (2014). 2009년 이후 산재사망자와 그에 따른 경제적 손실액 현황. 2014년 고용노동부 국정감사 자료.

노동부. 노동통계연감. 1994, 1999, 2001.

대한가정의학회. 한국인의 평생건강증진. 고려의학. 1996.

백도명. 작업관련 뇌혈관 및 심장질환, 산업의학적 측면. 산업안전공단 심포지움 자료집. 1997;85-102.

우종민, 김경미, 김성아. 업무전환 후 직무스트레스로 인한 정신과적 질환 증례. 대한산업의학회지 2003a; 15(2):205-212.

우종민, 하미나, 이동수. 인지적 특성과 직무스트레스. 한국인지행동치료학회지 2003c; 2(1):29-49.

우종민. 심박동수 변이 규준제작 연구보고서. 인제대학교. 2003b.

이동수, 김지혜. 직무스트레스가 정신과적 증상에 미치는 영향 -성별에 따른 자존감의 매개 효과를 중심으로-. 신경정신의학 2001;40(2):217-229.

임승락, 김지혜, 이동수, 김이영. 여성의 직무스트레스, 대처자원과 정신건강. 신경정신의학 2000; 39(6):999-1009.

차봉석, 장세진, 이명근. 산업장 근로자의 직업성 스트레스와 정신 건강에 관한 연구. 예방의학회지 1989;21(2):365-373.

우종민, 최수찬. 근로자지원프로그램(EAP)의 이론과 실제. 인제대학교. 2008.

우종민 등. 근로자의 수면문제에 따른 생산성 시간 손실. 신경정신의학 50(1):62-68, 2011

우종민. 근로자 정신건강증진서비스 모델 개발. 인제대학교. 2013.

이동수, 김지혜. 직무스트레스가 정신과적 증상에 미치는 영향 -성별에 따른 자존감의 매개 효과를 중심으로-. 신경정신의학 2001;40(2):217-229.

조정진. 스트레스와 심혈관질환. J Korean Med Assoc. 2013;56(6):462-470.

Ablad B, Bjorkman JA, Gustafsson D, Hansson G, Ostlund-Lindqvist, Pettersson K. The role of sympathetic activation in atherogenesis: effects of beta-blockade. Am Heart J 1988;116:322-327.

Ahlberg-Hulten GK, Theorell T, Sigala F. Social support, job strain and musculoskeletal pain amongfemale health care personnel. Scand J Work Environ Health 1995;21:435-439.

Albright CL, Winkleby MA, Ragland DR, Fisher J, Syme SL. Job strain and prevalence of hypertension in a biracial population of urban bus drivers. Am J Public Health. 1992;82(7):984-989.

Alterman T, Shekelle RB, Vernon SW, Burau KD. Decision latitude, psychologic demand, job strain, and coronary heart disease in the Western Electric Study. Am J Epidemiol. 1994;139(6):620-627.

American Psychiatric Association (2013). Diagnostic and statistical manual of mental disorders, 5th ed. Washington DC: American Psychiatric Press

Barry J, Selwyn AP, Nabel EG, Rocco MB, Mead K, Campbell S, Rebecca G. Frequency of ST-segment depression produced by mental stress in stable angina pectoris from coronary artery disease. Am J Cardiol 1988;61:989-993.

Bernald B, Sauter S, Fine L. Hazard evaluation and technical assistance report. NIOSH Report No. HHE 90-013-2277. Cincinnati: U.S. Department of Health and Human Services, Public Health Service, Centers for Disease Control and Prevention, National Institute for Occupational Safety and Health. 1993.

Bernard B, Sauter S, Fine L, et al. Job task and psychosocial risk factors for work-related musculoskeletal disorders among newspaper employees. Scand J Work Environ Health, 1992;18(suppl 2):119-120.

Bernard B, Sauter S, Fine L, et al. Job task and psychosocial risk factors for work-related musculoskeletal disorders among newspaper employees. Scand J Work Environ Health 1994;20:417-426.

Beull P, Breslow L. Mortality from coronary heart disease in Californian men who work long hours. J Chron Dis. 1960;11:615-626.

Bigos SJ, Battie MC, Spengler DM, et al. A prospective study of work perceptions and psychosocial factors affecting the report of back injury. Spine 1991;16:1-6.

Bildt C, Alfredsson L, Michélsen H, Punnett L, Vingård E, Torgén M, Öhman A, Kilbom A. Occupational and nonoccupational risk indicators for incident and chronic low back pain in a sample of the swedish general population during a 4-year period: An Influence of depression? Int J Behav Med 2000;7:372-392.

Bongers PM, Kremer AM, ter Laak J. Are psychosocial factors, risk factors for symptoms and signs of the shoulder, elbow, or hand/wrist?: a review of the epidemiological literature. Am J Ind Med 2002;41:315-342.

Bongers PM. Winter CR, Kompier MAJ, Hilderbrandt VH. Psychosocial factors at work and musculoskeletal disease. Scand J Work Environ Health 1993;19:297-312.

Bosma H, Marmot MG, Hemingway H, Nicholson A, Brunner EJ, Stansfeld S. Low job control and risk of coronary heart disease in the Whitehall II (prospective cohort) study. BMJ. 1997;314(7080):558-565.

Braun S, Hollander RB. Work and depression among women in the Federal Republic of Germany. Women Health. 1988;14(2):3-26.

Burke RJ, Greenglass ER, Schwarzer R. Predicting teacher burnout over time: effects of work stress, social, and self-doubts on burnout and its consequences. Anxiety Stress Coping. 1996;9(3):261-275.

Capes SE, Hunt D, Malmberg K, Gerstein HC. Stress hyperglycaemia and increased risk of death after myocardial infarction in patients with and without diabetes: a systematic overview. Lancet 2000;355:773-778.

Christopher Tennant, Loyola McLean. Impact of emotions on coronary heart disease risk. J Cardiovascular Risk Factor 2001;8:175-183.

Cooper CL. The stress check. New Jersey, Prentice Hall, Spectrum. 1981.

Davis MC, Matthews KA, McGrath CE. Hostile attitudes predict elevated vascular resistance during interpersonal stress in men and women. Psychosom Med 2000;62:17-25.

Faucett J, Garry M, Nadler D, Ettare D. A test of two training interventions to prevent musculoskeletal disorders of the upper extremity. Appl Ergon 2002;33:337-47.

Feuerstein M, Huang GD, Pransky G. Workstyle and work-related upper extremity disorders. In: Gatchel RJ, Turk DC, editors. Psychosocial factors in pain. New York, Guilford Press. 1999; 175-192.

Feuerstein M, Nicholas RA, Huang GD, Dimberg L, Ali D, Rogers H. Job stress management and ergonomic intervention for work-related upper extremity symptoms. Appl Ergon 2004;35:565-574.

Feuerstein M, Sult SC, Houle M. Environmental stressors and low back pain: life events, family, and work environment. Pain 1985;22:295-307.

Feuerstein M. Workstyle: Definition, Empirical Support, and Implications for Prevention, Evaluation, and Rehabilitation of Occupational Upper-Extremity Disorders. In SD Moon, SL Sauter(eds), Beyond Biomechanics: Psychosocial Aspects of Musculoskeletal Disorders in Office Work. Bristol, PA:Taylor & Francis, 1996;177-206.

Flor H, Turk DC, Birbaumer N. Assessment of stress-related psychophysiology reactions in chronic back pain patients. J Consult Clin Psychol 1985;53:354-364.

French, J. R. P. Person role fit. In A. McLean(Ed.), Occupational stress. Springfield, III.: Charles C Thomas. 1974.

Friedman BH, Thayer JF. Anxiety and autonomic flexibility: a cardiovascular approach. Biol Psychiatry 1998;47:243-263.

Fuchs LC, Landas SK, Johnson AK. Behavioral stress alters coronary vascular reactivity in borderline hypertensive rats. J Hypertens 1997;15:301-307.

Gabbay FH, Krantz DS, Kop WJ, Hedges SM, Klein J, Gottdiener JS, Rozanski A. Triggers of myocardial ischemia during daily life in patients with coronary artery disease: physical and mental activities, anger and smoking. J Am Coll Cardiol 1996;27:585-592.

Greenlund KJ, Liu K, Knox S, McCreath H, Dyer AR, Gardin J. Psychosocial work characteristics and cardiovascular disease risk factors in young adults: the CARDIA study Coronary Artery Risk Disease in Young Adults. Soc Sci Med. 1995;41(5):717-723.

Gullette ECD, Blumenthal JA, Babyak M, Jiang W, Waugh RA, Frid DJ, O'Connor CM, Morris JJ, Krantz DS. Effects of mental stress on myocardial ischemia during daily life. JAMA 1997;277:1521-1526.

Hales TR, Sauter SL, Peterson MR, et al. Musculoskeletal disorders among videl display terminal users in a telecommunications company. Ergonomics 1994;37:1603-1621.

Harry Hemingway, Michael Marmot. Psychosocial factors in the aetiology and prognosis of coronary heart disease: systematic review of prospective cohort studies. BMJ 1999; 318:1460-1467.

Hayano J, Sakakibara Y, Yamada M. Decreased magnitude of heart rate spectral components in coronary artery disease: its relation to angiographic severity. Circulation 1990;81:1217-1224.

Hayashi S, Toyoshima H, Sato T, Tanabe N, Seki N, Miyanishi K. Seasonal Variation in the Incidence of Sudden Death according to Occupation of householder in Janpan. Jpn Circ J 1997;61:814-818.

Hayashi T, Kobayashi Y, Yamaoka K, Yano E. Effect of overtime work on 24 hour Ambulatory BP. J Occup Environ Med. 1996;38(10);1007-1011.

Heim C, Nemeroff CB: The impact of early adverse experiences on brain systems involved in the pathophysiology of anxiety and affective disorders. Biol Psychiatry 1999;46:1509-1522.

Himmelstein JS, Feurstein M, Stanek EJ, et al. Work-related upper-extremity disorders and work disability: clinical and psychosocial presentation. J Occup Environ Med 1995;37:1278-1286.

Hinkle LE Jr, Whitney LH, Lehman EW, Dunn J, Benjamin B, King R, Plakun A, Flehinger B. Occupation, education, and coronary heart disease. Risk is influenced more by education and background than by occupational experiences, in the Bell System. Science. 1968;161(3838):238-246.

Hopkins A. Stress, the quality of work, and repetitive strain injury in Australia. Work Stress 1990;4:129-138.

Houtman ILD, Bongers PM, Smulders PGW, Kompier MAJ. Psychosocial stressors at work and musculoskeletal problems. Scand J Work Environ Health 1994;20:139-145.

Hughes RE, Silverstein BA, Evanoff BA. Risk factors for work-related musculoskeletal disorders in an aluminum smelter. Am J Ind Med 1997;32:66-75.

Hull AM, Alexander DA, Klein S. Survivors of the Piper Alpha Oil Platform Disaster: Long-term follow-up study. Brit J Psychiatry 2002;181,433-438.

Ironson G, Taylor CB, Boltwood M, Bartzokis T, Dennis C, Chesney M, Spitzer S, Segall GM. Effects of anger on left ventricular ejection fraction in coronary artery disease. Am J Cardiol 1992;70:281-285.

Isabelle N et al. Psychosocial work environment and cardiovascular risk factors in an occupational cohort in France. J Epidemiol Community Health 1998;52:93-100.

Jennings JR, Follansbee WP. Task-induced segment depression, ectopic beats and autonomic responses in coronary heart disease patients. Psychosom Med 1985;47:415-430.

Jern C, Eriksson E, Tengborn L, Risberg B, Wadenvik H, Jern S. Changes of plasma coagulation and fibrinolysis in response to mental stress. Thromb Haemost. 1989;62:767-771.

Jiang W, Jain D, Burg M, Soufer R, Zaret BL. Prognostic implications of mental stress-induced silent left ventricular dysfunction in patients with stable angina pectoris. Am J Cardiol. 1995; 76:31-35.

Jiang W, Babyak M, Krantz DS, Waugh RA, Coleman RE, Hanson MM, Frid DJ, McNulty S, Morris JJ, O'Connor CM, Blumenthal JA. Mental stress-induced myocardial ischemia and cardiac events. JAMA. 1996;275:1651-1656.

Johansson JA. Psychosocial work factors, physical workload and associated musculoskeletal symptoms among home care workers. Scand J Psychol 1995;36:113-129.

Johnson JV, Hall EM, Theorell T. Combined effects of job strain and social isolation on cardiovascular disease morbidity and mortality in a random sample of the Swedish male working population. Scand J Work Environ Health. 1989;15(4):271-279.

Johnson JV, Hall EM. Job strain, work place social support, and cardiovascular disease: a cross-sectional study of a random sample of the Swedish working population. Am J Public Health. 1988;78(10):1336-1342.

Kaprio J, Koskenvuo M, Rita H. Mortality after bereavement: a prospective study of 95,647 persons. Am J Public Health 1987;77:283-287.

Karaseck R, Theorell T. Healthy work: Stress, productivity and the reconstruction of working life. NY: Basics, Inc. 1990.

Karasek RA. Job demands, job decision latitude, and mental strain: implications for job redesign. Admin Sci Q 1979;24:285-307.

Karasek RA, Baker D, Marxer F, Ahlbom A, Theorell T. Job decision latitude, job demands, and cardiovascular disease: a prospective study of Swedish men. Am J Public Health 1981;71:694-705.

Karasek RA, Gardell B, Lindell J. Work and non-work correlates of illness and behavior in male and female Swedish white collar workers. J Occup Behav, 1987;8:187-207.

Karasek RA, Theorell T. Healthy Work. New York: Basic Books. 1990.

Karen Belkic. Mechanism of cardiac risk of professional driver. Scand J Work Environ Health 1994; 20:73-86.

Kario K, Matsuo T, Kobayashi H, Yamamoto K, Shmiada K. Earthquake-induced potentiation of acute risk factors in hypertensive elderly patients: possible triggering of cardiovascular events after a major earthquake. J Am Coll Cardiol. 1997;29:926-933.

Kawachi I, Sparrow D, Vokonas P, Weiss S. Decreased heart rate variability in men with phobic anxiety(data from the normative ageing study). Am J Cardiol 1995;5:882-885.

Kawakami N, Haratani T, & Araki S. Effects of perceived job stress on depressive symptoms in blue-collar workers of an electrical factory in Japan. Sand J Work, Environ Health 1990;18(3), 195-200.

Keefe FJ, Egert JR. A Cognitive-Behavioral Perspective on Pain in Cumulative Trauma Disorders. In SD Moon, SL Sauter(eds), Beyond Biomechanics: Psychosocial Aspects of Musculoskeletal Disorders in Office Work. Bristol, PA:Taylor & Francis, 1996;159-175.

Keltikangas-Jarvinen L, Raikkonen K, Hautanen A, Adlercreutz H. Vital exhaustion, anger expression, and pituitary and adrenocortical hormones. Implications for the insulin resistance syndrome. Atherosclerosis, Thrombosis Vasc Biol 1996;16:275-280.

Kessler, R. (2000). Posttraumatic Stress Disorder: The Burden to the Individual and to Society. Journal of Clinical Psychiatry, 61(5), 4-12.

Kleiger RE, Miller JP, Bigger JT. The Multicenter Post-Infarction Research Group: decreased heart rate variability and its association with increased mortality after acute myocardial infarction. Am J Cardiol 1987;59:256-262.

Koes BW, van Tulder MW, Ostelo R, Burton K, Waddell G. Clinical guidelines for the management of low back pain in primary care: international comparison. Spine 2001;26(22):2504-2513.

Koller M, Kundi M, Cervinka R. Field studies of shift work at an Austrian oil refinery. I: Health and psychosocial wellbeing of workers who drop out of shiftwork. Ergonomics. 1978;21(10):835-847.

Koopman FS, Edelaar M, Siikker R, Reynders K, van der Woude FH, Hoozemans MJ. Effectiveness of a multidisciplinary occupational training program for chronic low back pain; a prospective cohort study. Am J Phys Med Rehabil 2004;83(2):94-103.

Kuper H, Marmot M, Hemingway H. Systematic review of prospective cohort studies of psychosocial factors in the etiology and prognosis of coronary heart disease. Semin Vasc Med. 2002;2(3):267-314.

Lapointe J, Dionne C, Brisson C, Montreuil S. Interaction between postural risk factors and job strain on self-reported musculoskeletal symptoms among users of video display units: a three-year prospective study. Scand J Work Environ Health 2009;35:134 – 144.

Leino PI, Hanninen V. Psychosocial factors at work in relation to back and limb disorder. Scan J Work Environ Health 1995;21:134-142.

Leor J, Poole WK, Kloner RA. Sudden cardiac death triggered by an earthquake. N Engl J Med. 1996;334:413-419.

Light KC, Kothandapani RV, Allen MT. Enhanced cardiovascular and catecholamine responses in women with depressive symptoms. Int J Psychophysiol 1998;28:157-166.

Light KC, Turner JR, Hinderliter AL. Job strain and ambulatory work blood pressure in healthy young men and women. Hypertension. 1992;20(2):214-218.

Lim D, Sanderson K, Andrews G. Lost productivity among full-time workers with mental disorders. J Ment Health Policy Econ. 2000;3(3):139-146.

Lindstrom K. Psychosocial criterial for good work organization. Scan J Work Environ Health 1994; 20:123-133.

Linton SJ. Risk factors for neck and back pain in a working population in Sweden. Work Stress 1990; 4:41-49.

Lowenthal KM, Eysenck M, Harris D, Lubitsh G, Gorton T, Bicknell H. Stress, distress and air traffic incidents: job dysfunction and distress in airline pilots in relation to contextually-assessed stress. Stress Med. 2000;16(3):179-183.

Lown B, Verrier RL, Corbalan R. Psychologic stress and threshold for repetitive ventricular response. Science 1973;182:834-836.

Lown B, Verrier RL, Rabinowitz SH. Neural and psychological mechanisms and the problem of sudden cardiac death. Am J Cardiol 1977;39:890-902.

Lundberg U, Kadefors R, Melin B, et al. Stress, muscular tension and musculoskeletal disorders. Int J Behav Med 1994;1:354-370.

Macfarlane RG, Biggs R. Observation on fibrinolysis: spontaneous activity associated with surgical operations, trauma etc. Lancet 1947;2:862-864.

Martin GJ, Magid NM, Myers G, Barnett PS, Schaad JW, Weiss JS et al. Heart rate variability and sudden death secondary to coronary artery disease during ambulatory electocardiographic monitoring. Am J Cardiol 1987;60:86-89.

McNamee R, Binks K, Jones S, Faulkner D, Slovak A, Cherry NM. Shiftwork and mortality from ischemic heart disease. Occup Environ Med. 1996;53(6):367-373.

Melamed S., Luz J., & Green MS. Noise exposure, noise annlyance and their relation to psychological distress, accident and sickness absence among blue-collar workers-the Cordis Study. Isr J Med Sci. 1992;28(8):629-635.

Melin B, Lundberg U. A biopsychosocial approach to work stress and musculoskeletal disorders. J Psychophysiol 1997;11:238－247.

Murray WE & Brian JC. Perfectionism and depression symptom severity in major depressive disorder. Behavior Res Therapy 1998;37:783-794.

Myint AM, Kim YK. Cytokine-serotonin interaction through IOO-A neurodegeneration hypothesis of depression. Medical Hypothesis, 2003;61:519-525.

Netterstrçm B, Kristensen TS, Damsgaard MT, Olsen O, Sjçl A. Job strain and cardiovascular risk factors: a cross sectional study of employed Danish men and women. Br J Ind Med. 1991;48(10):684-689.

Niaura R, Stoney CM, Herbert PN. Lipids in psychological research: the last decade. Biol Psychiatry 1992; 34:1-43.

NIOSH. Musculoskeletal Disorders and Workplace Factors. Washington, DC: U.S. Department of Health and Human Services, Public Health Service, Centers for Disease Control and Prevention, National Institute for Occupational Safety and Health. 1997.

NIOSH. Stress at work. 1999.

NIOSH. Bernard BP editor. Musculoskeletal disorders and workplace factors: a critical review of epidemiologic evidence for work-related musculoskeletal disorders of the neck, upper extremity, and low back. Cincinnati(OH): National Institute for Occupational Safety and Health(NIOSH), US Department of Health and Human Services, 1997. Report no 97-141, July 1997.

Ogston D, McDonald GA, Fullerton HW. The influence of anxiety on tests of blood coagulation and fibrinolytic activity. Lancet 1962;2:521-523.

Park J, Kim Y, Cho Y, Woo KH, Chung HK, Iwasaki K, Oka T, Sasaki T, Hisanaga N. Regular overtime and cardiovascular functions. Ind Health. 2001;39(3):244-249.

Patrick LE, Altmaier EM, Found EM. Long-term outcomes in multidisciplinary treatment of chronic low back pain; results of a 13-year follow-up. Spine 2004;29(8):850-855.

Peters ML, Godaert GL, Ballieux RE, Brosschot JF, Sweep FC, Swinkels LM et al. Immune responses to experimental stress: effects of mental effort and uncontrollability. Psychosom Med 1999;61:513-524.

Pettersson K, Bejne B, Bjork H, Strawn WB, Bondjers G. Experimental sympathetic activation causes endothelial injury in the rabbit thoracic aorta via beta 1-adrenoceptor activation. Circ Res. 1990;67(4):1027-1034.

Poulin J. & Walter C. Social work burnout: a longitudinal study. Soc Work Res Abstr 1993;29(4). 5-11.

Public Health Service. Healthy people 2000 -National health promotion and disease prevention objectives-. Washington, DC, U.S. Government Printing Office. 1991.

Reed DM, LaCroix AZ, Karasek RA, Miller D, MacLean CA. Occupational strain and the incidence of coronary heart disease. Am J Epidemiol 1989;129(3):495-502.

Rice PL. Stress and health: Principles and practice for coping and wellness. Pacific Grove, Brooks & Cole, 1987;206-234.

Romanov K, Appelberg K, Honkasalo ML, Koskenvuo M. Recent interpersonal conflict at work and psychiatric morbidity: a prospective study of 15,530 employees aged 24-64. J Psychosom Res. 1996;40(2):169-176.

Rozanski A, Bairey CN, Krantz DS, Friedman J, Resser KJ, Morell M, Hilton-Chalfen S, Hestrin L, Bietendorf J, Berman DS. Mental stress and the induction of silent myocardial ischemia in patients with coronary artery disease. N Engl J Med 1988;318:1005-1012.

Rozanski A, Blumenthal JA, Davidson KW, Saab PG, Kubzansky L. The epidemiology, pathophysiology, and management of psychosocial risk factors in cardiac practice: the emerging field of behavioral cardiology. J Am Coll Cardiol. 2005;45(5):637-651.

Rozanski A, Blumenthal JA, Kaplan J. Impact of psychological factors on the pathogenesis of cardiovascular disease and implications for therapy. Circulation. 1999;99(16):2192-2217.

Russek HI, Zohman BL. Relative significance of heredity, diet and occupational stress in coronary heart disease of young adults. Am J Med. 1958;325:266-275.

Sauter SL, Swanson NG. An Ecological Model of Musculoskeletal Disorders in Office Work. In SD Moon, SL Sauter(eds), Beyond Biomechanics: Psychosocial Aspects of Musculoskeletal Disorders in Office Work. Bristol, PA: Taylor & Francis, 1996;3-12.

Schaefer JA, & Moos RH. Effects of work stressors and work climate on long-term care staff's job morale and functioning. Res Nurs Health 1996;19(1), 63-73.

Schnall PL, Pieper C, Schwartz JE, Karasek RA, Schlussel Y, Devereux RB, Ganau A, Alderman M, Warren K, Pickering TG. The relationship between 'job strain,' workplace diastolic blood pressure, and left ventricular mass index. Results of a case-control study. JAMA. 1990;263(14):1929-1935.

Schnall PL, Schwartz JE, Landsbergis PA, Warren K, Pickering TG. Relation between job strain, alcohol, and ambulatory blood pressure. Hypertension. 1992;19(5):488-494.

Shigemi J, Mino Y, Ohtsu T, Tsuda T. Effects of perceived job stress on mental health. A longitudinal survey in a Japanese electronics company. Eur J Epidemiol. 2000;16(4):371-376.

Siegrist J, Peter R, Junge A, Cremer P, Seidel D. Low status control, high effort at work and ischemic heart disease: prospective evidence from blue-collar men. Soc Sci Med. 1990;31(10):1127-1134.

Siegrist J. Emotions and health in occuopational life. Patient Educ Couns 1995;25:227-236.

Skantze HB, Kaplan J, Pettersson K, Manuck S, Blomqvist N, Kyes R, Williams K, Bondjers G. Psychosocial stress causes endothelial injury in cynomolgus monkeys via B1-adrenoceptor activation. Atherosclerosis. 1998;136:153-161.

Sparks K, Cooper CL, Fried Y, Shirom A. The effects of hours of work on health: a meta-analytic review. J Occup Organisational Psychol 1997.

Spence SH. Cognitive behavior therapy in the treatment of chronic, occupational pain of the upper limbs: a two-year follow-up. Behav Res Ther 1991;29:503-509.

Spurgeon A, Harrington JM, Cooper CL. Health and safety problems associated with long working hours: a review of the current position. Occup Environ Med. 1997;54(6):367-375.

Spurgeon A, Harrington JM. Work performance and health of junior hospital doctors: a review of the literature. Work and Stress. 1989;3:117-128.

Stanfeld SA, Bosma H, Hemingway H, & Marmot MG. Psychosocial work characteristics and social support as predictors of SF-36 health functioning: the Whitehall II study. Psychosom Med. 1998;60(3):247-257.

Steenland K, Johnson J, Nowlin S. A follow-up study of job strain and heart disease among males in the NHANES1 population. Am J Ind Med. 1997;31(2):256-260.

Susan A Everson. Interaction of workplace demands and cardiovascular reactivity in progression of carotid atherosclrelosis population based study, BMJ 1997;314(22):553-558.

Svensson H, Anderson GBJ. Low-back pain in 40- to 47-year-old men: work history and work environment factors. Spine 1983;8:272-276.

Tenkanen L, Sjoblom T, Kallimo R, Alioshi T, Harma M. Shift work, occupation and coronary heart disease over 6 years of follow-up in the Helsinki Heart Study. Scan J Work Environ Health. 1997;23:257-265.

Theorell T. Possible Mechanisms Behind the Relationship Between the Demand-Control-Support Model and Disorders of the Locomotor System. In SD Moon, SL Sauter(eds), Beyond Biomechanics: Psychosocial Aspects of Musculoskeletal Disorders in Office Work. Bristol, PA: Taylor & Francis, 1996;65-73.

Theorell T, Harms-Ringdahl K, Ahlberg-Hulten G, Westin B. Psychosocial job factors and symptoms from the locomotor system: a multicausal analysis. Scand J Rehabil Med 1991;23:165-173.

Theorell T. et al, Decision latitude, Jon strain, and Myocardial Infarction; A study of Working Men in Stockholm, Am J Pub Health 1998;88(3):382-388

Thiel HG, Parker D, Bruce TA. Stress factors and the risk of myocardial infarction. I Psychosom Res 1973;17:43-57.

Tola S, Riihimaki H, Videman T, et al. Neck and shoulder symptoms among men in machine poeratin, dynamic physical work and sedentary work. Scand J Work Environ Health 1988;14:299-305.

Toomingas A, Theorell T, Michelsen H, Nordemar R. Association between self-rated psychosocial work conditions and musculoskeletal symptoms and signs. Scand J Work Environ 1997;23:130-139.

Uehata. Long Working hour and occupational stress related cardiovascular attacks among middle aged workers in Japan. J HUM Erol (ToKyo). 1991;20(2):147-153.

Verrier RL, Hagestad EL, Lown B. Delayed myocardial ischemia induced by anger. Circulation. 1987;75:249-254

Viikari-Juntura E, Vuori J, Silverstein BA, et al. Life-long prostective study on the role of psychosocial factors in neck-shoulder and low-back pain. Spine 1991;16:1056-1061.

Vogele C. Serum lipid concentrations, hostility and cardiovascular reactions to mental stress. Int J Psychophysiol 1998;28:167-179.

Waersted M, Bjorklund RA, Westgaard RH. Shoulder muscle tension induced by two VDU-based tasks of different complexity. Ergonomics 1991;34:137-150.

World Health Organization(WHO). Identification and control of work-related diseases. Geneva: WHO, 1985:7-11. WHO technical report series 714.

Yudkin JS, Kumari M, Humphries SE, Mohamed-Ali V. Inflammation, obesity, stress and coronary heart disease: is interleukin-6 the link? Atherosclerosis 1999;148:209-214.

Braun S, Hollander RB. Work and depression among women in the Federal Republic of Germany. Women Health. 1988;14(2):3-26.

Ceridian. A national employee assistance program: The Ceridian experience. In Emener, W. G., Hutchison, W. S., & Richard, M. A. (Eds.). Employee assistance programs: Wellness/enhancement programming (pp.64-77). Springfield, Il: Charles C. Thomas Publisher. 2003.

Cooper CL. The stress check. New Jersey, Prentice Hall, Spectrum. 1981.

Ferrari AJ, Charlson FJ, Norman RE, Patten SB, Freedman G, et al. (2013) Burden of Depressive Disorders by Country, Sex, Age, and Year: Findings from the Global Burden of Disease Study 2010. PLoS Med 10(11): e1001547

French, J. R. P. Person role fit. In A. McLean(Ed.), Occupational stress. Springfield, III.: Charles C Thomas. 1974.

Heim C, Nemeroff CB: The impact of early adverse experiences on brain systems involved in the pathophysiology of anxiety and affective disorders. Biol Psychiatry 1999;46:1509-1522.

Karaseck R, Theorell T. Healthy work: Stress, productivity and the reconstruction of working life. NY: Basics, Inc. 1990.

Karasek RA, Theorell T. Healthy Work. New York: Basic Books. 1990.

Kawakami N, Haratani T, Araki S. Effects of perceived job stress on depressive symptoms in blue-collar workers of an electrical factory in Japan. Scand J Work Environ Health. 1992;18(3):195-200.

McClellan K. The changing nature of EAP practice. Personnel Administrator. 1985;30(8):29-37.

Melamed S, Luz J, Green MS. Noise exposure, noise annoyance and their relation to psychological distress, accident and sickness absence among blue-collar workers-the Cordis Study. Isr J Med Sci. 1992;28(8-9):629-635.

Myint AM, Kim YK. Cytokine-serotonin interaction through IOO-A neurodegeneration hypothesis of depression. Medical Hypothesis, 2003;61:519-525.

NIOSH. Stress at work. 1999.

OECD, Sick on the job? myths and Realities about mental health and work, 2012

Park YL et al. Impairment of work productivity in panic disorder patients. Journal of Affective Disorders 2014;157C:60-65.

Poulin J. & Walter C. Social work burnout: a longitudinal study. Soc Work Res Abstr 1993; 29(4). 5-11.

Rice PL. Stress and health: Principles and practice for coping and wellness. Pacific Grove, Brooks & Cole, 1987;206-234.

Schaefer JA, & Moos RH. Effects of work stressors and work climate on long-term care staff's job morale and functioning. Res Nurs Health 1996;19(1), 63-73.

Shigemi J, Mino Y, Ohtsu T, Tsuda T. Effects of perceived job stress on mental health. A longitudinal survey in a Japanese electronics company. Eur J Epidemiol. 2000;16(4):371-376.

Stanfield SA, Bosma H, Hemingway H, Marmot MG. Psychosocial work characteristics and social support as predictors of SF-36 health functioning: the Whitehall II study. Psychosom Med. 1998;60(3):247-257.

Stewart, W. F., Ricci, J. A., Chee, E., Hahn, S. R., & Morganstein, D. Cost of lost productive work time among US workers with depression. The Journal of the American Medical Association 2003;289, 3135-3144.

Woo JM, Kim W, Hwang TY, Frick KD, Choi BH, Seo YJ, Kang EH, Kim SJ, Ham BJ, Lee JS, Park YL. Impact of depression on work productivity and its improvement after outpatient treatment with antidepressants. Value Health. 2011;14(4):475-482.

The American Psychiatric Association & The American Psychiatric Foundation. 2003. Lost Productive Time - New Findings on the Invisible Costs of Depression. Mental Health Works. 2.

Brandt LPA, Nielsen CV. Job stress and adverse outcome of pregnancy: a causal link or recall bias? Am J Epidemiol. 1992;135:302-311.

Brett KM, Strogatz DS, Savitz DA. Employment, job strain, and preterm delivery among women in North Carolina. American Journal of Public Health 1997;87:199-204.

Ceron-Mireles P, Harlow S. Sanchez-Carrillo. The risk of prematurity and small-for-gestational-age birth in Mexico: the effects of working conditions and antenatal leave. Am J Public Health. 1996;86:825-831.

Ceron-Mireles P, Harlow S. Sanchez-Carrillo. The risk of prematurity and small-for-gestational-age birth in Mexico: the effects of working conditions and antenatal leave. Am J Public Health. 1996;86:825-831.Chamberlain GV. Work in pregnancy. Am J Industr Med 1993;23:559-575.

Chen D, Cho SI, Chen C, et al. Exposure to benzene, occupational stress, and reduced birth weight. Occup Environ Med. 2000;57:661 – 667.

Croteau A, Marcoux S, Brisson C. Work activity in pregnancy, preventive measures, and the risk of delivering a small-for-gestational-age infant. American Journal of Public Health 2006;96:846-855.

Dijkstra K, Janssen HCJP, Kuczynski E, et al. Cervical length in uncomplicated pregnancy: A study of sociodemographic predictors of cervical changes across gestation. Am J Pbstet Gynecol 1999;180:639-644.

Dominguez TP, Dunkel-Schetter C, Mancuso R, Rini CM, Hobel C. Stress in African American pregnancies: testing the roles of various stress concepts in prediction of birth outcomes. Ann Behav Med 2005;29:12-21.

Escriba-Aguir V, Perez-Hoyos S, Saurel-Cubizolles MJ. Physical load and psychological demand at work during pregnancy and preterm birth. International Archives of Occupational and Environmental Health 2001;74:583-588.

Fenster L, Schaefer C, Mathur A, Hiatt RA, Pieper C, Hubbard AE, et al. Psychologic stress in the workplace and spontaneous abortion. American Journal of Epidemiology 1995;142:1176-1183.

Gitau R, Cameron A, Fisk NM, Glover V. Fetal exposure to maternal cortisol. Lancet. 1998;353:707-708.

Glynn LM, Dunkel-Schetter C, Hobel CJ, Sandman CA. Pattern of perceived stress and anxiety in pregnancy predicts preterm birth. Health Psychol 2008;27:43-51.

Greenwood JP, Scott EM, Walker JJ, Stoker JB, Mary DA. The magnitude of sympathetic hyperactivity in pregnancy-induced hypertension and preeclampsia. Am J Hypertens. 2003;16:194-199.

Hanke W, Kalinka J, Makowiec-Dabrowska T, Sobala W. Heavy physical work during pregnancy—a risk factor for small-for-gestational-age babies in Poland. Am J Ind Med. 1999;36:200-205.

Hansen D, Lou HC, Olsen J. Serious life events and congenital malformations: a national study with complete follow-up. Lancet 2000;356:875-880.

Hatch M, Ji BT, Shu XO, Susser M. Do standing, lifting, climbing, or long hours of work during pregnancy have an effect on fetal growth? Epidemiology. 1997;8:530-536.

Hedegaard M, Henriksen TB, Sacher NJ, et al. Do stressful life events affect duration of gestation and risk of preterm delivery? Epidemiology. 1996;7:339-345.

Hobel CJ, Arora CP, Korst LM. Corticotrophin-releasing hormone and CRHbinding protein. Differences between patients at risk for preterm birth and hypertension. Ann N Y Acad Sci. 1999;897:54-65.

Homer CJ, James SA, Sieger E. Work-related psychosocial stress and risk of preterm, low birthweight delivery. Am J Public Health. 1990;80:173-177.

Huizink AC. Prenatal stress and its effects on infant development. Academic Thesis, University Utrecht, The Netherlands; 2000. p. 1-217.

Jacobsen G, Schei B, Hoffman H. Psychosocial factors and small-for-gestational-age infants among parous Scandinavian women. Acta Obstet Gynecol Scand 1997;165:S14-S18.

Katz VL. Work and work-related stress in pregnancy. Clin Obstet Gynecol 2012;55(3). 765-773.

Krabbendam L, Smits L, de Bie R, Bastiaanssen J, Stelma F, van Os J. The impact of maternal stress on pregnancy outcome in a well-educated Caucasian population. Paediatr Perinat Epidemiol 2005;19:421-425.

Kramer MS, Lydon J, Se'guin L, Goulet L, Kahn SR, McNamara H, Genest J, Dassa C, Chen MF, Sharma S, et al. Stress pathways to spontaneous preterm birth: the role of stressors, psychological distress, and stress hormones. Am J Epidemiol 2009;169:1319-1326.

Kurki T, Hiilesmaa V, Raitasalo R, Mattila H, Ylikorkala O. Depression and anxiety in early pregnancy and risk for preeclampsia. Obstet Gynecol 2000;95:487-490.

Korea National Statictical Office. 2013 Annual report on the economically active population survey. 2014 (in Korean).

Sjöström K, Thelin T, Valentin L, Marsál K. Do pre-, early, and mid-pregnancy life events influence gestational length? J Psychosom Obstet Gynecol 1999;20:170-176.

Larsen AD, Hannerz H, Juhl M, Obel C, Thulstrup AM, Bonde JP, Hougaard KS. Psychosocial job strain and risk of adverse birth outcomes: a study within the Danish national birth cohort. Occup Environ Med. 2013 Dec;70(12):845-851.

Larsen AD, Hannerz H, Thulstrup AM, Bonde JP, Obel C, Hougaard KS. Psychosocial job strain and risk of congenital malformations in offspring--a Danish National cohort study. BJOG. 2014;121(7):830-838.

Lee B-E, Ha M, Park H, Kim Y, Hong Y-C, Kim YJ, Ha E-H. Psychosocial work stress during pregnancy and birthweight. Paediatric and Perinatal Epidemiology 2011;25: 246-254.

Littleton HL, Bye KY, Buck K, Amacker A. Psychosocial stress during pregnancy and perinatal outcomes:a meta-analytic review. Journal of Psychosomatic Obstetrics & Gynecology, 2010;31(4): 219-228.

Loomans EM, van Dijk AE, Vrijkotte TG, van Eijsden M, Stronks K, Gemke RJ, Van den Bergh BR. Psychosocial stress during pregnancy is related to adverse birth outcomes: results from a large multi-ethnic community-based birth cohort. Eur J Public Health. 2013 Jun;23(3):485-491.

Lou HC, Hansen D, Nordentoft M, Pryds O, Jensen F, Nim J, et al. Prenatal stressors of human life affect fetal brain development. Developmental Medicine and Child Neurology 1994;36:826-832.

Majzoub JA, Karalis KP. Placental corticotropin-releasing hormone: function and regulation. Am J Obstet Gynecol 1999;180(1 Pt 3):s242-246.

Meyer JD, Warren N, Reisine S. Job control, substantive complexity, and risk for low birth weight and preterm delivery: an analysis from a state birth registry. Am J Ind Med. 2007;50:664-675.

Meyer JD, Warren N, Reisine S. Racial and ethic disparities in low birth weight delivery associated with maternal occupational characteristics. Am J Ind Med. 2010;53:153-162.

Mozurkewich EL, Luke B, Avni M, Wolf FM. Working conditions and adverse pregnancy outcome:

a meta-analysis. Obstet Gynecol. 2000;95:623-635.

Mulder EJ, Robles de Medina PG, Huizink AC, Van den Bergh BR, Buitelaar JK, Visser GH. Prenatal maternal stress: effects on pregnancy and the (unborn) child. Early Human Development 2002;70:3-14.

Mutambudzi M, Meyer J, Warren N, Reisine S. Effects of psychosocial Characteristics of work on pregnancy outcome: A critical Review. Women & Health 51:3:279-297

Neugebauer R, Kline J, Stein Z, Shrout P, Warburton D, Susser M. Association of stressful life events with chromosomally normal spontaneous abortion. Am J Epidemiol 1996;143:588-596.

Newton RW, Hunt LP. Psychosocial stress in pregnancy and its relation to low birth weight. British Medical Journal (Clinical Research Ed) 1984;288:1191-1194.

Nimby GT, Lundberg L, Sveger T, McNeil F. Maternal distress and congenital malformations: do mothers of malformed fetuses have more problems? J Psychiatr Res 1999;33:291-301.

Norbeck JS, Tilden VP. Life stress, social support, and emotional disequilibrium in complications of pregnancy: a prospective, multivariate study. Journal of Health and Social Behavior 1983;24:30-46.

Nordentoft M, Lou HC, Hansen D, Nim J, Pryds O, Rubin P, Hemmingsen R. Intrauterine growth retardation and premature delivery: the influence of maternal smoking and psychosocial factors. Am J Public Health 1996;86:347-354.

Oths KS, Dunn LL, Palmer NS. A prospective study of psychosocial job strain and birth outcomes. Epidemiology. 2001;12:744-746.

Paarlberg KM, Vingerhoets AJ, Passchier J, Dekker GA, Heinen AG, van Geijn HP. Psychosocial factors as predictors of maternal well-being and pregnancy-related complaints. Journal of Psychosomatic Obstetrics and Gynaecology 1996; 17:93-102.

Pagel MD, Smilkstein G, Regen H, Montano D. Psychosocial influences on new born outcomes: a controlled prospective study. Social Science & Medicine 1990; 30:597-604.

Peoples-Sheps MD, Siegel E, Suchindran CM, Origasa H, Ware A, Barakat A. Characteristics of maternal employment during pregnancy: effects on low birthweight. Am J Public Health. 1991;81:1007-1012.

Poerksen A, Petitti DB. Employment and low birth weight in Black women. Soc Sci Med 1991;33:1281-1286.

Rang S, Wolf H, Montfrans GA, Karemaker JM. Serial assessment of cardiovascular control shows early signs of developing pre-eclampsia. J Hypertens 2004;22:369-376.

Rondo' PHC, Ferreira RF, Ribeiro MCN, Lobert H, Artes R. Maternal psychological stress and distress as predictors of low birth weight, prematurity and intrauterine growth retardation. Eur J Clin Nutr 2003;57:266-272.

Sandman CA, Wadhwa PD, Chicz-DeMet A, Dunkel-Schetter C, Porto M. Maternal stress, HPA activity, and fetal/infant outcome. Ann N Y Acad Sci 1997;814: 266-275.

Saurel-Cubizolles MJ, Kaminski M. Work in pregnancy: its evolving relationship with perinatal outcome (a review). Soc Sci Med 1986;22:431-442.

Schobel HP, Fischer T, Heuszer K, Geiger H, Schmieder RE. Preeclampsia -- a state of sympathetic overactivity. N Engl J Med 1996;335:1480-1485.

Sjostrom K, Thelin T, Valentin L, Marsal K. Do pre-, early, and mid-pregnancy life events influence gestational length? J Psychosom Obstet Gynaecol 1999;20(3):170-176.

Teixeira J, Martin D, Prendiville O, et al. The effects of acute relaxation on indices of anxiety during pregnancy. J Psychosom Obstet Gynecol. 2005;26: 271-276.

Tuntiseranee P, Geater A, Chongsuvivatwong V, Kor-anantakul O. The effect of heavy maternal workload on fetal growth retardation and preterm delivery: a study among southern Thai women. J Occup Environ Med. 1998;40:1013-1021.

Van den Bergh BRH. Maternal emotions during pregnancy and fetal and neonatal behaviour. In: Nijhuis JG, editor. Fetal behaviour. Developmental and perinatal aspects, vol. 851. Oxford: Oxford Univ. Press; 1992. p. 157-174.

Wadhwa PD, Dunkel-Schetter C, Chicz-DeMet A, Porto M, Sandman CA. Prenatal psychosocial factors and the neuroendocrine axis in human pregnancy. Psychosom Med 1996;58: 432-446.

Wadhwa PD, Sandman CA, Porto M, Dunkel-Schetter C, Garite TJ. The association between prenatal stress and infant birth weight and gestational age at birth: a prospective investigation. Am J of Obstet Gynecol 1993;169:858-865.

Wergeland E, Strand K, Bordahl PE. Strenuous working conditions and birthweight, Norway 1989. Acta Obstet Gynecol Scand. 1998;77:263-271.

Wergeland E, Strand K. Work pace control and pregnancy health in a poulation-based sample of employed women in norway. Scan J Work Environ Health 1998;24: 206-212.

Wilkinson DS, Korenbrot CC, Greene J. A performance indicator of psychosocial services in enhanced prenatal care of Medicaid-eligible women. Matern Child Health J. 1998;2:131-143.

고용노동부. 2009년 이후 산재사망자와 그에 따른 경제적 손실액 현황. 2014년 고용노동부 국정감사 자료. 2014.

American Psychiatric Association. Diagnostic and statistical manual of mental disorders, 5th ed. Washington DC: American Psychiatric Press. 2013.

Kessler RC. Posttraumatic stress disorder: the burden to the individual and to society. J Clin Psychiatry. 2000;61 Suppl 5:4-12; discussion 13-14.

Lim D, Sanderson K, Andrews G. Lost productivity among full-time workers with mental disorders. J Ment Health Policy Econ. 2000;3(3):139-146.

Brandt LPA, Nielsen CV. Job stress and adverse outcome of pregnancy: a causal link or recall bias?

Am J Epidemiol. 1992;135:302-311.

Brett KM, Strogatz DS, Savitz DA. Employment, job strain, and preterm delivery among women in North Carolina. Am J Public Health. 1997;87:199-204.

Ceron-Mireles P, Harlow S. Sanchez-Carrillo. The risk of prematurity and small-for-gestational-age birth in Mexico: the effects of working conditions and antenatal leave. Am J Public Health. 1996;86:825-831.

Ceron-Mireles P, Harlow S. Sanchez-Carrillo. The risk of prematurity and small-for-gestational-age birth in Mexico: the effects of working conditions and antenatal leave. Am J Public Health. 1996;86:825-831.

Chamberlain GV. Work in pregnancy. Am J Industr Med. 1993;23:559-575.

Chen D, Cho SI, Chen C, et al. Exposure to benzene, occupational stress, and reduced birth weight. Occup Environ Med. 2000;57:661-667.

Croteau A, Marcoux S, Brisson C. Work activity in pregnancy, preventive measures, and the risk of delivering a small-for-gestational-age infant. Am J Public Health. 2006; 96:846-855.

Dijkstra K, Janssen HCJP, Kuczynski E, et al. Cervical length in uncomplicated pregnancy: A study of sociodemographic predictors of cervical changes across gestation. Am J Pbstet Gynecol. 1999;180:639-644.

Dominguez TP, Dunkel-Schetter C, Mancuso R, Rini CM, Hobel C. Stress in African American pregnancies: testing the roles of various stress concepts in prediction of birth outcomes. Ann Behav Med. 2005;29:12-21.

Escriba-Aguir V, Perez-Hoyos S, Saurel-Cubizolles MJ. Physical load and psychological demand at work during pregnancy and preterm birth. International Archives of Occupational and Environmental Health 2001;74:583-588.

Fenster L, Schaefer C, Mathur A, Hiatt RA, Pieper C, Hubbard AE, Von Behren J, Swan SH. Psychologic stress in the workplace and spontaneous abortion. Am J Epidemiol. 1995;142(11):1176-1183.

Gitau R, Cameron A, Fisk NM, Glover V. Fetal exposure to maternal cortisol. Lancet. 1998;353:707-708.

Glynn LM, Dunkel-Schetter C, Hobel CJ, Sandman CA. Pattern of perceived stress and anxiety in pregnancy predicts preterm birth. Health Psychol. 2008;27:43-51.

Greenwood JP, Scott EM, Walker JJ, Stoker JB, Mary DA. The magnitude of sympathetic hyperactivity in pregnancy-induced hypertension and preeclampsia. Am J Hypertens. 2003;16:194-199.

Hanke W, Kalinka J, Makowiec-Dabrowska T, Sobala W. Heavy physical work during pregnancy—a risk factor for small-for-gestational-age babies in Poland. Am J Ind Med. 1999;36:200-205.

Hansen D, Lou HC, Olsen J. Serious life events and congenital malformations: a national study with complete follow-up. Lancet. 2000;356:875-880.

Hatch M, Ji BT, Shu XO, Susser M. Do standing, lifting, climbing, or long hours of work during pregnancy have an effect on fetal growth? Epidemiology. 1997;8:530-536.

Hedegaard M, Henriksen TB, Sacher NJ, et al. Do stressful life events affect duration of gestation and risk of preterm delivery? Epidemiology. 1996;7:339-345.

Hobel CJ, Arora CP, Korst LM. Corticotrophin-releasing hormone and CRHbinding protein. Differences between patients at risk for preterm birth and hypertension. Ann N Y Acad Sci. 1999;897:54-65.

Homer CJ, James SA, Sieger E. Work-related psychosocial stress and risk of preterm, low birthweight delivery. Am J Public Health. 1990;80:173-177.

Huizink AC. Prenatal stress and its effects on infant development. Academic Thesis, University Utrecht, The Netherlands; 2000. p. 1-217.

Jacobsen G, Schei B, Hoffman H. Psychosocial factors and small-for-gestational-age infants among parous Scandinavian women. Acta Obstet Gynecol Scand. 1997;165:S14-S18.

Katz VL. Work and work-related stress in pregnancy. Clin Obstet Gynecol. 2012;55(3).765-773.

Krabbendam L, Smits L, de Bie R, Bastiaanssen J, Stelma F, van Os J. The impact of maternal stress on pregnancy outcome in a well-educated Caucasian population. Paediatr Perinat Epidemiol. 2005;19:421-425.

Kramer MS, Lydon J, Se ′ guin L, Goulet L, Kahn SR, McNamara H, Genest J, Dassa C, Chen MF, Sharma S, et al. Stress pathways to spontaneous preterm birth: the role of stressors, psychological distress, and stress hormones. Am J Epidemiol. 2009;169:1319-1326.

Kurki T, Hiilesmaa V, Raitasalo R, Mattila H, Ylikorkala O. Depression and anxiety in early pregnancy and risk for preeclampsia. Obstet Gynecol. 2000;95:487-490.

Korea National Statictical Office. 2013 Annual report on the economically active population survey. 2014 (in Korean).

Sjöström K, Thelin T, Valentin L, Marsál K. Do pre-, early, and mid-pregnancy life events influence gestational length? J Psychosom Obstet Gynecol. 1999;20:170-176.

Larsen AD, Hannerz H, Juhl M, Obel C, Thulstrup AM, Bonde JP, Hougaard KS. Psychosocial job strain and risk of adverse birth outcomes: a study within the Danish national birth cohort. Occup Environ Med. 2013;70(12):845-851.

Larsen AD, Hannerz H, Thulstrup AM, Bonde JP, Obel C, Hougaard KS. Psychosocial job strain and risk of congenital malformations in offspring-a Danish National cohort study. BJOG. 2014;121(7):830-838.

Lee BE, Ha M, Park H, Hong YC, Kim Y, Kim YJ, Ha EH. Psychosocial work stress during pregnancy and birthweight. Paediatr Perinat Epidemiol. 2011;25(3):246-254.

Littleton HL, Bye K, Buck K, Amacker A. Psychosocial stress during pregnancy and perinatal outcomes: a meta-analytic review. J Psychosom Obstet Gynaecol. 2010;31(4):219-228.

Loomans EM, van Dijk AE, Vrijkotte TG, van Eijsden M, Stronks K, Gemke RJ, Van den Bergh BR. Psychosocial stress during pregnancy is related to adverse birth outcomes: results from a large multi-ethnic community-based birth cohort. Eur J Public Health. 2013;23(3):485-491.

Lou HC, Hansen D, Nordentoft M, Pryds O, Jensen F, Nim J, Hemmingsen R. Prenatal stressors of human life affect fetal brain development. Dev Med Child Neurol. 1994;36(9):826-832.

Majzoub JA, Karalis KP. Placental corticotropin-releasing hormone: function and regulation. Am J Obstet Gynecol. 1999;180(1 Pt 3):s242-246.

Meyer JD, Warren N, Reisine S. Job control, substantive complexity, and risk for low birth weight and preterm delivery: an analysis from a state birth registry. Am J Ind Med. 2007;50:664-675.

Meyer JD, Warren N, Reisine S. Racial and ethic disparities in low birth weight delivery associated with maternal occupational characteristics. Am J Ind Med. 2010;53:153-162.

Mozurkewich EL, Luke B, Avni M, Wolf FM. Working conditions and adverse pregnancy outcome: a meta-analysis. Obstet Gynecol. 2000;95:623-635.

Mulder EJ, Robles de Medina PG, Huizink AC, Van den Bergh BR, Buitelaar JK, Visser GH. Prenatal maternal stress: effects on pregnancy and the (unborn) child. Early Hum Dev. 2002;70(1-2):3-14.

Mutambudzi M, Meyer JD, Warren N, Reisine S. Effects of psychosocial characteristics of work on pregnancy outcomes: a critical review. Women Health. 2011;51(3):279-297.

Neugebauer R, Kline J, Stein Z, Shrout P, Warburton D, Susser M. Association of stressful life events with chromosomally normal spontaneous abortion. Am J Epidemiol. 1996;143:588-596.

Newton RW, Hunt LP. Psychosocial stress in pregnancy and its relation to low birth weight. Brit Med J (Clinical Research Ed). 1984;288:1191-1194.

Nimby GT, Lundberg L, Sveger T, McNeil F. Maternal distress and congenital malformations: do mothers of malformed fetuses have more problems? J Psychiatr Res. 1999;33:291-301.

Norbeck JS, Tilden VP. Life stress, social support, and emotional disequilibrium in complications of pregnancy: a prospective, multivariate study. J Health Soc Behav. 1983;24(1):30-46.

Nordentoft M, Lou HC, Hansen D, Nim J, Pryds O, Rubin P, Hemmingsen R. Intrauterine growth retardation and premature delivery: the influence of maternal smoking and psychosocial factors. Am J Public Health. 1996;86:347-354.

Oths KS, Dunn LL, Palmer NS. A prospective study of psychosocial job strain and birth outcomes. Epidemiology. 2001;12:744-746.

Paarlberg KM, Vingerhoets AJ, Passchier J, Heinen AG, Dekker GA, van Geijn HP. Psychosocial factors as predictors of maternal well-being and pregnancy-related complaints. J Psychosom Obstet Gynaecol. 1996;17(2):93-102.

Pagel MD, Smilkstein G, Regen H, Montano D. Psychosocial influences on new born outcomes: a controlled prospective study. Soc Sci Med. 1990;30:597-604.

Peoples-Sheps MD, Siegel E, Suchindran CM, Origasa H, Ware A, Barakat A. Characteristics of maternal employment during pregnancy: effects on low birthweight. Am J Public Health. 1991;81:1007-1012.

Poerksen A, Petitti DB. Employment and low birth weight in Black women. Soc Sci Med. 1991;33:1281-1286.

Rang S, Wolf H, Montfrans GA, Karemaker JM. Serial assessment of cardiovascular control shows early signs of developing pre-eclampsia. J Hypertens. 2004;22:369-376.

Rondo′ PHC, Ferreira RF, Ribeiro MCN, Lobert H, Artes R. Maternal psychological stress and distress as predictors of low birth weight, prematurity and intrauterine growth retardation. Eur J Clin Nutr. 2003;57:266-272.

Sandman CA, Wadhwa PD, Chicz-DeMet A, Dunkel-Schetter C, Porto M. Maternal stress, HPA activity, and fetal/infant outcome. Ann N Y Acad Sci. 1997;814:266-275.

Saurel-Cubizolles MJ, Kaminski M. Work in pregnancy: its evolving relationship with perinatal outcome (a review). Soc Sci Med. 1986;22:431-442.

Schobel HP, Fischer T, Heuszer K, Geiger H, Schmieder RE. Preeclampsia – a state of sympathetic overactivity. N Engl J Med. 1996;335:1480-1485.

Sjostrom K, Thelin T, Valentin L, Marsal K. Do pre-, early, and mid-pregnancy life events influence gestational length? J Psychosom Obstet Gynaecol. 1999;20(3):170-176.

Teixeira J, Martin D, Prendiville O, et al. The effects of acute relaxation on indices of anxiety during pregnancy. J Psychosom Obstet Gynecol. 2005;26:271-276.

Tuntiseranee P, Geater A, Chongsuvivatwong V, Kor-anantakul O. The effect of heavy maternal workload on fetal growth retardation and preterm delivery: a study among southern Thai women. J Occup Environ Med. 1998;40:1013-1021.

Van den Bergh BRH. Maternal emotions during pregnancy and fetal and neonatal behaviour. In: Nijhuis JG, editor. Fetal behaviour. Developmental and perinatal aspects, vol. 851. Oxford: Oxford Univ. Press; 1992. p.157 – 174.

Wadhwa PD, Dunkel-Schetter C, Chicz-DeMet A, Porto M, Sandman CA. Prenatal psychosocial factors and the neuroendocrine axis in human pregnancy. Psychosom Med. 1996;58:432-446.

Wadhwa PD, Sandman CA, Porto M, Dunkel-Schetter C, Garite TJ. The association between prenatal stress and infant birth weight and gestational age at birth: a prospective investigation. Am J of Obstet Gynecol. 1993;169:858-865.

Wergeland E, Strand K, Bordahl PE. Strenuous working conditions and birthweight, Norway 1989. Acta Obstet Gynecol Scand. 1998;77:263-271.

Wergeland E, Strand K. Work pace control and pregnancy health in a poulation-based sample of employed women in norway. Scan J Work Environ Health. 1998;24:206-212.

Wilkinson DS, Korenbrot CC, Greene J. A performance indicator of psychosocial services in enhanced prenatal care of Medicaid-eligible women. Matern Child Health J. 1998;2:131-143.

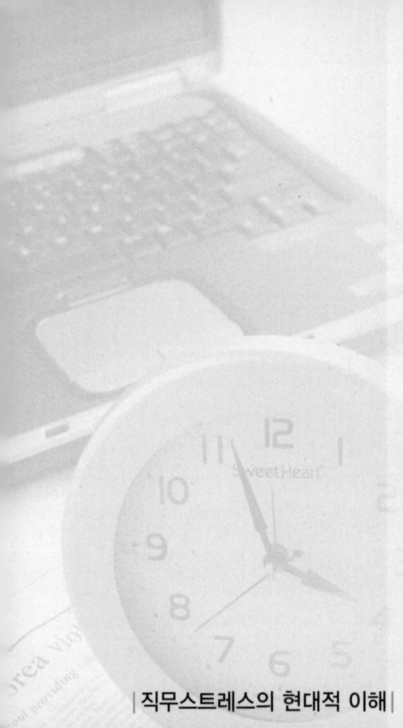

제 5 장

직무스트레스의 관리

I. 서론

ㅣ장세진

1. 직무스트레스 관리의 현황 및 필요성

이미 미국이나 유럽에서는 직무로 인한 정신사회적 스트레스가 미치는 다양한 건강영향, 특히 심혈관계질환에 대한 사회적 주의가 일찍이 기울여져 왔고, 사업장 내에서 이러한 직무스트레스를 효과적 관리하기 위한 프로그램들도 막대한 예산을 들여 시행하고 있다. 1980년대 후반 미국의 보건복지부에서 미국 전역의 3,000개 사업장을 조사한 결과, 근로자 750인 이상의 대규모 사업장의 60% 이상, 그리고 100~250명 규모의 중소규모 사업장의 1/3에서 스트레스 관리 프로그램을 시행하고 있었다.

일본의 경우, 산업기술의 혁신뿐 아니라 경제 불황으로 인한 직무스트레스가 급속히 증가한 1995년부터 1998년까지 만 4년 동안 전국적이고 대대적인 직무스트레스 관리를 위한 조사 및 연구작업을 수행한 바 있다. 이때, 스트레스로 인한 건강영향의 집단적 및 개인적 평가, 현장에서 직접 사용할 수 있는 간이진단법의 개발 및 편람 작성, 스트레스 관리대책 및 각종 프로그램의 개발, 멘탈 헬스 시스템의 구축 및 요구도 조사를 실시한 결과, 총 조사대상 602개사 중 42.5%가 그 필요성을 인정하고 있었다.

회사에서 직무스트레스에 관심을 갖는 이유는 간단하다. 결국 회사에 근무하는 사원들이 정신적으로, 신체적으로 건강해야만 일에 몰두해서 생산성을 높일 수 있고, 결과적으로 회사에 이익을 가져오게 되는 것이다. 미국에서의 통계에 의하면 연간 스트레스와 관련된 질병으로 인해 결근, 생산성 저하 등으로 인해 연간 3,000억 불, 종업원당 연간 7,500불 정도의 비용을 초래하고 있다고 한다. 장기간 지속되거나 정도가 심한 스트레스는 우울증, 불안장애, 정신신체장애 등의 정신과적 질환과 관련되는데, 2001년 5월 American Journal of Psychiatry에 발표된 논문에서 Yale 대학 연구팀은 우울증이 있는 근로자가 두 배나 많은 병가를 사용하며, 회사에 출근은 하더라도 생산성이 현저히 감소하고, 결국 의료보험의 지출을 늘린다는 것을 장기간 추적 연구를 통해 입증했다.

그러나 아직 국내에서는 회사 경영진들이 직무스트레스는 각 종업원들이 알아서 해결하는 것으로 인식하고 있는 실정이다. 앞으로 시간이 흐름에 따라 회사 경영진들이 사원복지

제도에 사원들의 정신건강 증진을 위한 프로그램을 포함시키는 노력이 필요하다. 이를 위해 사원의 건강을 증대시키는 것이 사원뿐 아니라 더 나아가서는 조직의 이익을 증대시킨다는 인식을 할 필요가 있다.

2. 직무스트레스 관리 방안의 두 흐름

직장 내에서 발생하는 만성적인 스트레스의 해결방안 모색을 위한 개입연구(intervention)는 스트레스를 야기하는 스트레스 원(stressors)이나 개인의 대응의지 중 어느 한 곳에 주목하여 수행되는 것이 전형적이다. 스트레스 인자에 초점을 두는 연구에서는 직업성 스트레스는 스트레스의 근원을 제거함으로써 예방될 수 있다는 점에 초점을 두게 되는데 그러한 일차적 예방은 개인의 대응의지를 부수적인 것으로 간주한다.

개인의 대응전략에 초점을 두는 연구에서는 2차 예방의 개입(예를 들면, 직장 내에서의 스트레스 요인의 대처 방법을 교육시키는 것) 등이 포함된다. 3차 예방은 스트레스에 효과적으로 대응하지 못하는 개인들에게 도움을 제공해 주는 것(예: 질병치료)을 뜻한다. 2차 예방 및 3차 예방의 개입연구는 가장 빈번하게 사용되는 개입연구이다(Cooper와 Cartwright, 1994; Murphy, 1992).

그러나 무엇보다도 사업장에서 필수 불가결하게 직장인들이 경험하게 되는 스트레스와 싸울 수 있고 대처할 수 있는 가장 좋은 접근 방법은 위의 3가지 전략을 잘 조화시켜 접목시키는 것이다(Goldstein, 1995). 최근 외국에서는 스트레스 극복을 위한 프로그램의 개발도 바로 1, 2, 3차 예방을 통합시켜 건강한 조직의 변화를 꾀하는 프로그램이 적용되고 있다(Cahill 등, 1995).

그러나 국내의 경우, 아직 스트레스 감소 프로그램의 개발이나 직장인을 대상으로 한 보건교육에의 활용이 이루어지지 못하고 있는 실정이다. IMF 이후 스트레스가 더욱 가중되어 있는 직장인들에게 스트레스에 대처할 수 있는 효율적인 직장 주도의 프로그램의 도입과 이에 대한 유용성에 대한 평가가 이루어져야 한다.

3. 직무스트레스 관리 프로그램의 추진 전략 및 고려되어야 할 항목

직무스트레스 관리 프로그램의 추진 전략은 무엇보다도 먼저 문헌고찰을 통해 그동안 개발된 스트레스 관리방안의 유용성과 효과를 조사하고, 우리나라에 적용 가능성 및 효과에 주목하여 스트레스 극복을 위한 실천적 기법을 모색하여야 한다.

직무스트레스 예방 및 극복을 위한 프로그램은 Troxler와 Cayton(1982)이 제시한 ① 시간의 관리(time management), ② 임무의 효율적인 위임(effective delegation), ③ 자기존중심과 일의 관계(relationship between work and self-esteem), ④ 스트레스 관리를 위한 운동 프로그램(physical fitness program to manage stress)의 측면이 반영될 수 있도록 구성하여야 한다. 일반적으로 제시되었던 구체적인 스트레스 관리 프로그램의 종류와 내용은 표 5-1과 같다.

표 5-1. 사업장에서의 직무스트레스 관리 프로그램

종류	프로그램의 내용
생리학적 기술 (physiologic techniques)	– 진행성 근육이완운동, 심호흡, 사고의 이완 등 다양한 명상적인 방법들을 통해서 불가피한 환경을 다루도록 도와주는 것
인지 훈련 (cognitive training)	– 자신의 행동을 효과적으로 통제하도록 디자인된 행동 수정 기법 – 의사소통의 증진, 시간관리, 경력개발 등을 통해 스트레스 상황을 감정적으로 반응하기보다는 논리적이고 합리적으로 재평가하는 방법을 배우도록 하는 기법
신체적 활동 (physical fitness)	– 산책 또는 조깅, 에어로빅댄스, 운동 등 신체적 활동을 통해 스트레스 상황을 다루도록 도와주는 방법

4. 직무스트레스 관리 프로그램의 기획 절차(단계)

직무스트레스 관리 프로그램의 기획 절차는 다음과 같은 단계를 거쳐 수행되어야 할 것이다.

첫째, 근로자들의 스트레스 수준을 개인별로 측정하고 둘째, 현재 적응할 수 있는 대응전

략과 그렇지 못한 대응전략에 관한 평가를 구분하고 셋째, 사업장에서의 주요 스트레스 인자들을 결정하고 넷째, 스트레스와 건강관련 내용들을 설명하고 다섯째, 과도한 스트레스 증상들과 이에 대한 원인들을 확인하며 여섯째, 다양한 스트레스 감소 전략에 대한 설명을 하고 마지막으로, 이를 토대로 행동계획을 개발하도록 한다.

5. 직무스트레스 관리 프로그램의 평가

그동안 스트레스 관리 기법의 적용이 근로자의 스트레스로 인한 생리학적, 심리학적 증상 수준을 떨어뜨릴 수 있는지에 대하여 여러 연구에서 논의되어 왔다. 예를 들어, Johnson 등(1991)의 연구결과에 의하면, 2~3주 동안의 스트레스 관리 프로그램을 실시한 후 혈압을 측정한 결과 수축기 혈압은 9mmHg, 이완기 혈압은 6mmHg가 감소하여 각각 3mmHg가 감소한 대조군 집단과 차이가 있었음을 보고하였다. 스트레스 관리 프로그램은 보통 식습관 변화, 니코틴과 알코올 음용의 감량 등을 포함하는 총체적 프로그램으로 적용된다(Goldstein, 1995).

스트레스 관리 프로그램의 효율성 및 유용성 평가 기준에 포함되어야 할 조직적 차원에서의 평가 항목(요소)은 다음과 같다.

- 보건의료비의 감소
- 결근율의 감소
- 이직률의 감소
- 생산성 향상
- 다음 사항에 대한 주관적 평가
  - 삶의 질 증진
  - 근로자 간 인간관계의 개선
  - 스트레스 대응 능력의 향상
  - 조직과의 관계 개선

그리고 스트레스 관리 프로그램 평가에 있어서 주요 문제들을 열거하면 아래 표 5-2와 같다.

표 5-2. 직무스트레스 관리 프로그램 평가에 있어서 주요 문제들

주요 문제	내용
비용-효과 분석	- 전제조건 1. 다음과 같은 프로그램의 효과성 측정이 가능해야만 한다. • 유병률 및 사망률 감소 • 치료비 • 어떤 문제로 인한 소득의 간접적 손실 • 문제점 감소로 인해 절감된 비용 2. 프로그램 시행에 따른 운영비가 결정되어야만 한다. 3. 화폐가치는 기대되는 결과로 대치되어야 한다. - 단점 : 이 방법은 매우 유용하나 질병예방과 건강증진 프로그램에 있어서는 분석에 필요한 정보가 불충분하다.
상황의 제한성	- 의무기록 및 보험청구 양식에 대한 접근이 제한되어 있음 - 건강프로그램의 편익은 쉽게 정의될 수 없음 - 결과가 정의되고 측정된다 할지라도 그것을 화폐가치로 전환시키는 것은 어려움 - 스트레스 관리 프로그램이 단기적으로는 혈압 및 다른 생물학적 변수들에 영향을 미친다는 증거는 있으나 장기적 데이터는 거의 없음. 그래서 스트레스가 유병 및 사망에 영향을 미친다는 것은 잘 알려져 있지 않음
비용 효과	- 비용 : 편익 분석과는 달리 달성하고자하는 목표와 대안적인 전략들 간의 비용을 비교하는 것으로 건강증진프로그램에서 비교적 쉽게 적용 가능한 방법이다. - 제한점 : 서로 다른 결과(outcome)를 가지는 프로그램들을 비교할 수 없다. - 비용효과성 분석의 주요 4단계 1. 프로그램의 목적(objectives) 정의 2. 프로그램의 비용 계산 3. 프로그램의 결과(outcome) 정의 4. 민감도 분석(sensitivity analysis)의 수행
신뢰성	- 사업장 건강증진 프로그램에 있어서 보험청구 자료, 의학검사 자료, 근로자 지원 프로그램 자료, 정신건강 프로그램 자료, 건강 위험 평가 자료 등과 같은 정보의 기밀성은 매우 중요함 - 이유 : 이러한 자료가 고용주에게 들어갈 때 고용, 승진, 퇴직 등에 불이익이 있을 수 있기 때문임
설명에 근거한 동의	- 연구에 앞서 모든 참여자의 충분한 설명에 근거한 동의 필요

6. 직무스트레스 관리 프로그램의 연구동향

직장과 직무의 내용과 그로 인해 겪게 되는 근로자들의 경험은 급속도로 변화하고 있다. 범세계적 경쟁, 구조조정, 새로운 관리 철학, 노동력의 다양성 증가, 새로운 테크놀로지의 도입 등은 직장의 변화를 초래하는 데 기여하고 있다. 이렇게 급속한 변화를 겪고 있는 직장은 그야말로 스트레스 대처를 위한 사육장(breeding ground)(Murphy 등, 1995)이 되어 버렸다. 어느 때 못지않게 스트레스에 대한 예방, 감소, 그리고 관리를 위한 효율적인 개입연구가 절실하게 필요한 시점이다.

오늘날 사업장에서 스트레스로 인한 문제의 심각도가 증가하고 있다는 데에 전적으로 합의하고 있지만, 스트레스에 대한 통제나 감소를 위한 적절한 전략 모색에 대해선 합의된 결론이 도출되지 못하고 있다는 점은 주목할 부분이다. 조직생활은 스트레스를 수반한다. 근로자들이 스트레스를 많이 경험하면 할수록 근로자, 그들의 가족, 조직, 그리고 넓게는 사회가 겪게 되는 문제들은 많아지게 될 수밖에 없다(Burke와 Greenglass. 1987).

직업성 스트레스로 인한 위해한 효과를 감소시키기 위한 많은 시도들은 일반적으로 첫째, 직장 내에서의 스트레스 원을 줄이기 위해 설계되어진 조직적 차원에서의 개입, 둘째, 스트레스 원에 노출됨으로 인해 나타나게 되는 부정적인 결과를 최소화하기 위한 개인적 차원에서의 스트레스 관리 훈련의 두 가지 축으로 나누어질 수 있다. 그러나 DeFrank와 Cooper(1987)는 위의 두 가지 흐름에 더하여 개인-조직의 통합적 개입(individual-organizational interface)의 세 가지 유형으로 구분하였다.

첫째로, 개인에 초점을 둔 개입은 근로자들로 하여금 스트레스에 보다 효과적으로 대처할 수 있는 방안에 대해 관심을 갖는다. 보건 및 스트레스 교육 그리고 시간 관리 기법 훈련, 자기주장 훈련 등이 좋은 보기가 된다.

둘째로, 이와는 대조적으로 조직적 측면에서의 개입은 거시적 규모에서 영향을 미칠 수 있는 요인들을 다룸으로써 사업장에서의 스트레스를 감소시키는 데에 주목한다. 이러한 유형의 개입으로는 조직구조의 변화, 선발 및 훈련과정의 재검토, 보다 융통성 있고 '근로자에게 친근감을 줄 수 있는 체계(employee-friendly system)' 그리고 노동의 요구사항이나 욕구에 부응할 수 있는 인사관리 정책을 들 수 있다(표 5-3).

그리고 Ivancevich와 Matteson(1990)은 3가지의 유형의 조직적 개입이 사업장에서의 스트레스 감소 프로그램의 운영에 활용될 수 있다고 하였는데, 첫째는 스트레스 원의 정도(in-

표 5-3. 직무스트레스 관리 프로그램의 개입내용과 효과

개입의 내용	효과
개인적 측면	
이완 기법	감정상태(예 : 우울, 불안)
인지적 대응전략	신체화
생체자기제어 기법	스트레스의 주관적 경험
명상법	생리학적 지표(예 : 혈압, 카테콜라민, 근육긴장)
운동	수면장애
근로자 지원 프로그램(EAP)	삶의 만족도
시간관리 프로그램	
개인-조직 통합적 측면	
직무관계	직무스트레스
개인-환경 적합	직무만족도
역할 문제	탈진
의사결정에의 참여 및	생산성, 수행능력
자율성 부여	결근
	이직
	의료이용 및 보상청구
조직적 측면	
조직구조	생산성
선발 및 배치	이직
교육훈련	의료이용청구
직무의 육체적 환경적 특성	성공적인 채용/유지관리
보건에 대한 관심과 지원	
직무순환	

DeFrank & Cooper, Worksite stress management interventions : Their effectiveness and conceptualization. *J Manage Psychol.* 1987;2:4-10.

tensity)와 수(number)를 감소시킴으로써 잠재적으로 발생 가능한 상황을 변화시키는 것이고 둘째는, 근로자들로 하여금 그들의 스트레스 상황과 그 상황에 의해 연출되는 위협에 대한 인식을 변화시킬 수 있도록 도와주는 것, 그리고 마지막으로는 스트레스 반응에 대해 근로자들이 보다 적절하고 효과적으로 대처할 수 있도록 도와주는 것 등이라고 하였다.

Elkin과 Rosch(1990)는 스트레스를 줄일 수 있는 조직차원의 전략으로 ① 직무 재설계(redesign the task), ② 작업환경의 재설계(redesign the work environment), ③ 융통성 있는 직무 스케줄의 확립(establish flexible work schedule), ④ 참여 경영의 조성(encourage participative management), ⑤ 근로자들의 경력 개발 유도(include the employee in career development), ⑥ 직무 역할 분석 및 목표 설정(analyze work roles and establish goals), ⑦ 사회적 지지 및 피드백 부여(provide social support and feedback), ⑧ 단결력 있는 팀 구성(build cohesive team), ⑨ 공정한 고용정책의 확립(establish fair employment policy), 그리고 ⑩ 보상의 공유(share the rewards) 등의 10가지 영역으로 요약하였다.

Murphy(1988)는 세 가지 수준의 개입을 통한 스트레스 관리 프로그램을 설명하였는데 의학적 용어로 표현하면 1차 예방, 2차 예방, 그리고 3차 예방을 통한 개입이 그것이다. 1차 예방은 직장에서의 스트레스의 원인을 변화시키려는 데에 주 관심을 갖고 있으며, 이는 직무스트레스의 문제에 대한 가장 기본적인 접근 방법이라고 할 수 있다. 이 접근 방법은 스트레스를 유발시킬 수 있는 직무조건을 변화시키는 데에 관심을 갖기 때문에 반응적(reactive)이며, 스트레스가 될 수 있는 것들로부터 직무조건을 예방 또는 차단하는 데에 주목한다는 점에서 순항적(proactive)인 성격을 띤다. 두 가지 경우에 있어 주 관심사는 스트레스로 인한 증상이나 결과보다는 스트레스 원이 무엇인가에 있다. 1차 예방의 예로서 작업 재설계(job or task redesign), 참여 경영(participative management), 그리고 직무확장(job enlargement)을 들 수 있다. 그러나 이러한 전략들이 갖는 이로움에도 불구하고, 이러한 전략들을 충족시키기에는 적지 않은 비용을 필요로 하고 때로는 생산공정 중단 등 외형적인 생산력 저하를 유발시키는 결과를 초래하기 때문에 2차 예방이나 3차 예방보다도 덜 받아들여지고 있다. 1차 예방을 통한 스트레스관리 프로그램의 과학적 평가와 이와 관련된 연구가 충분하지 않다는 것은 이를 잘 반영하는 것이다(Ivancevich 등, 1990; Murphy, 1996).

2차 예방의 목표는 스트레스가 보다 심각한 건강상의 악화를 초래하기 전에 스트레스 증상의 심각도를 줄일 수 있는 방안을 강구하는 데 있다. 개인적 차원에서의 스트레스 감소 프로그램(이완법, 명상법 등)은 2차 예방의 보기가 될 수 있다. 이 프로그램은 근로자들로 하여금 스트레스의 원인과 그로 인한 결과에 대해 그리고 스트레스로 인해 나타날 수 있는 생리적, 심리적 증상 등에 대처할 수 있는 대응 기술과 이완 증상들을 중심으로 교육시키고 훈련시켜 주도록 하는 데 목적을 둔다. 가장 보편적으로 활용되고 있는 2차 예방 전략은 점진적인 근육 이완법(progressive muscle relaxation), 인지-행동 기술 훈련(cognitive-behavioral skill training) 그리고 명상법(meditation)이다. 이러한 전략들은 1980년대에 보편화된 전략들이었으며 설계와 평가가 용이하고, 근로자들로부터 잘 수용될 수 있다는 장점을 갖고 있다. 2차 예방 전략은 근로자들로 하여금 스트레스 증상에 대처 할 수 있도록 해주는 데 효과적이며, 따라서 직장 내에서의 스트레스 감소 프로그램에 있어 중요한 위치를 갖게 한다. 그러나 대부분의 연구자들은 보다 포괄적인 프로그램을 성취하기 위해서는 일차적인 예방의 노력과 연결되어야만 보다 효율적일 수 있음을 강조하고 있다.

3차 예방은 스트레스의 원천(스트레스 인자)과는 무관하게 질병치료에 주목한다. 따라서 스트레스 유발인자의 제거에 목적이 있는 것이 아니라 이미 발생한 질병 치료에 관심을 갖는다. 직업성 질환은 전통적으로 회사에 의무실에서 치유되어 왔고 종종 '근로자 지원 프로그램(Employee Assistance Program, EAP)'을 통해서 수행된다. EAP는 근로자가 소속되어 있는 환경의 특성에 주목하기보다는 근로자의 스트레스를 유발시키게 하는 근로자 개개인의 특성에 초점을 두고 이루어진다.

스트레스 감소 프로그램은 1차 예방, 2차 예방, 그리고 3차 예방 모두가 고려되고 이들이 통합되어 스트레스를 감소시킬 수 있는 프로그램으로 정착될 때 평가받을 수 있을 것이며, 장기적으로 스트레스를 보다 효율적으로 예방하고 근로자 개개인뿐만 아니라 조직적 요인을 함께 다룰 수 있어야 한다. 즉, 근로자들에게 참여할 수 있는 기회를 제공해 줌으로써 근로자의 조직에 대한 몰입의 향상을 꾀할 수 있으며 궁극적으로는 스트레스 감소를 실현할 수 있을 것이다(Sauter 등, 1990). 나아가 조직적 차원을 넘어 국가적 차원에서의 정책과 법적인 제도가 마련될 때 근로자의 스트레스는 보다 성공적으로 해결될 수 있을 것이다. 예를 들면, 작업 안전 및 보건 정책, 그리고 여러 가지 법적 기준들은 비자발적인 실직이나 불구(disability)로 인한 고용차별의 문제점을 예방하고 감소시킬 수 있도록 마련되어야 할 것이다.

7. 직무스트레스 관리 프로그램의 유용성

그동안 수행된 직장단위의 스트레스 관리 프로그램은 스트레스로 인한 반응의 부정적 측면을 완화시키는데 효과적이라는 점이 받아들여지고 있으며(Carrington 등, 1980; Girdano와 Everly, 1979; Pelletier와 Lutz, 1988; Wertkin,1985), 사업장에서의 스트레스 관리 프로그램의 적용이 고용주에게 주는 이점도 여러 연구에 의해 밝혀진 바 있다(Adams, 1988; Cole 등, 1987; Golembiewski와 Munzenrider, 1987; Jaffe 등, 1986; Pelletier와 Lutz, 1988).

그러나 스트레스 감소 프로그램은 투자되는 비용이나 노력에 비하여 그리 크게 나타나지 않는 경향을 보인다. Ganster 등(1982)은 스트레스 관리에 미치는 훈련교육의 효과는 그리 드라마틱하지 않다고 하였다. Thomason과 Pond(1995)도 스트레스 관리 훈련을 받은 근로자들에서 혈압, 신체화 증상 등의 훈련 후 이들 지표들이 별다른 통계학적 차이를 보이지는 않았지만, 예견했던 방향으로의 소폭적인 변화를 발견하였고, 이는 결국 스트레스 관리 지침이 여러 가지의 생리학적, 심리학적 지표에 긍정적인 효과를 미칠 수 있음을 암시한다고 하였다.

자기 관리 프로그램(self-management program)의 측면에서 보면, Frayne(1986)은 생산직 근로자들 중 교육 참여자들에게서 자기관리 교육의 긍정적인 효과가 있었다고 하였다. 결과적으로 볼 때, 자기관리 기술 교육은 스트레스 관리 기법에 관한 교육의 효과를 증가시킨다고 볼 수 있다.

II. 직무스트레스 관리의 조직적 접근

ㅣ강동묵, 김종은, 서춘희, 최수찬

1. 직무스트레스관리의 조직적 접근에 대한 일반적 이해

직장에서의 스트레스(또는 직무스트레스)를 다루는 데는 두 가지 다른 접근법이 있다. 스트레스관리와 같이 개인적 접근법에 기반을 둔 방법과 조직적 접근법에 기반을 둔 방법이 있다. 직무스트레스 관리가 효과적이기 위해서는 직무스트레스의 원인을 제거하는 작업이 필수적이며, 따라서 조직적 관리를 중심으로 하여 개인적인 접근이 통합적으로 이루어져야 한다. 스트레스 관리 훈련과 근로자지원프로그램(EAP) 같은 개인적 접근법은 불안 및 수면장애와 같은 스트레스 증상은 급격하게 감소시킬 수 있다. 또한 값비싸지 않고 실행하기 쉬운 장점을 갖고 있다. 그러나 스트레스 관리 프로그램은 다음과 같은 두 가지 주요한 약점을 갖고 있다:

- 스트레스 증상에 대한 효과는 종종 단기간에 그친다.
- 환경이 아니고 노동자에 초점을 맞추기 때문에 스트레스의 중요한 근본적 원인을 종종 무시한다.

스트레스 관리 훈련과 EAP 프로그램과 대조적으로, 작업 조건을 개선하는 방법 등으로 직무스트레스를 줄이고 하는 시도가 있을 수 있다. 이 시도는 작업장에서 스트레스를 줄이는 가장 직접적인 방법이다. 이 방법은 작업의 스트레스원(예, 과다한 작업부담, 갈등적 목표)의 확인과 확인된 스트레스원을 줄이거나 제거하는 등의 형태로 진행된다. 이 접근법의 장점은 작업장에서의 스트레스의 근본적 원인을 직접적으로 다루고 있는 것이다. 그러나 관리자는 작업 관례 또는 생산 일정, 또는 조직 구조의 변화와 관련될 수 있기 때문에 이러한 접근법에 대해 가끔 불편해할 수 있다.

미국의 NIOSH(National Institute for Occuaptional Saftey and Health)에서는 일반적 법칙으로, 직무스트레스를 줄이기 위한 행위는 작업 조건을 향상시키기 위한 조직적 변화에 최고의 우선순위가 주어져야 한다고 강조하고 있다. Siverstein과 Clark(2004)은 광범위한 문헌고찰을 통해(스트레스와 관련된) 근육골격계질환을 감소시키는 중재전략이 성공하기 위해서는 조직적인 중재와 개인적인 중재가 함께 되어야 한다는 것을 강조하였다. 또한 Theorell(2004)은 작업장에서의 참여와 민주주의는 스트레스 수준을 감소시키며 재활을 촉진시키며, 작업자의 참여가 가지는 신체적 인간공학적 요소와 함께 정신사회적 요소의 중요성에 대해 언급한 바 있다. 그러나 작업 조건을 향상시키기 위한 가장 의식적인 노력조차도 모든 노동자에 대해 스트레스를 완전히 제거하기는 힘들다는 점을 간과하여서는 안 된다. 이러한 이유로, NIOSH는 조직적 변화와 스트레스 관리 둘 다를 고려한 통합적 접근법을 사용하기를 권고하고 있다.

> 직장에서 스트레스의 예방 : 통합적 접근
>
> 조직적 변화 + 스트레스 관리 = 건강한 조직
> 스트레스 질환의 감소
> 만족하고 생산적인 노동자
> 수익성 높고 경쟁적인 조직

이 장에서는 직무스트레스의 조직적 관리를 중점적으로 다루고자 한다. 조직적 접근법은 작업환경에 존재하는 스트레스의 근원을 제거하거나 수정하여, 스트레스의 부정적 영향을 줄이고자 하는 접근법이다.

1) 조직적 접근법의 일반적 원칙

다음은 Sauter 등(1990a)이 제안한 직무스트레스를 예방하기 위한 조직 변화의 일반적 접근법이다.

직무스트레스를 예방하기 위해 어떻게 조직을 변경할까

- 업무부담이 노동자의 능력과 자원과 일치하여야 함.
- 노동자가 자신의 기술을 사용하도록 의미, 자극, 및 기회를 제공하도록 직무를 디자인
- 노동자의 역할과 책임을 명확히 정의
- 노동자에게 직무에 영향을 주는 결정과 행위에 참여할 기회를 제공
- 경력 발전과 미래 고용 전망에 관한 불안정을 줄이는 의사소통을 증가시킴
- 노동자 사이에 사회적 상호 교류의 기회를 제공
- 요구와 직무 외부의 책임에 부응하는 작업 스케줄의 확립

(1) 준비단계

스트레스 예방 프로그램을 개발하기 위한 정형화된 접근법 또는 간단한 "노하우" 매뉴얼은 존재하지 않는다. 프로그램 디자인과 적절한 해결은 조직의 규모와 복잡성, 유용한 자원, 및 특히 조직이 직면하는 스트레스 문제의 독특한 형태와 같은 여러 요소들에 의해 영향 받는다. 작업장에서 스트레스 예방을 위한 만병통치약은 없다고 하더라도, 조직내에 스트레스 예방을 위한 절차에 대한 지침을 제공하는 것은 가능하다. 스트레스 예방 절차는 문제 확인, 중재 및 평가의 세 단계로 구성된다. 스트레스 예방 프로그램을 위한 준비는 다음을 포함해야 한다:

- 직무스트레스에 대한 일반적 인식 형성(원인, 비용, 및 조절)
- 프로그램에 대해 최고 경영진의 약속과 지원 보장
- 프로그램의 모든 단계에 있어 투입과 관련에 대해 노동자를 포함
- 프로그램을 수행하기 위한 기술적 능력 확립(예, 직장내 담당자에 대한 특수한 훈련 또는 직무스트레스 상담원의 활용)

(2) 본 단계

1단계 – 문제의 확인. 조직 내의 의심되는 스트레스 문제의 범위와 원천을 찾아내는 최선의 방법은 부분적으로는 조직의 규모와 이용 가능한 원천에 달려있다. 관리자, 노동자 대표, 및 모든 노동자간의 집단 토론은 풍부한 정보를 제공할 수 있다. 그러한 토론은 작은 회사에서의 스트레스 문제를 찾아내고 처방하기 위해 필요한 모든 것일 수 있다. 큰 조직에서 토론은 다수의 노동자로부터 스트레스성 직무 조건에 관한 정보를 모으기 위한 정식 연구 디자인을 보조하는데 이용할 수 있다.

다음은 자료의 종류 또는 이러한 자료를 획득하는 여러 가지 방법들이다.

- 노동자와 함께 집단 토론을 개최
- 노동자 조사를 기획
- 직무 조건, 스트레스, 건강, 및 만족에 대한 노동자 인식을 측정
- 객관적인 자료를 수집
- 문제의 위치와 스트레스성 직무 조건을 동정하기 위해 자료를 분석

2단계 – 중재의 기획 및 수행. 직장에서의 스트레스의 원천이 확인되고 문제의 범위가 이해되면, 중재 전략을 기획하고 수행하기 위한 단계가 필요하다.

작은 조직에서는, 스트레스 문제를 확인하는 데 도움이 되는 비공식적 토론이 또한 예방을 위한 아이디어를 만들어 낼 수 있다. 큰 조직에서는, 더 공식적인 절차가 필요할 수 있다. 1단계에서 얻어진 자료를 분석하거나 외부 전문가의 의견을 수렴하기 위한 팀이 필요할 수 있다.

적대적 작업 환경과 같은 특정한 문제들은 조직 내에 만연해 있어 회사 전체에 대한 중재가 필요할 수 있다. 일부 부서의 과다한 업무 부담은, 업무 수행 방식의 재설계로 비교적 간단하게 해결할 수도 있다. 몇 가지 중재가 시급히 수행될 수 있지만(예, 상호 소통 증진, 스트레스 관리 훈련), 다른 것들은 현실화 되기 위해서는 추가적 시간이 필요하다(예, 생산 방식의 재설계).

- 바뀌어야 할 스트레스 원을 설정하라.
- 중재 전략을 제안하고 우선순위를 정하라.
- 노동자에게 중재 계획을 상호 소통하라.
- 중재를 수행하라.

3단계 – 중재의 평가. 평가는 중재의 필수적 단계이다. 평가는 중재가 바람직한 효과를 산출하고 있는 지, 방향 변화가 필요한지를 결정하기 위해 필요하다.

중재 평가를 위한 스케쥴을 정한다. 조직 변화와 관련된 중재에 관해서는 장 · 단기 평가를 실시한다. 단기 평가는 프로그램 유효성의 조기 지표 또는 방향 재설정의 필요성을 알기 위해 분기별로 실시한다. 장기 평가는 중재가 지속적인 효과를 양산하는 지를 결정하기 위해 필요하며 종종 일년 단위로 수행한다.

- 단기 및 장기 평가를 수행하라.
- 직무 조건, 스트레스, 건강, 및 만족에 대한 노동자 인식을 측정하라.
- 객관적인 지표를 포함하라.
- 중재 전략을 재정비하고 1단계로 돌아가라.

직무스트레스 프로그램은 평가와 함께 종료되지 않는다. 오히려, 프로그램의 평가는 중재 전략을 재정비하거나 방향을 재설정하기 위한, 지속적인 개선 과정으로 바라보아야 한다.

(3) 위험성 평가 적용

물리적 · 화학적 유해인자와 마찬가지로 직무스트레스를 정신적 유해인자로 규정하고, 위험성평가와 관리를 다음의 6단계로 실시할 수 있다. 일반적인 위험성 평가 단계를 각 사업장의 상황에 맞추어 적용하고, 매일의 업무속에서 지속적인 개선이 이루어지도록 한다. 사업장의 경영시스템 내에서 다른 핵심성과지표들과 함께 주기적으로 평가하고 피드백을 한다.

사전준비

- 직무스트레스 관리팀 구성
- 직무스트레스 예방 교육 실시
- 근로자, 관리자의 참여와 협력 유도, 조직내 신뢰감 형성
- 직무스트레스 예방활동을 적극적으로 지원한다는 경영방침 채택

위험요인 확인

- 사업장 관찰(walk-through)
- 한국인 직무스트레스요인 측정도구, 한국형 감정노동 및 직장 폭력 평가도구 등 활용한 조사
- 포커스 그룹 인터뷰 : 직무스트레스 수준이 높은 부서의 관리자, 근로자들과 개별/집단 면담. 업무 내용 및 위험요인의 크기 · 심각성 · 발생과정 파악

위험대상군 선정

- 사업장 자료 활용 : 결근, 병가, 이직, 직무성과 지표, 업무만족도 등
- 근로자에 대한 관찰 : 직무스트레스의 일상적인 관리를 위한 관리감독자용 지침(KOSHA GUIDE H-38-2011), 근로자의 우울증 예방을 위한 관리감독자용 지침(KOSHA CODE H-37-2011) 등 활용
- 스트레스 반응 지표 조사 : 사회심리적 스트레스 지표(Psychosocial Wellbeing Index, PWI), 정신건강설문지(Patient Health Questionnaire, PHQ-9, PHQ-2), 자살 생각(Suicidal Ideation), CAGE 알코올 선별검사(Cut, Annoyed, Guilty, Eye opener, CAGE) 등 활용

우선순위 선정 및 개선대책 수립

- 전체 사업장에 위험요인, 위험대상군 평가 결과 알림. 개인정보 보호 유의
- 개선대책 논의 : 직무스트레스 체크리스트 등 활용
- 부서별 좋은 사례 발굴
- 부서별 개선이 필요한 사례의 실행 가능성 확인 및 우선순위 정함

활동계획 실행

- 좋은 사례 공유
- 개선이 필요한 사례 : 활동 계획을 수립하여(누가, 언제, 어떻게), 지체없이 실행
- 위험대상군에 대한 개인중재 병행 : 직무스트레스 자기관리를 위한 근로자용 지침

(KOSHA GUIDE H-36-2011), 근로자의 우울증 예방을 위한 관리감독자용 지침 (KOSHA CODE H-37-2011) 등 활용, 외부 전문가를 활용할 수 있는 의뢰체계 구축

평가 및 피드백

- 목표 달성 여부 평가
- 근로자, 관리자, 사업주 의견 청취
- 다음 위험성 평가에 피드백 : 잘된 점 강화, 개선할 점 보완

2) 직무스트레스 관리가 성공하기 위한 구성요소

조직적으로 직무스트레스를 관리하는 방법은 여러 가지가 알려져 있다. Murphy(2002)는 직무스트레스 관리에 관한 논문들(review article)(Israel 등, 1996; Kompier 등., 1998; Murphy, 1996; Parkes와 Sparkes, 1998)을 검토하여, 성공적으로 직무스트레스를 관리하기 위한 구성요소로 다음과 같은 4가지를 제시하였다.

- 프로그램 설계와 평가를 위한 개념적(conceptual) 모델을 사용할 것
- 직무스트레스 요인에 대한 평가를 포함할 것
- 프로그램의 설계, 실행 및 평가에 있어 노동자를 포함할 것
- 직무스트레스 요인과 결과 모두에 있어 개인적 및 조직적 요인들에 관심을 기울일 것

이하에서는 Murphy가 제시한 중요한 요소와 노르웨이 석유 · 가스사의 사례(Bergh 등, 2014)를 통해 배울 점을 살펴볼 것이다.

(1) 개념적 모델의 사용

개념적 모델이란 작업장에 존재하는 스트레스원의 유형과 이들이 노동자의 안녕과 맺는 관계에 대한 모델이다. 이러한 모델을 설정하는 것은 스트레스 중재전략의 초점(개인 vs 작업 집단 vs 조직), 중재를 어떻게 수행할 것인가에 대한 방법과 중재의 효율성을 어떻게 평가할 것인가에 대해 지침을 제공해 준다. 많은 개념적 모델들이 존재하지만 Stoner와 Fry(1983)의 모델은 주목할 만하다. 아래의 그림은 이 모델에서 제시하는 스트레스에 대한 기업 정책을 확립하는 전체적인 과정을 보여준다.

첫 단계인 관찰단계에서는 결근 및 작업자 교체의 증가, 업무수행력의 감소, 사고의 증가,

집중력의 감소 및 의사소통의 부족과 같은 명확하게 정의된 바람직하지 못한 스트레스 증상을 알아내는 데 초점이 있다. 관찰은 조직 내의 다양한 차원에서 수행될 수 있다. Stoner와 Fry(1983)는 바람직하지 못한 스트레스 결과를 야기하는 일반적인 작업조건에 대해 제시한 바 있다. 그 내용은 직무스트레스의 원인에 포함되는 내용들임으로 이 장에서는 생략한다.

문제의 범위(정도)가 결정되었다면, 다음으로는 스트레스의 결과가 한 작업집단의 몇몇 노동자에게 한정되는지, 아니면 전체의 작업집단(또는 부서)에 영향을 주는지를 판단해야 한다.

마지막 단계인 행동단계에서는 스트레스원과 문제의 범위에 입각하여 교정정책을 수행한다. 만약 결과가 한 노동자에 제한되어있다면, 개인적인 교정정책이 수행되어야 할 것이다. 이 점에 대해서는 직무스트레스 관리의 개인적 접근법을 참조하면 된다. 만약 스트레스 결과가 작업집단에 광범위하게 존재한다면, 개인적 교정정책은 부적절하게 될 것이고, 조직적인 접근이 필요할 것이다.

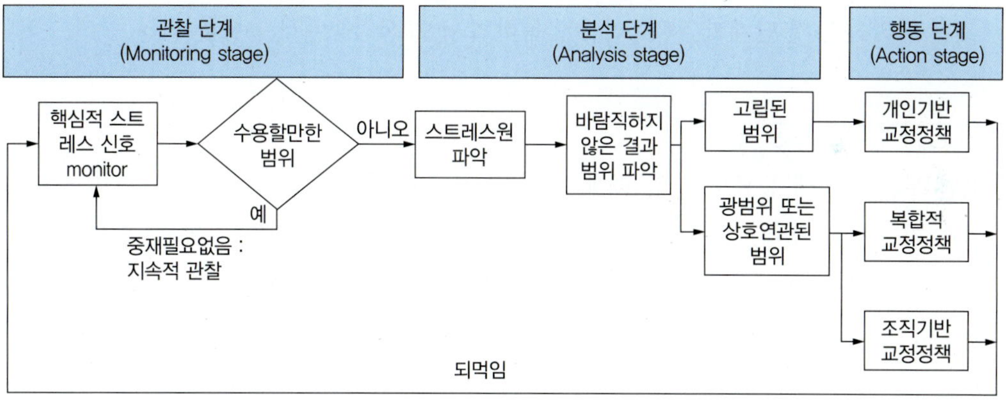

그림 5-1. 스트레스에 대한 효과적인 기업 정책 확립 과정(Stoner와 Fry, 1983).

(2) 사내 안전보건정책 내에서 실현

직무스트레스를 관리 했을 때, 병가 감소, 직원교체 감소, 안전 및 업무 몰입도 증가 등의 비용효과, 가치경영 측면의 이득을 제시하고 최고 경영진의 동의와 협조를 얻는다. 안전보건과 관련한 사내 규정을 파악하여, 기존의 경영방침과 직업건강서비스의 틀 안에서 직무스트레스를 관리하도록 한다. 일반적인 직무스트레스 관리 지침이나 타사의 좋은 사례를 특정 기업에 적용하기 위해서는 회사의 업종, 규모 등의 특수성을 고려하여, 기존 사내 방침이나 교육과정에 접목할 수 있는 관리 프로그램을 만드는 것이 중요하다. 만약 물리적 · 화학적 유해인자에 대한 위험성 평가 규정이 있다면, 직무스트레스를 정신적 위험인자로 규정하고, 타 유해인자 관리와 같은 맥락에서 관리를 권한다. 기존 사내 경영방침이나 직업건강서비스와 연계되지 못한다면 일회성 이벤트로 끝날 가능성이 높다.

(3) 작업환경의 스트레스원의 측정

정밀한 측정이 없이는 변화를 위한 초점을 잡는 데, 추측에 의존할 수밖에 없을 것이다. Murphy(2002)는 아래와 같은 측정하는 방법에 대해 가장 간단한 것부터 가장 복잡한 것 까지 네 가지 수준을 제시한 바 있다.

① 노동자와 비공식적 토론

작업자들에게 노동생활의 질과 본인의 직업/작업으로 인해 스트레스를 받는지를 물어보는 것은 합리적인 첫 단계가 된다. 이것은 특히 소규모 사업장에서 유용하다.

② 공식적 집단 토론

집단 토론을 통해 동료들 간의 관계, 팀워크, 집단의 수준과 같은 개인과 집단의 스트레스원을 평가할 수 있다. 이것은 1단계 보다 더 공식적으로 진행되며, 스트레스원에 대해 1단계보다 더 깊은 정보를 준다. 또한 집단 토론은 자신의 작업에 대해 가장 잘 알고 있는 노동자들이 스트레스 중재를 하기 위한 방법을 개발하기 위해 브래인스토밍을 할 수 있는 기회이다.

③ 설문 조사

설문방법을 통해 많은 수의 노동자들이 자신이 작업에 대해 느끼는 바에 대한 정보를 얻을 수 있고, 시간이 경과한 후에 변화와 새로운 문제의 발생경향에 대해 알 수 있다. 1단계와 2단계를 통해 알게 된 정보는 설문항목을 개발하는 데 중요하게 활용할 수 있다. 설문지가 직무스트레스연구에 널리 사용된 방법이긴 하지만, 설문지의 구성에 대해 주의를 기울이지 않는다면 결과는 신뢰성이나 타당성이 없게 된다. 스트레스 연구에 사용된 다양한 설문지에 대해서는 본 교재의 다른 장에서 설명하였다.

표 5-4. 개인기반에서의 교정 정책 및 행동 프로그램(Stoner와 Fry, 1983)

일반적 스트레스 원	교정 정책	가능한 행동 프로그램
개인/작업 부적합	배치	재배치, 부서전환
	훈련	기술 개발을 위한 프로그램 설치
	교육	적성과 능력을 증진시키기 위한 프로그램 설치
역할 갈등	의사소통	작업자의 역할을 명확히 규정하고, 자신의 역할을 수행할 수 있도록 도움
	훈련	작업자가 역할을 수행할 수 있는 기술을 획득/개발할 수 있는 프로그램 설치
역할 모호성	의사소통	보다 명확하게 작업과 수행목표에 대한 설명
역할 과부하	훈련/교육	업무 부조화의 원인을 줄일 수 있는 기술을 개발; 시간관리 프로그램 설치
두려움/책임성	훈련	자신감 있게 문제 영역을 명확히 하는 기술 개발
	상담	내재적 두려움에 대처하는 데 도움을 줌
작업 조건	상담	개인적 행위(예 : 작업 자세)에 대해 조언
	의사소통	정확한 작업과정과 작업자가 어떻게 전체적 공정에 맞출 것인지 도움
관계	훈련	작업 집단 만들기 프로그램 제공
	상담	성격적 갈등, 사회적 격리에 대처하는 방법
	의사소통	집단 내 보다 나은 의사소통 방법 개발; 상호 간에 더 효과적으로 관계하는 법 배움
소외	상담	자신의 감정을 대하는 법에 대해 도움
	의사소통	상향적 의사소통, 참여 및 관련되는 방법을 제공

④ **표준화된 설문**

표준화된 설문은 특정한 집단을 비교대상과 비교할 때(예, 특정 직업과 일반인구집단) 신뢰성과 타당성이 있는 정보를 얻기 위해 사용된다.

(4) 근로자, 관리자의 참여

근로자와 관리자가 직무스트레스 요인을 찾고 개선 대책을 만드는 과정에 참여하면, 적극적이고 효과적으로 개선을 실행할 수 있으며, 직무스트레스 중재의 성공 가능성이 높아진

표 5-5. 조직기반에서의 교정 정책 및 행동 프로그램(Stoner와 Fry, 1983)

일반적 스트레스 원	교정 정책	가능한 행동 프로그램
개인/작업 부적합	직무 재설계	직무 충실화 프로그램 조직
	개인 평가	채용 및 배치 과정을 개선
	훈련	작업관련 기술 훈련 시작
역할 갈등	훈련	갈등 원인 분석에 대한 상담 제공
	의사소통	갈등을 유발하는 오해를 줄임
	직무 재설계	특별한 문제 영역(일하는 여성 vs 가족, 작일 vs 여가)에 대해 스케줄(예: 변동시간, 주당 4일 근무, 직무 공유 등)
	개인 평가	채용 및 배치 과정을 개선(예: 부서전환)
역할 모호성	의사소통	보다 정교하게 작업에 대한 설명
	구조	책임과 권한 구조에 대해 보다 정교하게 정의
역할 과부하	직무 재설계	작업공간, 작업장 설계, 또는 작업공정 변경
	구조	업무 명세표의 재작성
두려움/책임성	훈련	의사결정 기술 훈련
	의사소통	내재하는 문제를 다루는 상담프로그램 제공
작업 조건	직무 재설계	물리적 조건을 바꾸고 직무변화(직무순환, 작업시간 변경, 휴식시간 제공 및 "스트레스의 날" 휴가
관계	훈련	인간관계 기술 개발; 친화력이 있고 팀 지향적인 작업 집단 만들기 훈련 제공
	의사소통	다양한 상담 프로그램 조직
소외	훈련	경력개발 계획을 보조
	직무 재설계	직무 충실화 프로그램 제공
	구조	상황과 개인의 요구에 가장 적절한 공식적 구조를 디자인
	보상	보수의 지급 방법과 시기를 변경; 작업자의 요구와 기대에 직접적으로 충족하여 동기유발
	의사소통	노동자들의 참여를 보장

다. 근로자는 현장에서 일어나는 일을 가장 잘 알기 때문에 직무스트레스의 원인을 정확하게 파악할 수 있으며, 직무스트레스 개선 원리에 대한 정보를 제공해주면 스스로 개선 대책을 만들 수 있다. 관리자는 근로자가 제안한 개선 대책이 사내에서 효율적으로 시행되도록 제도적으로 도울 수 있다. 근로자와 관리자를 포함한 사내 관계자들이 직무스트레스 관리 워크숍에 참가하여, 원인 및 개선 대책과 실행 방안에 대해 논의하도록 한다.

사례 1 캐나다 병원근로자 참여형 중재(Bourbonnais et al, 2006)

병원 근로자를 대상으로 참여를 강조한 중재를 시행하였다. 사회심리적 위험 평가를 통하여, 실험군에서 정신적 요구가 높고(prevalence ratio (PR)=2.27), 동료나 상사의 지지(PR=1.35), 보상(PR=2.92)이 낮고, 노력-보상 불균형(PR=2.65)이 있음을 확인하였다. 연구자들은 병동을 관찰하고, 이를 기반으로 간호사들과 일대일 면담을 하여, 참여형 중재 적용에 유리하거나 불리한 조건 등을 조사하고 중재팀 역할의 기초를 만들었다. 중재팀은 연구자, 간호사, 주요 이해관계자로 구성하였고, 직무스트레스를 요인을 찾고 개선 방안을 제안하며, 실현 가능성을 평가하고 우선순위를 정하는 것을 목표로 하였다. 중재팀에 소속된 간호사들은 회의에서 나온 정보를 병동에 전달하고, 병동으로부터의 피드백을 제공하였다. 중재팀은 6가지 카테고리; 팀워크, 인력배치, 업무구성, 기술훈련, 의사소통, 인체공학에 대해 56가지 개선 방안을 제안하였다. 참여형 중재 1년 후 전화 인터뷰에서, 실험군의 정신적 요구, 지지, 보상, 노력-보상 불균형, 심리적 디스트레스, 수면 문제, 소진이 대조군에 비하여 유의하게 좋은 점수를 나타내었다.

사례 2 일본 전자제품제조업 생산직 근로자 참여형 중재(Tsutsumi et al, 2009)

사업장 정신건강 및 업무성과 개선을 위하여, 11개 작업라인을 무작위 할당하여 참여형 중재를 시행하였다(실험군 6개, 대조군 5개). 촉진자 워크숍을 한 후, 기초 설문조사를 실시하여 업무상황에 따른 심리사회적인 노출정도와 위험도 평가한다. 그 후 정신건강의 중요성, 직무스트레스에 대한 인식 그리고 스트레스원을 이겨내거나 논쟁을 감소시키기 위한 관리자 교육을 실시한다. 다음 단계는 워크숍을 구성하는 과정으로 작업환경을 개선하는 방법, 스트레스 감시에 대한 기본적인 위험도에 대한 인지강좌 그리고 실행계획을 수립이나 작업개선을 위한 그룹토론을 시행한다. 작업환경 개선을 위한 실행단계로 촉진자가 스트레스에 대해서 재측정을 하거나 현장의 감독관이 실행과정을 설명하거나 보여주는 방식등을 수행하며 실행에 있어서 문제점이나 개선시 문제점등을 토론한다. 마지막으로 수행한 것을 평가하는 단계이다. 실험군에서 직무스트레스 악화에 대한 대처나 직무수행능력이 개선이 되었다.

Stage	Contents
A half-day training workshop for the facilitators (May 2005)	– Provision of comprehensive information on mental health in the workplace – Lecture on participatory approach for stress reduction – Role play via a workshop based on real cases using action check list
Baseline survey (July 2005)	– Pre-intervention questionnaire survey on the primary outcomes – For hazard identification, exposure to psychosocial job conditions was measured and manipulated to compare with Japanese national summary data
Supervisory education program (October 2005)	– Information on the significance of positive mental health, improvement of the work environment and examples of good practices – Ensuring that supervisors were equipped with the knowledge and skills needed to identify occupational stressors – Helping supervisors design initiatives that could clarify ambiguiy, reduce conflict and overcome the sources of stress
Set-up workshop (November 2005)	– Introduction on the methodology for improving the work environment – Lecture on hazard identification based on stress surveillance, risk evaluation including the application of an action checklist – Group discussion on work improvements and presentations of action plans
Implementation of work environmental improvenment Follow-up workshop 1 (April 2006) Follow-up workshop 2 (August 2006)	– Repeated check and readjustment of activity by the facilitators – Presentation of activity processes by the line foremen – Discussion on the problems of implementation and barriers to the activities – Necessary suggestions for further improvement and encouraging workers to sustain the autonomous activities
Evaluation (August 2006)	– Post-intervention questionnaire survey on the primary outcomes – Including process evaluation using psychosocial job condition data and post intervention interview with the factoty manager and facilitators

그림 5-2. 참여형 중재 흐름도(cluster RCT, 2005~2006).

사례 3 한국 금속단조업 전직원 참여형 개선기법(Kim et al, 2014)

참여형 개선 기법(participatory action oriented training, PAOT)의 한 형태로, 촉진자 워크숍과 전직원 워크숍을 실시하여, 부서별로 토론을 통하여 개선이 필요한 점을 도출하였다. 1개월 후 개선 진행 사항을 점검하였고, 2개월 후 개선점에 대한 결과 발표와 시상을 함으로써, 좋은 사례를 보급하였다. 개인적 수준에서 고위험군을 대상으로 스트레스에 대한 대처 방법을 강화하거나 지지하는 면담을 진행하고, 스트레스 관리 자료를 회람하였다. 포괄적 스트레스 관리 프로그램 시행 후, 생산직에서는 물리적 환경, 직무 요구, 조직 체계, 보상부적절, 직장문화 영역에서 유의한 효과가 있었고, 사무직에서는 직장문화 영역에서 유의한 효과가 있었다. 통계적으로 유의한 차이는 없었지만, 신체증상, 우울증상, 근무관련증상 등의 스트레스 반응이 감소하였다. 사업장에서 근로자의 참여를 바탕으로 하는 조직적 개선 활동과 개인적 수준의 중재를 상호 보완적으로 적용한 통합적 프로그램이 직무스트레스를 감소시키는 데 효과적이었다.

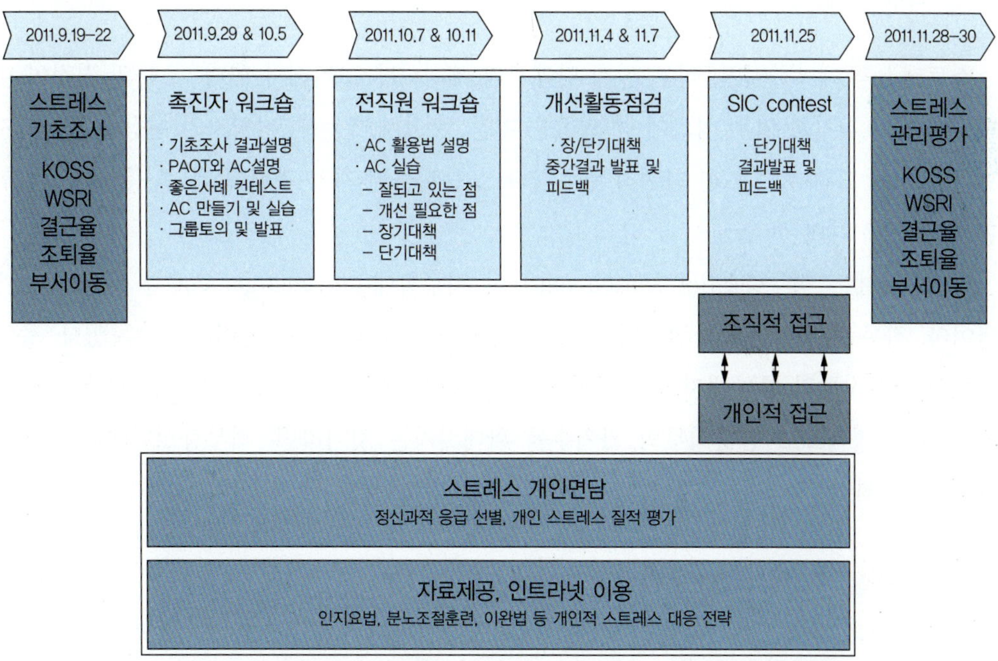

연구대상 : 부산지역 1개 단조업체 전직원 276명(생산직 147명, 사무직 126명)

AC : action checklist 정신건강개선 체크리스트

KOSS : Korean Occupational Stress Scale, WSRI : Woiker;s Stress Response Inventory, SIC : simple, inexpensive, clever

그림 5-3. 참여형 개선기법을 적용한 통합적 직무스트레스 중재 흐름도.

(5) 스트레스 중재

Stoner와 Fry(1983)가 제시한 개념적 모델에 입각한다면, 개인적 기반과 조직적 기반에서 중재행위가 있을 수 있다. 다음 표들은 각각 개인적 기반 및 조직적 기반에서의 스트레스 원인과 중재행위에 대한 설명이다.

조직기반에서의 중재는 개인적 접근–교정 행동에 비해 보통 규모가 크고 비용이 많이 나가며, 작업환경의 스트레스원에 대한 보다 상세한 평가를 필요로 한다. 마지막으로, 환류는 이러한 과정이 일회성이 아니라 지속적이어야 한다는 점을 보여준다. 실제로 스트레스 중재는 조직의 변화와 진화를 동반하는 동적인 과정이다.

3) 조직적 관점에서의 직무스트레스 중재의 핵심적 기법

다음은 조직 기반의 핵심적인 중재 기법들이다.

(1) 직무 설계(Job Design)

스트레스를 예방하려면, 직무 설계 단계부터 세심하게 고려해야 한다. 오늘의 결정이 미래의 노동자 건강과 업무 성과에 큰 영향을 미칠 수 있기 때문에, 경영자와 현장 노동자까지 모든 단위를 고려하고, 또한 참여하여야 한다. 노동자들이 자기 과업에 더 큰 통제력을 발휘할 수 있도록 해야 한다.

작업재설계는 직무충실(job enrichment) 및 직무확대(job enlargement)를 포괄하는 개념이다. 직무충실이 수직적 접근법이라면 직무확대는 수평적 접근법이라 할 수 있다. 종업원들의 담당직무의 종류내지 의사결정 영역을 확대시키는 방법으로 직무확대(Job enlarement)가 수평적으로 담당직무의 가지수를 확대시키는 것이라면, 직무충실화(Job enrichment)는 수직적으로 의사결정 영역을 확대시키는 방법이다.

① 직무충실

이 접근법은 개별직무의 내용을 충실하게 하고, 인간다운 노동으로 변환시키고자하는 활동이다. Herzberg(1974)는 수직적 직무부하에 대해 다음과 같은 원칙을 제시하였다.

표 5-6. 직무충실 접근법의 원칙

원 칙	관계된 동기요인
A. 책임은 그대로 두고 통제의 정도를 줄인다.	책임, 개인적 성취
B. 일에 대한 개인의 책임을 증가시킨다.	책임, 안정
C. 한사람에게 완결된 자연스러운 작업단위를 준다(Module, 부문, 영역 등)	책임, 성취, 안정
D. 종업원의 활동권한을 증대시킨다. - 직무자율	책임, 성취, 인정
E. 정기보고를 감독자가 아닌 종업원 본인이 직접하게 한다.	
F. 이전에 취급하지 않았던, 새롭고 더 어려운 과업을 도입한다.	성장, 학습
G. 개인에게 특수하고 전문화된 과업을 할당함으로써 전문가가 될 수 있게 한다.	책임, 성장, 승진

② 직무확대(job enlargement)

기업의 흐름에서 작업자가 맡은 과업의 수를 증가시키는 것이다. 이는 직무설계에 대한 수평적 접근법이 된다. 예를 들면 작업에서 작업자는 작업과 함께 예전에 맡고 있지 않던 설비기계의 시동과 작업결과의 검사까지 맡게 하는 것을 직무확대라고 한다.

그러나 이에 대한 비판이 여러 측면에서 제기된 바 있다. 이것은 직무의 실질적 내용에 있어서 하등의 변화도 없기 때문에 아무런 해결책도 되지 않는다는 주장이다. 이는 직무순환에 대한 비판과 맥을 같이하는 것으로서 또 다른 단조롭고 권태로운 과업이 추구되었을 뿐이라고 주장하고 직무만족의 효과가 증대된다고 보지 않는다. 또한 직무확대로 종업원들은 보통 작업량이 증대되고 종업원 감축의 한 수단이 된다는 비판이 제기되었다(Herzberg, 1968). 최근에 와서 경영합리화와 관련하여 작업의 종류를 확대하는 '다기능공화'가 시도되고 있다. 그러나 다기능공화가 한편에서는 단조로운 노동을 줄여 직무자율성의 한 측면을 높이는 반면에, 여유인력의 감소를 통한 작업량의 증가 때문에 노동강도가 강화될 수가 있다는 문제가 있을 수 있다. 결국 조직적 차원에서 스트레스를 완화시키는 방법으로 직무확대를 도입할 때의 관건은 노동강도의 강화와 고용불안정이 없이 직무확대가 가능한가하는 점이다.

③ 직무순환(job rotation)

직무순환의 전제는 작업에 의해 수행되는 여러 가지 과업은 호환성이 있으며, 작업자는 작업 흐름에 큰 방해없이 이 과업에서 저 과업으로 순환이 가능하다는 것이다. 이 접근법으로는 작업자의 실질적 직무는 크게 변하지 않는다. 그러나 직무순환은 더 많고 큰 문제에 대한 단지 단기적인 해결책일 가능성이 높다. 이는 직무나 작업자의 기대는 크게 바뀌지 않으며 단조감과 권태감은 일시적으로 완화되지만 틀에 박힌 직무자체는 그대로 남아있기 때문이다.

(2) 참여; 직무 자율성

노동자의 참여를 극대화하고 의사 결정 단계에서 어느 정도 재량권과 자율성을 부여하도록 한다. 노동자들이 조직의 의사결정 또는 문제해결과정에 직접 참여하려는 요구가 강해지고 있고, 이러한 참여는 노동생활의 질 향상 수단으로서 폭넓게 권장되고 있다. 일반적으로 참여의 효과를 다음과 같이 설명한다; 노동자들이 직무를 효과적으로 수행하게 되면 그들이 맡고 있는 직무에 깊이 전념하게 되고, 정서적으로도 직무를 잘 수행하려고 몰입하게 되며, 조직의 목표달성을 위해서 자신이 효과적으로 일하고 있다는 것을 알게 됨으로써 자부심과 만족감을 느끼게 된다. Locke와 Schweiger의 연구를 중심으로 참여의 심리적 효과를 요약해 보면 다음 그림 5-4와 같다.

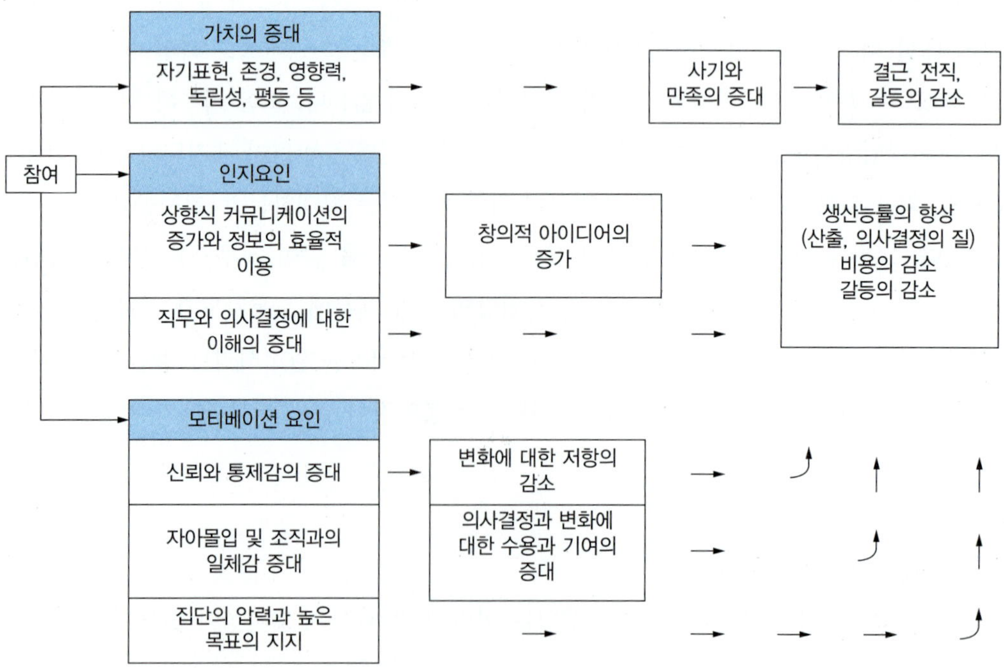

그림 5-4. Locke와 Schweiger의 연구 중심 참여의 심리적 효과.

그러나 참여의 효과는 첫째, 강제에 의한 참여냐 자발적인 참여냐, 둘째, 공식적인 참여냐 비공식적인 참여냐, 셋째, 직접적인 참여냐 간접적인 참여냐, 넷째, 참여의 범위가 어느 정도냐 등 몇 가지 차원에 따라 달라지게 된다는 점을 고려해야만 한다.

노동자 집단이 의사결정에 참여하는 방법에는 여러 가지 형태가 있다. 이는 집단참가가 개별참가에 의한 것보다 효과가 크다는 시너지 효과에 가정을 두고 있으며 조립라인과 공동작업을 바탕으로 하는 대량생산방식에 있어서 기본작업단위가 집단이라는 점에 있어서 오늘날 노동생활의 질 향상 노력의 가장 큰 관심대상이 되고 있다. 집단은 나름대로 집단역학이 존재하고 있으므로 독특한 형태로서 자율적 작업집단의 형태를 취하게 된다. 북유럽을 중심으로 한 외국에서 오늘날 이러한 집단적 직무스트레스 수준향상 방법을 취하고 있는데 이는 단위수를 최소화 하면서도 비교적 작업현장에서 일어나는 문제를 용이하게 발견할 수 있으며, 전체작업 공정에서 균형을 잃지 않으면서도 팀내 협동을 전제로 생산성을 극대화할 수 있는 이점이 있다. 집단적 차원에서 직무스트레스 개선책으로 제시된 자율적 작업집단은 다음과 같은 특성을 갖고 있다.

① 자율적 작업집단

노동자들을 몇 개의 소규모 집단으로 분해하며, 이들 소규모 집단은 일반적으로 감독자와 관리자에 의해 수행되어왔던 기능에 대한 책임을 지는 것으로 작업할당, 작업진도, 교육훈련, 일정계획, 품질통제, 유지 및 기타 활동에 대한 계획 및 감독의 책임을 갖는다. 또한 자율적 작업집단의 경우 현장중심의 교육훈련을 전제로 함으로써 개별종업원은 한 가지 이상의 기능을 수행하여야 한다. 이를 위해 새로운 기능을 습득하는 경우 임금도 증가하기 때문에 투자와 시간이 소요된다. 자율적 작업집단이 QC와 다른 점은 QC팀에서는 팀리더의 역할이 강조되는 데 비해 자율적 작업집단은 팀내의 구성원이 각 단위의 모든 임무를 숙지하고 있기 때문에 윤번제로 돌아가며 팀 조장이 되며, 그 역할은 생산공정상의 다음 단계의 업무연결의 기능을 갖는다.

② 참여형 개선기법 도구 소개

2007년 일본에서는 직무스트레스 관리를 위한 참여형 개선기법(PAOT)의 도구로 정신건강 액션 체크리스트(Mental Health Action Check List: MHACL)를 발표하였다. MHACL은 6개 분야의 총 30개 문항을 포함한다; 1) 작업계획의 분배 2) 근무시간과 조직화 3) 인간공학적 작업 방법 4) 작업장의 근무환경 5) 작업장에서 상호간 지원 6) 준비성과 보호. 사업장에서 직무스트레스 예방을 위한 토의를 조직하거나, 즉시 개선 활동을 시행할 수 있도록 좋은 사례들로 구성되어 있다. 일반적인 체크리스트가 잘못된 부분을 지적하는 반면, MHACL은 기존의 잘하는 점을 먼저 칭찬하고, 개선이 필요한 점은 좋은 사례를 보고 따라서 개선할 수 있도록 돕는다. 박정선 교수가 번역하여 우리나라에 소개하였다.

표 5-7. 사업장에서 간편하게 활용할 수 있는 직무스트레스 체크포인트(Stress Prevention at Work Checkpoints)

분야	세부 문항
1. 리더쉽과 공정성	직무스트레스 예방을 위한 정책과 전략을 개발 및 공유, 공정성, 자유로운 의사소통, 개인 정보 보호, 문제발생시 해결정도
2. 업무 요구	업무 부하 조정, 업무 재분배, 작업 속도와 마감 기한, 업무 내용과 책임성, 흥미 유발 업무
3. 업무 자율성	근로자의 의사결정 참여, 의사결정권과 자율성, 기술 및 지식 개발, 업무 환경 개선 참여, 정기적 회의
4. 사회적 지지	관리자와 근로자 유대, 동료지지, 근로자 지원, 친목 활동
5. 물리적 환경	위험성 평가와 개선, 편안한 작업환경, 유해 인자 감소나 제거, 휴게실, 응급체계 구축
6. 업무 시간, 일-가정 균형	업무 시간 계획시 근로자 참여, 노사 만족할 업무스케줄, 탄력근무제 개선, 장시간 업무 제한, 가정의 책임(육아나 환자 돌봄)을 배려, 휴식의 시간과 빈도 조정
7. 인정과 칭찬	공개적 칭찬, 조언과 기회 제공, 감정과 의견을 표현, 남녀평등, 경력 개발의 기회 제공
8. 공격적인 행위에서 보호	공격적인 행위의 예방 및 대응, 인지도개선, 폭력 · 욕설 · 괴롭힘을 다루는 절차, 신속한 조치, 고객과 외부인의 폭력으로부터 보호할 수 있는 근무 공간
9. 직무 불안정	고용 안정성 설계, 고용 조건 서면계약, 정기적 임금지급, 육아 휴직 보장, 고용안정 강화
10. 의사소통	관리자와 근로자들과 대화, 상사와 의견교환, 중요한 결정의 고지여부, 최고경영진에게 근로자들의 의견전달, 근로자에게 추후 계획 및 변동 사항에 대한 적절한 정보를 제공

2012년 ILO에서는 최근 국제적인 연구와 사례를 리뷰하여, 다양한 사업장에서 간편하게 활용할 수 있는 직무스트레스 체크포인트(Stress Prevention at Work Checkpoints)를 제작

하여 보급하였다. ILO 체크포인트는 근로자와 사업주가 직무스트레스의 원인을 발견하고, 효과적인 관리 방안을 채택할 수 있도록 고안되었으며, 10개 분야의 총 50개 문항을 포함한다; 1) 리더쉽과 공정성 2) 업무 요구 3) 업무 자율성 4) 사회적지지 5) 물리적 환경 6) 업무 시간, 일-가정 균형 7) 인정과 칭찬 8) 공격적인 행위에서 보호 9) 직무 불안정 10) 의사소통. 각 문항은 직무스트레스 개선을 위하여, 보편적으로 사업장에 적용할 수 있는 좋은 사례를 그림과 함께 제시하고 있다. 사업장의 특수한 상황을 고려하여 맞춤형 체크리스트를 제작하고(20~30문항), 이것을 활용하여 소그룹 워크숍을 진행하여 개선 방안을 이끌어 낼 수 있다. 서춘희 교수가 번역하였으며, 근로자 직무스트레스 예방활동 지침개발 연구의 부록에 실려있다.

4) 제언

- **직무스트레스로부터 건강한 조직(organizational health)으로의 전환**

직무스트레스를 줄이는 중재행위는 조직적 문제 또는 위기(예, 질병, 결근 또는 작업자 교체의 급증)가 생겼을 때 주로 사용된다. 따라서 결과적으로, 중재행위는 작업자들의 능력과 가능성을 최대화하기위해서 보다는 비용을 줄이기 위한 동기에서 시작된다. 이러한 접근법의 위험성은, 일단 질병, 결근 또는 작업자 교체율이 안정화되어 수용할 만한 범위에 이르게 되면, 중재는 추진력을 잃고 더 이상 필요없게 된다는 점이다. 조직은 스트레스 예방이 단지 비용의 축소나 억제 뿐 아니라, 건강한 조직과 생산성의 유지 및 증가의 수단이기도 하다는 점을 명심할 필요가 있다. 노동자와 조직 모두의 전체적인 건강 증진을 위해 노력하는 전향적(proactive) 접근법은 최근에 "건강한 작업조직 접근법(healthy work organization approach)"으로 불리기도 한다(Murphy, 2000; Sauter 등, 1996). 이러한 접근법의 기본적인 전제는 작업자의 안녕과 조직의 효율성을 증진시키는 것이 가능하다는 것이다. 건강한 작업조직에 대한 연구는 작업자의 안녕과 조직의 효율성 사이의 상호작용과, 건강과 업무수행 결과에 관여하는 작업과 조직 요인을 찾아내는 데 초점을 두고 있다. 작업자의 안녕에 더해 조직의 효율성을 증진시키고자하는 개념은 새로운 것이 아닌데, 예를 들어 Pfeiffer(1987)는 전통적인 건강 증진 프로그램에 작업집단과 조직적 수준의 요인을 더 추가하였다. Pfeiffer(1987)의 모델은 세 가지 핵심적 구성요소로 이루어져있는데, 다음 표가 이 세 가지 차원의 중제의 예를 잘 보여준다.

표 5-8. 중재의 형태(Pfeiffer, 1987)

개인 건강	작업집단 건강	조직 건강
스트레스 관리	의사소통 기술	직업 안정
금연	산업보건 및 안전	보상
운동	스트레스 관리	건강 증진 프로그램
영양	노동자 참여	사업장 의료
체중 관리	갈등 해소	교육 보조
노동자 지원 프로그램	직업 훈련	노동자 훈련 및 개발

또한 미국국립산업안전보건연구원(NIOSH)은 대규모 생산 공장에 대한 연구를 통해 건강한 작업 조직 모델을 개발하였다. 15,000명에 대한 1993년부터 1997년까지 얻은 자료를 분석한 결과, 건강한 작업조직의 핵심적 성격은 다음과 같다.

- 업무수행에 대한 작업자 보상
- 쌍방향의 열린 의사소통
- 노동자 성장과 발전(훈련)
- 신뢰와 상호 존중
- (조직의) 핵심적 가치에 대한 강력한 동의
- 조직 경쟁력과 적응력이 유지되기 위한 전략적 계획
- 작업자들이 어떻게 자신의 작업이 사업에 도움이 되는지 아는 것

• 지속가능한 직무스트레스 관리: EU-OSHA 사회캠페인

European Agency for Safety and Health at Work (EU-OSHA)에서는 2014년 4월부터 2015년 말까지 건강한 직장의 스트레스 관리 캠페인 (Healthy Workplaces Manage Stress Campaign)을 시행한다. 이 캠페인은 2012~2013년의 건강한 직장 캠페인; Working together for risk prevention 의 연장 선상에 있으며, 스트레스에 대한 위험성 평가와 근로자의 참여를 강조한다. 직무스트레스에 대한 다양한 도구를 제공하며, 좋은 사례를 수집하여 제시하고 있다. 이 캠페인의 세 가지 목표는 다음과 같다.

- 직무스트레스의 인식 높이기
- 간단하고 실제적인 도구와 지침을 제공하고 사용을 촉진함
- 직무스트레스 관리의 긍정적인 효과 강조와 전파

캠페인은 사업주와 근로자에게 직무스트레스가 개인의 문제가 아니고, 조직을 관리해야 하는 문제이므로, 조직에 대한 측정/평가가 필요함을 강조한다. 사업주에게는 스트레스를 제대로 관리하여 건강하고 동기 부여된 인력을 유지할 수 있다는 것을 인식시키고, 근로자에게는 직무스트레스에 대해 보고하는 것을 두려워하지 않도록 일러준다. 사회적 캠페인이 필요한 이유가 여기에 있다. 직무스트레스를 효과적으로 관리하기 위해서는 스트레스에 대한 사회적 인식의 전환이 필요하다. 이를 돕고자 캠페인 홈페이지에서는 미디어 센터 세션이 별도로 구성되어 있고, 보도자료, 뉴스, 이벤트, 사진 갤러리, 비디오, 애니메이션 동영상들을 제공하고 있다.

2014년에 직무스트레스에 대한 인식을 높이고, 실제적인 도구들을 보급했다면, 2015년에는 사업장 적용에서 나온 긍정적인 효과를 수집하고 시상을 한다. 시상식은 좋은 사례를 공유하고 촉진하며, 우승자를 알리고, 모든 참여자들의 성과를 축하하는 행사이다. 개별 사업장의 직무스트레스 관리가 하나의 사례로 끝나지 않고, 다른 사업장의 본보기가 되어 전파될 수 있도록 사례들을 모으고 보급하는 것이다.

직무스트레스 관리는 장기간의 정책 속에서 다학제 팀이 구성되어 전략과 도구를 개발하고, 사업장에 적용하면서 간단하고, 적용 가능한 형태로 다듬어 가는 과정이다. 한 사업장의 성공이 하나의 사례로 끝나지 않고, 수집/정리되고 전파하는 과정 속에서 사업주와 근로자의 인식이 변화하고, 스트레스 관리가 탄탄한 기반을 가지고 지속 가능성을 지닐 수 있다.

2. 근로자지원프로그램(Employee Assistance Program)

오늘날 우리나라 직장인들은 실업과 이직, 맞벌이, 보육, 약물남용 등 새롭고 다양한 문제에 직면하고 있으며, 그 결과로써 이들이 경험하는 스트레스 수준은 그 심각성을 더해가고 있다. 이러한 스트레스는 개인 근로자 측면에서 불안이나 우울 등 정신건강상의 문제와 각

종 심인성 질환을 일으킬 뿐 아니라, 직무조직적인 측면에서도 잠재적 생산성 저하와 의료비 부담 가중, 그리고 이직률 상승으로 인한 인적자원의 손실 등을 가져온다.

하지만 직장인들의 당면문제나 스트레스에 대한 책임은 여전히 개인에게 국한되어 있으며, 상당수의 근로자들은 적절한 대처방법을 찾지 못한 채 음주나 흡연 등에만 의존하며 살아간다. 따라서 근로자가 스트레스에 효과적으로 대처하고, 개인적인 관리 및 대처능력을 고양하며, 스트레스를 유발하는 환경적 요인을 수정 · 보완하기 위해 구미(歐美)의 기업들은 일찍부터 근로자지원프로그램(Employee Assistance Program : 이하 EAP)을 도입하여 개인 근로자의 신체적 · 정서적 문제를 완화시키고, 조직의 생산성을 고양해 나가고 있다. 우리나라에서는 아직 그 실시율이 낮은 편이나, 서구의 경우 이미 보편화되어 그 효과성이 입증된 EAP의 도입은 개인 근로자의 문제 해결과 함께 업무생산성 향상과 인적자원의 확보를 도모하여 노사(勞使) 모두에게 WIN-WIN적 목표를 구현할 수 있다.

이에 본 장에서는 근로자 스트레스에 대한 조직적 대응방안으로서 EAP의 정의와 모형, 역할 등을 포괄적으로 살펴보고, 최근 우리나라 EAP 환경 변화 및 향후 발전 방향에 대해 논의하고자 한다.

1) EAP의 개념

EAP 서비스의 형태와 내용은 각 사업장에 따라 매우 다양하게 진행되고 있으므로, EAP에 대한 공통된 정의를 갖는 것은 쉽지 않다. 하지만 일반적 총체로서의 EAP는 직 · 간접적으로 직무수행과 관련된 근로자의 개인적 · 정서적 문제를 확인하고, 이에 대응하는 직무조직의 정책과 절차로 이해될 수 있다(Walsh, 1982). 이와 유사하게 Googins와 Godfrey(1987)는 EAP를 근로자의 직무에 영향을 줄 수 있는 문제에 직장이 합당하게 개입하는 일련의 정책과 프로그램 절차로 보고 있다. 한편 Ramanathan(1992)이 주장하는 EAP란 문제 근로자를 파악하고, 이들이 자신의 문제를 스스로 해결할 수 있도록 도우며, 서비스가 필요한 근로자에게 상담이나 치료를 제공하는 직무관련 프로그램이다. 끝으로 Kurzman(1997)은 EAP를 직장에서의 업무수행에 지장을 가져올 만한 일신상의 문제나 정서상의 문제, 혹은 행동상의 문제를 지닌 근로자들에게 정책지향적(policy-oriented), 절차지향적(procedure-oriented), 그리고 상담지향적(counseling-oriented) 서비스를 제공하는 일련의 사업이라고 정의내리고 있다.

EAP에 대한 정의를 보다 사전적이고 공식적인 차원에서 살펴보면, 먼저 미국 사회복지 사전(Social work dictionary; Baker, 1991)에서 EAP란 직무만족이나 생산성에 부정적인 영향을 미칠 수 있는 문제를 가진 근로자를 돕는 일련의 서비스로, 이는 조직 내부나 외부 기관을 통해 제공될 수 있다고 정의되고 있다. 이러한 EAP 서비스는 알코올이나 약물의존에 대한 상담, 부부치료나 가족치료, 경력상담, 그리고 부양가족을 위한 서비스 기관의 의뢰 등을 포함한다. 한편 1971년에 설립되어 세계 30여개국에서 가장 많은 회원을 확보하고 있는 근로자지원전문가협회(Employee Assistance Professional Association : EAPA)에서는 EAP를 생산성 문제가 제기되는 직무조직을 돕고, 건강문제, 부부 · 가족생활문제, 법 · 재정문제, 알코올 · 약물문제, 정서문제, 스트레스 등 업무성과 전반에 영향을 미칠 수 있는 근로자 문제를 해결하기 위해 개발된 사업장 기반(worksite-based)의 프로그램으로 규정하고 있다.

이렇듯 관련 학자와 조직에 따라 EAP에 대한 정의는 조금씩 차이가 있지만, 결국 직무성과에 영향을 미칠 수 있는 개인적 문제를 완화하기 위해 조직 내부나 외부의 자원을 통해 제공되는 사회심리적 서비스로 정의할 수 있으며, 그 개입의 대상은 문제를 가진 근로자와 가족, 친지, 직무조직, 지역사회 전체를 포괄한다.

2) EAP의 역사

미국의 경우 근로자 대상의 기업복지는 19세기 말부터 이미 시작되었으나, EAP의 전신인 직장내 알코올중독 프로그램(Occupational Alcoholism Program : OAP)은 20세기에 들어서야 동기화 되었다. 당시 알코올중독에 대한 사회의 관심은 1935년 알코올중독자 자조모임(Alcoholics Anonymous : AA)의 창설이후 본격화 되었는데, 기업주들은 특히 근로자의 음주로 인한 빈번한 사고에 대해 깊은 관심을 가지기 시작했다. 실제로 Eastern Kodak, Dupont, Caterpillar Tractor, Kemper Insurance 등의 회사에서는 사업장내 알코올중독관련 프로그램을 두어 알코올남용 근로자들의 금주를 돕기도 했다. 한편 1940년대 알코올 문제에 대한 일반의 관심은 예일 알코올연구센터(Yale Center for Alcohol Studies)의 설립을 가져왔다. 본 연구센터는 알코올중독이 업무성과에 부정적인 영향을 미치지만 중독자들에 대한 재활을 통해 직장으로의 성공적 복귀가 가능하다는 사실을 입증하였다. 이러한 연구결과는 알코올중독을 치료 가능한 질병으로 확인시켜주었으며, 이에 따라 기업들 역시 알코올중독에 대한 교육과 치료를 수반할 수 있는 정책이나 프로그램을 개발할 수 있는 여지를 마련해 주었다. 또한 본 연구센터의 활동으로 알코올중독에 관한 국가위원회(National Council on Alcoholism)가 설립되었는데, 바로 이곳에서 기업에서 구체적으로 활용 가능한 알코올 관련 프로그램 모델이 고안되었다.

이와 함께 1940~50년대에 EAP 서비스 모델에 기초가 된 또 하나의 사건은 바로 제2차 세계대전이다. 전쟁 중 군수물자를 생산해야만 했던 근로자들은 엄격한 규율 속에 높은 생산성을 올리도록 요구되었고, 교대근무까지 강요받아 심각한 스트레스를 경험하게 되었다. 그 결과 산업재해가 빈번하게 발생하였으며, 이에 사업장의 안전을 담보하고 산업재해를 방지하기 위한 하나의 방편으로 조직차원의 스트레스 관리 프로그램의 필요성이 대두되었다.

한편 Kennecott Copper Company의 Lewis Presnall은 업무성과의 저하를 근거로 직장상사(supervisor)가 문제 근로자를 찾아내는 모델을 고안해 냈는데, 이는 훗날 EAP에서 상사나 직장동료들이 문제 근로자를 의뢰하는 모형의 효시가 되었다. 또한 반드시 알코올 문제가 아니더라고 업무성과를 떨어뜨리는 모든 문제에 대해 관심을 가지고 다양한 문제에 대한 개입을 펼치는 현대적 개념의 EAP 모형을 가능케 했다. 이와 함께 L. Presnall이 문제 근로자를 지역사회내 치료기관에 직접 의뢰했던 것 역시 훗날 EAP가 동원할 수 있는 자원을 다양화하는데 크게 공헌하였다.

1970년대에 들어와 EAP는 더욱 조직적으로 발전하기 시작했다. 미국의 경우 1970년에 포괄적인 알코올 남용 및 중독 예방 · 치료 · 재활에 관한 법(Comprehensive Alcohol Abuse and Alcoholism Prevention, Treatment, and Rehavilitation Act)의 재정으로 모든 연방기관과 군(軍)에서 알코올중독 방지 프로그램을 의무적으로 갖추게 되었고, 알코올 남용 및 중독에 대한 국가위원회(National Institute on Alcohol Abuse and Alcoholism : NIAAA)가 설립되었다. 2년 뒤 이 법은 약물남용에 대한 치료 조항까지 포함하였고, 특히 NIAAA는 각 주마다 2명의 직업관련 상담가(occupational consultant)를 두어, 이들로 하여금 기업에서 OAP를 개발할 수 있도록 도왔는데, 그 결과 1973년 500개에 불과하였던 OAP가 1980년에 4,000개로까지 급증하게 되었다(Googins, 1987).

OAP에 있어서 전문성은 알코올중독에 대한 노사자문협회(Association of Labor and Management Consultants on Alcoholism: ALMACA)의 설립으로 더욱 공고하게 되었다. ALMACA는 직장인들의 알코올중독에 관한 정보를 수집 · 배포하고, 관련 연구를 활발히 진행하였으며, OAP의 기준을 지속적으로 강화시키는 역할을 수행하였다. 이 협회는 후에

EAPA로 개명하고, 1987년부터 직업관련 상담가 인증을 주관하게 되었다.

1970년대 말에 이르러 OAP는 알코올과 약물에 대한 집중에서 차츰 벗어나 보다 다양한 분야에 관심을 가지기 시작했는데, 이에 대한 배경으로는 다음과 같이 요약할 수 있다. 첫째, 알코올이나 약물 중독에서 이미 회복중인 근로자라 할지라도 단기개입이 필요한 여타 문제(예컨대 부부, 가족, 법, 재정 문제 등)를 경험하고 있었다. 둘째, 알코올중독 프로그램이라는 이름에서 비롯될 수 있는 낙인(stigma)과 심리적으로 이를 부정하려는 경향 때문에 특별히 중독만을 치료하려는 프로그램을 활성화하는 데는 어려움이 있었다. 셋째, 당시 예방과 조기치료에 큰 관심을 두었던 지역사회 정신건강운동(community mental health movement)은 근로자의 생산성 감소를 야기하는 문제 전반에 대한 광의적 접근(broad-brush approach)이 보다 효과적이란 것을 밝히는데 도움을 주었다.

이에 따라 1978년 NIAAA는 광범위한 문제에 대한 포괄적 프로그램이 가장 성공적이었다는 조사 결과를 토대로 OPA 대신 EAP라는 신어(新語)를 만들어 내었고, 이를 적극적으로 홍보하기 시작했다. 이제 업무에 어려움을 경험하고 있는 근로자들은 그 문제의 원인이 무엇이든지 관계없이 제도화된 지원 프로그램을 통해 도움을 받을 수 있는 길이 열린 것이다. 결국 EAP는 OAP가 가지고 있었던 한계와 문제점을 극복하고, 알코올을 포함한 다양한 문제에 대한 포괄적 개입을 성공적으로 이끌어 냈다.

이후 미국의 EAP는 1996년에 이미 2만 여개로 그 수가 급증하였으며, Fortune 선정 500대 기업의 약 80%, 근로자 1,000인 이상의 사업장의 76%, 그리고 50인 이상의 사업장의 33%가 EAP를 제공하고 있다. 전체적으로는 미국 노동력의 55% 이상이 언제든지 근로자 지원 서비스를 이용 할 수 있게 된 것이다(Van Den Bergh, 2000).

3) 개입모델

EAP를 의뢰한 주체에 따라 그 개입방식은 조금씩 차이가 있지만, EAP가 지향하는 개입모델은 주로 핵심기술중점모델(core technology-focused model)과 포괄적서비스모델(comprehensive service model)이라는 두 가지 접근 모델에 의해 주도되어 왔다(Kurzman, 1997). 먼저 핵심기술집중모델이란 알코올이나 약물남용 근로자를 주 개입 대상으로 삼으며, 이들의 치유와 직무복귀, 그리고 사후관리에 주안점을 두고 있다. 본 모델은 내담자의 문제를 병리학적 시각에서 해석하며, 특히 약물남용자에 대해서는 지속적인 규제와 단속을 강조한다. 핵심기술중점모델 내에서 EAP 담당자는 근로자의 생산성 회복과 기업조직의 비용 절감이라는 목표 아래 업무수행을 방해하는 근로자의 이상 행동을 파악하고, 슈퍼바이저나 경영진에게 필요한 자문을 제공하며, 치료에 도움을 주는 지역사회의 자원을 파악하고 연결하는 역할을 수행한다(Roman & Blum, 1985). 이러한 핵심기술중점모델은 중기 혹은 말기의 알코올 · 약물 중독자에 대한 개입으로는 적절한 것으로 평가된다. 그러나 알코올 · 약물 중독 이외에도 다양한 문제가 복잡하게 얽혀 있는 오늘날의 사업장에서는 그 적용에 있어서 다소 한계가 있을 수 있다(Kurzman, 1997).

한편 포괄적서비스모델은 앞에서의 의학적 모델과는 달리 근로자의 사회기능성(social functioning)과 스스로를 통한 문제 해결에 주안점을 둔다. 본 모델에서는 음주나 약물남용 문제뿐 아니라 지극히 일상적인 문제일지라도 직장에서의 업무수행에 지장을 가져올 수 있는 것이라면 모두 관심의 대상이 된다. 앞서 언급한 핵심기술집중모델이 진단과 의뢰에 주로 역량을 집중한다면, 포괄적서비스모델은 예방과 치료부문까지도 다함께 강조한다.

포괄적서비스모델은 그 저변에 시스템 이론에 근거한 PIE(Person-In-Environment)적 사고관을 강하게 두고 있다. 내담자의 내적인 속성뿐 아니라 그를 둘러싼 환경적 요소들간의 상호영향관계를 주안점으로 하는 PIE적 시각은 EAP 담당자로 하여금 내담자와 그를 둘러싼 환경을 종합적으로 이해하도록 하는데 도움을 준다. 또한 PIE적 시각은 이들 요소간의 상호 역동적인 관계를 파악하여 문제 본질에 대한 접근이 가능하도록 할뿐만 아니라, 나아가 EAP 담당자로서 고유한 개입목표를 세우는데 이론적 근거를 제공한다. 결국 업무수행에 방해가 되는 모든 환경적 요인을 관심의 대상으로 삼기 때문에, 그 누구라도 진단과 개입의 대상이 될 수 있는 것이다. 예컨대 이 모델에 근거한 EAP 담당자라면 근로자 개인을 위한 스트레스 상담서비스 외에도 영유아를 위한 보육관련서비스, 노부모 문제해결을 위한 각종 복지서비스, 문제 청소년을 위한 특별교육프로그램 등 다각적인 서비스를 계획하고 이를 종합적으로 제공할 수 있다. 다음의 표 5-9는 핵심기술모델와 포괄적서비스모델간의 비교이다.

사실 어떤 형태의 모형이든 계약에 의해 철저한 비밀보장이 유지된다. 또한 대부분 24시간 지원서비스를 보장하여 EAP에 대한 접근성을 높여 주고 있다. 하지만 이 두 모델의 장단점 비교에 있어서, 먼저 핵심기술중점모델은 그 모형내에서 내담자, 가족, 사업장 등의 영역들이 독립적으로 존재하므로, 어느 한 영역내에서 배타적으로 발생한 문제에 대해서는 보다 효과적인 성과를 거둘 수 있다. 따라서 내담자의 문제가 가족이나 동료, 혹은 여타 환경

표 5-9. 핵심기술모델과 포괄적서비스모델 간의 비교

	핵심기술모델	포괄적서비스모델
디자인 의도	효율적 경영을 위한 방편	근로자 복지의 일환
문제	알코올 및 약물남용 문제	근로자의 업무성과에 부정적인 영향을 미치는 모든 문제
원리	사업장내 규율의 일환	사업장 내 근로자 공동의 이익
기능	감독관 대상의 교육훈련; 근로자 문제 개입	감독관 대상의 훈련; 근로자 문제 개입; 사업장의 건강유지; 교육, 복지, 예방
주안점	현재 근로자의 업무 성과	현재 및 잠재적인 근로자의 기능과 역할
목표	근로자의 생산성 증대	인적 자원 및 재원(財源)의 보존
개념	고용주의 특권 중 하나	근로자의 자원이자 권리
범위	진단, 의뢰	진단, 의뢰, 예방
접수 · 의뢰 주체	감독관	감독관, 내담자 자신, 동료
내담자	근로자	근로자, 가족, 지역사회
예방	제3기(말기)	제1기(초기)와 2기(중기)
시각 · 견지	치료를 위한 병리학적 시각	사회기능 강화를 위한 생태학적 시각
책무	처방에 근거한 서비스 제공	처방에 근거한 동시에 사회 변화를 촉진하는 서비스 제공

Kurzman, P. A. & Akabas, S. H.(1997). The work and well-being. p.34. Washington D.C.: NASW.

과 무관하게 일어난 것이라면 근로자 개인만을 대상으로 집중적인 진단과 위탁서비스를 펼치는 것만으로도 소기의 성과를 거둘 수 있다(Roman, 1989). 그러나 내담자의 스트레스 원(原)이 외부요소와 단절된 채 개인적 기질에서만 비롯되기보다는, 대부분의 경우 근로자를 둘러싼 다양한 환경 체계간 상호작용의 산물임을 고려해 볼 때 핵심기술모델은 그 적용에 있어서 많은 제약점이 따른다.

이에 반해 포괄적서비스모델은 열린 시스템(open system)적 시각에서 개인을 둘러싼 여러 외부환경(시스템)과의 지속적인 상호관계에 관심을 두기에, 이러한 시스템적 사고관은 EAP 담당자로 하여금 근로자를 둘러싼 모든 환경적 요소들이 상호의존적인 관계로 구성되어 있음을 지각하는데 통찰력을 준다. 따라서 EAP 담당자는 근로자가 경험하고 있는 스트레스의 본질을 파악하고, 내담자가 직 · 간접적으로 영향을 받고 있는 모든 요소와 상황을 종합적으로 파악하여 직장인 스트레스 관리를 위한 다양한 개입 목표를 수립할 수 있다. 다음의 그림 5-5는 체계이론에 근거한 포괄적서비스모델의 예를 제시하고 있다.

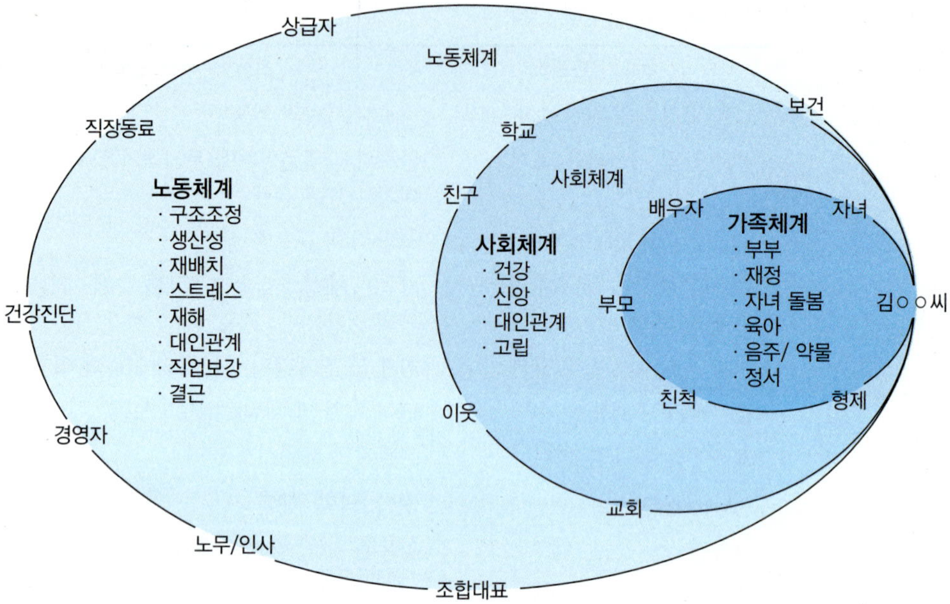

그림 5-5. 포괄적서비스모델에 근거한 EAP(자료 : Quick 등(1987). Work stress: Health care systemsin the workplace.)

4) EAP의 유형

기업의 규모와 사업, 그리고 근로자 구성 등에 따라 매우 상이한 형태의 EAP가 도입되어 존재하고 있으나, 대체로 사내모형, 외부모형, 컨소시엄모형, 협회모형, 노동조합모형의 5가지 유형으로 분류될 수 있다(Myers, 1984; Van Den Bergh, 1995). 각각의 유형은 다른 것들과 구분되는 고유의 특성과 장단점을 가지고 있는데, 다음은 이에 대한 요약이다.

(1) 사내모형(internal model)

EAP의 가장 전통적인 형태로서 EAP가 기관내에 한 부서로서 존재하며, EAP 담당자 역시 동일한 기관의 직원으로 구성된다. 실제로 1970년대 대부분의 EAP는 이와 같은 내부방식을 채택한 대기업에 의해 이루어졌다. Van Den Berge(1995)는 대개 상시근로자 2,000명 이상의 조직일 경우, 정규직 EAP 전문가 1인과 행정 및 보조업무 담당자 1인으로 구성된 사내 EAP의 운영이 가능하다고 보고하고 있다.

사내모형에서 EAP는 대개 기관내에 존재하는 것이 원칙이나, 기관과 매우 근접한 거리에서 이루어지기도 하며, EAP 담당자가 서비스를 요청하는 근로자에 대해 접수(intake) 및 사정(assessment)을 실시한 후, 근로자에게 필요한 서비스를 EAP 담당자가 직접 제공하거나 여타 지역사회 자원으로의 의뢰를 통해 제공한다.

본 모형은 근로자에 대한 접근성이 용이하고, 즉각적이고 고유한 욕구에 부응하는 서비스를 설계할 수 있다는 장점이 있다. 또한 문제 발생시 책임소재가 분명하고, 조직의 문화와 역동성에 대한 정확한 이해를 바탕으로 조직 차원의 개입이나 정책 결정, 근로자 옹호 등이 가능하다. 그러나 사내모형은 그 운영에 있어서 상당한 비용이 발생하고, EAP 담당자도 결국 기업에 고용된 자이기 때문에 기업주의 요청이 있을 경우 상담 내용이 유출될지 모른다는 막연한 불안감을 내담자에게 줄 수 있다. 또한 소수의 EAP 담당자에 의해 운영되어 사정과 개입 기술에 한계가 있을 수 있으며, 서비스의 다양성이 제한받을 수 있다

(2) 외부모형(external model)

외부방식은 계약을 맺은 외부의 EAP 제공 업체가 사정과 개입, 의뢰 등의 서비스를 전적으로 주관해 나가는 형태이다. 외부방식이라고 해서 반드시 사업장 외부 장소에서만 서비스를 제공하는 것은 아니며, 필요한 경우 사내 현장에서도 제공할 수 있다.

외부방식의 EAP는 최근 그 수가 크게 급증하였는데, 이는 자체적으로 EAP를 설립 · 운영하는 것이 현실적으로 거의 불가능하여 외부방식을 택할 수밖에 없는 소규모 사업장이 증가했기 때문이다. 실제로 공공부문을 제외한 미국인 근로자의 80%는 100인 미만 규모의 사업장에 속하는 것으로 보고되었다(McClellan, 1985).

외부방식의 장점으로는 사업장 외부에서 상담이 가능하기에 비밀보장 측면에서 신뢰성을 확보할 수 있고, 서비스에 대한 책임성이 크며, 경험이 풍부한 EAP 전문가를 다수 확보하여 보다 다양하고 전문화된 서비스를 제공할 수 있다. 또한 계약을 맺은 EAP 제공 업체와 발주 기관과는 밀접한 관계 유지가 가능하므로 조직의 욕구와 특성이 잘 반영된 서비스를 제공할 수 있다. 하지만 외부인과의 협력을 꺼리는 슈퍼바이저가 있을 수 있고, 외부 상담 장소에 대한 접근성 저하 문제가 나타날 수 있으며, 계약이 파기될 경우 서비스의 갑작스런 종결이 수반될 수 있다.

(3) 컨소시엄모형(consortium model)

EAP의 컨소시엄모형은 여러 기업주들이 지역사회 자원 등을 집단보상(group coverage)의 형태로 공유함을 가리킨다. 따라서 서로 간 연합과 제휴가 활발한 조직들에게 적합하며, 무엇보다도 규모의 경제 논리에 따라 컨소시엄을 이룬 기업들의 EAP 관련 비용을 절약할 수 있다.

컨소시엄 방식은 개별 사업장이 독자적으로 EAP를 운영하는 것이 어려울 경우 주로 사용된다. 따라서 대기업보다 중소기업에서 주로 도입하는 경우가 많은데, 대개 여러 기업이 하나의 조직을 이루어 외부 EAP 제공 업체에게 가능한 한 저렴한 비용으로 EAP 서비스를 제공하도록 요구한다. 외부 EAP 업체의 입장에서는 한꺼번에 여러 클라이언트 회사가 생기기 때문에 마케팅이나 여타 관리 비용 등을 최소화 할 수 있으며, 이는 EAP 서비스 단가 인하로 이어질 수 있다. 이외에도 본 모형은 일반적인 외부모형의 장점을 공유하고 있다. 즉 상담이 주로 외부에서 이루어져 상사나 동료의 목격을 피할 수 있고, 상담기록이 소속 기관이 아닌 외부 EAP 업체에 보관되므로 내담자의 자율성과 비밀보장을 극대화 시킬 수 있다. 하지만 소수의 컨소시엄 담당자가 다수의 기업을 한꺼번에 관리하게 됨에 따라 개별 기업의 이념과 특성, 그리고 직무구조 등에 대한 충분한 정보를 확보하기 어렵고, 이에 따라 내담자와 그를 둘러싼 환경에 대한 이해가 부족할 수 있다. 상담과정에서도 라포(rapport)형성이 잘되지 않아 상담자는 여전히 이방인으로 인식되기도 한다.

(4) 협회모형(association model)

협회차원의 EAP는 직업 특성상 멤버쉽으로 집단화될 수 있는 곳에 적합한 유형으로, 미국의 경우 항공기 조종사 협회(Association of Airline Pilots)나 의사협회(American Medical Association), 혹은 사회복지사협회(National Association of Social Workers) 등에서 발견된다. 본 모형은 협회 구성원들의 전문성에 대한 이해력을 높고, 지역본부(local chapter)가 잘 발된 협회의 경우 구성원들에 대한 접근성이 비교적 높으며, 구성원들이 일하고 있는 조직과는 거의 무관하기 때문에 서비스 이용에 대한 낙인을 피할 수 있다는 장점이 있다.

고용주 입장에서도 직접 EAP를 운영하는 것이 아니기에 관련 비용을 절감할 수 있으며, 문제 근로자가 많아서 EAP를 운영하는 것이 아닌가 하는 소비자들의 의심이나 이와 관련한 경쟁사의 공격으로부터 자유로울 수 있다. 예컨대 A항공사는 소속 조종사들(pilots) 중 알코올 중독자가 많아서 EAP를 운영하고 있다는 악의적인 유언비어가 난무할 경우, A사의 비행기를 이용할 승객은 그리 많지 않을 것이다. 실제로 미국의 Atlas Tires사는 국제 타이어 제조협회 산하의 EAP와 합작함으로써, Atlas사만이 문제 근로자들이 많이 있어 사내에 EAP를 두었다는 낙인을 피할 수 있었다.

그러나 본 모형은 개별 조직의 특성이 반영되기 보다는 협회 전체의 욕구에만 충실한 프로그램으로 개발 및 운영 될 수밖에 없고, 개별 조직간 의사소통이나 정책 결의가 용의하지 못하며, 개별 조직의 적극적인 기여 또한 기대하기 어렵다.

(5) 노동조합모형(union model)

노동조합모형은 노동조합이 운영 주체가 되어 Members Assistance Program 혹은 Membership Assistance Program(MAP)이라고 불리는 EAP 유사 프로그램을 노동조합원들에게 배타적으로 제공한다. MAP 담당자는 주로 상담기술이나 의뢰방법 등을 훈련받은 동료 노조원이나 자원봉사자로 구성되어, 사측과는 무관하게 운영되기에 비밀보장에 대한 강한 신뢰를 확보할 수 있다.

고용주의 입장에서 노동조합이 직접 운영하는 MAP는 사측의 투자 없이도 실제 EAP를 운영한 것과 유사한 효과를 얻을 수 있으며, 노동조합 역시 조합원을 지속적으로 확보·유지하고 동료애를 더욱 공고히 할 수 있는 수단으로 삼을 수 있다. 다시 말해 MAP는 노조가입에 대한 혜택의 하나가 될 수 있으며, 이는 노조 가입률을 제고하는데 일조할 수 있다. 그러나 MAP의 배타성으로 인해 비노조원의 경우 아무런 혜택을 받을 수 없으며, 전문성이 떨어지는 동료 노조원이 MAP를 담당할 경우 서비스의 질적 저하가 나타날 수 있다. 또한 자원봉사자들의 활동이 저조할 경우 프로그램의 존립 자체가 위협받을 수 있다.

지금까지 EAP와 관련한 5개 모형에 대해 알아보았다. 각각의 모형이 장점과 단점을 모두 가지고 있지만, 결국 중요한 것은 해당 조직의 상황이나 근로자의 구성에 따라 가장 적합한 EAP 모형을 찾아 서비스를 제공하는 것이다. 사실 각각의 모형은 상호배타적이기보다 서로의 특성이 공유되는 경우가 흔하므로, 하나의 모형만을 고수하기 보다는 운영상에 유연성을 보장하여 소속 근로자의 문제나 상황 변화에 따라 여타 모형의 장점을 적절히 혼용하는 것이 필요하다. 일례로 노동조합이 주체가 되어 MAP를 설립한 경우에도 동료 노조원외에도 외부 전문기관에 그 역할과 운영을 일부 할당하여 운영하기도 한다. 물론 EAP의 운영주체나 적용대상에 따라 서비스의 종류 및 정도의 차이가 존재하지만, 오늘날의 EAP는 대체적으로 다음의 표 5-10과 같은 서비스를 제공하고 있다.

표 5-10. 美 EAPs의 주요 사업 및 내용

주요사업	세부사업	세부내용
일반상담 및 의뢰	임상서비스	약물남용(Substance Abuse) 정신질환(Psychiatric Disorders) 스트레스(Stress) 정서문제(Emotional Problems) 생활전이(Life Transitions) 결혼 및 가족문제(Marital & Family Problems) 의료 및 섭식문제(Medical Problems & Eating Disorders) 대인관계 곤란(Relationship Difficulties)
업무 및 생활 서비스	법률서비스	이혼 및 가정문제(Divorce and Family Problem) 범죄(Crime) 재산계획(Property Plan) 상해 및 교통위반(Injury and Traffic Violation) 유언장 작성(Will)
	재정 및 신용 상담	빚문제(Debt Problem) 재산관리(Property Management) 세금문제(Tax Problem) 퇴직계획(Retirement Plan)
	아동보호	아동보육(Day Care) 재가보호(Home Care) 방과후 프로그램(After School Program) 긴급보호 및 예비보호(Emergency Care/Preventive Care) 특수욕구 프로그램(Exceptional Needs Program)
	입양문제	입양기관, 변호사, 입양지지그룹 및 입양후 상담 · 의뢰
	노인보호	노인부양 기관 정보제공 및 의뢰(Information and Referral) 재가보호(Home Care) 재활서비스(Rehabilitation Service) 환자보호서비스(요양원, 생활시설, 중간보호시설) 이동서비스(Ambulatory Service) 지지서비스(자원봉사, 지지그룹, 시니어 센터)

주요사업	세부사업	세부내용
	부모교육 및 상담	한부모가족(Single Parent Family) 이혼가족(Divorced Family)
	학업정보지원	정부 재정지원(Government Financial Support) 교육상담(Education Counseling) 입시 정보 제공(SAT Information)
위기사건 스트레스 관리	위기관련 스트레스 이완훈련	위기관련 반응프로그램(Trauma Response Program) 개별상담(Individual Counseling) 및 그룹보고(Group Debriefing) 직장복귀 후 평가(Return to Work Evaluation)
경영관련 상담 · 자문	조직 · 인사관련 상담 및 세미나	성추행(Sexual Harassment) 및 직장 폭력(Workplace Violence) 직무스트레스 관리(Job Stress Management) 리더쉽 기술발달(Improvement of Leadership Skills) 대화기술 및 갈등해결(Communication Skills & Conflict Resolution) 효과적인 시간관리(Effective Time Management) 조직변화 관리 및 대처(Org. Change Management & Coping) 약물 없는 직장(Drugfree Workplace)
	프로그램 촉진	EAP 브로셔, 소식지, 포스터, 팜플렛 근로자 오리엔테이션(Employee Orientations) 감독관 훈련(Supervisory Training) 부모교육(Parent Education) 및 한부모 생활가이드(Life guide)

5) EAP의 효과성

오늘날 근로자를 개입의 대상으로 하는 복지서비스의 발전은 단순히 고용주의 온정주의에서만 찾을 수 없고, 개인 근로자의 욕구 충족이나 기업조직 유지를 위한 노무관리의 방편, 혹은 직 · 간접적인 생산성 증대 모색 등 보다 다양한 측면에서 해석될 필요가 있다. 따라서 다음에서는 근로자와 기업조직의 차원에서 분석한 EAP의 의의에 대해 살펴보고자 한다.

(1) 개인 근로자

실제적인 면에서 대부분의 근로자는 24시간 EAP 지원서비스를 보장받고, 긴급한 정서 안정에 필요한 즉각적인 위기개입서비스(crisis intervention services)를 제공받을 수 있으며, 정신질환자나 약물남용자의 경우 의료서비스를 직 · 간접적으로 제공받거나 지역사회

자원에 연결되어 필요한 서비스를 제공받을 수 있다. 또한 근로자가 당면하는 문제의 근원은 조직이외에 가족이나 친지간의 관계에서도 찾아볼 수 있으므로 전문적인 상담을 통해 자녀문제, 부부갈등, 가족대립 등의 문제를 체계적으로 해결 받을 수 있다. 이외에도 무상 혹은 저가(低價)로 가계(家計)나 법률관련 상담도 지원받아 관련 고충을 최소화시킬 수 있다.

한편 직무스트레스가 개인의 정신건강을 위협하고 각종 심인성 질환을 일으킴은 물론, 업무성과에까지 부정적 결과를 낳는다는 인식 하에 EAP는 근로자 스트레스의 예방과 개입을 위해 적극적인 역할을 수행하고 있다. 실제로 근로자의 직무스트레스 감소를 위한 EAP의 유효성은 많은 연구에서 보고되고 있다(Saunders, Driskell, Johnston, & Salas, 1996; Schultz & Schultz, 2001). 일례로 de-Jong과 Emmelkamp(2000)는 EAP 주관의 직무스트레스 관리프로그램에 참석한 근로자들을 대상으로 프로그램의 효과성을 측정한 결과, 스트레스와 우울증 수준이 현저히 감소했으며, 이러한 효과는 6개월 이상 지속되었고 보고하였다. 결국 EAP의 이용으로 적절한 문제 해결이 이루어질 경우, 근로자는 스트레스에서 벗어나 각종 심인성 질환을 줄이고 산업재해를 예방할 수 있으며, 자아감과 자신감을 고취시킬 수 있다. 아울러 지각이나 조퇴, 결근 등을 줄이고 조직에 대한 몰입도를 높임으로써 향후 직무에 대한 지속성을 확보할 수 있다(Van Den Bergh, 1995).

끝으로 EAP 서비스에 대한 혜택은 조세적 측면에서도 근로자에게 유리한데, 이는 근로소득에 대해서는 누진세가 적용되지만 EAP로부터 제공받는 상담 등의 서비스에 대해서는 대부분 면세 혹은 감세가 적용되기에 현금소득에 비해 실질적인 내재가치가 크다. 결론적으로 EAP는 근로자 욕구에 부합하는 서비스를 제공함과 동시에 조세적인 측면에서 혜택을 줄 수 있다는 점에서 그 의의를 찾을 수 있다.

(2) 직무조직

직무조직적 측면에서 볼 때 EAP의 유용성은 안정된 노동력의 확보 및 유지, 생산성 향상, 사회적 책임성 이행 등에서 찾아볼 수 있다. 첫째, EAP는 내부 노동시장에서 안정된 노동력을 확보하려는 기업의 노력에서 기인한다. 즉, 기업은 EAP를 통해 근로자들의 당면문제를 완화하여 이들의 이직과 퇴직을 최소화시켜 양질의 인력을 지속적으로 확충할 수 있다. 특히 인적자본의 중요성이 그 어느 때보다도 강조되는 오늘날, 안정된 노동력의 유지 및 관리는 기업의 경쟁력 증대 차원에서 중대한 역할을 수행한다. 일례로 여성인력의 안정된 공급이 필요한 기업에서는 기혼여성들을 위한 아동 보육이나 노부모 보호 관련 서비스를 EAP를 통해 제공함으로써 이들의 이직과 퇴직을 최소화 시킬 수 있으며, 임금수준을 올리는 데 한계가 있는 공기업의 경우 임금외적 기업복지 서비스를 통해 숙련된 근로자를 확보해 갈 수 있다. 결국 기업은 EAP를 통해 문제 근로자의 파악과 신속한 개입이 가능하고, 적절한 치료를 받은 근로자의 복귀로 노동력의 안정적 유지를 도모할 수 있다. 이외에도 인적자원 고양을 위한 일련의 EAP 활동은 기업의 이미지를 제고하여 향후 숙련된 노동인력의 유인에도 도움을 줄 수 있다.

둘째, EAP를 통해 기업은 궁극적으로 비용절감을 도모할 수 있다. 기업의 복지비용 지출은 단기적인 안목에서 매몰비용일 수 있으나, 장기적인 시각에서 생산성 향상에 긍정적 영향을 미칠 수 있다. 실제로 EAP는 비용효과적 측면에서 유리한 것으로 나타났는데, 1990년 미국의 기업은 EAP에 총 7억 9800만 달러를 투자하여 무려 39억 달러 만큼의 손비절감효과를 얻어서 약 5배의 투자효과를 거두었다. 또한 EAP를 실시한 기업의 경우 근로자의 생산성 향상은 물론 프로그램 투자액 대비 5~16배의 손비절감효과를 가져왔으며, 조사대상 기업 중 71%가 산업재해발생률이 감소하는 효과를 나타냈다(U.S. Department of Labor, 1990). Marsh와 McLennan Companies(1994)도 EAP를 수행한 미국의 50개 기업에서 14%의 생산성 향상과 1인당 $1,750의 신규인력 및 훈련비용 절감, 21%의 결근율 저하, 75%의 약물남용자 치료비용 감소, 71%의 산업재해발생률 저하 효과를 가져왔다고 보고하고 있다. 미국의 3M사는 EAP의 시행으로 근로자의 결근율과 이직률, 지각 및 조퇴 등에 긍정적인 영향과 생산성 향상, 그리고 근로자 가족과 지역사회의 관계성 증진효과를 가져올 수 있었다. 다음의 표 5-11은 EAP의 비용절감효과에 대한 구체적 예를 제시하고 있다.

결국 EAP는 근로자와 기업 모두에게 많은 이득을 가져다 줄 수 있다. 그러나 EAP의 효율적 운영을 통해서만 그 효과성이 보장될 수 있으므로, 기본적인 EAP 매뉴얼을 준수하고, 상담실의 위치나 환경 등 물리적 조건을 만족시키며, 철저한 비밀보장을 통해 근로자의 신뢰와 접근성이 보장되어야 한다. 또한 EAP의 효과를 인식한 경영층의 전폭적인 지원과 더불어, EAP 담당자의 제안이 있을 경우 경영층과 관계부서의 협력 하에 문제의 원인이 되는 근무환경이나 인사제도, 사규(社規) 등에 대한 적극적인 시정 노력이 수반되어야 할 것이다.

표 5-11. EAP의 효과성

직무조직	EAPs 효과성	출처
3M	EAPs 이용 근로자의 80%가 출근율과 생산성의 상승; 가족 및 지역사회와의 관계성 증진	Brody, 1988
Kennecott Copper	EAPs 투자액의 6배의 비용절감	Brody, 1988
Equitable Life Assurance	EAPs 투자액 1달러당 3달러의 이득 창출; 알코올중독자의 결근율 저하(8% → 4%)	Brody, 1988
Illinois Telephone	EAPs 실시 후 9년간 총 1,200만 달러의 비용절감	Googings & Godfrey, 1987
United Airlines	EAPs 투자액 1달러당 16.95달러의 비용절감	Norton Information Resources Center, 1990
General Motors	EAPs 실시 후 연간 3,700만 달러의 비용절감	Norton Information Resources Center, 1990
University of Michigan	고용안정 및 병가발생률 저하로 5년간 65,341달러의 비용절감	EAP Association, 1994
Crestar Bank	EAPs 개입으로 정신질환 치료비용 58% 절감	NC EAPA, 1992
L.A.시 전기수도사업국	알코올문제로 인한 병가발생률 저하로 5년간 35만 달러의 비용절감	EAP Association, 1992
McDonnell-Douglas	EAPs 실시 후 의료비의 35% 감소 및 결근율 감소; EAPs 투자액 1달러당 4달러의 비용절감	On-Call, 1989
Kimberly-Clark	EAPs 참여 근로자의 결근율 43% 감소 및 재해 35% 감소	On-Call, 1989

6) 한국적 EAP 개발을 위한 논의

1970년대 이후 서구의 EAP는 비약적인 발전을 거듭하여 인사관리를 제외하고는 직장에서 가장 큰 사회서비스 프로그램으로 자리잡았다(Googins & Godfrey, 1987). 우리나라의 경우 EAP와 관련한 법적 근거를 마련하고, 근로복지공단 등을 통해 EAP 활성화를 위해 노력하고 있지만, 여전히 EAP를 성공적으로 도입 · 운영 중인 기업은 많지 않다.

우리나라는 서구에 비해 뒤늦게 산업화를 경험하였으나, 그 과정에서 필연적으로 발생하는 당면 문제는 선진국의 예와 유사한 것들이 많음으로, EAP를 통한 서구의 문제해결 노력이 시사하는 바가 매우 크다. 즉, 세계화에 따른 무한경쟁, 감량경영을 통한 기업의 초슬림화, 조직 내외 의사소통의 변화 등 조직차원의 급격한 변화와 더불어 여성의 노동시장 참여와 맞벌이 부부의 증가 등 다양한 가족차원에서의 변화로 인해 종래 인사 · 노무 부서만의 대응으로는 해결할 수 없는 광범위한 문제들이 산재해 있다. 특히 구조조정에 따른 감원과 고용불안, 사내경쟁, 가족해체 등으로 인한 스트레스와 정신질환, 약물남용, 자살충동 등 최근 근로자들이 당면하는 사회심리적 성격의 문제는 점차 그 심각성을 더해 가고 있다. 그러나 개인 근로자가 이러한 문제들을 홀로 감당하기에는 이미 그 한계를 넘어서고 있으며, 이는 외환위기 이후 급증한 과로사 발생률이나 우리나라 근로자의 95%가 직무스트레스에 노출되어 있다는 사실 등을 통해 쉽게 짐작할 수 있다(장세진, 2002).

서구의 근로자들은 이와 같은 문제를 EAP를 통해 해결해 왔다. 우리나라 근로자 역시 EAP에 대한 욕구가 상당한 것으로 조사되었는데, 최수찬(2004)의 연구에 따르면, 응답자의 절대 다수(83.6%)가 EAP와 같은 서비스가 '필요하다'라고 답하고 있다. 특히 서비스의 모형에 있어서 사내에 EAP 설립을 선호하는 자(32.2%)도 상당수 존재하였으나, 지역사회내 관련 서비스 기관을 통한 지원을 선호하는 응답자(23.4%)나 전문적인 EAP를 제공하는 회사와 계약을 맺고 이들로부터 서비스를 제공받는 형태를 선호하는 자(43.5%)가 많았다. EAP의 형태에 있어서는 응답자의 다수가 직접상담(72.5%)을 선호했으며, 이중 개별상담에 대한 선호도가 집단상담보다 높았다. 이외에 인터넷상담(20.0%)과 전화상담(5.8%) 또한 바람직한 상담방법으로 지적되어, 사이버 공간을 통한 EAP 서비스의 활용 가능성을 보여주었다.

이처럼 우리나라에도 EAP 관련 욕구가 증대하면서 실제로 EAP를 시행하는 사업장이 점차 증가하는 추세다. 1999년 듀폰 코리아에서 최초로 사내 EAP를 도입한 이래, 2004년 휴먼다이나믹, 2005년 다인C&M 등 EAP 전문 업체가 설립되었으며, 2009년 현재 약 650여개의 기업 혹은 공공기관에서 EAP 서비스를 제공 중에 있다(신용보증기금, 2009). 특히 2010년 「근로복지기본법」이 전부 개정되면서 EAP 관련 법 규정이 새롭게 추가된 것은 주목할 만하다. 이제 EAP는 5대 선진 기업복지제도 중 하나로 사업주는 EAP를 시행하도록 노력해야 하며(제83조), 근로복지진흥기금에서도 EAP를 운영할 수 있게 되었다. 또한 고용노동부는 매 5년마다 근로복지 증진을 위한 기본계획을 세우고 근로복지 정책의 기본 방향을 제시해야 하는데, 이때 EAP 관련 정책도 반드시 포함시켜야 한다(제9조). 또한 고용노동부는 근로복지종합정보시스템을 구축하고 이를 통해 EAP를 지원할 수 있게 되었으며(제14조), 국가 및 지방자치단체 역시 EAP 활성화를 위해 필요한 지원을 할 수 있는 법적 근거가 마련되었다(제86조). 이에 따라 근로복지공단은 근로복지종합정보시스템으로서 '근로복지넷'을 새롭게 구축하고, EAP 활성화를 위해 그 역할을 수행하고 있다. 끝으로 「근로복지기본법」에서는 EAP 대상 근로자의 익명성과 상담의 비밀보장을 강조하고 있는데(제83조), 기존에 의료법과 개인정보보호법 등에서도 개인정보 보호와 관련한 내용은 있었지만, EAP와 같은 사회심리적 서비스 이용에 대해 구체적으로 비밀보장을 명시한 조항은 이것이 최초이다(최수찬, 원경림, 유경진, 이윤진, 손인봉, 정선아, 최보라, 2013).

결론적으로 우리나라 근로자들은 서구 EAP의 주요 개입목표인 사회심리적 문제들을 유사하게 경험하고 있으며, 이에 따라 EAP 서비스에 대한 관심과 욕구는 더욱 고조되고 있다. 그러나 상당수의 우리 기업들은 여전히 식사비, 통근버스비, 기숙사비 등 생활보조적이고 물질공여적인 복지서비스만을 주로 제공하고 있으며, 이는 21세기 근로자의 욕구를 충족하는데 역부족이 아닐 수 없다. 더욱이 근로자의 당면 문제가 개인과 가족에게 미치는 부적(不的) 결과와 사업장에서의 높은 이직률과 결근율, 생산성 저하로 이어질 수 있는 심각성 등을 고려해 볼 때, 선진국의 오랜 근로자 지원 노하우(know-how)를 한국의 사업장에 적용하고, 우리의 특성에 맞는 EAP를 개발하고 토착화시키는 것은 그 어느 때보다 절실한 과제이다.

근로복지공단 「희망드림 근로복지넷」 소개

"근로자 지원 프로그램(EAP) 서비스를 무상으로 제공합니다."

▶ **EAP(Employee Assistance Program)**란?

- 근로자들의 직무만족이나 생산성에 부정적인 영향을 미치는 문제들(11개분야)을 근로자가 스스로 해결할 수 있도록 도와주는 상담 서비스입니다.
- 근로복지공단은 중소기업의 EAP 도입을 촉진하고 근로자의 정신적 스트레스 해결을 지원하기 위하여 근로복지넷(http://www.workdream.net)을 통하여 상담(EAP) 서비스를 무상제공합니다.

▶ 지원대상

- 온라인 상담 : 근로복지넷 회원으로 가입하고 상담을 신청한 자
- 오프라인 상담 : 상시근로자수 300인 미만 중소기업과 소속 근로자로서
- 근로복지넷(http://www.workdream.net)에 회원으로 가입한 후 상담신청 한 자(중소기업)

▶ 지원내용

구분	내용
온라인	· 게시판상담 · 채팅상담 · 전화상담
오프라인 대면	· 근로자상담(1:1 대면) · 기업상담 (개별 및 집단)
서비스 분야	· 직무스트레스 · 조직내 관계갈등 · 업무과다 · 건강관리 · 정서, 성격 · 자녀양육, 부부관계 · 신용관리(빚,세금,재산 등) · 법률관계(이혼예방,교통,범죄) · 학업정보(자녀교육 및 입시 등) · 이직 및 전직지원 · 성폭력 상담

근로복지넷 EAP 서비스 신청

▶ 온라인 상담

- 게시판상담 신청 : 11개분야별로 전문상담가에게 상담 신청가능하며 24시간 이내 답변을 제공받을 수 있습니다.
- 채팅 · 전화상담 신청 : 게시판상담이 부적합한 경우 예약을 통해 정해진 시간에 상담사와 채팅상담을 하거나 전화상담을 받을 수 있습니다.

▶ 오프라인 상담

- 근로자 상담 신청 : 상시근로자수 300인 미만 중소기업 소속 근로자 개인이 근로복지넷 회원가입 후 신청합니다.

  ※ 개인당 총 5회까지이며, 상담 장소는 상담가와 조정가능
- 기업 상담 신청 : 상시근로자수 300인 미만 중소기업이 회원가입(기업회원) 후 신청합니다.

  ※ 소속 근로자에 대한 개별상담 : 1회당 5명, 총5회까지 상담가능

  ※ 기업소속 근로자 집단 상담 : 4명이상, 3회 상담 가능

  출처: http://www.kcomwel.or.kr/empl/eaps/eaps_idx.jsp

III. 직무스트레스 관리의 개인적 접근

| 우종민

개인적 접근은 근로자들이 스트레스에 보다 효과적으로 대처할 수 있는 기법을 습득하는 데 초점을 둔다. 이는 스트레스를 받는 사람에게 초점이 맞춰졌다는 뜻이지, 근로자 한 명씩만 대상으로 한다는 뜻은 아니다. 개인적 접근의 구체적 기법에는 여러 가지가 있으며, 그런 기법을 효과적으로 적용하기 위해서도 부서(팀) 및 조직 전체 차원에서 스트레스 문제를 공유하고 시의 적절하게 기법을 보급하고 활용하는 노력이 필요하다.

1. 대처전략에 초점을 맞춘 스트레스 관리 프로그램

1) 삼차원적 대처전략(Triphasic approach to coping strategy)

(1) 압력 싸이클(The pressure cycle)

작업현장에서의 스트레스는 불가피하기 때문에 각 개인과 팀, 전체 조직 차원의 대처전략을 잘 수립하고 시행하는 것이 중요하다. 전체 근로자에게 미치는 스트레스가 장기간 지속되거나 강도가 심해지면, 조직의 대응능력을 넘어서게 된다. 개별적인 대처 능력은 차이가 있기 때문에, 심한 스트레스를 겪는 개인들은 대처에 실패하고 결근하거나 직장을 떠나며, 그렇게 되면 남아있는 사람 및 팀 전체에 미치는 압력은 더 커져서 그들의 대처 능력을 위협한다. 그러면 결국 개인과 팀, 조직 전체의 세 주체 모두가 더 심한 피해를 입는 악순환이 시작된다. 특히 결근율이 높아지는 경우, 경영자는 이러한 악순환이 시작되었는지의 여부를 검토해야 한다. 이런 경우, 악순환이 처음 시작된 이유를 파악하는 작업과 함께, 남아있는 직원의 고충을 이해하고 일시적인 대체근무도 고려해야 한다.

(2) 효과적 대처를 위한 개인, 팀, 조직의 3차원 대처전략

개인적 차원에서는 지지적 네트워크 개발, 우선순위에 따른 자기 관리(효과적 시간관리, 목표 설정, 업무의 우선순위 설정 및 중요한 것 먼저 하기 등), 스트레스에 대한 적합성 증진, 업무의 기복을 참작, 업무부담 관리, 필요한 경우 대리 및 위임, 대인관계 기법 증진 등이 적용될 수 있다.

팀 차원에서의 전략은 상호보완적 역할과 기법 개발, 명확한 목표 설정, 명확한 수행 피드백 제공, 팀웍 만들기, 불안이나 갈등, 도전적 행동이 정상적인 것임을 인식시키고 팀 수행에 대한 보상을 제공하는 것 등이다.

조직 차원에서는 의사소통 활성화, 스트레스에 대한 명확한 사내 규정 마련, 훈련에 우선순위 설정, 권한을 최대한 위임하기 위한 체제를 마련한다. 상향식, 하향식 피드백 체계를 시행하고 상담과 의뢰 서비스를 제공한다.

2) 대처 반응의 순환성

(1) 스트레스 반응에 대한 긍정적 대처행동(coping)의 선순환

신체적, 정서적 스트레스 반응을 감소시키기 위한 긍정적 활동과 합리적 대처(평가 appraisal, 합리화 rationalize, 자기주장 assertiveness, 의사소통 communication)를 반복, 학습하면, 스트레스 요인의 영향을 최소화할 수 있고 조직과 개인의 스트레스 적합성이 증가한다.

(2) 스트레스 반응에 대한 부정적 대처(non-coping)의 악순환

신체적, 정서적 스트레스 반응에 대한 부정적인 대처로 회피(avoidance), 결근, 철수(withdrawal), 습관성 행동 등이 반복되면, 스트레스 요인의 영향이 커지고, 조직과 개인의 취약성이 증가하여 파괴적 결과를 낳는다.

그러나 때로 매우 심각하고 위협적이거나, 근로자 개인의 대처 능력을 넘어서는 상황에서는 회피나 철수, 퇴각(retreat), 인내(endurance), 부인(disclaim) 등의 행동이 더 적절한 대응일 수도 있다. 이런 상황에서 자기주장 훈련이나 문제해결 기법을 훈련시키고 강조하면 오히려 스트레스 반응이 더 악화될 수도 있다. 따라서 상황을 객관적으로 파악, 최선의 대책을 선택, 개입할 수 있도록 프로그램을 진행하는 담당 인력의 전문가적 소양과 자질이 매우 중요하다.

3) 심리적 방어기제

스트레스 상황에서는 다양한 심리적 방어기제가 작동한다. 이를 정서적 대처(Emotional coping)와 문제 중심적 대처(Problem focused coping)로 나누어 볼 수 있다.

정서적 대처는 사건을 해석하는 방식을 수정하는 것이다. 정서적 대처는 환경조건이 위협적이거나 도전적이며, 이것을 수정하기 위해 내가 할 수 있는 것이 아무것도 없다는 평가를 하게 될 때 선택할 가능성이 크다. 여기에는 정서적 고통을 감소시키고자 하는 인지적 과정이 포함되며, 회피, 최소화, 거리 두기, 선택적 주의, 긍정적 비교, 그리고 부정적 사건에서 억지로 긍정적인 가치를 찾아내기와 같은 전략들이 포함된다. 이용되는 정신역동적 방어기제로는 부정(Denial; 문제가 존재한다는 사실을 인정하지 않는 기전), 반동형성(Reaction formation; 본래와 정반대로 문제를 보는 기전), 투사(Projection; 자기 자신의 측면을 부인하고, 타인에게 귀속시키는 기전), 합리화(Rationalization; 비합리적, 대체적 설명으로 문제를 합리화하는 기전) 등을 들 수 있다.

문제 중심적 대처는 합리화 기전을 극대화하여 스트레스 요인을 하찮거나 능히 다룰 수 있는 수준으로 만드는 것이다. 문제를 규명하고 대안과 해결책을 만들며, 이득과 손해의 관점에서 각각의 대안을 비교하여 합리적으로 선택하고 행동하는 것이다. 문제 중심적 대처는 객관적 분석적 과정이며, 정면 대응, 계획적 문제해결, 책임감의 수용, 분석적 접근과 같은 방법이 있다.

상황에 따라 적절한 대처 전략을 사용할 수 있다. 자신의 능력에서 벗어난 일에 대해서는 농담을 하거나 자기 기분을 친구와 이야기하는 등 정서 중심의 대응이 바람직하다. 반면 자신이 해낼 수 있는 일이라면 일을 하나하나 풀어나가는 문제 중심적 대처가 더 효과적이고 시간을 절약할 수 있다.

2. 구체적 스트레스 관리 훈련 기법

스트레스가 일정 수준에 도달하면, 증상 관리차원에서 접근해야 한다. 구체적인 스트레스 관리 중재 기법에는 약물치료와 비약물치료가 있다. 일반적으로 약물치료를 꺼리지만, 회사 내 서포터, 근로자 지원담당자, 상담요원은 근로자에게 전문적이고 추가적인 치료가 필요한 상황을 정확히 파악하고 의뢰해야 한다. 스트레스로 인해 이차적으로 발생하는 우울증, 불안증, 신체화장애의 상당수는 약물치료가 필요하다.

비약물치료에는 인지행동치료, 바이오피드백, 이완법, 명상법, 최면, 운동 등의 다양한 방법이 사용된다. 명상을 제외한 나머지 스트레스 관리 기법은 불안장애나 신체형 장애의 치료에 주로 이용되는 정신과적 기법들이다. 여기에서는 대표적인 몇 가지 기법만 살펴보고자 한다.

비약물치료와 관련한 스트레스 감소 기법은 여러 가지로 분류될 수 있지만, 앞서 언급한 것과 유사하게 문제 중심적 대응과 정서중심적 대응으로 나눌 수 있다. 문제 중심적 대응이란 문제해결 기법이나 환경적인 변화와 같은 스트레스 원을 제거, 감소시키기 위한 전략이라고 할 수 있으며, 정서중심의 대응은 이와 반대로 스트레스로 인한 증상을 제거하거나 감소시키려는 시도(예: 이완훈련, 바이오피드백)라고 볼 수 있다. 그리고 위의 두 가지 대응전략은 각각 신체적 관리 방법(somatic management method)과 인지적 관리 방법(cognitive management method)으로 다시 구별되는데, 신체적 관리 방법이란 스트레스를 받을 때의 각성 수치(arousal level)를 감소시키기 위한 전략(예: 혈압저하, 근육 긴장도)이며, 인지적 관리 방법이란 사고방식이나 스트레스 평가 과정을 변경시켜주는 전략이라고 할 수 있다.

가장 보편적으로 사용되는 스트레스 관리 기법으로는 점진적 근육 이완법, 바이오피드백, 명상법, 그리고 인지-행동 기법 등이 있다. 앞서 설명한 대응 기법의 유형에 따라 분류하면 아래 표 5-12와 같다.

표 5-12. 스트레스 감소 훈련 기법의 유형

프로그램	대응(문제중심/정서중심)	관리 방법(신체/인지)
점진적 근육이완법	정서중심대응	신체적 방법
명상법	정서중심대응	인지적 방법
바이오피드백	정서중심대응	신체적 방법
인지-행동 기법	문제중심대응	인지적 방법

1) 점진적 근육이완법

점진적 근육이완법은 스트레스로 인한 신체적 증상을 완화시켜주기 위한 방법으로 Jacobson(1938)에 의해 처음 소개되었다. 점진적 근육이완 기법은 신체의 주요 부위의 근육을 긴장시켰다가 이완시키는 것인데 규칙적으로 이를 연습, 근육을 이완시키는 방법을 터득하게 되어, 이후 스트레스로 인해 근육이 긴장될 때마다 의식적으로 근육을 이완시켜 스트레스로 인한 증상을 감소시켜주게 된다.

2) 바이오피드백

바이오피드백은 학습 이론에 그 기반을 두고 있다. 사람들은 자신이 수행한 것에 대해 피드백을 받을 때 이를 가장 잘 인식하게 된다는 것이다. 예를 들어, 컴퓨터 화면을 이용한 바이오피드백은 여러 가지 생리적 기능(근육긴장도, 체온, 위장의 수축, 혈압, 심박동수, 뇌파)을 그대로 비추어 주는 거울과 같은 역할을 하는데, 이를 보면서 사람들은 스스로 자신의 신체 변화를 느끼고 조절하게 된다. Blanchard와 Andrasik(1985)의 연구에 의하면, 바이오피드백은 특별히 근 긴장성 두통(muscle contraction headache)으로 고통을 받고 있는 사람들에게 효과가 있다고 한다.

3) 명상법

명상은 원래 동양의 정신문명 또는 종교 의식에 그 뿌리를 두고 있으며, 깊은 이완을 통해 뇌의 전기적 특성 즉, 뇌파를 전환시켜 줌으로써 스트레스를 극복하는 방법이다. 여러 가지의 명상 기법이 있지만, 가장 널리 알려진 것은 초월명상(Transcendental Meditation, TM)이다. 이것은 요가(yoga)의 한 형태에서 발전된 것으로, 아주 조용한 공간에서 편안하게 정자세를 유지한 상태에서 눈을 감고 주문을 반복하면서 정적인 상태를 유지하도록 하는 것이다. 이러한 명상은 하루에 반드시 2회 실시되어야 한다.

일반적으로 명상은 Benson(1976)의 것과 Carrington(1978)에 의해 개발된 명상법이 널리 사용되어 왔다. Benson은 명상과 유사한 효과를 내지만 종교적 성향을 띠지 않는 '이완 반응' –스트레스 반응과 반대의 개념–을 개발하였다. 그의 명상법에 의하면, 사람들은 원하기만 하면 언제든지 이완 반응을 이끌어 낼 수 있는 방법을 학습할 수 있다. 그는 연구를 통해 이완 반응이 빠르게 학습되어지며, 이완 반응은 스트레스로 인한 생리적, 심리적 증상들을 완화시켜주고, 이완의 느낌을 증가시켰다고 보고하였다(Benson, 1993).

명상법의 또 다른 형태로 Carrington의 임상표준화 명상법(Clinical Standardized Meditation, CSM)이 있는데, 이는 Benson의 명상법과 유사하지만 '주문(mantra)'을 사용한다는 점에서 Benson의 기법보다는 초월명상에 보다 가깝다고 볼 수 있다. Carrington은 임상표준화 명상법이 혈압과 같은 생리학적 지표와 불안과 같은 심리적 증상을 의미 있게 감소시켜 주는 효과가 있음을 보고하였다(Carrington 등, 1980).

4) 인지-행동 기법 훈련

인지-행동 기법은 개인이 지각하는 스트레스에 대한 평가과정(appraisal process)을 수정하고, 스트레스 요인을 관리하기 위한 행동 기술을 개발하도록 고안된 기법이다. 인지-행동 기법은 사람들의 사고방식을 재조정해주려고 하기 때문에 인지 재조정 기법(cognitive restructuring technique)으로 불리기도 한다.

인지-행동 기법의 한 형태인 '스트레스 면역훈련(Stress Inoculation Training)'은 Meichenbaum(1977)에 의해 개발되었는데, 이 기법은 세 가지 단계를 통해 이루어진다. 첫 번째 단계는 교육(education)의 단계로, 이 단계에서 사람들은 과거에 경험한 스트레스에 대해 어떻게 반응하였는가를 돌아보고, 새로운 대응 방법은 배운다. 두 번째 단계는 예행연습(rehearsal)으로, 이 단계에서는 문제해결, 이완, 인지 대응과 같은 대응 기법을 구체적으로 학습한다. 세 번째 단계는 적용(application)으로, 이 단계에서는 치료자에 의해 인위적으로 만들어진 자극 상황하에서 위에 학습한 기술들을 실행해 본다. 스트레스 면역훈련은 인지적 요인에만 국한하는 것이 아니라, 근육 이완이나 탈감작(desensitization)과 같은 기술도 부가적으로 사용할 수 있다.

그 외 인지치료에서 보편적으로 사용되는 훈련으로 첫째, 비합리적인 사고(예: "모든 사람들은 나와 같은 생각을 갖고 있거나 똑같아야 한다." "내가 하고 있는 모든 것은 완벽해야 한다.")를 수정하기 둘째, 부정적 자기대화(negative self-talk)로부터 긍정적 자기대화로의 대체하기 셋째, 융통성 있는 문제해결 기술의 개발 등이 활용되고 있다.

3. 관리 프로그램의 구성

1) 기업환경에 응용되는 스트레스 관리 기법

병원에서는 대개 12회기 이상의 장기 프로그램이 운용되고 있으며, 매주 1회 이상 개별화된 프로그램을 제공한다. 그러나 기업환경에서는 이와는 다른 접근이 요구되는데, 우선 스트레스 관리는 일종의 예방 활동으로서 근로자들에게 스트레스의 특성과 원인을 교육하고 일상생활에서 활용할 수 있는 기본적 기술을 교육한다. 대개 1시간 이내의 짧은 시간 동안, 매일 연습할 수 있는 교육내용으로 구성한다. 형식도 1일 워크숍부터 수 주간에 걸친 프로그램까지 다양하게 적용할 수 있다. 대상자가 심한 증상을 겪는 환자가 아니라, 일상생활을 잘하고 대처 능력도 우수한 보통의 근로자이기 때문에, 근무환경에 맞도록 형식을 바꾸어야 한다.

2) 개인 특성과 스트레스 특성에 맞는 프로그램 구성

'스트레스'라는 용어는 의학적 용어 또는 정신과적 용어에 비해 사회적 편견이 적고, 근로자나 관리자에게 쉽게 받아들여지는 장점이 있다. 그러나 그 개념 자체가 비특이적이고 포괄적이기 때문에 실제 내용면에서는 신체적, 정신적, 사회적, 행동적인 다양한 측면의 증상을 내포하고 있다. 일반적인 스트레스 관리 기법으로 고려되는 복식호흡법, 근육이완법, 스트레스 면역 훈련, 명상, 요가, 단전호흡 등 방법은 스트레스의 다양한 증상 중 어느 한 측면에 초점을 맞추고 있거나 그 내용이 비특이적이어서 스트레스의 원인이나 대상자의 특성과 관계없이 일률적으로 시행될 수 있다.

직무스트레스의 경험은 개인마다 차이가 있지만, 전체적으로 볼 때 인구학적 특성, 직무환경의 특성 등에 따라 달라질 수 있다. 기존의 연구를 볼 때, 성별, 직종, 직급, 연봉수준, 연령, 직업기간 등에 따라 스트레스 양상이 다르며, 나아가 스트레스 관리 프로그램에 대한 효과도 다르게 나타난다고 한다(이동수 등, 1999; 임승락 등, 2000).

예를 들어 여성은 대개 남성에 비해 직무상 역할 불충분, 역할 모호성, 적성과의 불일치를 보다 더 호소하고 이직의도와 가정-직장의 갈등도 높은 편이며, 불안, 우울, 신체적 증상을 높게 호소한다. 한편 같은 직장 내에서도 연령, 직업기간, 연봉에 따라 스트레스 수준이 다르며, 직종에 따라서도 차이가 난다. 생산직이나 기타 고위험 특수직종은 일반적으로 사무직에 비해 스트레스 수준이 높고, 대처자원이 부족한 편이다. 그러나 생산직 내부에서도 중간 직급이 스트레스 수준이 높은 편이며, 직급이 높아질수록 대처기술 수준이 높고, 반대로 일반 생산직으로 갈수록 상사관계나 조직구조에서 스트레스를 많이 느끼고, 불안, 우울, 신체증상 등을 자주 호소하며 수동적인 대처기술을 많이 사용한다는 보고도 있다(이동수 등, 1999).

따라서 대상자의 성별, 직종, 직급 및 연령 등에 따라 스트레스의 특성이 다르므로, 그에 따라 중재의 초점을 변형하여 적용되어야 한다. 대개의 사업장에서는 개인별 특성을 모두 고려하기 힘들다. 이런 경우에는 대상 집단의 특성을 전체적으로 범주화해서 몇 가지 요소로 규격화된 프로그램을 준비할 필요가 있다. 예를 들어, 신체적 긴장을 많이 느끼는 근로자에게는 근육이완법 등 신체조절법을, 직무의 불안정성이 높고 직장 내 갈등이 많은 경우에는 대처 기법을 적용할 수 있다. 또, 불안/우울 등 심리적 반응수준이 높은 근로자에게는 인지수정 기법을, 운동부족과 음주, 흡연, 비만, 고지혈증과 같은 전형적인 40대 증상을 보이는 경우에는 생활습관 개선과 행동적 기법을 포함시킨 프로그램이 더 유용할 수 있다.

4. 스트레스 관리 훈련의 효과

같은 기법을 적용해도 증상 수준이 높은 환자에서는 개선의 폭이 크지만, 건강한 일반 근로자에서는 개선의 폭이 작게 나타날 수 있다. 따라서 고위험군을 대상으로 한 연구에서는 효과가 컸다고 보고되지만, 모든 근로자에게 무작위로 시행한 연구에서는 통계적으로 변화량의 차이를 발견하기 힘든 경우가 많다.

1) 점진적 근육이완법

사업장에서 수행되어진 스트레스 관리 프로그램에 대한 연구에서 가장 보편적으로 사용되어진 것은 점진적 근육이완법이다. 일부 연구에서 점진적 근육이완법 훈련 후 불안과 스트레스로 인한 사회심리적 증상이 감소하였음을 보고하였다. 그러나 다른 연구에서는 심리적 증상의 감소를 발견하지 못하였다. 점진적 근육이완법의 생리적 효과는 다소 상반된 결과를 보였는데, 예를 들면, Charlesworth 등(1984)은 점진적 근육이완법 훈련 이후 혈압의 유의한 감소를 보고하였지만, Drazen 등(1982)은 훈련 후 유의미한 혈압 감소 효과를 발견하지 못하였다. 점진적 근육이완법이 근육 활성도에 미치는 효과 역시 일치되는 견해를 보이지 않았다.

직무관련 요인(예: 직무만족도, 직무수행도, 의료비, 결근율 등)에 미치는 점진적 근육이완법의 효과에 관한 체계적인 연구가 수행되었지만, 이 역시 일치된 결론을 얻지는 못하였다. 예를 들면, Murphy와 Sorensen(1988)의 연구에서는 훈련 후, 결근율의 유의한 감소를 보고하였으나, Higgens(1986)의 연구에서는 결근율의 유의한 감소를 발견하지 못하였다. 또 다른 연구인 Charlesworth 등(1984)의 연구에서는 훈련 후 의료비 청구액이 의미 있게 감소하였음을 보고하였는데, 훈련 직후 평균 의료비 청구액이 50% 감소하였으며($225.000에서 $97.00), 1년 후에도 그러한 효과는 지속되었다. 점진적 근육이완법 훈련 후 직무만족도의 개선에 관한 연구에서는 모두 유의미한 개선효과를 발견하지 못하였다(Larsson 등, 1990).

2) 바이오피드백

Murphy(1983)는 근전도(Electromyography, EMG)를 이용한 바이오피드백의 효과에 대한 연구에서 기법 훈련 후 근육긴장 수치의 유의미한 감소가 있음을 제안하였다. 그러나 불안, 신체화 증상, 직무만족도, 그리고 직무수행도 등에선 차이가 없었다. 그리고 Shoemaker와 Tasto(1975)는 혈압에 대한 바이오피드백을 훈련시킨 후 효과를 분석해 본 결과, 수축기 및 이완기 혈압 모두 의미 있게 떨어지지 않았음을 보고하였다. 바이오피드백의 효과에 대한 연구는 사업장의 스트레스 관리 기법 중 가장 적게 보고되었는데, 그 이유는 바이오피드백이 비효과적이라기보다는, 바이오피드백을 실시하는 데 필요한 장비를 구입하는 데 적지 않은 비용이 소요되고 전문 인력에 대한 훈련이 필요하며, 대규모 집단에서 훈련시키기에 부적합하다는 점 때문에 상대적으로 연구가 적게 수행되었기 때문이다.

3) 명상법

명상법은 스트레스 감소 프로그램의 초기 연구에 주로 사용되어왔던 방법이다. 명상법이 스트레스 증상을 떨어뜨리는 데에 효과가 있음이 보고되었다(Carrington 등, 1980). 명상 훈련 후 혈압의 유의미한 감소를 보고한 바 있으며, 불안과 신체화 증상 모두 명상 훈련 후 뚜렷하게 호전되었다고 보고되었다(Bruning과 Frew, 1987). 그러나 명상법이 가장 초기에 사용되어진 스트레스 감소 기법이었고 또한 여러 편의 연구에서 일관성 있게 그 유용성이 받아들여졌음에도 불구하고, 사업장의 개입연구에 잘 활용되지 못하였다. 그 이유는 명상 훈련 기법이 주로 동양의 종교적 특성을 갖고 있어서 서양사회의 사업장에 광범위하게 수용되지 못하였기 때문으로 추측된다.

4) 인지 – 행동 기법(cognitive-behavioral skill)

인지–행동 기법은 스트레스 관리 기법 중에서 두 번째로 많이 사용되는 방법이다. 대개 행동 훈련 후 스트레스로 인한 심리적 증상(불안, 탈진 등)이 감소되었음이 보고되었다(Cecil과 Forman, 1990; Higgens, 1986). 인지–행동 기법을 통한 혈압의 감소 효과가 일부 연구에서 보고되었으나(Bruning과 Frew, 1987; Drazen 등, 1982), Sarason 등(1979)의 연구에서는 이러한 효과가 발견되지 않았다. Cecil과 Forman(1990)의 연구와 West 등(1984)의 연구에서는 인지–행동 기법 훈련 후 직무스트레스의 감소를 보고하였으나, 결근율에 대한 Higgens(1986)의 연구에서는 결근율의 감소가 발견되지 않았다.

5) 여러 가지 기법을 재구성하여 사용한 연구

실제 현장에서는 다양한 기법 중 대상자의 특성에 적합한 몇 가지 기법을 조합하여 프로그램을 구성하게 된다. 가장 흔하게 사용된 조합은 점진적 이완훈련 + 인지–행동 기법이다. 다중 모델의 스트레스 관리 훈련은 대부분의 연구에서 불안, 탈진 등 심리적 스트레스 증상 개선에 효과적인 것으로 나타났다. 또한 신체증상의 빈도도 유의하게 감소시키는 것으로 나타났다.

바이오피드백, 점진적 근육이완, 인지–행동 기법의 세 가지 요소를 모두 포함한 프로그램을 시행한 경우에도 심리적 스트레스를 줄일 뿐 아니라, 아드레날린이나 노르아드레날린 등 스트레스의 생화학적 지표도 유의하게 호전된 것으로 나타났다.

다중적 기법을 포함한 훈련 전략은 단일 기법만 사용하는 경우에 비해 일관되게 우수한 효과를 나타내었다. 그 이유는 첫째, 신체적 기법과 인지적 기법을 균형 있게 다루고 둘째, 여러 가지 기법을 배우기 때문에 한 가지 기법을 익히지 못해도 서로 보완이 되기 때문이다.

5. 스트레스 관리 방법 적용 시 유의사항

요약하면, 서구에서 시행된 사업장의 스트레스 관리 훈련은 대개 예방에 초점을 맞추고 있으며 자원하는 모든 근로자에게 시행되어 왔다. 스트레스 관리 훈련은 근로자가 스트레스를 이해하고 신체적 심리적 긴장을 감소시키는 기법을 습득하도록 구성되었다. 이 프로그램들은 대개 특정 스트레스 원인에 초점을 맞추기보다는 보편적으로 활용될 수 있는 기법으로 구성되었고, 한 가지 기법보다는 여러 가지 기법을 포함한 프로그램이 일반적이었다.

여기서 반드시 유의할 점이 몇 가지 있다.

1) 포괄적인 접근(comprehensive approach)이 중요하다.

직무와 조직 내 스트레스 요인을 정확히 평가하고 이를 조정하는 직무 재조정과 조직 차원의 변화 프로그램이 병행될 때 스트레스 관리 프로그램은 가장 효과적이다. 단기적으로는 개인적 접근법이 쉽고 비용도 적게 들겠지만, 장기적으로는 포괄적 접근법이 훨씬 더 조직에 이익이 될 것이다.

2) 출발은 정확한 스트레스 평가부터 시작해야 한다.

정확한 평가가 없으면 효과적인 전략을 수립할 수 없다. 대뜸 설문지를 돌리는 것보다는 우선 근로자들과 비공식적인 대화를 통해 해당 조직의 근본적 문제와 이용할 수 있는 자원을 평가해야 한다. 회사에서 피해를 입을까 봐 쉬쉬하는 분위기에서는 문제를 진단조차 할 수 없다. 일단 말문을 열어야 한다. 설문지에는 일반적 내용밖에 담을 수 없으며, 나중에 문제의 규모를 추산하거나 변화를 평가할 때 사용하면 된다.

3) 스트레스 관리 훈련의 부수적 효과도 파악한다.

스트레스 관리 훈련을 받으면 신체적 심리적 스트레스 증상이 감소한다. 나아가 자기존중감, 대인관계, 전반적 삶의 만족도도 좋아진다. 또한 근로자의 웰빙, 건강, 업무수행에 긍정적 효과를 미치게 된다. 업무적이든 비업무적이든 대인관계가 좋아지고, 자신감이나 의욕이 고취되고, 운동도 열심히 하게 되고 건강한 식습관, 음주 절제를 하게 된다. 이러한 잠재된 효과도 파악해서 부각시켜야 한다.

4) 근로자들이 적극적으로 참여할 수 있는 분위기를 만든다.

특히 조직의 변동기에는 사내 보건관력 인력이나 외부 전문가가 모든 계획을 다 결정해서 진행하는 것보다는 노조나 사원협의회가 함께 참여, 중요한 방향을 결정하는 것이 더 효과적이라는 연구가 있다. 스트레스 관리 프로그램의 '결과' 이외에 '과정'이 미치는 영향도 주목해야 한다.

IV. 직무스트레스의 법적 관리 및 보상

| 김성아

이 장에서는 직무스트레스로 인한 업무상 질병에 대한 평가 및 인정기준을 구체적이고 세세한 내용까지 제시하기보다는 일반적 법적 보상이론과 업무상 질병에 대한 법적 보상체계의 판례들을 고찰하고자 한다. 또한 우리보다 먼저 이러한 문제에 직면하였던 외국의 직무스트레스관련 업무상 질병의 법적 인정기준과 함께 법적/제도적 관리에 대해 살펴보고, 향후 우리에게 필요한 보상관련 지침 및 법적 관리지침을 마련하는 기본 골격을 제시하고자 한다.

1. 직무스트레스 예방

1) 현행 법적 규정

현행 산업안전보건법(이하, 산안법)은 2002.12.30일자 개정에서 제5조에 '사업주는..... 근로자의 신체적 피로와 정신적 스트레스 등으로 인한 건강장해를 예방'하게끔 명시하고 있다. 이를 위해 2003.7.12일자 개정된 산업보건기준에 관한 규칙(이하, 규칙) 제259조 '직무스트레스에 의한 건강장해 예방조치'에서는 '....근로자의 신체적 피로 및 정신적 스트레스 등(이하 "직무스트레스"라 한다)으로 인한 건강장해예방을 위하여 장시간 근로, 야간작업을 포함한 교대작업, 차량운전, 정밀기계의 조작 및 감시작업 등 직무스트레스가 높은 작업에 근로자를 종사하게 하는 때에는....' 다음 6가지의 조치를 취하도록 하고 있다.

1. 작업환경 · 작업내용 · 근로시간 등 직무스트레스 요인에 대하여 평가하고 근로시간단축, 장 · 단기순환작업 등 개선대책을 마련하여 시행할 것.
2. 작업량 · 작업일정 등 작업계획수립 시 당해 근로자의 의견을 반영할 것.
3. 작업과 휴식을 적정하게 배분하는 등 근로시간과 관련된 근로조건을 개선할 것.

4. 근로시간 이외의 근로자 활동에 대한 복지 차원의 지원에 최선을 다할 것.
5. 건강진단결과 · 상담 자료 등을 참고하여 적정하게 근로자를 배치하고 직무스트레스 요인, 건강문제 발생가능성 및 대비책 등에 대하여 당해 근로자에게 충분히 설명할 것.
6. 뇌혈관 및 심장질환 발병위험도를 평가하여 금연, 고혈압 관리 등 건강증진 프로그램을 시행할 것.

상기 6호의 건강증진 프로그램과 관련해서는 이미 사업장 건강증진운동 시행지침(고시 제1999-20호) 제4조(노동부예규 제367호) '사업주의 건강증진운동 추진'에서 사업주는 '5. 금주 · 금연 및 스트레스(긴장) 해소 등 건강관리에 관한 사항'을 포함한 8가지 사항이 포함된 건강증진운동계획을 수립 시행하도록 명시해놓고 있다.

업무적합성 평가와 관련 있는 법적 규정은 주로 근로금지와 취업제한에 관한 법규(산업안전보건법 제45조 및 시행규칙 제116조, 117조)가 있다. 산안법 제45조 1항에서는 '사업주는... 정신병 또는 근로로 인하여 병세가 현저히 악화될 우려가 있는 질병으로서... 의사의 진단에 따라 근로를 금지하거나 제한'해야 하는 것으로 명시하고 있으며, 이항에 의거 규칙 제116조에서는 보다 구체적으로 '정신분열증 · 마비성치매 기타 정신질환에 걸린 자'로 명시하고 있다. 또한 규칙 제117조에선 '정신신경증 · 알코올중독 · 신경통 기타 정신신경계의 질병'이 있는 자는 고기압업무에 종사하지 못하도록 하고 있다. 그러나, 산안법 제45조 2항에서는 '건강을 회복한 때에는 지체 없이 취업하게' 해야 한다고 명시하여 업무복귀에 관한 규정을 마련해 놓고 있기는 하다.

2) 쟁점과 과제

먼저 정부에서는 법적 제도적 체계를 갖추어 전파해야 한다. 2003년도에 개정된 산업보건에 관한 규칙 제259조에서는 직무스트레스에 의한 건강장해 예방조치로 6가지를 명시함으로써 직무스트레스 관리를 위한 최소한의 법적 토대는 갖추었으나, 세부적인 지침이나 활용서와 같은 내용은 아직 마련되어 있지 않다. 향후 마련되어야 할 법적 관리의 내용은 직무스트레스의 조직적 관리편에서 보듯이 1차 예방, 2차 예방, 3차 예방의 틀로 나누어 제공되는 것이 바람직하다. 1차 예방은 스트레스 제공원을 변화시키는 것으로 노동자에 초점을 두거나(예: 스트레스 관리 훈련), 작업장(예: 직무 재디자인, 산업안전보건전략들), 노동자와 작업장 간 인터페이스(예: 선택 과정)에 초점을 두는 것이다. 2차 예방은 스트레스에 노출된 노동자가 좀 더 심각해지기 전에 스트레스의 심각한 결과를 줄이는 것으로 주로 개인에게 초점이 모아진다(예: 근로자 지원 프로그램, 의학적 치료나 상담). 3차 예방은 개별 치료와 작업장 복귀의 내용으로 이루어진다(Kendall 등, 2000). 이런 내용이 포괄적으로 포함되도록 법적 관리체계가 마련되어야 할 것이다.

1차 예방과 관련해서는 사업주로 하여금 개별 사업장에서 직무스트레스의 유해 요인을 파악하도록 하는 등 산업보건기준에 관한 규칙 제259조의 1호부터 6호까지의 내용(부록의 관련 법규편 참조)을 실제 수행할 수 있도록 지원해야 한다.

- 직무스트레스 유해 요인 평가도구의 제공(1호 관련) : 현장에서 직접 사용할 수 있는 직무스트레스의 유해 요인 평가도구의 제공이 필요하다. 사업주와 근로자가 같이 참여하여 당해 사업장의 직무스트레스 유해 요인을 파악하고 직무스트레스 예방사업의 기초자료로 활용할 수 있는 수준이어야 한다.
- 지침서의 제공(5호 관련) : 스트레스가 무엇인지, 스트레스의 결과가 무엇인지, 예방을 위해 근로자는 무엇을 해야 하는지 등의 내용을 알기 쉽게 설명해 놓은 지침서를 마련해 제공해야 한다(근로자용, 보건관리자용, 사업주용으로 나누어 제공되면 더욱 좋다). 영국 산업안전청(HSE)의 '업무관련 스트레스, 소지침서(Work-related stress, a short guide)' 혹은 '업무관련 스트레스 맞서기 : 근로자의 건강과 안녕을 유지 증진하기 위한 관리자 지침서(Tackling work-related stress: A managers' guide to improving and maintaining employee health and well-being)'같은 것이 그 예가 될 것이다.
- 교육의 제공(5호 관련) : 정기적으로 산업안전보건교육을 실시하듯이 직무스트레스와 관련한 교육을 제공하도록 의무화한다.
- 적정 배치(5호 관련) : 여타 작업에 배치될 때 업무적합성 평가를 수행하여 적정배치되듯이 근로자개인의 특성 등을 고려하여 직무스트레스로 인한 장해가 발생하지 않도록 적정배치되게 한다.

2차 예방과 관련해서는,

- 직무스트레스 평가도구의 제공 : 직무스트레스 고위험군을 조기에 찾아내어 중재조치를 취할 수 있게 신뢰도와 타당도가 입증된 증상 조사표나 생리지표를 이용한 평가가 이루어질 수 있게 한다.
- 환례에 대한 조치 : 직무스트레스로 인한 장해의 징후가 발견된 근로자에겐 전문가에

의한 상담이나 치료가 가능하게 의뢰체계를 구축하도록 한다.

3차 예방과 관련해서는, 특별히 작업장에의 실질적인 복귀가 가능할 수 있도록 제도가 마련되어야 한다. 산안법에는 '건강을 회복한 때에는 지체 없이 취업하게' 하게끔 되어 있으나, 건강회복의 기준은 어떤 것인지, 또 이는 누가 판단할 것인지 등에 대한 실무지침이 있어야 할 것이다. 또한, 재활에 대한 내용이 포함되어야 한다.

이와 관련해서는 이승렬 등(2003)이 미국, 캐나다, 프랑스의 산재근로자 지원복귀제도에 대한 연구를 통해 제시한 정책적 제안을 참고로 하는 것이 도움이 된다. 먼저 피재근로자의 해고 억제에 대한 명확한 규정을 두어야 한다. 우리나라도 근로기준법 제30조에서 피재근로자를 해고하지 못하도록 규정하고 있지만, 해고 억제 기간과 위반 사항에 대한 벌칙 규정을 강화할 필요가 있다. 둘째, 피재근로자의 해고가 불가피한 경우에 대하여는 그들의 장래 예상소득을 보장하도록 보상금 수준을 설정할 필요가 있다는 것이다. 이는 피재근로자의 전직 가능성이 낮다는 사실을 고려함과 동시에 이 프로그램이 피재근로자의 해고를 억제하는 효과를 동시에 가지기 때문이다. 셋째, 단순히 피재근로자의 직업복귀를 촉진한다는 모호한 법률 규정을 벗어나서 직업복귀에 대한 우선순위를 명확하게 규정할 필요가 있다. 또한, 합당한 적합한 직무를 제공하도록 해야 한다. 넷째, 피재근로자의 직업복귀를 단순히 피재근로자와 사업주 양자의 의사결정에만 의존할 것이 아니라 제3자의 역할, 곧 산업의 등 의학적 전문지식을 갖춘 의사가 피재근로자의 직업복귀 가능성을 판단하도록 하고, 근로감독관과 직업재활상담원이 중재자로서 공동으로 참여하는 체계의 수립이 필요하다. 다섯째, 피재근로자의 근로조건 변동으로서 임금 수준의 하락이 피재근로자의 직업복귀에 중요한 결정 요인이 되고 있는 만큼 피재근로자에게 고용을 제공하는 사업주에 대한 인센티브가 필요하다. 다만 서구의 사례에서 이와 같은 인센티브 제도의 부작용이 검증되고 있는 만큼 신중한 접근이 요구된다. 마지막으로 재활사업이 피재근로자의 직업복귀를 지향하고 있는 만큼 의료재활 단계에서 직업재활이 동시에 실시될 수 있는 체계를 마련하여야 한다. 일본과 서구의 사례에서 의료재활 이후에 직업재활이 실시되는 것이 아니라 의료재활 초기에 직업재활을 가능한 한 동시에 시작되도록 함으로써 피재근로자의 재활기간을 단축시킬 뿐만 아니라 재활 효과 또한 높다는 사실이 증명되고 있다. 특히 이 과정에 사업주가 피재근로자의 직업재활을 지원하도록 하는 체계가 마련된다면, 피재근로자의 원직장복귀가 성공적인 결과를 가져올 수 있을 것으로 보인다.

2. 직무스트레스에 의한 업무상 질병 보상

1) 직무스트레스로 인한 신체질환(정신-신체)에 대한 법적 규정

산업재해보상보험법 시행규칙 제39조 제1항과 관련한 별표1에는 업무상 질병 또는 그 원인으로 인한 사망에 대한 업무상 재해의 인정기준을 총 24개 질환군 목록으로 제시하고 있는데, 그 중 직무스트레스로 인한 신체질환과 관련 있는 질환군은 '1. 뇌혈관질환 또는 심장질환'이다. 예시된 구체적 질병명은 뇌실질내출혈 · 지주막하출혈 · 뇌경색 · 고혈압성뇌증 · 협심증 · 심근경색증 · 해리성대동맥류의 7가지이다. 업무수행 중 및 업무수행 중에 발병되지 아니한 경우에 그 질병의 유발 또는 악화가 업무와 상당인과관계가 있음이 시간적 · 의학적으로 명백한 경우에 업무상 재해로 인정하고 있다. 상기 질병에 선행하는 유해 요인으로는 다음과 같이 '급격한 작업환경의 변화'와 '만성적인 육체적 · 정신적 과로'를 제시하며 이에 대한 개념설명을 덧붙이고 있다. 그러나, 실제로는 이 규정으로써 판단하기는 어렵다.

- 돌발적이고 예측곤란한 정도의 긴장 · 흥분 · 공포 · 놀람 등과 급격한 작업환경의 변화로 근로자에게 현저한 생리적인 변화를 초래한 경우
- 업무상 양 · 시간 · 강도 · 책임 및 작업환경의 변화 등 업무상 부담이 증가하여 만성적으로 육체적 · 정신적인 과로를 유발한 경우
- 업무수행 중 뇌실질내출혈 · 지주막하출혈이 발병되거나 같은 질병으로 사망한 원인이 자연발생적으로 악화되었음이 의학적으로 명백하게 증명되지 아니하는 경우

"급격한 작업환경의 변화"라 함은 뇌혈관 또는 심장혈관의 정상적인 기능에 뚜렷한 영향을 줄 수 있는 정도의 과중부하를 말한다.

"만성적인 과로"라 함은 근로자의 업무량과 업무시간이 발병 전 3일 이상 연속적으로 일상 업무보다 30%이상 증가되거나 발병 전 1주일 이내에 업무의 양 · 시간 · 강도 · 책임 및 작업환경 등이 일반인이 적응하기 어려운 정도로 바뀐 경우를 말한다.

과로사, 급사, 청장년급사증후군 등에 대해서는 명시된 규정이 없으며, 상기 7개 질환 외 다른 신체적 질환에 대한 규정 또한 없다.

2) 직무스트레스로 인한 정신과적 질환(정신-정신)에 대한 법적 규정

법적으로 명시된 규정은 없다. 다만, 산업재해보상보험법 시행규칙 제32조 ‘업무상 사고’에 관한 규정에서 업무상 스트레스로 인하여 정신과 치료를 받은 자가 정신장해로 인하여 정상적인 인식능력이나 행위선택능력 또는 정신적 억제력이 현저히 저하된 상태에서 자살행위로 인하여 사상하였다는 의학적 소견이 있는 경우에는 업무상 재해로 인정하고 있다.

3) 외국의 법적 보상 - 산재보험체계하 직무스트레스 관련 질병에 대한 보상

(1) 미국

근로자보상법에는 직업병에 대해서 상세히 명기하지는 않았지만, 모든 법들에서는 직업병을 보상할 수 있는 상해로 인정하고 있다. 직업관련 스트레스에 대한 법원의 판결 및 처리는 근로자가 겪고 있는 장애의 정도, 근로자가 거주하고 있는 주의 법, 법원의 사례에 대한 판결 등에 의해서 상이하게 결정된다. 예를 들어 연방근로자보상법에서는 스트레스를 직업병으로 규정하고 있지는 않지만, 연방 근로자보상국에서는 직업관련 스트레스가 연방기관의 고용의 상태에서 일어나고 개인적인 사유에서 일어나지 않았을 경우에는 직업관련 스트레스를 보상할 수 있는 상해로 인정하고 있다. 비슷하게 29개 주 근로자보상법의 규정에는 구체적인 직업관련 스트레스에 대해 언급하지는 않았지만, 직업관련 스트레스에 대한 개별적인 사례들에 대해서는 보상할 수 있도록 했다(박찬임, 2001).

① 워싱턴 주(석승훈 등, 2004 참조)

직업병의 범주에 관하여 보면, 스트레스로 인한 정신적 조건이나 정신적 장애에 원인을 둔 보험금청구는 직업병에 포함시키지 않고 있다(RCW 51.08.142). 직업병에 포함되지 않는 스트레스에 기인한 정신적 상태 또는 정신적 장애의 예는 다음과 같은 사항으로 인해 발생한 상태 또는 장애를 포함하며 이것들에 제한되지는 않는다(WAC 296-14-300); (a) 직장 업무의 변경, (b) 상사와의 갈등, (c) 직장 상실, 강등 또는 징계 조치의 실제적인 또는 인지적인 위협, (d) 상사, 동료 또는 대중들과의 관계, (e) 특정한 또는 일반적인 직무불만, (f) 작업 부하 압력, (g) 근무조건 또는 환경에 대한 주관적인 인식, (h) 어떤 이유에서든 직장 상실 또는 강등, (i) 화학 물질, 방사능, 생물학적 위험, 기타 인식되는 위험에 대한 노출의 두려움, (j) 개인적 또는 주관적 직장 스트레스, (k) 개인적인 결정, (l) 자영업자인 개인이나 기업 직원의 사업에서 발생하는 실제적인, 인식적인 또는 예상되는 재정적 역경이나 곤란. 그러나 단일의 충격적인 사건에 노출됨으로 생기는 스트레스는 RCW 51.08.100에 의거하여 판결할 수 있다.

② 미국의 스트레스관련 질환에서 업무관련성이 인정되지 않는 경우

미국 노동성에서 작성한 직업상 안전과 건강규정(Occupational Safety and Health Act, OSHA)에 명시된 업무 연관성 판정기준에서는 근로자에게 발생된 재해나 질병에 대해 업무 연관성이 인정되지 않는 경우를 명시하고 있는데, 스트레스와 관련하여서는 다음과 같다.

- 근로자가 신체에 영향을 미칠 정도의 스트레스를 일으킬만한 업무에 결코 종사하지 않거나 또는 재해나 질병과 관련된 화학물질이나 물리적 물질에 결코 노출되지 않았을 경우.
- 사고 후 발생된 스트레스(Post-traumatic stress) 이외의 정신과적 질환이 근로자에게 발생된 경우.

OSHA에서는 또한 보고해야 할 상해와 질병에 대한 규정 중 1904.5(b)(2)에서 9개항에 대해 업무관련성이 없다고 서술하고 있다. 이 중 마지막 9번째에 정신과적 질환일 경우 의사 또는 적절한 훈련과 경험이 있는 보건의료전문가(정신과전문의, 심리학자, 정신보건간호사 등)가 그 근로자의 정신과적 상병이 업무와 연관성이 있다고 기술한 견해를 근로자가 사업주에게 자발적으로 제공하지 않는 한 업무관련성이 있는 것으로 고려하지 않는다고 밝히고 있다.

Adler와 Schochet(1999)는 유관한 정신과적 질환을 분류하였는데 성격장애의 경우 특히 10가지 특정 성격 장애는 업무관련성이 없는 것으로 제시하고 있다. 그러나, 정신과적 업무상 상해가 기존 상태를 악화시키거나 촉진시켰을 경우에는 성격장애를 당해 근로자의 배경이나 기저를 이해할 때 연관시켜 고려해야 한다.

아래 나라들에 대해서는 2004년도 한국노동연구원 연구보고서『외국 산재보험의 선보장 후정산제도』에서 발췌, 정리하였다.

(2) 독일

직업병은 독일연방정부가 연방상원의회의 동의를 거쳐 법령에 직업병으로 명시한 질병이며 또한 산재보험 적용대상자들의 피보험업무행위와 관련된 질병이다. 즉, 직업병으로 인정되기 위해서는 2가지 요건 즉 직업병 목록에 명시되어 있고 또한 업무관련성이 인정되어야 한다. 어떤 질병이 직업병 목록에 명시되기 위해서는 일정한 업무행위에 의해 일정한 근로 집단에게서 다른 국민들에 비해 상당히 높은 정도로 발생확률이 높은 질병으로서, 이로 인해 근로위험을 초래하거나 또는 작업 중단이 요구되는 경우에 한한다. 직업병 시행령(BK-VO)에 규정된 직업병 목록은 64종이며, 이 목록에는 직무스트레스와 관련된 것이나 뇌심혈관질환으로 명시된 직업병은 없다. 두 번째 요건인 업무관련성은 매우 제한적으로 인정된다. 그 직업 활동이 그(직업) 병의 유일한 원인으로 작용해야 하고 피보험업무행위 이외의 다른 행위가 이 질병을 야기하는 근거로 확정될 수 없는 경우에 한해서 업무관련성이 인정된다. 보다 구체적으로 살펴보면 직업병 인정을 위한 업무관련성은 다음의 다섯 가지 요건을 충족해야 한다. ① 환자는 시간적으로 산재보험적용 피보험자의 범주에 포함되어야 한다(업무수행). ② 피보험자는 근무과정에서 직업병 유발 요인(위험)에 노출되었어야 한다(위험노출). ③ 피보험자는 의학적 관점에서 직업병으로 진단되어야 한다(직업병 발생). ④ 피보험자의 (직업)병과 위험 요인 사이에 인과관계가 존재해야 한다(인과관계). ⑤ 직업병 인정을 위해 신법에서 보장한 소급인정 마감기간 이전에 신청되어야 한다.

(3) 캐나다 온타리오주

1997년에 제정된 신산재보험법(Workplace Safety and Insurance Act; WSIA)의 s. 13(4)는 정신적 스트레스가 일반적으로는 산재보상이 될 수 없다고 명시하고 있다. 다만 근로자가 업무수행 중이면서 업무로부터 발생하는 갑작스럽고 예상치 못한 정신적 충격의 사건에 따른 심각한 반응인 정신적 스트레스는 보상이 된다고 명시하고 있다. 사건이 정신적 충격의 성격이 있는지를 판단하는 경우에는 지각 있는 사람의 기준(reasonable person standard)이 적용된다. 캐나다 온타리오주의 업무상 재해인정기준 결정기구인 산재보험위원회(Workplace Safety & Insurance Board; WSIB-WSIA를 수행하기 위한 관리책임기구)의 기준에서 정신적 충격의 사건은 일반적으로 공포성이 있는 사건이거나 근로자에게 실제적으로 위협적인 폭력성의 요소가 있는 사건이다. 그 사건은 근로자의 정상적인 근무과정에서 예외적인 것이어야 하며 객관적인 기준하에서 정신적 충격의 성격이 있어야 한다. 근로자의 인성이나 정신적 경력 때문에 실제로는 별로 해가 없는 사건에 상대적으로 너무 강하게 반응하는 경우는 보상이 되지 않는다. 최근에는 일반적인 근무에서 나타나는 성희롱으로부터 발생하는 스트레스의 경우는 보상을 인정하고 있는 추세이다. 성희롱이나 갑작스러운 정신적 쇼크 사건으로부터 발생하는 정신적 스트레스는 법에서 인정되고 있으나 근무와 관련된 결정으로부터 발생하는 다른 형태의 스트레스는 산재보험에서 보상이 되지 않는다고 산재보험법에 명백히 규정되어 있다.

(4) 일본

업무상의 질병에 관한 노동기준법시행규칙(이하 노기칙) 별표 제1의 2 제9호에서는 '기타 업무에 기인함이 명백한 질병'으로 다음과 같이 규정하고 있다. ① 노기칙 별표 제1의 제1호부터 제8호까지 열거하는 질병의 원인인자 이외의 업무상의 유해인자에 의해 생기는 질병, ② 유해인자가 특정되지는 않지만, 업무기인성이 인정되는 질병, ③ 사병인 기초질환 또는 기존질병이 업무에 의해 자연적 경과를 넘어서 현저하게 나빠지고, 발병했다고 인정되는 질병이다. 여기에 해당하는 질병에 뇌혈관질환 및 허혈성심증환 등과 함께 정신장해가 포함되어 있다.

① 뇌혈관질환 및 허혈성심질환

뇌혈관질환으로는 뇌출혈, 뇌경색, 고혈압성뇌증 등이 있고, 허혈성심질환 등에는 심근경색, 협심증, 심장마비(돌연사 포함), 해리성대동맥류 등이 있다. 업무가 뇌 · 심장질환 발병의 상대적으로 유력한 원인임이 명확히 인정되는 경우에 업무상으로 취급되는 것인데, 후생노동성에서는 '뇌혈관질환 및 허혈성심질환 등(부상에 기인하는 것을 제외한다)의 인정기준에 대해서(2001년12월12일자 기발제 1063호)'를 정하여, 뇌 · 심장질환의 업무상 외를 판단하도록 했다. 이 인정기준에서는, 다음의 ①②③의 업무에 의해 명확하게 과중부하를 받음으로 인해 발병한 뇌 · 심장질환은, 노기칙 별표 제1의 2 제9호에 해당하는 질병으로 취급하도록 하고 있다.

- 발병직전부터 전날까지의 사이에, 발생상태를 시간적 및 장소적으로 명확히 할 수 있는 이상사건에 조우한 것(이상사건).

이상사건에 조우했는가의 판단기준에는 다음의 3가지가 있다. 첫째, 정신적 부하로, 극도의 긴장, 흥분, 공포, 경악 등의 강도 높은 정신적 부하를 일으키는 돌발적 또는 예측곤란한 이상사태이다. 둘째는 신체적 부하로 긴급의 강도 높은 신체적 부하를 받게 하는 돌발적 또는 예측곤란한 사태이다. 셋째는 작업환경의 변화로 급격하고 현저한 작업환경의 변화이다. 이러한 판단은 발증 직전부터 전일까지이다. 또, 과중부하의 유무 판단은 다음의 두 가지이다. 첫째, 통상적인 업무수행과정에서 조우하는 것이 드문 사고 또는 재해로 그 정도가 극심한가 하는 것이다. 둘째, 기온의 상승 또는 저하 등의 작업환경의 변화가 극심하고 현저한가 하는 것이다. 이러한 것들을 고려하여, 이들 사건에 의한 신체적, 정신적 부하가 현저한가를 종합적으로 판단한다.

- 발병에 근접한 시기에서, 특히 과중한 업무에 취로한 것(단시간의 과중업무).

일상 업무와 비교해서 특히 과중한 신체적 정신적 부하를 발생시켰다고 객관적으로 인정되는 업무로, 평가기간은 대략적으로 발증 전 1주간이다. 특히 과중한 업무에 취로했다고 인정하는가에 대해서는 작업량, 업무내용, 작업환경 등 구체적인 부하요인을 고려하여, 동료노동자 또는 동종노동자에게도 특히 과중한 신체적, 정신적 부하로 인정되는가 하는 관점에서 객관적이고도 종합적으로 판단한다. 여기서 동료노동자 등이라 함은 뇌심질환을 발증한 노동자와 동정도의 연령, 경험 등을 가지는 건강한 상태의 사람 외에, 기초질환을 가지고 있다고 해도 일상 업무를 지장 없이 수행하는 자를 말한다.

- 발병 전의 장기간에 걸쳐서, 현저하게 피로의 축적을 시키는 특히 과중한 업무에 취로한 것(장기간의 과중업무).

여기에서 말하는 '과중부하'란, 의학경험칙에 비추어, 뇌 · 심장질환의 발병의 기초가 되는 혈관병 변화 등을 그 자연경과를 넘어서 현저하게 증악시킬 수 있음이 객관적으로 인정되는 부하를 말하는 것이다.

업무의 과중성 여부를 평가하는 구체적 지침으로 '요인별 부하(負荷)정도를 평가하는 시점'과 '정신적 긴장을 수반하는 업무'에 대해 표로 제시하고 있다.

② 정신장해

업무에 의한 심리적 부하(스트레스)가 원인으로 정신적 장해가 되거나 자살했다고 해서 노재보험에 청구하는 사례가 늘어나자 후생노동성은「심리적 부하에 의한 정신장해 등에 관한 업무상 외의 판단지침」을 작성하고 있다. 심리적 장해는 ① 사고나 재해의 체험, 업무의 실패, 과중한 책임의 발생 등 업무에 의한 심리적 부하, ② 자신의 금전이나 가족관계 등에 의한 심리적 부담, ③ 정신장해의 기왕증 등의 개체측 요인에 의해서 발생한다. 따라서, 업무상 외의 판단은 ① 정신장해 발병의 유무, 발병시기 및 질환명의 확인, ② 업무에 의한 심리적 부하의 강도 평가, ③ 업무 이외의 심리적 부하의 강도 평가, ④ 개체측 요인의 평가에 관하여 구체적으로 검토한 후에 다음의 판단 요건에 의해서 종합적으로 판단한다. 즉 다음의 세 가지 요건을 모두 충족시키는 정신장해를 업무상 질병으로 취급한다.

첫째, 판단지침에서 대상으로 하는 정신장해를 발병하고 있을 것. 즉, 원칙적으로 ICD-10 '정신 및 행동의 장해'에 분류된 정신장해이다. 주로 업무가 관련될 가능성이 높은 정신장해는 우울증 등 기분(감정)장해, 중도 스트레스 반응 등 스트레스관련 장해이다. 둘째, 판단지침의 대상이 되는 정신장해의 발병 전 개략 6개월간에 객관적으로 당해 정신장해를 발병시킬 가능성이 있는 업무에 의한 강한 심리적 부하가 인정될 것. 업무에 의한 심리적부하의 평가 방법은 '직장에서의 심리적 부하 평가표'를 사용해서 업무에 의한 심리적부하의 강도를 평가한다. 표에서 종합 평가가 '강'으로 인정되면, 정신장해를 발병시킬 가능성이 있는 심리적 부하로 평가한다. 다음으로 직장 외의 심리적 부하를 평가한다. 이상과 같이 심리적 부하, 업무외의 심리적 부하 및 개체측 요인과 노동자의 정신장해와의 관련성을 조사한 결과, 업무에 의한 심리적 부하 이외에는 특단의 심리적 부하, 개체측 요인이 인정되지 않는 경우로 직장의 심리적 부하 평가가 강인 경우는 업무상으로 평가한다.

노재보험에서는 자살은 기본적으로 보험급부가 행해지지 않으나, 우울 등 기분(감정)장해, 중도 스트레스관련 장해 등의 정신장해에서는 그 병태로서 자살염원이 나타날 가능성이 높다는 것이 의학적으로 인정된다. 따라서 업무에 의한 심리적 부하에 의해서 이들의 정신장해가 발병한 것이 인정된 사람이 자살을 도모한 경우는「정신장해에 의해서 정상적인 인식, 행위선택 능력이 현저하게 저해되어, 또는 자살행위를 멈추는 정신적 억제력이 현저하게 저해되어 있는 상태」에 빠진 것으로 추정하여, 원칙적으로 업무기인성이 인정된다.

4) 쟁점과 과제

이전부터 '직무상 스트레스로 인한 간장질환의 악화'라든가, '과도한 직무스트레스로 인한 심혈관계질환의 발생'(정신－신체(mental-physical): 심리적 또는 심리사회적 스트레스 요인이 신체적 손상을 유발) 등과 같이 주로 스트레스로 인한 신체적 질병에 대한 보상신청은 있어왔다. 이럴 경우 의학적 진단이 확실한 신체적 질병 그 자체에 대해서는 논란이 되지 않으며, 다만 그 질환과(직무상) 스트레스 간에 과학적 또는 의학적 연관성이 있는가 하는 것이 주된 논란거리였다. 그러나 최근 들어 '직무스트레스로 인한 정신적 질병(정신－정신 : 심리적 또는 심리사회적 스트레스 요인이 심리적 손상을 유발)'에 대한 보상신청이 늘어나고 사회적 문제가 되고 있는 가운데, 많은 사람들이 직무스트레스로 인한 업무상 질병의 개념과 범위에 대해 혼란스러워 하고 있다.

모든 업무상 질병의 일반적 인정기준과 마찬가지로 직무스트레스로 인한 업무상 질병의 인정은 다음의 3가지 원칙에 충실해야 한다.

첫째, 질병의 의학적 진단(진단명 또는 객관적 소견)이 있어야 한다. 근로자에게 발생한 질병에 대해 업무관련성의 여부를 인정하는 것이므로 무엇보다 우선 '질병 그 자체'가 있어야 할 것이다. 예컨대, 위염이면 위염, 위암이면 위암이라는 의학적 진단이 있어야지 '속이 쓰리다', '가슴이 답답하다' 등의 증상을 앞세워서는 안 된다. 어디까지나 사후보상이므로 의사(또는 경우에 따라서는 해당 전문의, 예컨대 정신질환의 경우 정신과전문의)의 정확한 의학적 진단명이 있어야 할 것이다.

둘째, 질병 발생 이전 혹은 질병 악화나 가속화 이전에 직무스트레스(엄격한 의미에서는 스트레서)가 있어야 한다. 직업병에서 유해 요인에의 노출 개념과 마찬가지로 직무스트레스로 인해 질병이 발생하거나 악화 또는 가속화되었다는 것을 주장하려면 객관적으로 받아들일 만한 직무스트레스가 확인되어야 한다. 과중한 업무와 직무스트레스의 파악은 피재근로자의 업무에 대한 파악과 목격자(동료나 상사)의 진술에 근거하여 이루어진다.

셋째, 질병과 직무스트레스 간에 (인과)관계가 있어야 한다. 가장 어렵고 쟁점이 되는 것이 세 번째 조건이다. 사실 질병의 발생과 악화에 직무스트레스가 의학적 인과관계를 명백히 가지는 경우에도, 당해 근로자에서 얼마만큼의 기여원인인지를 결정하기도 어렵거니와, 대부분의 질병의 발생과 악화가 단일 요인만으로 이루어지는 게 아니라 여러 가지 요인에 의한 것인데, 이럴 경우는 직무스트레스의 기여도를 정량화하는 것은 더더욱 어렵기 때문이다.

이러한 3가지 원칙과 관련하여 문제점과 개선방향을 살펴보고자 한다.

(1) 질병의 존재(인정기준과 질병 목록)

현행 산업재해보상보험법 시행규칙에 명시되어 있는 과로나 스트레스관련 질병은 뇌실질내출혈 · 지주막하출혈 · 뇌경색 · 고혈압성뇌증 · 협심증 · 심근경색증 · 해리성대동맥류 7가지이다. 이 7가지 질환이 업무상 과로나 스트레스 관련하여 가장 많이 소송이 제기되는 질병이기도 하다. 또 하나 가장 많이 소송이 제기되는 질병은 과로사, 급사 또는 심장마비인데 엄격히 이것은 의학적 질병명으로 보기는 어렵다. 급사나 심장마비의 원인이 부검을 통해 명확한 사인이 드러나면 비교적 문제가 명확해지지만, 부검을 아예 하지 않는 경우가 많아 이 경우 정확한 질병명을 추정하기가 어렵다.

현재까지 이와 관련하여 소송에서 제기된 질병명은 다음과 같다.

① **뇌심혈관계(급사 포함)** : 뇌동맥류파열(의증)에 의한 뇌지주막하출혈/확장성심근병증에 이차적으로 울혈성심부전 현상이 와서 심장쇼크로 사망/급성심근경색증/뇌출혈(추정)로 인한 급사/치사성부정맥으로 인한 돌연사/고혈압이 급격히 악화되어 심혈관계 질환에 의한 심정지/뇌졸중/뇌경색/본태고혈압/고혈압 → 과로나 스트레스 → 박리성 대동맥류로 인한 대동맥류파열에 의한 급성심근경색증/급성심폐부전/심실세동과 심방실전도장애 및 심장마비/돌연사/청장년급사증후군

② **소화기계** : B형간염 → 간경화 → 식도 및 위저의 정맥류로 인한 상부위장관출혈/ B형간염 → 과로 → 간경변 및 간암/식도암/위암/전이성췌장암/B형간염항원의 보균 및 막성 신증후군 → 과로와 스트레스 → 간암 및 임파절 전이

③ **호흡기계** : 폐결핵 → 과로나 스트레스 → 악화 사망/폐암/기관지 천식 악화 사망

④ **정신과적 질병** : 적응장애 및 신경증(배제)/우울증 및 대인공포증 → 자살

⑤ **그 외** : 과로와 스트레스 → 급성사구체신염 발생 → 만성신부전/다발성골수종, 만성신부전, 폐렴 → 과로와 스트레스 → 악화/급성신부전/심폐부전/B형간염 → 과로와 스트레스 → 패혈증/현훈증, 보행실조/뇌종양 → 과로와 스트레스 → 악화 사망/VDT 증후군/만성비염 및 비인두종양/뇌암/중심성 망막염/좌안망막정맥폐색증(본태 고혈압과 함께 제기)/ 바이러스성 뇌척수염(의증)

상기 질병명에 대한 정보는 우리나라 법원 판례에 대한 조사를 통해 수집하였다. 일개 국내최초최대 온라인 법률검색업체 서비스를 이용하여 2004년 7월 현재까지 검색 가능한 판례를 대상으로 실시하였다. 검색어를 '스트레스와 업무'로 했을 때 총 145건이 검색되었으며 이 중 중복, 무관한 사건을 제외한 총 121건을 살펴보았다. 직무스트레스 단독만으로 소송을 제기한 경우는 없었으며 '과로와 스트레스'를 업무관련 원인으로 같이 제기하였다. 불인정된 경우는 20건이었다. 이 중 판례에서 상당인과관계가 성립하기 어렵다는 이유로 불인정된 사례는 6건이었으며, 질병명으로는 암이 가장 많았다 : 폐암, 위암, 뇌암, 위암 및 전이성췌장암, 식도암. 즉, 과로나 스트레스로 인한 업무상 질병 목록에 포함하기 힘든 질병명이라 할 수 있다.

질병명은 어디까지나 객관적인 의학적 진단명이어야 하므로 현재까지 소송에서 많이 제기되어 왔고 일본과 우리나라에서 특히 사회적으로 큰 문제가 되고 있는 '과로사'에 대해 고찰해 볼 필요성이 있다. 먼저 과로사는 의학적 진단명은 아니다. 따라서, 향후에도 업무상 질병 인정기준의 질병 목록에는 그 이름이 명시될 가능성은 희박해 보인다.

과로사와 관련해서는 몇 가지 주요한 특성이 있다(전용태, 1999). 첫째, 과로사를 유발하는 기초질환이 이미 존재하고 있는 경우가 대부분인데, 급사 또는 돌연사의 형태로 나타나는 경우 기초질환의 증명이 용이하지 않으며, 무엇보다도 당해 근로자의 기초질환이 업무상 과로에 의하여 급속히 악화되거나 새로운 질병으로 이환되는 경로에 관한 의학적 해명이 필요한데 이것이 쉽지 않다는 점이다. 둘째, 과로를 느끼는 정도는 개개인마다 다를 것이므로 과로사는 보통 평균인이 아니라 개별근로자의 체질이나 기초질환과의 관련성을 가지는 것이 불가피하다. 따라서 개별 근로자의 각 특성을 어떤 기준에 의해 판단요소로 삼을 것인지가 문제된다. 이 부분은 조정진(1999)도 지적한 바이다. 사실, 이것은 다음 부분에서 살펴볼 '직무스트레스의 확인'이라는 부분과도 밀접한 연관이 있는 것으로 유해 요인에의 폭로정도를 파악하고 인정하는 기준과 관련되어 있다. 또한 여타의 다른 유해 요인과는 달리 과로나 스트레스라는 것이 객관적으로 파악하기가 상당히 어렵다는 특성이 있다. 셋째, 직무상 과로와 직무 외(개인적) 과로를 명확하게 구분하기 어려운 성격을 가지고 있어 어느 영역에 의해 발생한 재해인지 구분하기 곤란하다. 위와 같은 사유 때문에 과로라는 점을 인정하기 위한 입증 방법의 문제가 논란이 될 수 있다. 즉, 어느 수준의 노동이 과로인지, 그리고 어떤 내용의 노동이 과로라고 할 수 있는지 등과 또한 무엇에 의해 이를 입증하는지 등의 문제가 대두된다고 할 수 있다.

조정진(1999)은 특정 직업인 경우, 예컨대, 직업운전사, 교대근무, 한랭, 고온 등 극한 작업의 경우 직업 자체로 과로나 스트레스에의 폭로가 존재하는 걸로 인정하는 문제에 대해 언급하고 있다. 또한, 돌연사는 최소 60% 이상 과로와 관련된 질병이므로 과로와 관련이 없는 특이한 부검결과가 나오지 않는 한 인정해야 하는 것으로 제안하고 있다. 돌연사와 관련해서는 전용태(1999)도 행정청은 돌연사, 급사, 청장년급사증후군 등의 경우 무조건 사인미상으로 인정하여 업무상 재해를 부인할 것이 아니라 망인이 평소 건강하였으나 사망 전 업무상 과로가 입증되고 사체부검결과 별다른 유발원인이 없었을 경우에는 판례 경향에 따라 처분기준을 완화할 필요가 있다고 보고하였다. 부산지역에서 산재보상을 신청한 과로사에 관한 연구(남 연 등, 2002)에서는 장기적인 과로와 과중부하를 유발하는 고위험직업에서의 과로사 빈도가 높아 현행 법규상의 과로인정기간의 범위를 넓힐 것과 직업에 대한 고려를 포함하는 인정기준의 검토와 개선을 요구하였다.

'질병의 존재'라는 제1의 요건과 관련하여 '직무스트레스로 인한(또는 관련 있는) 질병군' 목록이 마련되는 것이 좋겠다. 일본의 경우와 같이 '뇌심혈관질환'과 '정신장해'군으로 나누는 것도 한 방법이 될 수 있다. 이때, 유해물질의 발암가능성 정도에 따라 몇 개의 군으로 나누듯이 과로나 스트레스로 인해 발생 또는 악화될 가능성이 높은 질병군과 가능성이 매우 낮은 군으로 나누어 질병 목록을 작성하는 것도 한 방법이 될 것이다. 물론 그 전제는 현재까지의 과학적 지식과 증거에 근거를 두어야 하며 주기적으로 전문가회의를 거쳐 등급조정이 이루어져야 할 것이다.

(2) 직무스트레스의 확인(유해 요인에의 폭로)

직무스트레스의 확인이라는 두 번째 조건과 관련하여, 필자가 조사한 판례분석에서 불인정된 20건 중 피재자에서 '과로와 스트레스'가 과중하지 않았다(즉, 유해 요인에의 노출 부족)고 판결한 것이 10건이었으며, 노출 부족과 함께 질병과의 인과관계 부족이 4건이었다.

① 유해 요인에의 노출 부족(업무상 과로와 스트레스 미비):

- 회사 경비원이 과로와 스트레스에 의해 뇌동맥류파열, 지주막하출혈로 사망(94구9759)
- 고혈압이 있던 회사 폐수처리원이 과로와 스트레스에 의해 뇌졸중(94구15235)

- 택시 운전기사의 뇌경색(94구18715)
- 심관상동맥경화증 → 과로와 스트레스로 사망한 회사원(94구19060)
- 진폐증 있던 박스포장공이 과로와 스트레스로 급사(94구30586)
- 고혈압과 협심증이 있던 경비원이 뇌지주막하출혈로 사망(94구27535)
- 체육교사, 심관상동맥경화로 급사(94구23489)
- 집에서 수면 중 사망한 택시기사의 급사(과로 부족 및 집에서 수면 중 재해이므로 업무수행성 인정이 어렵다는 이유, 94구35284)
- 고혈압이 있던 출판물 영업총무가 뇌출혈로 사망(과로와 스트레스 부족 및 평소 음주를 즐겨한 사실, 94가단60507) 등

② 유해 요인에의 노출 부족 및 질병과의 상당인과관계 부족:

- 간염을 앓던 구청 청소차 운전원이 간경화, 식도정맥류출혈로 사망(과음력 있음, 94구1687)
- 생산직 사원에서 발생한 뇌경색(94구30814)
- 확장성심근증 및 심실빈맥이 있던 아파트 경비원의 심장마비(95구1394)
- 편집위원에서 발생한 위암(95구49)

이와 관련하여 현행 법규는 산업재해보상보험법시행규칙 제39조에 의한 별표 1은 '만성적인 육체적 · 정신적 과로'를 "근로자의 업무량과 업무시간이 발병 전 3일 이상 연속적으로 일상 업무보다 30% 이상 증가되거나 발병 전 1주일 이내에 업무의 양 · 시간 · 강도 · 책임 및 작업환경 등이 일반인이 적응하기 어려운 정도로 바뀐 경우"라고 규정하고 있다. 이 인정기준은 뇌혈관질환과 심장질환에 대해 직무스트레스가 각 질병에 기여한 정도를 동일하게 고려하는 문제를 낳고 있다. 직무스트레스와 몇몇 심장질환 간에는 의학적 증거가 상당히 축적되어 있지만, 뇌혈관질환은 심장질환만큼은 그렇지 않다.

사실 위의 기준에 의거하여 상당한 정도의 직무스트레스 여부를 확인하기란 매우 어렵다. 향후 직무스트레스의 객관적 확인을 위한 가이드라인이 필요할 것이다. 이와 관련하여 직무스트레스가 높거나 과로와 무관하게 심혈관계질환의 위험도가 높은 직업이나 작업조건으로 알려진 경우, 그 직업 자체를 직무스트레스가 확인된 것으로 수용하는 것도 한 방법일 수 있다. 물론, 그 직업에 종사하는 자체로 무조건적으로 100% 직무스트레스가 확인된 것으로 해서는 안 될 것이다. 예컨대 소방수라 하더라도 주야교대나 대기근무 없이 여느 사무실 직원처럼 사무업무만 한 경우 등.

(3) 상당인과관계

상술하였듯이, 이 상당인과관계의 입증이라는 것이 가장 어렵다. 의학적으로도 스트레스가 질병의 발생 및 경과과정에 끼치는 영향을 연구결과를 통하여 정확히 입증하기는 어려운 일이다. 법적으로는 스트레스가 당해 근로자의 질병발생이나 악화에 기여한 분율이 상당한 정도이면 된다고 하지만, 지극히 추상적이다. 이와 관련하여 조정진은 과로사에 대한 고찰(1999)에서 과로나 스트레스의 영향은 상대적 유력원인(유일한 충분원인 혹은 여러 충분원인 중 유력한 원인)이 아닌 것으로 보이며 공동원인(부분 충분원인, 부분요인, 변경원인 혹은 촉진 원인) 중 하나라고 평가할 수 있다고 하였다. 또한 연구를 통해 인과관계가 확립된 뇌심혈관계질환조차도 과로의 원인 비중은 다른 위험 요인에 비해 적다고 밝혀졌거나 적을 가능성이 높으며, 더구나 뇌심혈관계질환을 제외한 질병의 발생과 경과과정에 과로가 원인으로 차지하는 비중은 매우 적거나 개인에 따라 감수성 차이가 커서 연구에서 일관되게 연관성이 나타나지 않을 가능성이 높다고 하였다.

실제 필자가 조사한 판례에서 상당인과관계가 성립하기 어렵다는 이유로 불인정된 사례는 6건이었으며, 질병명으로는 암이 가장 많았다: 폐암, 위암, 뇌암, 위암 및 전이성췌장암, 식도암. 또한 간염을 앓던 구청 청소차운전원이 간경화, 식도정맥류출혈로 사망한(94구1687) 사례에서는 직무스트레스의 확인이라는 2번째 조건에 부합하지 않았으며, 설령 직무스트레스가 있었다 하더라도 과음력이라는 업무 외적 요인이 명확히 확인된 바, 업무상 사유와 질병과의 상당인과관계가 없다고 하였다.

결론적으로 다음과 같이 개선의 방향을 잡으면 좋을 것 같다.

① '질병의 존재'편에서 제시하였듯이, 질병종류를 통해 스트레스와 질병과의 인과관계가 수용되지 않는 질병군(예: 위암, 뇌암, 폐암 등)과 비교적 인과관계가 뚜렷한 질병군으로 나누어 제시한다. 정신과적 질환인 경우, 정신과전문의의 진단명을 요구한다. 자살의 포함여부도 고려해야 한다.

② 직무스트레스의 확인은 직무스트레스의 평가표, 업무일지, 주변 동료근로자의 증언 등과 함께 일정한 평가기준에 의거, 확인한다. 이를 위해 전문가 집단이 평가기준을 마련한다.

③ 상당인과관계의 확인은 평균인이 아니라 당해 근로자의 구체적 업무환경, 신체적 및 정신적 조건 등을 고려하여 이루어져야 한다.

'B형간염 근로자에서 과로나 스트레스로 인한 간경화나 간암이 발생되었다'라고 주장하여 사회적 문제를 야기해오던 것에 대해 간학회의 연구용역사업으로 업무상 간질환에 대한 인정기준이 마련되었던 것처럼 직무스트레스에 관한 전문가들이 직무스트레스 관련 업무상 질병 인정기준을 세워주는 것이 시급하다. 산재보험의 사회보장적 성격까지 고려한다 하더라도 현재까지 축적된 의학적 근거를 바탕으로 원인론적 관점에서 명백히 내지 상당부분 업무관련성이 인정되는 경우와 인정되지 않는 경우로 나누어 제시하는 것이 필요하다.

보상법 체계 내에 반드시 직무스트레스를 평가하는 도구나 방법을 제시할 필요는 없겠으나, 일본에서와 같이 예시하거나 산업안전보건법상에 마련하는 것을 고려할 수 있다.

V. 직무스트레스의 예방과 관리

| 박정선, 김숙영

1. 직무스트레스 예방 및 관리의 필요성

2005년에 실시된 직무스트레스 전국조사에 의하면 우리나라 근로자 중 22%는 스트레스 고위험군, 73%는 스트레스 잠재군으로 나타났다(장세진 등, 2005). 이러한 결과는 근로자들의 직무스트레스 관리가 기업마다 시급함을 보여주고 있다.

미국이나 유럽에서는 직무스트레스로 인한 다양한 건강영향, 특히 심혈관계질환에 대한 사회적 관심이 일찍부터 있어 왔고, 이에 많은 예산을 들여서 사업장 내에서 직무스트레스를 효과적으로 관리하기 위한 프로그램이 운영되어 왔다. 1980년대 후반 미국의 보건복지부에서 미국 전역의 3,000개 사업장을 조사한 결과, 근로자 750인 이상의 대규모 사업장의 60% 이상, 그리고 100~250명 규모의 중소규모 사업장의 1/3에서 스트레스 관리 프로그램을 시행하고 있었다.

영국은 1990년부터 '직무스트레스 가이드라인'을 제정하여 운영하였다. 또한 2004년부터 과도한 직무스트레스를 예방하기 위하여 사업주가 시행해야 할 사항을 규정한 관리표준(management standard) 개발에 착수하여 2007년부터 직무스트레스 관리에 대한 사업장 지도를 적극적으로 실시하고 있다.

일본은 산업 기술의 혁신과 경제 불황으로 인해 직무스트레스가 급속히 증가한 1995년부터 1998년까지 직무스트레스 관리를 위하여 전국 규모로 대대적인 조사 · 연구를 수행하였다. 이러한 결과를 바탕으로 2000년에는「사업장에서 노동자의 마음 건강 만들기를 위한 지침」을 제정하여 사업주를 대상으로 보건관리체제 등을 통해 근로자의 스트레스를 관리하도록 하고 있다.

우리나라에서 직무스트레스 연구는 1990년대 이후부터 점진적으로 시행되었고, 2002년에는 정부에서도 직무스트레스 관리에 대한 중요도를 인지하여 산업안전보건법을 개정하여 제5조 사업주의 의무에 근로자의 정신적 스트레스 등으로 인한 건강장해 예방도 포함시켰다. 이후 한국산업안전공단에서 전국 규모의 근로자 표본조사를 실시하여 직무스트레스요인 측정도구를 개발 · 보급하였고, 이후 직종별로 직무스트레스 관리에 대한 지침(KOSHA GUIDE)을 개발하여 보급하고 있다. 하지만 아직 각 사업장에서의 직무스트레스 관리는 일부 몇몇 대기업에서 이루어질 뿐 미흡한 실정이다. 각 기업들이 근로자의 건강을 증대시키는 것이 근로자뿐 아니라 더 나아가서 조직의 이익을 증대시킨다는 인식을 하고 사원복지제도에 사원들의 정신건강 증진을 위한 프로그램을 포함시키는 것이 요구된다.

근로자들의 직무스트레스가 적절히 예방 · 관리되지 않으면 근로자 개인에게나 기업 또는 사회적으로 많은 부정적 영향을 미친다. 근로자 개인의 측면에서는 누적된 스트레스로 신체적, 정신적 증상들이 나타나 질병에 이환되기도 하고, 사기가 저하되고 직무만족도가 낮아져 이직의도와 이직률을 높인다. 또한 건강행태 및 인간관계에도 악영향을 미쳐 종국에는 근로자의 안녕과 삶의 질을 저하시킨다. 기업의 측면에서는 직원들의 결근과 이직이 증가하고, 직무만족도와 사기저하, 불만족스러운 노사관계로 작업의 질과 작업량이 감소하며 산업재해나 사고가 증가하게 된다. 또한 이러한 결과로 소비자의 불만족이 증가하고 기업의 평판도 나빠지는 결과를 가져온다(표 5-13). 결국 회사에 근무하는 사원들이 정신적으로 신체적으로 건강해야만 일에 몰두해서 생산성을 높일 수 있고, 결과적으로 회사에 이익을 가져오게 되는 것이다. 따라서 직무스트레스를 잘 예방 · 관리하면 근로자나 기업, 사회 모두에게 이익이 된다.

표 5-13. 스트레스의 폐해

개인	기업/조직
건강 악화	결근과 이직의 증가
안녕/삶의 질 저하	작업의 질 저하 및 생산량 감소
기능/목표달성 저하	직무만족도와 사기가 감소함
자아존중감/자신감 저하	구인에 어려움
개인적 개발 및 발전 저하	의사소통이 잘 되지 않고 갈등이 증가함

사업주는 도덕적, 법적, 경제적 측면에서 직무스트레스에 대응할 필요가 있다.

도덕적 측면에서 검토해보면, 직무스트레스는 근로자를 신체적, 정신적으로 병들게 하고 사망에 이르게 할 수도 있다. 또한 그 가족에게도 영향을 미치므로 미리 위험요소를 통제하여 근로자가 건강하게 지낼 수 있도록 하여야 한다.

법적인 측면에서는, 산업안전보건법 제5조에 의해 사업주는 근로자를 신체적 피로뿐 아니라 정신적 스트레스에서도 보호할 의무가 있다.

경제적 측면에서 보면, 직무스트레스로 인한 정확한 비용은 계산해내기가 복잡하기 때문에 명확하게 밝혀져 있지 않지만 비용의 일부분인 질병 결근만 봐도 그 규모가 엄청남을 짐작할 수 있다. 영국 보건안전청은 2007년 한 해 동안 스트레스로 인해 1,350만 일의 결근이 발생했다고 집계하였다. 또한 직무스트레스 관련 사회비용이 대략 40억 유로 정도 발생하였다고 추정하였다. 따라서 직무스트레스를 예방, 관리함으로써 이러한 비용을 절감할 수 있는 것이다.

2. 직무스트레스 예방 관리 접근법

직장에 존재하는 스트레스 요인은 근로자 혼자만의 힘으로 제거할 수 없으므로 사업주 주도로 사업장내 직무스트레스를 조사하고 해결하기 위한 계획을 수립 · 시행할 필요가 있다.

직장 내에서 발생하는 스트레스를 예방, 관리하기 위한 접근은 일반적으로 직장 내에서의 스트레스원을 줄이기 위해 직무환경을 조정하는 조직적 차원에서의 접근과 근로자가 스트레스원에 노출됨으로 인해 나타나게 되는 부정적인 결과를 최소화하기 위한 개인적 차원에서의 접근 등 두 가지 축으로 설명할 수 있다.

DeFrank와 Cooper(1987)는 위의 두 가지 흐름에 더하여 개인−조직의 통합적 개입(individual-organizational interface)의 세 가지 유형으로 구분하였다.

개인에 초점을 둔 개입은 근로자들이 스트레스에 보다 효과적으로 대처할 수 있는 방안에 대해 관심을 갖는다. 보건교육 및 스트레스 교육 그리고 시간관리 기법훈련, 자기주장 훈련 등이 좋은 보기가 된다. 이와 대조적으로 조직적 측면에서의 개입은 거시적 규모에서 영향을 미칠 수 있는 요인들을 다룸으로써 사업장에서의 스트레스를 감소시키는 데에 주목한다. 이러한 유형의 개입으로는 조직구조의 변화, 선발 및 훈련과정의 재검토, 보다 융통성 있고 '근로자에게 친근감을 줄 수 있는 체계(employee-friendly system)' 그리고 노동자의 요구사항이나 욕구에 부응할 수 있는 인사관리 정책 등을 들 수 있다(표 5−14). Elkin과 Rosch(1990)는 스트레스를 줄일 수 있는 조직차원의 전략으로 ① 직무 재설계(redesign the task) ② 작업환경의 재설계(redesign the work environment) ③ 융통성 있는 직무 스케줄의 확립(establish flexible work schedule) ④ 참여 경영의 조성(encourage participative management) ⑤ 근로자들의 경력 개발 유도(include the employee in career development) ⑥ 직무역할분석 및 목표설정(analyze work roles and establish goals) ⑦ 사회적지지 및 피드백 부여(provide social support and feedback) ⑧ 단결력 있는 팀 구성(build cohesive team) ⑨ 공정한 고용정책의 확립(establish fair employment policy) ⑩ 보상의 공유(share the rewards) 등의 10가지 영역으로 요약하였다.

표 5−14. 직무스트레스 관리 프로그램의 개입내용과 효과

접근방향	개입의 내용	효 과
개인적측면	이완기법 인지적 대응전략 생체자기제어기법 명상법 운동 근로자지원프로그램(EAP) 시간관리프로그램	감정상태(예: 우울, 불안) 신체화 스트레스의 주관적 경험 생리학적 지표(예: 혈압, 카테콜라민, 근육긴장) 수면장애 삶의 만족도

개인-조직 통합적측면	직무관계 개인-환경 적합 역할문제 의사결정에의 참여 및 자율성 부여	직무스트레스 직무만족도 탈진 생산성, 수행능력 결근 이직 의료이용 및 보상청구
조직적측면	조직구조 선발 및 배치 교육훈련 직무의 육체적 환경적 특성 보건에 대한 관심과 지원 직무순환	생산성 이직 의료이용청구 성공적인 채용/유지관리

자료 : DeFrank & Cooper, Worksite stress management interventions: Their effectiveness and conceptualization. J Manage Psychol. 1987;2:4-10.

스트레스 예방은 1차 예방, 2차 예방, 3차 예방으로 구분할 수도 있다(Murphy, 1996). 1차 예방은 직장에서의 스트레스 원인을 변화시키려는 데에 주관심을 갖으며, 처음부터 스트레스 없는 직무환경을 계획하여 스트레스를 예방하는 직무스트레스 문제에 대한 가장 기본적인 접근방법이다. 이 접근방법은 스트레스를 유발할 수 있는 직무조건을 변화시키는 데에 관심을 갖기 때문에 사후대응적(reactive)이며, 스트레스가 될 수 있는 것들로부터 직무조건을 예방 또는 차단하는 데에 주목한다는 점에서 사전예방적(proactive)인 성격을 띤다. 주관심사는 스트레스로 인한 증상이나 결과보다는 스트레스원이 무엇인가에 있다. 1차 예방의 예로는 작업재설계(job or task redesign), 참여경영(participative management), 그리고 직무확장(job enlargement)을 들 수 있다. 그러나 이러한 전략들이 갖는 이로움에도 불구하고, 이러한 전략들을 충족시키기에는 적지 않은 비용을 필요로 하고 때로는 생산 공정 중단 등 외형적인 생산력 저하를 유발시키는 결과를 초래하기 때문에 2차 예방이나 3차 예방보다도 덜 받아들여지고 있다. 1차 예방을 통한 스트레스 관리 프로그램의 과학적 평가와 이와 관련된 연구가 충분하지 않다는 것이 이를 잘 반영한다(Ivancevich 등, 1990; Murphy, 1996).

직장의 스트레스 상황에 대한 보다 실용적인 대처방안이 최근 국제노동기구(ILO)에 의해 "직장에서의 스트레스예방 점검항목(Stress Prevention at Work Checkpoints)" (ILO, 2012)

라는 매뉴얼로 출간되었다. ILO는 조사를 통해 직장에서 스트레스를 줄이는데 보편적으로 적용될 수 있는 점검항목이 있다는 것을 알아내고, 다양한 상황에서 적용할 수 있는 사용하기 쉬운 50개의 점검항목을 개발하였다. 이 매뉴얼은 대책제안점검표(Action checklist)와 함께 각 점검항목에 내포되어 있는 스트레스요인 제거 원리를 제시하고 있어, 근로자나 사업주는 이 매뉴얼을 사용하여 자기네 사업장의 스트레스요인을 쉽게 찾아낼 수 있을 뿐 아니라 그에 대한 대책도 바로 마련하여 실천할 수 있다.

2차 예방의 목표는 스트레스가 보다 심각한 건강상의 악화를 초래하기 전에 스트레스 증상의 심각도를 줄일 수 있는 방안을 강구하는데 있다. 개인적 차원에서의 스트레스 감소 프로그램(이완법, 명상법 등)은 2차 예방의 예가 될 수 있다. 이 프로그램은 근로자들로 하여금 스트레스의 원인과 그로 인한 결과에 대해 그리고 스트레스로 인해 나타날 수 있는 생리적, 심리적 증상 등에 대처할 수 있는 대응기술과 이완 증상들을 중심으로 교육시키고 훈련시켜 주도록 하는데 목적을 둔다. 가장 보편적으로 활용되고 있는 2차 예방전략은 점진적인 근육이완법(progressive muscle relaxation), 인지–행동 기술훈련(cognitive-behavioral skill training) 그리고 명상법(meditation)이다. 이러한 전략들은 1980년대에 보편화된 전략들이었으며 설계와 평가가 용이하고, 근로자들로부터 잘 수용된다는 장점을 갖고 있다. 2차 예방 전략은 근로자들로 하여금 스트레스 증상에 대처할 수 있도록 해주는데 효과적이며, 따라서 직장 내에서의 스트레스 감소 프로그램에 있어 중요한 위치를 갖게 한다. 그러나 대부분의 연구자들은 보다 포괄적인 프로그램을 성취하기 위해서는 일차적인 예방의 노력과 연결되어야만 효율적일 수 있음을 강조하고 있다.

3차 예방은 스트레스의 원인과는 무관하게 질병치료에 주목한다. 따라서 스트레스 유발인자의 제거에 목적이 있는 것이 아니라 이미 발생한 질병치료에 관심을 갖는다. 직업성 질환은 전통적으로 회사 의무실에서 치유되어 왔고 종종 '근로자 지원프로그램(Employee Assistance Program, EAP)'을 통해서 수행된다. EAP는 근로자가 소속되어 있는 환경의 특성에 주목하기보다는 근로자의 스트레스를 유발시키게 하는 근로자 개개인의 특성에 초점을 두고 이루어진다.

실질적으로 1차 예방은 조직적 접근과, 2차 및 3차 예방은 개인적 접근과 상당히 유사한 면이 있다. 따라서 스트레스를 효과적으로 예방하고 관리하려면 스트레스관리 프로그램은 1차 예방, 2차 예방, 그리고 3차 예방 모두가 고려되고 이들이 통합되어 스트레스를 감소시킬 수 있는 프로그램으로 정착될 때 평가받을 수 있을 것이다. 나아가 조직적 차원을 넘어 국가적 차원에서의 정책과 법제도가 마련될 때 근로자의 스트레스는 보다 성공적으로 해결될 수 있을 것이다.

스트레스를 예방하고 관리하는 것의 성공은 조직의 문화에 달려있다. 스트레스를 개인의 약점으로서가 아니라 행동을 가이드 하는데 도움이 되는 정보로 받아들여야 한다. 탓하고 비판하기보다는 개방적이고 이해해주는 문화가 필수적이다. 이러한 유형의 문화를 만드는 데에는 적극적인 리더십과 상부로부터의 역할모델, 조직 전체를 아우르는 스트레스 정책의 개발과 실행, 문제를 조기에 밝히고 이러한 문제를 다루기위해서 개발된 전략을 살펴보고 향상시키는 시스템이 필요하다.

3. 직무스트레스 관리 프로그램 추진 전략

사업장에서 직무스트레스 예방 · 관리프로그램을 운영하기 위해서는 철저한 기획과정이 필요하다.

한국산업안전보건공단(2011)의 '사업장 직무스트레스 예방 프로그램(KOSHA GUIDE, H-40-2011)'에서는 직무스트레스 예방 프로그램 추진모형을 그림 5-6과 같이 제시한다. 이 지침은 사회심리적 리스크관리에 관한 유럽의 기본 틀(The European Framework for Psychosocial Risk Management, PRIMA-EF) 지침서를 바탕으로 만든 것이다(참고문헌: http//www.prima-ef.org). 직무스트레스 예방 프로그램은 사업장의 직무 설계, 업무 개발, 작업에 영향을 미치며, 직무스트레스 예방 프로그램의 추진을 통해 기업 내 혁신이 이루어지고 생산성 향상과 품질 관리가 이루어지며, 직장생활의 질이 좋아지고 근로자의 건강과 사회활동이 향상된다.

직무스트레스를 예방하기 위한 프로그램은 직무스트레스 요인 파악, 실행계획 수립, 프로그램 시행, 프로그램 평가, 조직적 학습을 통한 피드백의 순서로 진행되는데 세부적인 내용은 다음과 같다.

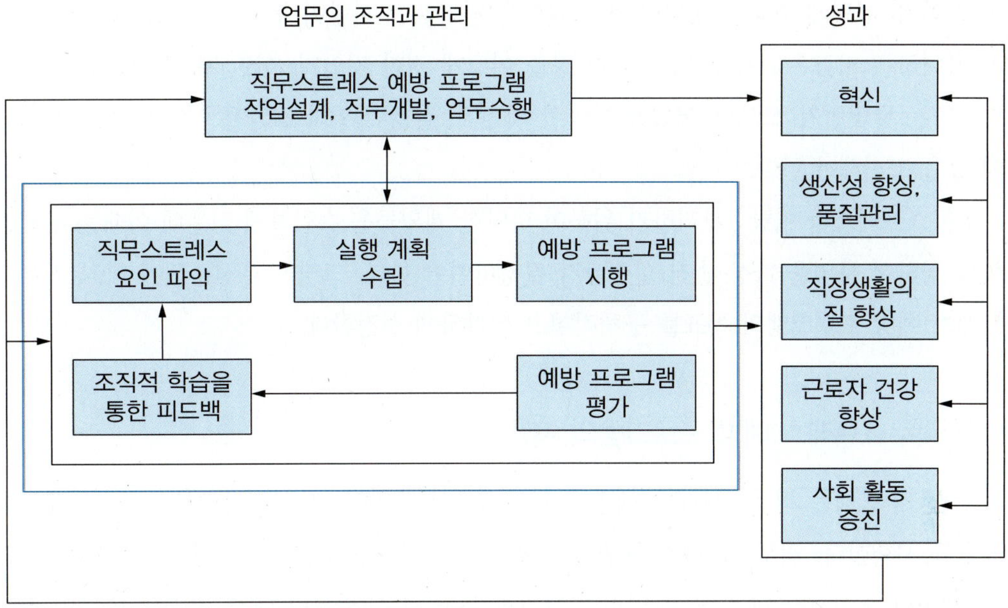

그림 5-6. 직무스트레스 예방 프로그램 추진 모형

1) 직무스트레스 요인 파악

직무스트레스 예방 프로그램의 첫 단계는 근로자를 면담하여 근로자가 인식한 직무스트레스 요인을 파악하는 단계이다. 이 단계에서는 직무스트레스 요인을 파악하기 위하여 다양한 직무스트레스요인 측정도구를 활용할 수 있는데, '직무스트레스요인 측정 지침(KOSHA GUIDE, H-67-2012)'에 제시된 '한국인 직무스트레스요인 측정도구'도 유용하다. 한국인 직무스트레스요인 측정도구는 직무스트레스요인을 물리적 환경, 직무요구, 직무자율, 관계갈등, 직무불안정, 조직체계, 보상부적절, 직장문화 등 8개 영역으로 평가한다. 이 외에 결근, 이직, 직무성과 등에 대한 자료를 수집하여 근로자 면담결과와 직무스트레스요인 측정 결과에서 나타난 정보를 통합하여 근로자의 직무스트레스 요인을 정리한다. 또한 직무스트레스가 높은 부서의 업무내용을 파악한다.

2) 실행 계획 수립

1단계에서 파악된 직무스트레스 요인에 대한 정보에 근거하여 합리적이고 실질적인 실행 계획을 수립하는 단계이다. 계획을 수립할 때에는 무엇에 초점을 두고 프로그램을 진행할 것인지, 어떻게 관리할 것인지, 프로그램을 담당하는 사람이 누구인지, 프로그램의 진행에 참여하는 사람은 누구인지, 진행 일정을 어떻게 정할 것인지, 어떤 자원이 필요한지, 기대효과는 무엇인지, 효과를 어떻게 파악할 것인지, 실행 계획과 결과를 어떻게 평가할 것인지 등을 고려해야 한다.

직무스트레스를 예방 · 관리하기 위하여 다양한 계획들을 수립하게 되는데 이때는 우선순위를 정하여 무엇을 가장 먼저 실행할지 결정하여야 한다. 그리고 우선순위에 따라 직무스트레스 예방 프로그램의 목표를 구체적이고 명확하게 설정한다.

3) 직무스트레스 예방 프로그램의 시행

세 번째 단계는 직무스트레스 예방 프로그램을 시행하는 단계로 다양한 조직적, 개인적 전략을 시행한다. 직무스트레스 요인을 관리하기 위한 조직적 차원의 전략은 근무시간 관리, 적절한 휴식시간 제공, 업무 일정의 합리적 운영, 적정 업무량 배정, 자신의 업무와 관련된 결정에 참여할 수 있는 기회 제공, 의사소통 창구 마련, 다양한 지지체계 구축, 자아 발전의 기회 제공, 근로자에 대한 교육과 훈련의 시행 등이다. 수립된 계획은 근로자와 투의하여 사업장 실정에 맞게 수정한다.

수립된 전략을 토대로 직무스트레스 예방 프로그램을 실행하고 적용하는데, 이 때는 실행 내용을 체계적으로 모니터링하고 빠짐없이 기록해야 한다. 프로그램 실행의 가장 핵심적인 사항은 근로자와 관리자의 참여이므로 프로그램 시행의 모든 단계에 근로자와 관리자가 적극적으로 참여할 수 있도록 한다.

4) 직무스트레스 예방 프로그램의 평가

직무스트레스 예방 프로그램 시행 후 직무스트레스요인 측정도구를 이용하여 직무스트레스 정도를 재평가한 후 사전 측정결과와 비교하고 수립한 목표를 달성하였는지 평가한다. 또한 프로그램 운영상의 약점과 강점도 평가한다.

그간 스트레스 관리기법의 효과를 측정하는 연구에서는 주로 생리학적, 심리학적 지표의 변화를 측정하였다. 그래서 스트레스 수준이나 주관적 스트레스 증상, 혈압, 스트레스 호르몬 수치, 심박변이 등을 측정하였다. 사업장에서 적용한 스트레스 관리 프로그램의 효과는 이 외에도 보건의료비의 감소, 결근율의 감소, 이직율의 감소, 생산성 향상 등 조직적 차원의 항목도 평가되어야 할 지표이다. 또한 삶의 질 증진, 근로자간 인간관계의 개선, 스트레스 대응 능력의 향상, 조직과의 관계 개선 등도 평가 가능하다.

스트레스 관리 프로그램을 평가하는데 있어서의 문제점들은 표 5-15와 같다.

5) 조직적 학습에 따른 피드백

다양한 사람들의 의견을 청취하여 프로그램의 평가 결과를 피드백하는 단계이다. 프로그램의 평가와 피드백을 위해 평가에서 나타난 문제점은 그 다음에 시행할 직무스트레스 예방 프로그램에 보완하여 적용하여야 한다.

직무스트레스 예방 · 관리프로그램이 효과적으로 운영되기 위해서는 전 직원의 지속적인 참여와 적극적인 활동이 필수적이다. 그래서 사업주는 직무스트레스의 예방 프로그램에 근로자를 참여시키고, 근로자는 프로그램 운영의 모든 단계에 적극적으로 참여하여야 한다. 사업주는 효율적이고 합리적인 직무스트레스 예방 프로그램을 운영하기 위하여 사업장 특성에 맞게 직무스트레스 예방 프로그램 추진팀을 구성하되, 예산 등에 대한 결정권한이 있는 자가 반드시 참여하도록 한다. 예방 프로그램 추진팀은 업종, 규모 등 사업장의 특성에 따라 적정인력이 참여하도록 구성하는데, 이 때 근로자 대표가 반드시 참여하도록 하고, 사업장의 여건에 따라 관리감독자, 인사 및 노무 담당자, 산업보건의, 보건관리자, 심리상담사, 정신보건 관계자 등이 참여하게 한다. 산업안전보건위원회가 구성된 사업장은 예방 프로그램 추진팀의 업무를 산업안전보건위원회에 위임할 수 있다. 또한 사업주는 직무스트레스 예방 프로그램을 운영하기 위하여 외부 전문가의 자문을 받거나 협력 체계를 마련하고, 프로그램 운영자는 근로자의 직무스트레스 요인, 프로그램 운영내용, 결과 등에 관한 모든 사항을 기록하고 보존하여야 한다.

표 5-15. 직무스트레스 관리 프로그램 평가에 있어서 주요문제들

주요문제	내 용
비용 – 편익분석	**전제조건** • 유병율 및 사망률 감소, 치료비, 어떤 문제로 인한 소득의 간접적 손실, 문제점 감소로 인해 절감된 비용 등 프로그램의 효과성 측정이 가능해야만 함 • 프로그램 시행에 따른 운영비가 결정되어야만 함 • 화폐가치는 기대되는 결과로 대치되어야 함 **단점** • 이 방법은 매우 유용하나 질병예방과 건강증진 프로그램에 있어서는 분석에 필요한 정보가 불충분함
상황의 제한성	의무기록 및 보험청구 양식에 대한 접근이 제한되어 있음 건강프로그램의 편익은 쉽게 정의할 수 없음 결과가 정의되고 측정된다 할지라도 그것을 화폐가치로 전환시키는 것은 어려움 스트레스 관리 프로그램이 단기적으로는 혈압 및 다른 생물학적 변수들에 영향을 미친다는 증거는 있으나 장기적 데이터는 거의 없음. 그래서 스트레스가 유병 및 사망에 영향을 미친다는 것은 잘 알려져 있지 않음
비용효과	비용 : 편익 분석과는 달리 달성하고자하는 목표와 대안적인 전략들간의 비용을 비교하는 것으로 건강증진프로그램에서 비교적 쉽게 적용 가능한 방법 제한점 : 서로 다른 결과(outcome)를 지표로 하는 프로그램들과 비교할 수 없음
신뢰성	사업장 건강증진 프로그램에 있어서 보험청구 자료, 의학검사자료, 근로자 지원프로그램 자료, 정신건강 프로그램 자료, 건강위험 평가 자료 등과 같은 정보의 기밀성은 매우 중요함 이유 : 이러한 자료가 고용주에게 들어갈 때 고용, 승진, 퇴직 등에 불이익이 있을 수 있기 때문
설명에 근거한 동의	연구에 앞서 모든 참여자의 충분한 설명에 근거한 동의 필요

참고문헌

고경봉. 스트레스와 정신신체의학. 일조각. 2002.

김의명. 전환점에 있는 한국직업복지제도의 대안으로서의 산업상담제도. 한국사회복지학회 추계학술대회. 1997.

남연, 오차재, 박정래, 이동준, 조병만, 이수일. 부산지역에서 산재보상을 신청한 과로사에 관한 연구. 대한산업의학회지 2002; 14(1):34-46.

박찬임, 산재보험제도의 국제비교연구. 한국노동연구원. 2001.

박해웅. 기업복지 수준과 만족도에 관한 연구: 공기업의 기업복지프로그램을 중심으로. 연세대학교 행정대학원 석사학위 논문. 2002.

석승훈, 황선영, 이홍무. 외국 산재보험의 선보장 후정산제도. 한국노동연구원 정책연구 2004-05.

이강숙. 사업장 내에서의 근로자들의 스트레스 극복전략 수립 및 실천적 기법 개발에 관한 연구. 서울: 한국산업안전공단 산업안전보건연구원. 2000.

이동수, 김지혜, 한우상, 우종민, 강동우, 고영건, 연병길, 김이영. 직무스트레스 평가를 위한 측정도구 개발 및 표준화 연구(Ⅱ) - 인구통계학적 변인의 영향 및 규준 수립. 신경정신의학. 1999; 38(6):1335-1350.

이승렬, 원종학, 최기춘. 주요국의 산재근로자 직업복귀지원제도- 미국, 캐나다, 프랑스의 사례 - 한국 노동연구원. 정책자료 2003-02.

이정환, 노병일, 변보기. 산업복지론. 서울: 대학출판사. 2001.

임승락, 김지혜, 이동수, 김이영. 여성의 직무스트레스, 대처 자원과 정신 건강. 신경정신의학. 2000; 39(6):999-1009.

장세진. 우리나라 근로자들의 직무스트레스 현황 및 실태. 제10회 기초의학(공동) 학술대회 및 2002년도 대한예방의학회 춘계심포지엄. 2002.

전용태. 산업재해보상보험법상 업무상 재해 인정기준에 관한 연구. 서울대학교 대학원 법학석사학위논문. 1999.

조정진. 과로사 판례의 의학적 고찰과 과로와 관련된 질병에 대한 연구. 1999.

최수찬. 기업 근로자의 사회심리적 당면문제에 관한 연구: 한국적 근로자 지원프로그램(EAPs)의 도입을 위한 논의. 한국사회복지행정학, 11. 2004.

한동우. 기업복지 프로그램 개발을 위한 욕구측정방법에 관한 연구. 연세대학교 대학원. 박사학위논문. 1995.

Adler S, Schochet R. Workers' compensation and psychiatric injury definition. Int J Law Psychiatry. 1999; 22(5-6):603-616.

Barker, R. L. Social work dictionary. Washington, D.C.: National Association of Social Workers. 1991.

Beehr TA, Newman JE. Job stress, employee health, and organizational effectiveness: a facet analysis, model, and literature review. Pers Psychol. 1978;31(4):665-699.

Benson H. The relaxation response. In D. Goldman and J. Gurin(Eds.). Mind/Body Medicine. Consumer Reports Books, New York. 1993.

Benson H. The Relaxation Response. Morrow, New York. 1976.

Blanchard EB, Andrasik F. Management of Chronic Headaches : A Psychological Approach. Pergamon Press, New York. 1985.

Brody BE. Employee assistance programs: an historic and literature review. Am J Health Promot. 1988;2(3):13-19.

Bruning NS, Frew DR. Effects of exercise, relaxation, and management skills training on physiological stress indicators: a field experiment. J Appl Psychol 1987;72:515-521.

Burke RJ, Greenglass ER, Work and family. In CL Cooper & IT Robertson(Eds). International Review of Industrial and Organizational Psychology. New York. Wiley. 1987. pp.273-320.

Cahill J, Landsbergis PA, Schnall PL. Reducing occupational stress; An introductor guide for managers, supervisors, and union members. Presented at the Work Stress and Health '95 Conference. September, 1995. Washington DC.

Carrington P, Collings GH, Benson H, Robinson H, Wood LW, Lehrer PM, Woolfolk RL, Cole JW. The use of meditation-relaxation techniques for the management of stress in a working population. J Occup Med 1980;22:221-231.

Carrington, P. Clinically Standardized Meditation(CSM), Instructor's Kit. Pace Educational Systems, Kendall Park, NJ. 1978.

Cecil MA, Forman SG. Effects of stress inoculation training and coworker support groups on teacher's stress. J Sch Psychol 1990;28:105-118.

Charlesworth EA, Williams BJ, Baer PE. Stress management at the worksite for hypertension: compliance, cost-benefit, health care, and hypertension-related variables. Psychosom Med 1984; 46:387-397.

Cole GE, Tucker LA, Friedman GM. Absenteeism data as a measure of cost effectiveness in stress management programs. Am J Health Promot 1987(Spring):12-15.

Cooper CL, Cartwright S. Healthy mind, health organization -A proactive approach to occupational stress. Human Relations 1994;47(4):455-471.

de Jong GM, Emmelkamp PM. Implementing a stress management training: comparative trainer effectiveness. J Occup Health Psychol. 2000;5(2):309-320.

DeFrank RS, Cooper CL. Worksite stress management interventions: Their effectiveness and conceptualization. J Manage Psychol. 1987;2:4-10.

DHEW(NIOSH) Publication No.79-116. A guide to the work-relatedness of disease. Revised edition. 1979.

Drazen M, Nevid JS, Pace N, O'Brien RM. Worksite-based behavioral treatment of mild hypertension. J Occup Med 1982;24:511-514.

Elkin AJ, Rosch PJ. Promoting mental health at the workplace: The prevention side of stress management. Occupat Med: State of the Art Review 1990;5(4):739-754.

Employee Assistance Professionals Association.(August, 1994). EAPA exchange. Arlington, VA: EAPA.

Employee Assistance Professionals Association.(July, 1992). EAPA exchange. Arlington, VA: EAPA.

Folkman S, Lazarus RS. An analysis of coping in a middle-aged community sample. J Health Soc Behav 1980;21:219-239.

Fombrun CJ, Noel M. Tichy and Mary A. Devanna, Strategic Human Resource Management. John Wiley & sons, 1984, 365-366.

Frayne CA. The Application of Social Learning Theory to Employee Self-management of Attendance. Unpublished doctoral dissertation. University of Washington, Seattle, WA. 1986.

Ganster DC, Mayes BT, Sime WE, Tharp GD. Managing organizational stress : A field experiment. J Appl Psychol 1982;67:553-542.

Girdano DA, Everly GS. Controlling Stress and Tension. Englewood Cliffs, NJ: Prentice Hall. 1979.

Goldstein DS. Stress, Catechiolamines, and Cardiovascular Disease. Oxford Univ Press, New York, 1995. Ch. 8.

Golembewski RT, Munzenrider R. Social support and burnout as covariants of physical symptoms: where to put marginal dollars. Org Develop J 1987(Winter):92-96.

Googins B. Occupational social work: a developmental perspective. Employee Assistance Quarterly. 1987;2(3):37-53.

Googins, B., & Godfrey, J. Occupational social work. Englewood Cliffs, NJ: Prentice Hall. 1987.

Herzberg F. One more time: how do you motivate employees?. Harv Bus Rev. 1968;46:53-62.

Herzberg F. The wise old turk. Harv Bus Rev. 1974;52:70-80.

Higgens NC. Occupational stress and working women: the effectiveness of two stress reduction programs. J Vocat Behav 1986;29:66-78.

Israel BA, Baker EA, Goldenhar LM, Heaney CA, Schurman SJ. Occupational stress, safety, and health: Conceptual framework and principles for effective prevention interventions. Jour Occup Heal Psychol. 1996;1:261-286.

Ivancevich JM, Matteson MT, Freedman SM, Phillips JS. Worksite stress management interventions. Am Psychologist 1990;45:252-261.

Jaffe DT, Scott CD, Orioli ES. Stress management: Programs and prospects. Am J Health Promot 1986;1:29-37.

Johnson G, Johnson JV, Hall EM. Smoking and sedentary behavior as related to work organization. Soc Sci Med 1991;32:837-846.

Kendall E, Murphy P, O'Neill V, Bursnall S. Occupational stress: factors that contribute to its occurrence and effective management. A report to the Workers' Compensation and Rehabilitation Commission, Western Australia. Perth: WorkCover Western Australia, 2000. Available at: www.workcover.wa.gov.au/PDF/Occupational%20Stress.pdf(accessed Feb 2004).

Kompier MAJ, Geurts SAE, Grüdemann RWM, Vink P, Smulders PGW. Cases in stress prevention: The success of a participative and stepwise approach. Stress Medicine. 1998;14:155-168.

Kurzman, P. A. Employee assistance programs: Toward a comprehensive service model. In P. A. Kurzman & S. H. Akabas(Eds.). Work and well-being(pp. 26-45). Washington, DC: National Association of Social Workers. 1997.

Larsson, G., Setterlind, S. and Starrin, B. Routinization of stress control programmes in organizations: a study of Swedish teachers. Health Promot Int 1990;5:269-278.

Marsh & McLennan Companies. The economics of drug-free workplace programs. New York, NY: Marsh & McLennan. 1994.

McClellan, K. The changing nature of EAP practice. Personnel Administrator, 1985;30(8), 29-37.

Meichenbaum D. Cognitive-Behavior Modification. Plenum Press, New York. 1977.

Murphy LR, Hurrell JJ Jr, Sauter SL, Keita GP(Eds.). Job Stress Interventions. American Psychological Association Washington, DC, 1995.

Murphy LR, Sorenson S. Employee behaviors before and after stress management training. J Occup Behav 1988;9:173-182.

Murphy LR. Models of healthy work organizations In. Murphy LR. & Cooper CL. eds. Healthy and productive work: An international perspective. London: Taylor and Francis. 2000;1-11.

Murphy LR. Stress management in highway maintenance workers. J Occup Med 1984;26:436-442.

Murphy LR. Stress management in work settings: A critical review of the research literature. Amer Jour Heal Promo. 1996;11:112-135.

Murphy LR. Stress management technique: secondary prevention of stress, In MJ Schabracq, JAM Winnubst, CL Cooper(Eds.). Handbook of Work and Health Psychology. John Wiley & Sons Ltd. 1996;pp.427-441.

Murphy LR. Stress management. In Health promotion in the workplace. O'Donell MP ed. 2002. Delmar Thomson Learning Inc. NY. USA. 389-414.

Murphy LR. Workplace interventions for stress reduction and prevention, In CL Cooper & Payne(Eds.). Causes, Coping and Consequences of stress at work. Chichester, England : Wiley, 1988.

Murphy LR. Workplace interventions for stress reduction and prevention. In Cooper CL and Payne R(Eds). Causes, Coping and Consequences of Stress at Work(2nd edition). pp.301-339. Chichester, England: Wiley. 1992.

Myers, D. W. Establishing and building employee assistance programs. Westport, CT: Greenwood. 1984.

North Carolina Employee Assistance Professionals Association. What are EAPs? {online} Available 1992. http://www.eapa.com/enter.html

Norton Information Resources Center. Substance Abuse: A Guide to Workplace Issues. Alexandria, VA: American Society for Industrial Security. 1990.

On-Call(1989). 24 hr. confidential phone counselling employee assistance program. {online} Available. http://www.on-call.org/more.html, Feb. 27, 2002.

OSHA. Regulations(Standards-29CFR) Determination of work-relatedness.-1904.5 in DEPARTMENT OF LABOR Occupational Safety and Health Administration 29 CFR Parts 1904 and 1952 [Docket No. R-02] RIN 1218-AB24 Occupational Injury and Illness Recording and Reporting Requirements-66:5916-6135. available at http://www.osha.gov/pls/oshaweb/ owadisp.show_document?p_table=FEDERAL_REGISTER&p_id=16312

Parkes K, Sparkes TJ. Organizational interventions to reduce work stress. Are they effective? A review of the literature. Suffolk: United Kingdom HSE books. 1998.

Pelletier KR, Luts R. Healthy people-healthy business: a critical review of stress management programs in the workplace. Am J Health Promot 1988;3:5-12.

Pfeiffe GJ. Corporate health can improve if firms take organizational approach. Occupational Health and Safety. 1987;96-99.

Quick, J C., Bhagat, R. S., Dalton, J. E., & Quick, J. D. Work stress: Health care systems in the workplace. New York: Praeger. 1987.

Ramanathan, C. S. EAP's response to personal stress and productivity: Implications for occupational social work. Social Work, 1992;37, 234-239.

Roman PM. EAPs have been the last stop for unwanted duties. Employee Assistance. 1989;2(4):8-9.

Roman PM, Blum TC. The core technology of employee assistance programs. The Almacan. 1985;15(3):8-9, 16-19.

Sarason IG, Johnson JH, Berberich JP, Siegal JM. Helping police officers to cope with stress: a cognitive- behavioral approach. J Commun Psychol 1979;6:593-603.

Saunders T, Driskell JE, Johnston JH, Salas E. The effect of stress inoculation training on anxiety and performance. J Occup Health Psychol. 1996;1(2):170-186.

Sauter SL, Murphy LR, Hurrell JJ Jr. Prevention of work-related psychological disorders. A national strategy proposed by the National Institute for Occupational Safety and Health (NIOSH). Am Psychol. 1990;45(10):1146-1158.

Schore, L., & Atkin, J. Stress in the workplace. In P. A. Kurzman & S. H. Akabas(Eds.). Work and well-being(pp.316-331). Washington, DC: National Association of Social Workers. 1997.

Schultz, D., & Schultz, S. E. Psychology and work today. Upper Saddle River, NJ: Prentice Hall. 2001.

Shoemaker JE, Tasto DL. The effects of muscle relaxation on blood pressure of essential hypertensives. Behav Res Therapy 1975;13:29-43.

Silverstein B, Clark R. Interventions to reduce work-related musculoskeletal disorders. J Electromyography Kinesiology. 2004;14:135-152.

Spitzer, K., & Favorini, A. The emergence of external employee assistance programs. In P. A. Kurzman & S. H. Akabas(Eds.). Work and Well-being,(pp.26-45), Washington, DC: National Association of Social Workers. 1997.

Stoner CR, Fry FL. developing a corporate policy for manageing stress. Personnel. 1983; 66-76.

Theorell T. Work-related musculoskeletal disorder related to stress: how could they be prevented? Changing individual behaviour or developing organization? Proceeding of PREMUS. 2004;45-46.

Thomason JA, Pond Ⅲ SB. Effects of instruction on stress management skill and self-management skills among blue-collar employees, In Murphy LR, Hurrell JJ Jr, Sauter SL, Keita GP(Eds.). Job Stress Intervention. American Psychological Association. Washington, DC, WA. 1995;pp.8-20.

Troxler R, Cayton TG. Stress reduction for business and industrial employees. In Promoting Health through Risk Reduction. Faber MM and Reinhardt AM(Eds). 1982;pp.134-149.

U.S. Department of Labor. What Works: Workplaces without Drugs. Washington, D.C.: Department of Labor. 1990.

University of Pittsburgh Medical Center(UPMC). EAP solutions. {online} Available. http://www.eapsolutions.com/managers/pdf/cost-benefit.pdf, May 12, 2003.

Van Den Bergh, N. Employee assistance programs. In R. L. Edwards & J. G. Hopps(Eds.). Encyclopedia of social work(pp. 842-848). Washington, DC: National Association of Social Workers. 1995.

Van Den Bergh, N. Emerging trends for EAPs in the 21st century. Binghamton, NY: The Haworth. 2000.

Walsh, D. C. Employee Assistance Programs. Health & Society 1982; 60(3), 492-517.

장세진, 고상백, 강동묵, 김성아, 강명근, 이철갑, 정진주, 조정진, 손미아, 채창호, 김정원, 김정일, 김형수, 노상철, 박재범, 우종민, 김수영, 김정연, 하미나, 박정선, 이경용, 김형렬, 공정옥, 김인아, 김정수, 박준호, 현숙정, 손동국. 한국인 직무스트레스 측정도구의 개발 및 표준화. 대한산업의학회지. 2005;17(4), 297-317.

장세진, 고상백, 강동묵, 우종민, 조정진, 채정호, 탁진국, 최수찬, 정진주, 박신구, 윤숙희, 김숙영, 김정원, 박주언, 김형렬, 김인아, 박재범, 이강숙, 김정일, 이철갑. 직무스트레스 고위험군 특성에 따른 매뉴얼 및 지원프로그램 개발 연구. 한국산업안전보건공단 보고서 2009.

한국산업안전보건공단. 사업장 직무스트레스 예방 프로그램. 안전보건기술지침(KOSHA GUIDE, H-40-2011).

한국산업안전보건공단. 직무스트레스요인 측정 지침. 안전보건기술지침(KOSHA GUIDE, H-67-2012).

Chartered Institute of Personnel and Development. Building the business case for managing stress in the workplace. 2008.

DeFrank RS, Cooper CL. Worksite stress management interventions: Their effectiveness and conceptualization. Journal of Managerial Psychology. 1987;2:4-10.

Elkin AJ, Rosch PJ. Promoting mental health at the workplace; The prevention side of stress management. Occup Med. 1990;5(4);739-754.

Ivancevich JM, Matterson MT, Freedman SM, Phillips JS. Worksite stress management interventions. Am Psychol. 1990;45(2);252-261.

Murphy LR. Stress management in work settings : A critical review of the research literature. Am J Health Promot. 1996;11(2):112-135.

Susan M. Causes and management of stress at work. Occup Environ Med. 2002;59:67-72.

Bourbonnais R, Brisson C, Vinet A, Vézina M, Abdous B, Gaudet M. Effectiveness of a participative intervention on psychosocial work factors to prevent mental health problems in a hospital setting. Occup Environ Med. 2006;63(5):335-342.

Bourbonnais R, Brisson C, Vinet A, Vézina M, Lower A. Development and implementation of a participative intervention to improve the psychosocial work environment and mental health in an acute care hospital. Occup Environ Med. 2006;63(5):326-334.

Tsutsumi A, Nagami M, Yoshikawa T, Kogi K, Kawakami N. Participatory intervention for workplace improvements on mental health and job performance among blue-collar workers: a cluster randomized controlled trial. J Occup Environ Med. 2009;51(5):554-563.

Kim SA, Suh C, Park MH, Woo KH, Kang K, Jung H et al. Effectiveness of a comprehensive stress management program to reduce work-related stress in a medium-sized enterprise. Ann Occup Environ Med. 2014;26:4.

Yoshikawa T, Kawakami N, Kogi K, Tsutsumi A, Shimazu M, Nagami M, Shimazu A. Development of a mental health action checklist for improving workplace environment as means of job stress prevention. Sangyo Eiseigaku Zasshi. 2007;49(4):127-142.

International Labor Organization : Stress prevention at work checkpoints. Available:http://www.ilo.

org/wcmsp5/groups/public/---ed_protect/---protrav/---safework/documents/instructionalmaterial/wcms_177108.pdf [cited 09 January 2015].

Bergh L, Hinna S, Leka S. Chapter 13 Sustainable Business Practice in a Norwegian Oil and Gas Company: Intergreating Psychosocial Risk Management into the Company Management System In Contemporary Occupational Health Psychology Volume 3. UK:Wiley Blackwell, 2014.

European Agency for Safety and Health at Work. Healthy Workplaces Manage Stress Campaign. http://www.healthy-workplaces.eu [cited 09 January 2015].

부 록

1. 관리 관련 법규

1) 산업안전보건법 제5조 사업주의 의무

제5조(사업주의 의무) ① 사업주는 이 법과 이 법에 의한 명령에서 정하는 산업재해 예방을 위한 기준을 준수하며, 당해 사업장의 안전 · 보건에 관한 정보를 근로자에게 제공하고, 근로조건의 개선을 통하여 적절한 작업환경을 조성함으로써 근로자의 신체적 피로와 정신적 스트레스 등으로 인한 건강장해를 예방하고, 근로자의 생명보전과 안전 및 보건을 유지 · 증진하도록 하여야 하며, 국가에서 시행하는 산업재해예방시책에 따라야 한다. 〈개정 2002.12.30〉

2) 산업보건기준에 관한 규칙 제259조 직무스트레스에 의한 건강장해 예방조치 (전문개정 2003·7·12 노동부령 제195호)

제259조 【직무스트레스에 의한 건강장해 예방조치】 사업주는 법 제5조제1항의 규정에 의한 근로자의 신체적 피로 및 정신적 스트레스 등(이하 "직무스트레스"라 한다)[1]으로 인한 건강장해 예방을 위하여 장시간 근로, 야간작업을 포함한 교대작업, 차량운전, 정밀기계의 조작 및 감시작업 등 직무스트레스가 높은 작업에 근로자를 종사하게 하는 때에는 다음 각호의 조치를 하여야 한다.

1. 작업환경 · 작업내용 · 근로시간 등 직무스트레스 요인에 대하여 평가하고 근로시간단축, 장 · 단기순환작업 등 개선대책을 마련하여 시행할 것
2. 작업량 · 작업일정 등 작업계획수립 시 당해 근로자의 의견을 반영할 것
3. 작업과 휴식을 적정하게 배분하는 등 근로시간과 관련된 근로조건을 개선할 것
4. 근로시간 이외의 근로자 활동에 대한 복지차원의 지원에 최선을 다할 것
5. 건강진단결과 · 상담자료 등을 참고하여 적정하게 근로자를 배치하고 직무스트레스 요인, 건강문제 발생가능성 및 대비책 등에 대하여 당해 근로자에게 충분히 설명할 것
6. 뇌혈관 및 심장질환 발병위험도를 평가하여 금연, 고혈압 관리 등 건강증진 프로그램을 시행할 것

※ 신체적 피로 및 정신적 스트레스를 직무스트레스라 하는 것에는 이견이 있을 수 있다. 엄격한 의미에서 피로(fatigue)는 직무스트레스와 동일한 의미는 아니다.

3) 사업장 건강증진운동 시행지침(고시 제1999-20호) 제4조 5항(노동부예규 제367호)

제4조(사업주의 건강증진운동 추진) 사업주는 근로자의 건강증진을 도모하기 위하여 다음 각호의 사항이 포함된 건강증진운동계획을 수립 시행하여야 한다.

1. 사업장 내 건강증진운동 추진을 위한 조직구성에 관한 사항
2. 근로자의 건강증진을 위한 건강체조 보급 및 건강교육 등에 관한 사항
3. 올바른 작업자세의 유지 등 작업관리에 관한 사항
4. 쾌적한 작업환경 유지 등 작업환경관리에 관한 사항
5. 금주 · 금연 및 스트레스(긴장) 해소 등 건강관리에 관한 사항
6. 체력측정, 건강진단, 건강상담, 응급조치 및 기타 건강증진을 위한 조치와 이를 위한 시설 · 장비의 확보에 관한 사항
7. 건강증진운동지도자 양성에 관한 사항
8. 기타 근로자의 건강증진운동에 필요한 조치에 관한 사항

4) 근로금지와 취업제한 관련법규 : 산업안전보건법 제45조 및 시행규칙 제116조, 117조

산업안전보건법 제45조(질병자의 근로금지 · 제한) ① 사업주는 전염병, 정신병 또는 근로로 인하여 병세가 현저히 악화될 우려가 있는 질병으로서 노동부령이 정하는 질병에 이환된 자에 대하여는 의사의 진단에 따라 근로를 금지하거나 제한하여야 한다.

② 사업주는 제1항의 규정에 의하여 근로를 금지 또는 제한 받은 근로자가 건강을 회복한 때에는 지체 없이 취업하게 하여야 한다.

산업안전보건법 시행규칙 제116조(질병자의 근로금지) ① 사업주는 다음 각호의 1에 해당하는 자에 대하여는 법 제45조제1항의 규정에 의하여 근로를 금지하여야 한다.

2. 정신분열증 · 마비성치매 기타 정신질환에 걸린 자

동 시행규칙 제117조(질병자 등의 취업제한)

② 사업주는 다음 각호의 1에 해당하는 질병이 있는 근로자를 고기압업무에 종사하도록 하여서는 아니 된다.

4. 정신신경증 · 알코올중독 · 신경통 기타 정신신경계의 질병

2. 보상관련 법규

1) 근로기준법

제81조(요양보상) ① 근로자가 업무상 부상 또는 질병에 걸린 경우에는 사용자는 그 비용으로 필요한 요양을 행하거나 또는 필요한 요양비를 부담하여야 한다.

② 제1항에 규정한 업무상 질병과 요양의 범위는 대통령령으로 정한다.근로기준법 시행령 제40조 1항, 별표 3: 업무상 질병과 요양의 범위

제40조(업무상 질병의 범위 등) ① 법 제81조제2항의 규정에 의한 업무상 질병과 요양의 범위는 별표 3과 같다.

② 사용자는 근로자가 취업 중 업무상 질병에 걸리거나 부상 또는 사망한 경우에는 지체 없이 의사의 진단을 받도록 하여야 한다.

[시행령 별표 3]

업무상 질병과 요양의 범위(제40조 제1항 관련)

1번부터 38번까지 있으며, 본 주제와 유관하다고 해석해 볼 수 있는 것은 다음과 같다.

1. 업무상의 부상에 기인하는 질병

37. 제1호 내지 제36호 외에 중앙노동위원회의 동의를 얻어 노동부장관이 지정하는 질병

38. 기타 업무로 기인한 것이 명확한 질병

산업재해보상보험법과 달리 근로기준법에서는 사용자가 당해근로자의 요양비를 부담하게 되어있으므로 아래와 같이 동법 시행규칙에서 근로자의 중대과실 인정신청을 할 수 있게 하고 있다.

근로기준법 시행규칙

제15조(업무상 부상 등에 관한 중대과실 인정신청) 사용자는 법 제84조의 규정에 의하여 근로자에게 중대한 과실이 있음을 인정받고자 하는 경우에는 별지 제21호 서식의 업무상상병에 관한 중대과실인정신청서에 근로자의 중대한 과실을 입증하는 자료를 첨부하여 관할지방노동위원회에 제출하여야한다.

2) 산업재해보상보험법 시행규칙

제32조(업무상 사고) 사고로 인한 근로자의 사상이 다음 각호의 요건에 해당되는 경우에는 이를 업무상 재해로 본다. 〈개정 2000 · 7 · 29〉

1. 근로자가 근로계약에 의한 업무를 사업주의 지배관리하에 수행하는 상태에서 사고가 발생하거나 사업주가 관리하고 있는 시설물의 결함 또는 관리상의 하자로 인하여 사고가 발생하여 사상하였을 것
2. 사고와 근로자의 사상 간에 상당인과관계가 있을 것
3. 근로자의 고의 · 자해행위나 범죄행위 또는 그것이 원인이 되어 발생한 사상이 아닐 것. 다만, 다음 각목의 1에 해당하는 자가 정신장해로 인하여 정상적인 인식능력이나 행위선택능력 또는 정신적 억제력이 현저히 저하된 상태에서 자살행위로 인하여 사상하였다는 의학적 소견이 있는 경우에는 그러하지 아니하다.

가. 업무상 스트레스로 인하여 정신과 치료를 받은 자

나. 업무상 재해로 인하여 요양 중인 자

제33조(업무상 질병) ① 근로자의 질병에의 이환이 다음 각호의 요건에 해당되는 경우로서 그 질병이 근로기준법시행령 제40조 제1항의 규정에 의한 업무상 질병의 범위에 속하는 경우에는 업무상 요인에 의하여 이환된 질병이 아니라는 명백한 반증이 없는 한 이를 업무상 질병으로 본다. 〈개정 97.12.31, 2003.7.1〉

1. 근로자가 업무수행과정에서 유해 요인을 취급하거나 이에 노출된 경력이 있을 것
2. 유해 요인을 취급하거나 이에 노출될 우려가 있는 업무를 수행함에 있어서 작업시간 · 종사기간 · 노출량 및 작업환경 등에 의하여 유해인자의 노출정도가 근로자의 질병 또는 건강장해를 유발할 수 있다고 인정될 것
3. 유해 요인에 노출되거나 취급방법에 따라 영향을 미칠 수 있는 신체부위에 그 유해

인자로 인하여 특이한 임상증상이 나타났다고 의학적으로 인정될 것

※ 폭로 → 노출, 근무 → 종사

4. 질병에 이환되어 의학적인 요양의 필요성이나 보험급여 지급사유가 있다고 인정될 것

② 업무상 부상으로 인하여 질병에 이환된 근로자의 상태가 다음 각호의 요건에 해당되는 경우에는 이를 업무상 질병으로 본다.

1. 부상으로 인한 신체의 손상과 질병 간에 신체부위 및 시간적 · 기능적 관련성이 의학적으로 인정될 것
2. 부상의 원인 · 정도 및 상태 등이 질병의 원인임이 의학적으로 인정될 것
3. 기초질환 또는 기존질병이 있는 근로자의 경우 그 질환 또는 질병이 자연발생적으로 나타난 증상이 아닐 것

제39조(업무상 질병 또는 그 원인으로 인한 사망) ① 업무상 질병 또는 업무상 질병으로 인한 사망에 대한 업무상 재해의 인정기준은 별표 1과 같다.

② 공단은 근로자의 업무상 질병 또는 업무상 질병으로 인한 사망에 대하여 업무상 재해여부를 결정하는 경우에는 별표 1의 기준 외에 당해 근로자의 성별 · 연령 · 건강정도 및 체질 등을 참작하여야 한다.

산업재해보상보험법 시행규칙 제39조 별표 1 〈개정 2000.7.29, 2003.7.1〉

업무상 질병 또는 업무상 질병으로 인한 사망에 대한 업무상 재해인정기준(제39조제1항 관련)

1. 뇌혈관질환 또는 심장질환

가. 근로자가 업무수행 중에 다음의 1에 해당되는 원인으로 인하여 뇌실질내출혈 · 지주막하출혈 · 뇌경색 · 고혈압성뇌증 · 협심증 · 심근경색증 · 해리성대동맥류가 발병되거나 같은 질병으로 인한 사망이 인정되는 경우에는 이를 업무상 질병으로 본다. 업무수행 중에 발병되지 아니한 경우로서 그 질병의 유발 또는 악화가 업무와 상당인과관계가 있음이 시간적 · 의학적으로 명백한 경우에도 또한 같다.

(1) 돌발적이고 예측곤란한 정도의 긴장 · 흥분 · 공포 · 놀람 등과 급격한 작업환경의 변화로 근로자에게 현저한 생리적인 변화를 초래한 경우

(2) 업무상 양 · 시간 · 강도 · 책임 및 작업환경의 변화 등 업무상 부담이 증가하여 만성적으로 육체적 · 정신적인 과로를 유발한 경우

(3) 업무수행 중 뇌실질내출혈 · 지주막하출혈이 발병되거나 같은 질병으로 사망한 원

인이 자연발생적으로 악화되었음이 의학적으로 명백하게 증명되지 아니하는 경우

나. 가목 (1)에서 “급격한 작업환경의 변화”라 함은 뇌혈관 또는 심장혈관의 정상적인 기능에 뚜렷한 영향을 줄 수 있는 정도의 과중부하를 말한다.

다. 가목 (2)에서 “만성적인 과로”라 함은 근로자의 업무량과 업무시간이 발병 전 3일 이상 연속적으로 일상 업무보다 30% 이상 증가되거나 발병 전 1주일 이내에 업무의 양 · 시간 · 강도 · 책임 및 작업환경 등이 일반인이 적응하기 어려운 정도로 바뀐 경우를 말한다.

제 6 장

직무스트레스의 연구현황 및 과제

장세진, 정진주, 고상백, 하미나

I. 서론

직무스트레스 연구는 외국에서 먼저 시작되었고 스트레스 발생원인에 대한 다양한 모델의 개발과 적용이 이루어져 왔다. 현재 외국은 직무스트레스 관리와 개선에 초점을 두고 실질적인 노동환경의 개선에 역점을 두고 있는 실정이다. 반면에 우리나라는 근로자들이 느끼고 있는 스트레스가 이미 오래 전부터 중요한 사안으로 등장하고 있으나 최근에 와서 연구가 본격화되고 있는 실정이다.

이 장에서는 국내외 연구의 현황과 향후 한국에서 직무스트레스 관련하여 보다 중점을 두고 실시해야 할 연구 과제에 대해 살펴보고자 한다. 이론적, 현실적으로 필요한 연구과제는 목표를 가지고 착실하게 진행되어야 하며, 이를 통해 정책마련의 기반을 제공하고, 근로자의 삶의 질을 높일 수 있는 수단으로서 활용될 수 있을 것이다.

II. 국내 연구현황

1. 초기 직무스트레스 연구의 전개

직무스트레스가 우리나라의 예방의학 및 산업 보건학의 영역에서 본격적으로 연구되기 시작한 것은 1980년대 후반부터라고 볼 수 있다. 그 이전까지의 산업 보건학의 연구 영역 및 주 관심사는 직업성 질병을 일으키는 물리적, 화학적, 생물학적 요인에 한정되었고, 이러한 요인이 근로자의 건강에 미치는 독성학과 이에 대한 기전(mechanism)에 초점을 둔 주로 단면적 연구가 주를 이루었다. 이후 1990년대부터 다양한 소규모의 직업집단을 대상으로 수행된 단면 연구를 통해 스트레스의 수준 파악, 위험 요인의 분석, 질병 위험 요인 및 질병발생과의 관련성 연구 등이 이루어졌다. 따라서 불과 10여년의 짧은 연구역사에서 얻어진 연구결과는 앞선 나라들의 그것과 비교하면 격차를 보이고 있으나, 이 시기의 직무스트레스 연구는 우리나라 근로자들의 직무스트레스의 현황 및 이를 야기하는 위험 요인에 대한 부분적이긴 하지만 중요한 이해를 제시해 주었다고 볼 수 있다(장세진, 2000).

1990~2000년까지의 시기 동안 국내에서 발표된 약 30여 편의 논문을 요약하여 보면, 이러한 시기의 연구들은 크게, 사회인구학적 특성(성, 학력, 연령, 인성적 특성), 직업적 특성(업무량, 업무속도, 자율성 등), 물리적 작업환경 요인, 혹은 교대근무 등에 관해여 살펴보았고, 직무스트레스로 인한 결과에 대하여는 육체적 효과(심혈관계질환, 소화기계 질환, 근골격계 질환, 면역학적 기능), 행동적 변화(흡연), 의료이용률 등을 중심으로 연구되었다. 이 시기의 연구들은 우리나라 근로자에서 직무로 인한 각종 스트레스가 다양한 건강영향을 낳는다는 증거를 제시해 주었다.

그러나 이제까지 진행된 연구는 표준화된 측정도구가 마련되지 않은 상태에서 소규모의 특정 직업집단을 대상으로 수행된 단면 연구를 통해 얻어진 연구결과로 우리나라 전체 근로자들의 상태를 진단하고 일반화하는 데에는 한계가 있었고, 한국인의 직무스트레스를 객관적으로 평가할 수 있는 연구도구 및 방법의 표준화가 필요하다.

국내에서 노동의 사회심리적 환경과 건강을 연계하는 직무스트레스의 본격적인 연구는 최근에 다시 이루어졌다. 물론 그 이전에도 개별적인 연구논문을 통하여 스트레스에 대한 현황이 파악되긴 하였지만 한국산업안전공단이 직무스트레스 연구회[1]를 통하여 발주한 과제를 통하여 국가적인 차원에서 연구가 본격화되었다고 볼 수 있다(한국산업안전공단, 2001, 2002).

2. 연구의 본격화 : 직무스트레스 측정도구의 표준화 연구의 발전과정

국내의 연구가 본격화된 것은 2003년 산업안전보건법의 개정과 함께 직무스트레스의 예방의 의무가 추가되고 한국산업안전공단 산업안전보건연구에서 직무스트레스의 규모와 원인을 파악하기 위한 용역을 발주하기 시작하면서부터이다. 이 연구는 직무스트레스 연구회가 담당하였고 연구회에서 수행한 직무스트레스 연구는 특정 집단을 대상으로 하는 단편적인 연구라기보다는 광범위한 영역의 연구자가 모여 한국 근로자의 직무스트레스 현황을 설명하고 측정도구의 개발, 사업장 적용 및 관리의 연속적 계획하에서 이루어졌다.

무엇보다도 이러한 연구가 시작된 배경은 첫째, 기존의 직무스트레스 평가도구가 외국의

1) 「직무스트레스 연구회」는 1999년 예방의학, 산업의학, 정신과학, 가정의학 등의 의학전공자와 몇몇의 사회과학자가 결성한 연구회로 「한국직무스트레스 학회」로 확대되어 2004년 4월 창립학회를 통해 발족하였다.

직무환경을 배경으로 만들어져 있어 우리나라의 사회문화적 환경과 조직구조를 적절하게 반영하고 있다고 볼 수 없고 둘째, 기존도구를 사용하다보면 현실이 측정도구를 만들어 내는 것이 아니라 기존의 측정도구가 현실을 만들어 내는 상황이 반복적으로 시행되어 결국 연구결과의 신뢰성에 의문이 제기되기 때문이다. 따라서 무엇보다도 우리나라의 직장인에 맞는 측정도구를 개발하여 현황과 원인을 파악하고, 설명 모델을 개발하는 연구의 필요성이 무엇보다 중요하게 대두되었다.

직무스트레스에 대한 개념 정립 및 한국인 직무스트레스의 특성 규명, 이에 기반한 한국인 직무스트레스의 정확한 측정과 평가를 가능하게 해줄 수 있는 한국판 표준 직무스트레스 측정도구를 개발하였고, 이를 토대로 한 전국 규모의 직무스트레스 실태 연구 조사와 직무스트레스관련 요인 및 영향에 대한 평가작업을 수행하였다.

구체적으로 2001년 제1차년도 연구에서는 '한국인 직무스트레스와 건강영향에 관한 기획연구–기준상황 조사 및 측정도구 개발' 연구를 수행하였고(하미나 등, 2001), 그 후 '한국인 직무스트레스의 측정도구 개발 및 표준화 연구 1, 2차 연구'를 수행하였다(하미나 등, 2003; 장세진 등, 2004). 한국인 직무스트레스 측정도구의 개발 및 표준화 연구는 첫째, 우리나라 근로자의 직무스트레스의 내용 및 수준, 특성에 관한 실태 조사 및 요인 분석 둘째, 직무스트레스 측정도구 개발을 위한 측정 항목 선정 및 규준마련 셋째, 이를 통하여 향후 수행되어야 할 전국적인 한국인 직무스트레스와 건강영향 및 이상적인 직무스트레스 관리시스템 마련에 관한 연구의 구체적인 전략과 내용, 그리고 마스터플랜을 수립하는 것이었다.

따라서 1차 연구에서는 기존의 직무스트레스 측정도구를 총체적으로 평가하고 이 중 한국인의 조직 및 문화 특성에 맞는 항목을 선정하는 작업과 함께 질적 연구 방법을 병행하여 측정도구를 개발하였다.

한국인 근로자의 직무스트레스 발생 요인을 밝히기 위해 질적 조사의 한 방법인 면접 조사를 사무직/판매 서비스직/생산직 총 27개 집단의 62명을 심층면접하여 한국 특이적 스트레스 요인 7종류를 포함한 직종 특이적, 그리고 여성 특이적 및 일반적 직무스트레스 요인을 분석하였다. 또한 총 6개 범주에서 12개 직업군에 대한 포커스 면접, 전문가 토론을 통한 종합분석을 통해 44개 항목을 개발하였다. 면접 조사결과, 한국 근로자의 스트레스 원인은 한국적인 문화, 가치, 조직구조 속에서 나타나는 현상과 여타 자본주의 사회와 마찬가지로 작업환경, 근로조건, 사회심리적 요인 등의 공통적인 부분이 있었으나 한국적인 상황에서 특이하게 나타나거나 그 정도가 보다 심각하게 부각되는 것을 한국 특이적인 요인으로 간주하였다.

질적 연구가 갖는 장점은 한국 직장인들의 내면적 고충과 갈등의 요인과 조직문화의 전형적이고 공유되는 패턴을 심층면접을 통해 찾아낼 수 있다는 점이다. 실제로 질적 조사연구를 통해 공식적이고 외형적인 직무스트레스 요인 이외의 비공식적이고 내면적 특성을 발견할 수 있었다. 질적 조사과정을 거쳐 밝혀낸 한국인 특이적 직무스트레스는 다음과 같이 요약될 수 있었다.

첫째, 이윤추구의 자본주의적 경영방식이라는 보편적인 사회경제적 구조하에서도 수직적이고 권위주의적 가부장적인 한국적 문화로부터 상사의 지원 혹은 상사의 역할이 서양문화에서는 완충 요인으로 작용하고 있는 것에 반하여, 한국적 상황에서는 또 하나의 직무스트레스의 요인인 관계갈등(interpersonal conflict)으로 작용하고 있다는 것이다. 또 다른 한편, 한국적 직장환경에서는 동료와의 관계는 상사와의 관계가 가지는 의미에 비하여 상대적으로 매우 미미한 역할을 한다는 점이다. 본 연구에서는 이점을 반영하여 사회적 지지라는 완충 요인으로부터 '관계갈등'이라는 스트레스 요인을 분리하여 새로운 항목을 개발하여 반영하고자 하였다.

둘째, 개인주의적이고 계약을 바탕으로 한 서양의 형식적 합리주의의 직장문화와는 달리, 한국적인 집단주의적, 지역주의적, 혈연주의적인 직장문화가 스트레스 요인으로서의 조직적 요인(조직적 관리체계 및 직장문화)의 비중이 더 강화되고 있음을 발견하였다. 즉, 한국의 직장환경에서는 합리적인 의사소통체계가 미흡하며, 회식자리나 술 문화 등의 비공식적인 직장문화가 중요한 직장생활의 일부를 차지하고 있으며, 이는 최근의 점점 강화되는 개인주의적이고 가정 중심적 서양문화의 등장과 함께 적지 않은 문화적 갈등을 겪고 있는 상황으로 파악되었다. 또 직장에서의 성차별문제도 상대적으로 더 심각한 스트레스 요인으로 작용하고 있음을 알 수 있었다.

또한 한국근로자 대상 직무스트레스 발생원인의 표준화를 위해 기존의 직무스트레스 측정도구를 평가하고 이 중 한국인에 맞는 항목을 선정하는 작업은 JCQ(Job Contents Questionnaire), ERI(Effort-Reward Imbalance), OSI, K-OSI, NIOSH 모델 등의 설문지를 총망라하여 주요 스트레스 원이 무엇인지를 조사하였고, 총 7개 범주를 선정하고 범주별로 각종 항목을 추출하여 평가하였다. 질적 연구에서 개발한 44개 항목과 함께 2차례에 걸쳐 설문항목을 평가하였고, 최초 255문항을 1단계 작업을 통해 98문항을 선정하였으며, 2단계 작업에서는 43개 문항을 8개 범주로 최종 확정하였다. 2단계에 걸쳐 최종 확정된 한국인 직무스트레스 측정을 위한 도구는 질적 방법으로 개발한 19문항과 기존 측정도구 항목을 토대로 재구성된 24개 문항을 포함하여 총 43개 항목으로 구성되었다. 개발된 측정도구는 전국의 사업장 근로자 30,146명을 토대로 타당도와 신뢰도 평가가 수행되었다.

3. 한국인 직무스트레스 측정도구의 내용

한국인 직무스트레스의 측정도구는 8개의 하부영역의 총 43개 항목의 설문으로 구성되었으며, 일반적이고 보편적인 의미에서의 직무스트레스 요인을 평가하기 위한 문항들로 구성되어 있다. 구체적으로는 물리환경, 직무요구, 직무자율, 직무불안정, 관계갈등, 조직체계, 보상부적절, 직장문화로 구성되어 있다. 따라서 각 작업장별로 좀 더 구체적인 직무스트레스 요인은 별도의 분석 및 조사가 심층적으로 추가되어야 할 것이다.

직무스트레스 요인을 구성하는 8개의 영역에 대한 조작적 정의와 그에 해당하는 설문문항을 열거하면 다음과 같다.

1) 물리환경

"물리환경"은 직무스트레스에 영향을 줄 수 있는 근로자가 처해 있는 일반적인 물리적인 환경을 일컫는 것으로서, 작업방식의 위험성, 공기의 오염, 신체부담 등을 말한다.

세부범주	문항내용
공기오염	근무 장소가 깨끗하고 쾌적하다.
작업방식의 위험성	작업방식이 위험하고 사고를 당할 가능성이 있다.
신체부담	내 업무는 불편한 자세로 오랫동안 해야 한다.

2) 직무요구

“직무요구”는 직무에 대한 부담정도를 의미하며 시간적 압박, 업무량 증가, 업무 중 중단, 책임감, 과도한 직무부담 등이 여기에 속한다.

세부범주	문항내용
시간적 압박	일이 많아 항상 시간에 쫓기면서 일하게 된다.
중단상황	현재 하던 일을 끝내기 전에 다른 일을 하도록 지시받는다.
업무량 증가	업무량이 현저하게 증가하였다.
책임감	나는 동료나 부하직원을 돌보고 책임져야 할 부담을 안고 있다.
과도한 직무 부담	내 업무는 장시간의 집중력을 필요로 한다. 업무 수행 중에 충분한 휴식(짬)이 주어진다.
직장가정양립	일이 많아서 직장과 가정에 다 잘하기가 힘들다.
업무다기능	여러 가지 일을 한꺼번에 해야 한다.

3) 직무자율

“직무자율”은 직무에 대한 의사결정의 권한과 자신의 직무에 대한 재량활용성의 수준을 의미하며, 기술적 재량 및 자율성, 업무예측가능성, 직무수행권한 등이 이 범주에 포함된다.

세부범주	문항내용
기술적 재량	내 업무는 창의력을 필요로 한다.
예측불가능성	업무관련 사항(업무의 일정, 업무량, 회의시간 등)이 예고 없이 갑작스럽게 정해지거나 바뀐다.
기술적 재량	내 업무를 수행하기 위해서는 높은 수준의 기술이나 지식이 필요하다.
직무수행권한	작업시간, 업무수행과정에서 나에게 결정권한이 주어지며 영향력을 행사할 수 있다. 나의 업무량과 작업스케줄을 스스로 조절할 수 있다.

4) 직무불안정

"직무불안정"은 자신의 직업 또는 직무에 대한 안정성의 정도로 구직기회, 고용불안정성 등이 여기에 속한다.

세부범주	문항내용
구직기회	지금의 직장을 옮겨 나에게 적합한 새로운 일을 쉽게 찾을 수 있다. 현재의 직장을 그만두고 현재 수준만큼의 직업(직장)을 찾는다는 것은 쉬운 일이다.
전반적 고용불안정성	직장사정이 불안하여 미래가 불확실하다. 나의 직업은 실직하거나 해고당할 염려가 없다. 앞으로 2년 동안 현재의 내 직업을 잃을 가능성이 있다. 나의 근무조건이나 상황에 바람직하지 못한 변화(예: 구조조정)가 있었거나 있을 것으로 예상된다.

5) 관계갈등

"관계갈등"이라 함은 회사 내에서의 상사 및 동료 간의 도움 또는 지지부족 등의 대인관계를 평가하는 것이며 동료의 지지, 상사의 지지, 전반적 지지 등이 여기에 속한다.

세부범주	문항내용
동료의 지지	나의 동료는 업무를 완료하는 데 도움을 준다.
상사의 지지	나의 상사는 업무를 완료하는 데 도움을 준다.
전반적 지지	직장에서 내가 힘들 때 내가 힘들다는 것을 알아주고 이해해 주는 사람이 있다.
동료의 지지	직장생활의 고충을 함께 나눌 동료가 있다.

6) 조직체계

"조직체계"는 조직의 정략 및 운영체계, 조직의 자원, 조직 내 갈등, 합리적 의사소통 등의 직무스트레스 요인을 평가하는 것이다.

세부범주	문항내용
조직의 정략 및 운영 체계	우리 직장(회사)의 근무평가, 인사제도(승진, 부서배치 등)는 공정하고 합리적이다.
조직의 지원	업무수행에 필요한 인원, 공간, 시설, 장비, 훈련 등의 지원이 잘 이루어지고 있다.
조직 내 갈등	우리 부서와 타 부서 간에는 마찰이 없고 업무 협조가 잘 이루어진다.
목적, 이해의 동질성	근로자, 간부, 경영주 모두가 직장을 위해 한 마음으로 일을 한다.
합리적 의사소통 결여	일에 대한 나의 생각을 반영할 수 있는 기회와 통로가 있다.
승진가능성	나의 경력개발과 승진은 무난히 잘 될 것으로 예상한다.
직위부적합	나의 현재 직위는 내 교육 및 경력에 비추어볼 때 적절하다.

7) 보상부적절

"보상부적절"은 업무에 대하여 기대하고 있는 보상의 정도가 적절한지를 평가하는 것으로 존중, 내적 동기, 기대 부적합 등이 여기에 속한다.

세부범주	문항내용
기대부적합	나의 직업은 내가 평소 기대했던 것에 미치지 못한다.
금전적 보상	나의 모든 노력과 업적을 고려할 때 내 봉급/수입은 적절하다.
존중	나의 모든 노력과 업적을 고려할 때, 나는 직장에서 제대로 존중과 신임을 받고 있다.
내적동기	나는 지금 하는 일에 흥미를 느낀다.
기대보상	내 사정이 앞으로 더 좋아질 것을 생각하면 힘든 줄 모르고 일하게 된다.
기술개발기회	나의 능력을 개발하고 발휘할 수 있는 기회가 주어진다.

8) 직장문화

"직장문화"는 서양의 형식적 합리주의 직장문화와는 달리 한국적인 집단주의적 문화, 비합리적인 의사소통체계, 비공식적 직장문화 등의 직장문화 특징이 스트레스 요인으로 작용하는지를 평가한다.

세부범주	문항내용
집단주의문화(술자리 등)	회식자리가 불편하다.
직무갈등	기준이나 일관성이 없는 상태로 업무 지시를 받는다.
합리적 소통결여	직장의 분위기가 권위적, 수직적이다.
성적 차별	남성과 여성이라는 성적인 차이 때문에 불이익을 받는다.

III. 국제 연구동향

1. 노동의 사회심리적 환경 요인에 대한 이론적 틀

직무스트레스는 발생원인이 다양하여 물리적, 화학적, 사회심리적 요인 등이 복합적으로 작용한다. 직무스트레스와 관련하여 전통적인 산업안전보건 분야에서 상대적으로 연구가 진척되고 있지 않은 분야는 노동의 사회심리적 환경에 관련한 연구이다. 노동의 사회심리적 환경에 대한 어떠한 정의도 합의된 바는 없지만 대체로 노동이 조직되는 방식, 노동이 수행되는 문화, 노동력과 노동시장의 변화, 노동환경에 대한 인식 등이 세계적 맥락 속에서 국내환경과 개별 직장에서 나타나는 양상을 일컫는 용어라고 잠정적으로 정의해 볼 수 있다.

앞장에서 살펴본 바와 같이 외국에서 실시된 많은 연구는 다양한 스트레스 원인과 건강장해에 대한 연구가 주요한 흐름으로 자리 잡고 있다. 최근 스트레스 원인을 밝히는 연구는 그 방향을 선회하고 있는데 직무의 특성뿐만 아니라 지속적으로 변화하고 있는 사회심리적 환경에 초점을 맞추고 있다. 그 예로 다음과 같은 사항이 주요한 스트레스 원인으로 등장하고 있다. 새로운 작업방식이 대두하고 젊은 층의 감소와 고연령층이 증가하며 새로운 위험 요인이 등장하고 있다. 정보와 커뮤니케이션의 증가, 자기규제적인 작업과 팀작업, 고용형태의 변화(구조조정, 외주, 하청, 세계화), 노동의 유연성(기술의 기능, 교대제와 사회적으로 바람직하지 않은 시간), 서비스 산업종사자의 증대, 작업장 바깥의 이슈, 즉 끊임없이 변화하는 노동의 유형과 노동력의 인구학적 특성과 여타의 사회적인 문제(사회불평등, 차별, 작업장 폭력과 희롱), 연령, 장해, 성(gender)과 같은 외부적 요인들이 복합적으로 작용한다(Ferrie, 2001 ; Doyal, 1995).

따라서 미래의 스트레스 연구는 작업조직을 외부환경과 단절된 직무 내적인 영역에만 국한되어 스트레스 요인을 파악하는 것보다는 폭넓은 사회/경제/정치적 변화가 근로자의 건강에 어떤 영향을 가져올 것인지에 대한 고민이 핵심을 이룰 것으로 보인다.

예컨대 미국 산업안전보건기구의 중점연구사업인 NORA의 작업의 변화에 관한 보고서에서도 이러한 요구가 담겨 있다. 이는 직무스트레스가 단순히 직무특성만이 아닌 보다 폭넓은 사회구조와 관련되어 있기 때문이다.

그림 6-1에서 보듯이 국내외의 사회경제적, 기술적, 인구학적 추세 속에서 어떻게 산업, 기업내의 작업조직이 변화하고, 그에 따라 직장 내 직무특성이 변화하여 스트레스 발생원인이 되는가 하는 총체적인 틀 속에서 직무스트레스 연구가 수행될 것으로 전망된다.

2. 직무스트레스 연구 방법

직무스트레스를 평가하기 위한 수많은 평가도구들이 있지만 특히 설문지는 스트레스의 현황을 파악하고 개선해야 할 지점을 파악하기 위해 손쉽게 사용되고 있다. 현재 주로 사용되는 카라섹의 직업 긴장 모델(Karasek, 1995), 노력-보상 불일치 모델(Effort-Reward Imbalance Model), OSI(Occupational Stress Index), NIOSH(National Institute for Occupational Safety & Health) 모델 등 직무스트레스를 파악하는 모델에 따른 설문항목이 광범위하게 사용되고 있다(제2장 참조). 이러한 측정도구는 연구자의 관심에 따른 직장의 스트레스 요인을 세부적으로 파악하는 데 목적이 있다.

한편 유럽에서 최근 개발되어 사용되고 있는 다양한 설문지에 대한 국내소개는 미비한 편인데 QUEST(National Institute for Research on Working Conditions, 벨기에), WOCCQ(벨기에 노동부후원 Liege 대학 개발), Copenhagen Psychological Questionnaire(덴마크

작업조직의 사회심리적 환경

↓

외부환경

국제적/국가적 수준에서의 경제적, 법적, 정치적, 기술적, 인구통계학적 환경
- 경제 변화(예: 세계화)
- 규제, 무역, 경제정책(예: 규제폐지)
- 과학기술의 혁신(예: 정보/컴퓨터 기술)
- 근로자의 인구사회학적 변화와 노동공급의 변화(예: 인구의 노령화)

↓

작업조직의 거시적 변화

관리구조, 감독체계, 생산방법, 인적자원관리정책
- 구조조정(예: 다운사이징)
- 새로운 질 관리(예: 높은 성과를 위한 작업시스템)
- 노동유연화(예: 비정규직)
- 팀조직, 직무확대, 다기능화 등 유연한 업무 조정
- 급여와 보상시스템의 변화(예: 성과급)

↓

직무특성의 미시적 변화

직무특성
- 조직체계/직장문화
- 업무 특성: 직무요구도, 직무자율성, 내부적 고용불안정
- 직무의 사회적 관계측면
- 근로자의 역할
- 작업스케쥴

그림 6-1. 작업조직의 사회심리적 환경에 대한 분석틀.

의 AMI연구기관 개발) 등이 존재한다. 이러한 설문지는 유럽이 각국의 사정에 맞추어 개발한 것으로 측정항목은 조직의 문제를 알아보기 위한 항목으로 구성되었고 조직의 문제를 알아보기 위해서는 근로자와 근로자 대표의 참여를 강조하고 있다(Lindstorm, 2002). 이는 근로자를 대상으로 숫자와 박스를 만들어 복잡하고 초점 없는 조사를 하는 것을 방지하기 위함으로 질문지 안에 스트레스 결과(인지적, 심리적, 조직적, 신체적 반응)를 포함하여 스트레스 발생원인과 결과를 하나의 설문지에서 종합적으로 다 주고자 노력하였다. 설문지의 항목을 연구자용, 보건관리자용, 현장용 3가지로 작성하여 연구목적에 맞게 사용할 수 있다. 또한 북유럽연합(Nordic Council of Ministers)에서 개발한 북유럽설문지(Nordic Questionnaire)는 4개의 북유럽 국가의 전문가가 모여 북유럽에서 사용되고 있는 19개의 측

정도구를 평가하고, 기존 설문지와 향후 노동세계 변화에 맞춘 미래의 기대와 최근의 경향을 포함하여 2,600개의 질문을 취합하고 이 중에서 123개의 질문을 선정하였고, 34개 항목의 단축형 설문내용은 직무, 사회적/조직적 수준, 개인적 수준의 3가지 수준으로 구성하였다.

한편, 직무스트레스의 발생원인을 파악하기 위한 방법으로 양적 방법(quantitative method)외에 질적 방법(qualitative method)이 있다. 질적 연구는 설문지 등과 같은 양화된 방법이 아닌 스트레스 상황에 대한 의미, 맥락, 해석에 초점을 두고 있다. 북미보다 유럽에서 이 방법을 많이 사용하고 있으며, 유럽의 경우 아예 설문지를 사용하지 않고 근로자의 스트레스 요인에 대한 면접을 통해 노출 요인의 파악부터 개선 방안까지 전 과정에서 활용하는 예도 상당수에 이른다.

질적 연구는 양적 연구와 상당히 다른 철학적, 이론적, 방법론적인 차이를 가지고 있다. 양적, 질적 연구의 차이는 연구 논리(research logic)와 연구 기법(research technique)의 두 측면을 포함한다. 연구 논리는 한 연구의 이면에 전제되어 있으면서 그 연구를 지배하는 철학적 인식론을 말한다. 세상이 어떤 모습으로 존재하기 때문에 어떤 시각을 가지고 어떤 방법으로 연구해야 한다고 보는 인식론이 다를 경우 연구의 방향과 과정이 전혀 달라진다. 흔히 양적 연구는 실증주의적 인식론에 바탕을 둔 반면에, 질적 연구는 현상학적 인식론에 바탕을 둔 것이라고 구분한다. 간단히 말해서, 실증주의는 세상의 실체와 그 법칙이 인간의 인식 밖에 객관적으로 존재한다고 보기 때문에(모든 사람이 결국 같은 세상을 산다고 보기 때문에) 가설의 부단한 수립과 검증을 통해서 '진리'를 밝혀낼 수 있다고 본다. 하지만 질적인 인식론의 입장에서는 세상은 현상의 바깥에서 객관적으로 관찰되는 것이 아니라 행위자가 자신의 상황에 대해 어떻게 인식, 판단, 해석하고 행동하는지가 중요하게 된다. 질적 연구와 양적 연구의 또 한 가지 중요한 차이는 단순화와 한계설정의 정도와 방식에 따른 것이다. 질적 연구는 단순화와 한계설정을 최소화하고 현상의 복잡성을 최대한 '있는 그대로(as facts)' 파악하려는 입장을 취한다. 그와 달리 양적 연구는 현상의 사소하거나 예외적인 특성을 배제하고 일반적인 경향을 확률의 논리 속에서 구명하는 입장을 취한다(Wolcott, 1994). 바꾸어 말하면, 질적 접근이 '연구의 맥락'과 '현상(현장)의 맥락'을 최대한 일치시키려고 하는 데 비해서, 양적 접근은 두 맥락을 분리한 채 연구를 진행한다. 양적 접근의 논리에서 보면, 현상의 실제적 맥락은 잡다한 상황적 변수로 '오염' 또는 '변질'되어 있을 수 있기 때문이다. 또는 연구하고자 하는 변수들은 순수한 형태로 독립시켜야 그것들 간의 관계를 온전히 파악할 수 있다고 생각하기 때문이다. 이러한 의미에서 일반화, 경향성, 통계적 유의미성이 아닌 대상 집단이 처한 현실의 다양성, 의미, 맥락에 중점을 두는 질적 연구[2)]는 상당히 다른 양상을 보일 수밖에 없다.

직무스트레스 연구에 있어 질적 연구 방법의 중요성은 다양하게 전개될 수 있다. 질적 방법과 양적 방법을 동시적으로 사용한다고 할 때 설문지 항목을 구성하기 위해 선행단계에서 면접을 통한 질적 방법을 사용하여 스트레스 요인을 파악할 수 있다. 또한 양화된 스트레스 관련 수치를 해석하는 데 도움이 된다. 예를 들어 상사와의 관계가 스트레스의 중요한 요인이라고 하면 그것이 구체적으로 무엇을 말하는지, 어떤 조건 속에서 상사와의 관계가 스트레스 요인이 되는지, 상사와의 관계 중 어떤 측면이 스트레스로 작용하는지 등이 밝혀질 것이다. 질적 방법의 유용성은 단지 여기서 그치는 것이 아니다. 만약 직무스트레스의 발생원인이 산업별, 직종별, 개별 사업장 단위의 여러 특성과 관련된 것이라면 각각의 상황과 조건에 맞는 스트레스 요인이 밝혀져야 되고 이는 질적인 방법을 통해서 가능하다.

따라서 직무스트레스는 설문지를 통한 양적인 방법, 면접과 관찰을 통한 질적인 방법, 임상적인 방법의 복합적이고 다양한 방법을 통하여 시행하는 추세로 나아가고 있다. 어떤 연구 방법도 다른 연구 방법보다 완전하게 우위에 설 수 없는 장단점을 가지고 있으므로 특정한 상황에서 보다 적합한 연구 방법의 적용과 다양한 연구 방법의 활용이 요구된다.

3. 국가차원의 직무스트레스 가이드라인

각 국가별로 스트레스를 알리고 이에 따른 건강장해에 관한 책자가 정부차원에서 발간되고 있다. 미국의 산업안전보건기구(NIOSH)는 1999년 "직장에서의 스트레스(Stress at Work)"를, 영국의 안전보건기구(HSC, the Health and Safety Commission of the United Kingdom)에서는 "스트레스 관리(Managing Stress)", "우리의 건강한 국가(Our Healthier Nation)", "생명구제 : 보다 건강한 국가(Saving Lives: Our Healthier Nation)"를 편찬했으

2) 질적 연구 방법은 특히 다음과 같은 연구주제에 보다 적합하다.
① 연구하고자 하는 현상, 대상, 지역에 대한 선행연구나 사전 지식이 전혀 또는 거의 없을 때
② 복잡하고 미묘한 사회적 관계 또는 상징적 상호작용을 탐구할 때
③ 소집단 또는 소규모 사회의 역동에 대해 국지적이지만 총체적인 연구를 하고자 할 때
④ 사건의 맥락, 흐름, 구조에 대한 심층적 분석을 하고자 할 때
⑤ 현상 이면에 내재한 가치체제, 신념체제, 행위규칙, 적응전략의 파악이 연구의 주목점일 때(조용환, 33-34)

며 유럽의 경우 노사 양간의 협약에 의해 다양한 책자가 발간되고 있다.

이는 직무스트레스가 사회적으로 확산되면서 다양한 연구와 함께 국가적 차원에서 기업과 근로자가 손쉽게 이해하고 활용할 수 있도록 제작된 것이다. 가이드라인에는 직무스트레스 규모, 요인별 발생원인에 대한 자세한 설명과 대처방안에 대해 기업 내 구성원의 역할이 명시되어 있다.

IV. 향후 연구과제

1. 건강영향 평가 및 임상적 지표 개발과 발전

우리나라의 경우, 2001년 실시한 정신질환의 발생분포에 관한 역학 조사에 의하면, 경제활동 인구(18세 이상 64세 이하)에서의 정신질환의 12개월 유병률이 14.4%로 나타나 우리나라도 최근 정신 건강의 문제가 보건학적 연구의 핵심영역으로 인식되어야 할 필요성이 요구되고 있다(보건복지부, 2001). 더욱이 최근 우리나라는 IMF의 경제 환난을 경험하면서 직장인들은 구조조정(downsizing)과 대량실업 등의 외적 요인에 의해 경제적 심리적 고통을 받고 있으며, 이로 인하여 대다수 직장인은 신체적 정신적 건강을 위협받고 있다.

전체적으로 정신질환의 유병률 증가와 함께 급격한 산업화와 그로 인한 직장인들의 역할 변화는 근골격계, 뇌심혈관계, 당뇨병 등 만성질환의 발생을 가속화시키는 결과를 초래하고 있으며, 이러한 성인병은 스트레스와 밀접히 관련되어 있는 것으로 보고되고 있다.

또한 생활양식의 변화로 인한 식생활의 변화와 과중한 스트레스는 심혈관계질환의 위험인자로 잘 알려진 고혈압, 흡연, 그리고 체지방 분포와 관련이 있으며, 심혈관계질환의 이환율이나 사망률에 영향을 주는 것으로 보고되고 있다.

그리고 스트레스는 탈진이나 우울증, 직무 불만족과 같은 심리학적 문제를 야기하고, 저체중아 출산과 같은 임신장애를 유발시키는 것으로 알려지고 있다. 그 외에도 스트레스는 근골격계 질환, 위궤양, 류마티스성 관절염, 면역기능의 저하, 그리고 과로사와 관련이 있는 것으로 확인되었다.

이에 미국에서는 사업장에서 직무스트레스 원인을 평가하면서 동시에 모든 근로자에게 건강영향평가를 그림 6-2와 같이 제안하고 있다. 건강영향 평가는 직무스트레스성 질환의 진단, 관리 및 치료법을 개발하기 위해서 중요한 일이기 때문이다.

이러한 사업장 단위의 건강영향 평가는 이에 머무르지 않고 향후 직무스트레스를 보다 총체적으로 이해하기 위해서 사회 문화적 요소를 포함한 다른 생물학적 연구-생물심리사회적 접근(biopsychosocial approach)에 근거한 포괄적 접근이 시도되어야 할 것이며(그림 6-3), 아울러 스트레스로 인한 건강영향의 평가 역시 이러한 사회구조적 특성의 맥락에서 수행되어야 할 것이다(그림 6-4).

즉, 다양한 역학지표 및 생물학적 지표를 활용하여 건강영향과의 관련성 및 예측도 평가가 필요하다. 개발된 직무스트레스 측정도구의 준거적 접근(criterion approach)의 일환으로 임상적 지표의 개발과 입증된 지표들과의 관련성 연구는 개발된 측정도구의 신뢰성 및 타당성을 높일 수 있을 뿐만 아니라 현실적 활용도를 높일 수 있다.

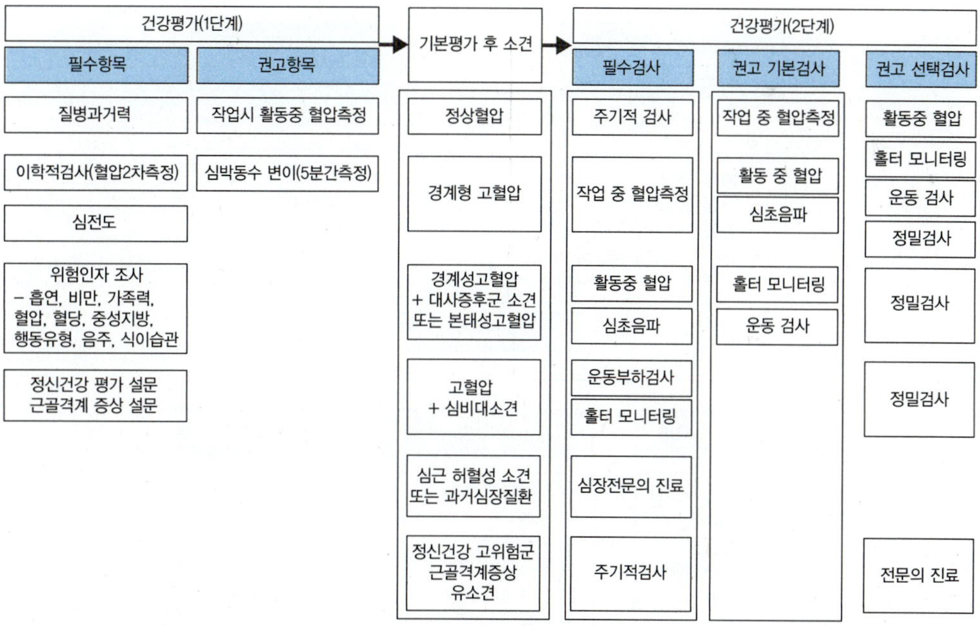

그림 6-2. 직무스트레스 관련 건강평가.

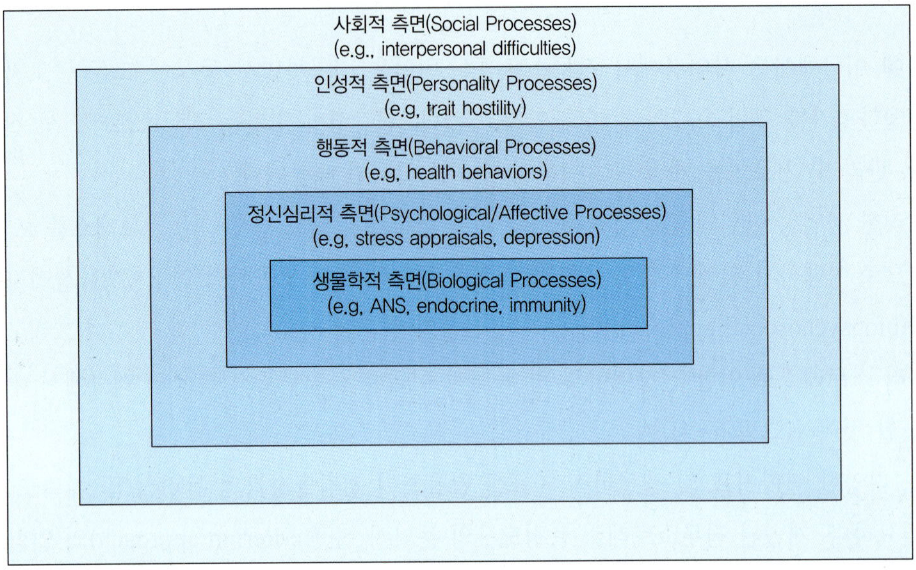

그림 6-3. 스트레스와 건강과의 관련성 연구의 분석 과정.

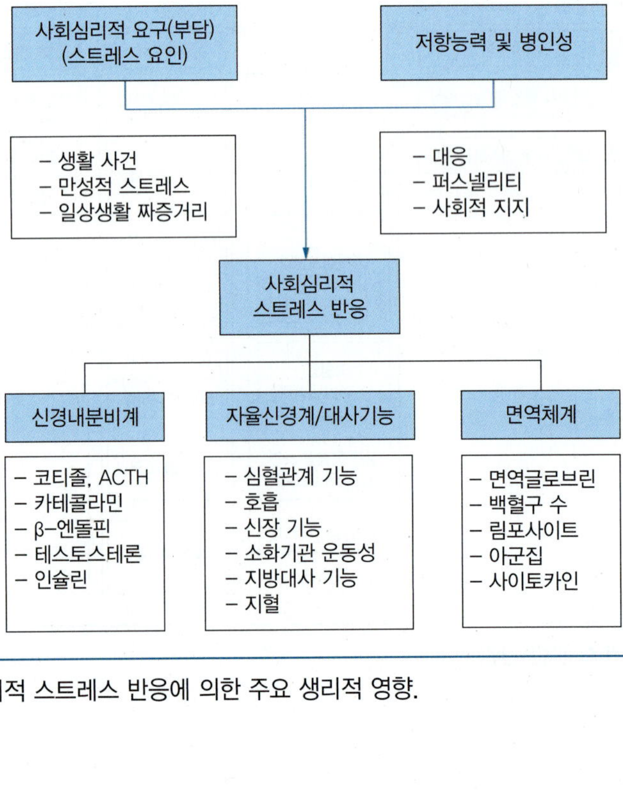

그림 6-4. 사회심리적 스트레스 반응에 의한 주요 생리적 영향.

2. 작업환경 및 사업장 평가와 관리

1) 작업환경의 평가와 관리

이제까지 스트레스에 관한 연구는 그 연구결과가 일관적이지는 않다 하더라도 어느 수준 진행되어 왔다고 볼 수 있다. 스트레스 연구에 관한 연구가 축적될수록 조직 내의 스트레스 요인의 예방과 관리를 위한 효과적인 행동과 실행으로 옮겨가야 함이 더욱 강조되고 있다. 다양한 노동환경, 기업규모, 모든 경제 분야의 구조를 기반으로 직무스트레스 관련지식을 실제생활에 적용하는 것이 중요한 과제로 등장하고 있다.

북미의 경우 스트레스 관리 방식이 사업장의 직무스트레스 요인을 직접적으로 예방하는 방식보다는 다양한 컨설팅 회사를 통한 건강증진사업의 일환으로 진행되는 경향이 있다. 반면 유럽의 경우는 조직의 변화에 강조점을 두는 위험 관리 모델을 택하여 예방과 관리를 위한 전략의 설계와 과학적인 평가가 중요시되고 이는 연구자, 보건담당자, 정책입안자 모두에게 숙제로 남아있다.

직무스트레스의 평가와 관리에는 다양한 방법이 사용될 수 있으며, 앞장에서 주로 논의되었던 양적인 방법 외에 질적 방법과 참여적 방법(action-oriented method)의 중요성을 강조하고자 한다. 신뢰성이 높은 자료수집뿐만 아니라 작업환경의 개선에 관련 당사자의 참여는 핵심이다. 실태 조사의 결과가 나온다 할지라도 스트레스 감소 방안을 마련하는 데 있어 직무에 관해 누구보다 잘 알고 있고, 원하는 개선 방안의 요구에 대해서 잘 알고 있는 당사자의 의견을 수렴하는 것이 중요하다. 또한 당사자가 생각하고 있는 직무스트레스 방안이 마련되지 않은 '외부자', '전문가'의 의견만을 반영한 개선 방안은 그 실효성이 없다는 점에서 중요하다. 조직 내 직무스트레스의 개선 방안을 마련할 때는 당사자가 바라는 개선 사안을 수집하여 우선순위를 정하고 장단기 전략을 마련하여 하나하나 실행하며 평가하는 것이 중요하다.

예를 들어보면, 설문지를 통한 조사결과를 각 조직 내의 부서에서 소그룹을 형성하여 알려주고 문제점을 충분히 파악하게 한 후 조사결과에 대한 참가자들의 의견을 충분히 반영한다. 이렇게 부서별 소모임별로 토론된 내용은 해당 조직의 전체적인 스트레스 감소 방안을 위한 기초자료가 된다. 소모임 토론이 활발히 진행될 수 있는 여건은 (1) 결과에 대한 피드백을 주는 모임에 참석하는 사람들이 충분한 시간을 가지고 피드백을 해야 하고, (2) 소모임을 위한 구조화된 논의사항이 존재하고, (3) 조사결과에 대한 의견을 주는 과정에서 문제나 질문중심으로 소모임을 분산하여 토론하며, (4) 이 과정에서 경험 있는 전문가가 적절한 결과에 대해 피드백을 주고 전체 모임을 모니터링하여 필요할 때에 적절한 가이드를 주는 것이다. 이러한 참여식 방법은 직무스트레스 연구가 직장 내 관리 방안을 정착시키는 데 매우 효과적인 방법이 될 수 있다. 이는 연구 방법으로서뿐만 아니라 토론과 커뮤니케이션을 통한 조직문화의 개선에도 기여를 하게 된다. 무엇을 평가하고 관리할 것인가는 당사자의 참여 속에서 나와야 한다. 다음은 외국에서 실시한 문제중심의 개선과정에 대한 몇몇 사례이다. 주로 유럽의 개선사례이지만 스트레스 관리를 위한 과정을 잘 보여주고 있다.

벨기에 PRA(Participative Risk Analysis) Progam 사례

1996년 벨기에 노동부의 환경미화부서에는 61명(대부분 여성노동자)의 노동자가 고용되어 있었는데 감사에 의해 비효율적인 운영, 높은 병가율, 낮은 질의 서비스를 낳는 것으로 밝혀졌다. 노동부는 그 부서를 폐쇄하거나 외주를 주기보다는 노동자를 크게 두 집단으로 나누어 무엇이 문제인지, 어떻게 체계적으로 해결해야 할 것인지에 대해 토론하도록 하였다. 전체 노동자 중 3/4이 참여하여 60가지의 일과 관련한 문제가 확인되었고 이를 구조적 문제, 결과, 매개적인 문제 등으로 볼 수 있도록 정리하였다. 이러한 과정을 통해 중요한 문제, 원인, 결과가 확인되어 참가자는 50개의 구체적인 제안서를 만들고 경영진과 함께 해결하도록 유도하였다. 이 참여적인 스트레스 요인 분석 방법은 이후 50개의 사업장에 적용되어 효과를 보았다(European Commission, 1999).

The A2000+ Program의 사례

스웨덴의 한 전자통신회사는 다른 회사에 비해 큰 문제는 없었지만 커뮤니케이션 기술과 집단운영에 관한 지식에 초점을 맞춘 창조성 증진, 동기유발, 노동자의 참여증진을 목표로 하는 프로그램을 시행하였다. 회사 내 각 집단의 리더는 2주간의 교육을 받고 직장의 일상생활에서 나타나는 문제를 해결하기 위해 매 2~3주간 보충교육을 받게 되었다. 건강증진의 프로그램으로 실시된 이 교육은 이들 리더가 다시 하급자 995명을 훈련시켰고, 프로그램 시행 2년 후에 실시한 조사에 따르면, 이 접근은 관리자와 노동자 모두가 선호하였으며, 공동결정, 참여, 정보의 제공과 효율성이 높아졌다. 우울증, 스트레스, A형 인간, 일반 건강을 측정한 결과 일반인보다 더 나은 수준을 나타내었다. 이 프로그램은 조직 내 커뮤니케이션과 집단의 내부역학에 초점을 맞춤으로써 스트레스 감소에 기여하게 되었다(European Commission, 1999).

덴마크의 사례

덴마크는 노사정의 단체협약을 중심으로 노동과 산업보건 문제를 해결하는 국가이다. 단순 반복작업으로 스트레스와 근골격계 질환이 심각한 이 나라에서는 1992년 노사정이 만나 2000년까지 각 사업장의 단순 반복작업의 50%를 줄이기로 합의하고 실행하였다. 덴마크의 한 시의회에 종사하고 있는 노동자를 대상으로 시행한 이 사업은 스트레스를 호소하고 있는 시의회의 모든 노동자를 위해 2일간의 워크숍을 개최하였다. 두 명이 한 조가 되어 직장에서 스트레스를 유발하는 모든 요인들을 서로 묻고 답하는 과정을 거치게 되었다. 같은 직장에서 근무하는 사람이 한 조가 되면 각자의 의견을 말할 수 있는 기회가 주어질 뿐만 아니라 서로의 의견을 교환하게 하였다. 각 조가 스트레스 유발 요인을 토론하고 나면 스트레스 요인을 모두 모아 각 유발 요인별로 범주화를 시켰고, 이틀째 날에는 스트레스 유발 요인별로 조를 다시 편성하여 구체적으로 이 직장에서 예방과 치료를 위해 어떻게 할 수 있을 것인가를 논의하였다. 이런 과정을 거쳐 현실적으로 스트레스에 직면하고 있는 노동자의 입장에서 스트레스 유발 요인과 예방대책이 마련되며 최종안은 그 직장의 최고상사인 시장에게 보고되고 시장은 제기된 사안을 어떻게 해결할 것인가에 대한 답변을 하게 하였다(덴마크 노동학교 강의내용, 2002년).

각 사례가 보여주는 공통점은 스트레스 발생원인에 대해 전체 회사 차원에서 참여하고, 문제를 확인하여 실제 실시해보고 다시 검증하는 과정을 밟는다는 것이다. 개선 방안을 마련할 때 전문가의 도움이 필요한 시기도 있겠지만 보다 중요한 것은 당사자의 참여와 지속적인 개선만이 문제를 해결해 줌을 잘 보여주고 있다.

2) 조직적 차원의 직무스트레스 예방 시범 연구

국가적인 차원에서 직무스트레스 현황을 파악함과 동시에 개별기업에서 스트레스 수준을 확인하고, 예방 프로그램을 도입하여 근로자의 건강장해 감소와 생산성 향상을 꾀하는 시범사업을 수행할 필요성이 중시되고 있다. 다양한 업종을 대상으로 사업장 평가, 관리 방안 도입, 관리 방안의 효과성 검증을 통하여 시범사업을 통해 향후 직무스트레스 평가와 관리의 방향을 세워야 할 것이다.

3) 노동환경 개선의 효과진단

구체적인 관리의 효과에 대해 기존에 밝혀진 내용을 보면 관리의 차원에서 다양한 방식 –자율성 증대, 직장–가정 갈등 감소, 구조조정에 따른 스트레스 감소 등의 방법–을 사용했는데 어떤 형태의 개입이든 긍정적인 측면이 많다고 결론을 내리고 특히 근로자 집단과 조직의 전 부서가 참여하는 방식이 그 효과가 높았음을 밝혔다(Burke, 1993). 또한 스트레스 상황에 대한 인지수정, 스트레스관련 증상 대처 방식을 대상으로 다룬 64개의 논문을 비교 검토한 Merphy(1996)의 논문에서도 근육이완, 명상, 생체피드백, 인지행동기술이나 이러한 방법의 혼합 방식의 효과에 있어 근육이완은 신체적인 반응에 효과가 있었고 혼합된 방법은 단일 방법보다 효과가 있음을 밝혔다. 한편 Platt과 그 동료(1999) 등은 앞에서 말한 스트레스 관리 기법이 직무만족도, 결근 등과 같은 직무나 조직과 관련된 변화와는 아무런 관련성을 가지지 못해 노동환경과 관련한 스트레스 원인을 수정, 변경하는 것이 매우 중요함을 강조하였다. 덴마크의 한 연구(2003)는 다양한 종류의 회사 –민간/국영자본, 성, 기업규모, 산업에 기준하여–가 직무스트레스 관리 방식을 도입하게 된 이유와 효과를 알아보기 위해 자세한 조직별 검토를 시행하였다. 높은 결근율, 근로자 소진, 품질과 생산성 문제, 높은 이직률, 비용절감의 필요, 매스컴 영향 등이 스트레스 관리 방안 도입의 이유로 밝혀졌다. 이 연구에 선택된 회사는 스트레스 예방이라는 명칭을 굳이 두고 있지 않은 곳이 많았지만 스트레스 원인이라고 불리는 예컨대 단순 반복작업 감소, 자율적 접단, 직무만족도, 사회적 책임이라는 명명하에 시도하고 있었다. 대체로 이러한 기업은 보다 나은 노동환경을 개선하려는 의도가 분명한 회사였고 스트레스의 예방과 관리는 어떤 유형(민간/공공, 소규모/대기업, 여성사업장/남성사업장)의 작업장에서도 가능하였다. 성공적인 스트레스 예방의 시도는 스트레스의 방지뿐만 아니라 병가와 결근율을 낮추는 데도 효과적이었고 이러한 시도는 직무만족도, 낮은 이직률, 높은 생산성, 고품질생산에도 매우 효과가 컸다. 효과적인 스트레스 예방 전략은 다양한 스트레스 원에 대한 조치가 포함되어 있을 때 더욱 효과적이었다. 스트레스 예방의 지속성, 근로자의 참여, 최고경영자의 의지와 실행이 무엇보다 중요함이 이 연구를 통해 밝혀졌다.

따라서 향후 선진국인 외국에서 시행해 온 국가적 차원과 기업단위의 직무스트레스 예방 전략과 수행, 그리고 이의 실제 효과에 관해 서술한 연구가 필요하다. 실질적인 효과에 대한 필요성은 한국에서의 예방 프로그램의 도입과 정착에 대한 동기유발로 작용할 것이다.

이 연구에 포함되어야 하는 내용은 애초에 예방 프로그램이 어떤 계기로 시행됐는지(사회경제적 배경, 기업단위의 환경, 노사관계, 건강장해의 규모 등), 예방 프로그램의 구체적인 내용은 무엇이었는지, 예방 프로그램을 수행하는 데 있어 당면한 어려움은 무엇이었는지(특히 노사관계와 비용문제), 성공과 실패사례의 분석을 통해 한국 상황에 주는 함의가 필요하다.

예방 프로그램의 종류는 크게 노동환경 변화에 따른 예방과 개인적 수준에서의 2차적 예방, 또는 이 두 가지 방법의 혼합으로 유형화할 수 있으며, 각 전략의 구체적인 효과를 포함시켜야 한다. 특히 기업주의 동기유발을 위해 생산성과의 관련성을 밝혀야 한다.

3. 다양한 평가도구의 개발

국내에서는 북미를 중심으로 연구되어진 측정도구가 상당히 소개되고 있다. 하지만 유럽의 경우 산업안전보건체계도 다르고 산업보건을 접근하는 관점도 북미와 달라 직무스트레스 설문항목과 관리 방안도 다를 수밖에 없다. 따라서 북미 외에 다른 지역에서 실시된 다양한 연구 방법과 설문항목에 대한 소개와 활용이 병행되어야 할 것이다.

또한 표준화된 설문지를 각각의 사업장의 특수성에 맞게 고안하여 사용할 것이 요청되고 있다. 국가적 차원에서 근로자 건강에 관한 정보의 수집과 예방대책이 아닌 사업의 목표가 사업장에서 실시되는 것이라면 사업장의 특성에 맞는 설문지를 설계하고 자료수집의 기초로 삼아야 한다. 사업장의 설문지와 의학적인 결과가 결합되어 사업장의 특성과 근로자의 건강장해를 가장 적절하게 찾아낼 수 있어야 하고 연구자, 보건관련 담당자, 노동자가 모두 목적에 맞게 사용할 수 있는 다양한 설문항목이 필요하다.

특히 노동의 사회심리적 요인을 산업, 직종별로 파악할 수 있는 보다 구체적인 설문지의 개발이 시급하다. 이를 위해서는 산업별, 직종별 사회심리적 요인과 건강장해에 관한 소규모 연구가 축적되어야 한다. 궁극적으로 설문지는 산업 특수적인, 직종 특수적인 항목이 포함되고 대상 산업과 직종에서 활용할 수 있는 한국형 설문지가 개발되어야 한다.

또한 평가도구 중 설문지의 경우 연구자, 보건관리자, 근로감독관, 직장의 근로자들이 다양한 목적으로 설문지를 활용할 수 있도록 문항수를 조정한 단축형 설문지가 개발되어야 한다. 예컨대 연구자의 경우 연구의 목적을 위해 세부항목이 삽입되어야 하고 근로자의 경우 단순한 문항만으로도 초기의 사회심리적 요인과 건강장해를 파악할 수 있도록 해야 한다. 근로감독관이 실제 사업장을 방문하여 체크할 수 있는 항목들이 포함된 설문지의 개발이 필요하다.

4. 노동의 사회심리적 요인과 건강장해에 대한 책자와 가이드라인 제시

노동의 사회심리적 요인과 건강장해에 관해 포괄적으로 이해할 수 있는 내용과 직장 내 이해 당사자 예컨대 기업주, 보건관리자, 근로자, 노동조합이 건강장해를 감소, 예방하기 위해 무엇을 해야 하는지에 관해 서술한 책자가 필요하다. 외국의 경우 각국에서 누구나 쉽게 이해할 수 있는 책자를 발간하고 있음은 이미 서술한 바 있다.

현재 직무스트레스는 산업안전보건법의 사업주의무조항과 산업안전보건규칙에 사회심리적인 요인이 서술되어 있긴 하지만 그 구체적인 내용이 부재하여 중요성을 인식하면서도 무엇이 문제인지, 어떻게 시작해야 되는지 혼란스러운 기업과 근로자에게 가이드 역할을 할 수 있다.

특히 ILO와 외국에서도 수많은 연구를 통해 발견된 직무스트레스 고위험 집단에 대해서는 특별히 상세한 가이드형식의 책자를 발간하고 집중적으로 관리하고 있다. 고위험 직종을 대상으로 구체적인 직종별 위험 요인과 관리에 대한 상세한 정보를 제공할 것이 요청된다.

5. 직무스트레스와 '정치'

다른 직업성 질병과 마찬가지로 직무스트레스 역시 한 사회에서 문제가 되었던 시기, 발단이 되는 계기가 있다. 이러한 계기로 인하여 직무스트레스에 대한 실태 조사가 진행되고 정부, 기업, 근로자 모두 사회적으로 직무스트레스 발생에 대한 '사회적 위험'에 대해 공감하고 문제를 해결하려는 노력을 보인다. 하지만 한 사회는 다양한 집단이 각기 상이한 이해를 가지고 직무스트레스의 발생원인과 해결방식을 모색하게 된다.

특히 여기서 중요한 것은 기업과 근로자의 입장차이로 각 당사자가 직무스트레스라는 문제를 어떻게 바라보고 있느냐는 점과 이에 따른 해결방식을 어떻게 시도하고 있는지가 관건이 된다. 예컨대 영국의 경우 기업주측이 'job stress(직무스트레스)'보다는 'life stress(직무 이외의 양육, 환경, 부양부담 등)'가 인간의 스트레스를 가중시키기 때문에 기업에서 할 수 있는 역할을 축소시키려는 경향을 보인다. 근로자의 경우 직무에서의 스트레스 발생원인이 매우 주요하고 이것이 해결되지 않고서는 스트레스의 해결은 볼 수 없다는 입장을 보인다. 따라서 기업은 스트레스의 원인이 직무로 인한 것인지 직무 외의 원인으로 인한 것인지에 대한 명백한 근거를 원하고 또 철저한 의학적인 기준에 근거한 보상절차를 밟기 원한다. 반면 근로자의 경우 직장 내의 물리적, 심리적 환경의 개선이 스트레스를 감소시키는 방안으로 인식하고 직장 내의 스트레스를 발생시키는 근원적인 원인을 제거해 줄 것을 요구하게 된다. 치료나 보상도 의학적인 한계로 인하여 포괄적인 보상과 치료를 원하게 된다. 이러한 상반된 입장은 결국 직무스트레스의 '정치의 장'에서 그 방향이 결정되는데 '정치의 장'이란 갈등되는 양 집단의 목소리 내기, 요구정도 등에 따라 직업병이 정치화되는 것을 말한다.

여기에서 중요한 역할을 하는 또 다른 당사자는 전문가 집단으로 전문가의 연구결과가 양 집단에 의해 다양한 방식으로 사용되고, 정부의 법적 조치와 사업장 내의 적용의 범위, 강도에 따라 한 사회의 직무스트레스 예방대책이 마련된다고 볼 수 있다. 이제 한국 사회에서 직무스트레스에 대한 초보적인 연구가 실시되고 있고 2003년 7월부터 개정된 산업안전보건법의 사업주의무 조항에 직무스트레스 예방조치가 명시된 만큼 우리도 직무스트레스의 정치의 장에 대비해야 될 때이다. 그 대비는 직무스트레스에 대한 사회적인 공론화와 외국의 경험을 통해 교훈을 얻고 합리적인 해결방식을 모색하는 것이다.

현재 연구의 차원에서 시행되어야 할 점은 각국에서 직무스트레스 관련하여 사회적으로 이슈화되었던 배경, 직무스트레스 문제인식과 해결과정에서의 갈등지점, 갈등의 해결양상, 정부의 지원과 제재, 사회적 차원에서의 공감대 형성여부 등에 초점을 맞추어 살펴보아야 한다.

6. 직무스트레스로 인한 의료 · 사회적 비용 추계

노동환경의 변화로 인한 근로자의 건강장해에 따른 의료적 비용과 근로자의 전반적 생활과 관련한 사회적 비용을 추계함으로써 예방의 중요성에 대한 근거 자료를 삼는다. 직접적, 간접적 의료비용, 결근, 임금, 사회보장비용 등의 사회적 비용도 전체 비용에 합산하여 계산한다.

7. 근육골격계질환과 직무스트레스의 상관성 확인과 대안마련

현재 우리사회에서 관심이 집중되고 있는 산업보건 사안은 근육골격계질환이다. 이미 많은 연구에서 근육골격계질환의 발생원인과 직무스트레스의 원인은 상당히 비슷한 요인들로 구성되고 있고 이 중 특히 노동의 사회심리적인 요인이 중요하다고 보고 있다(Aptel, 2002). 따라서 근육골격계질환과 직무스트레스 모델을 통합한 이론적 모델과 관리 방안에 대한 모색이 이루어져야 한다. 근육골격계질환에 대한 사회적 관심사는 직무스트레스로 이행될 것이라는 것이 외국의 역사적 경험과 직업병의 비중에서도 이미 나타난 바 이러한 연구가 시행된다면 보다 단기간에 걸쳐 예방의 효과와 건강장해를 감소시킬 수 있을 것으로 기대된다.

8. 가정과 직장 양립에 따른 스트레스 요인에 관한 연구

개인생활에 보다 중점을 두는 세대의 출현, 저출산, 주5일 근무제의 도입, 여성노동력의 증가 등으로 인하여 가정생활에 가치를 부여하는 세대가 증가하고, 직장에서 가정의 스트레스를 감소시켜야 하는 필요성이 증대되고 있다. 직무스트레스는 직장생활에서만 끝나는 것이 아니라 근로자의 삶의 다차원적인 영역이 직장으로 투영되는 효과를 가져온다. 특히 가정은 인간에게 매우 중요한 영역으로 직장과 가정 양립에 따른 스트레스 증가와 함께 가족친화적인 정책이나 직장 내에서 다양한 조처가 이루어지고 있는 것이 외국의 실정이다. 따라서 가정과 직장을 양립하면서 나타나는 스트레스 현황을 파악하고 스트레스 수준을 감소하기 위해 기업과 정부에서 취할 수 있는 정책이 필요하다.

9. 직무스트레스 연구인력 인프라 구축과 교육과정 구축

직무스트레스 연구는 그 성격상 다학제적(interdisciplinary)이다. 다양한 분야 즉 사회학, 경제학, 인사관리, 심리학, 노사관계 등의 사회과학과 의학이 결합되어야 폭넓은 연구와 장기적인 목표를 제시할 수 있다. 국내에서 노동의 사회심리적 환경에 대한 연구는 크게 두 가지로 분류할 수 있다. 첫 번째는 사회학, 경제학, 노사관계학, 정치학 등에서 꾸준하게 진행되어 온 노동시장의 변화, 노동과정의 변화, 기술 변화, 고용관계의 변화, 새로운 산업구조의 재편 등에 관한 연구로 다양한 업종을 대상으로 진행되고 있다. 이러한 부류의 연구는 국내의 상황을 국외의 환경 변화와 함께 다루면서 산업별, 기업별 변화과정을 보여주고 있다. 하지만 이러한 연구가 노동의 사회심리적 환경과 건강을 이해하는 데 있어 매우 중요한 자료임에도 불구하고 산업보건 분야에서 이러한 연구결과를 적극적으로 수용하고 적용하지는 못하였다. 한편 사회과학자 역시 노동의 사회심리적 환경의 변화와 건강을 연계하는 영역에 관심을 두지 않음으로써 사회과학과 산업보건의 두 학문영역의 교류가 매우 부족한 실정이다.

따라서 사회과학과 의학, 보건학 등 다른 연구 영역에서 노동환경 요인에 따른 건강장해 이해를 위한 교육과정의 개편이나 신설방안이 마련되어야 한다. 이는 단지 사회심리적 환경 요인의 연구 영역에만 국한되는 것이 아니라 산업안전보건의 진일보를 가져올 것으로 기대된다.

즉 교육과정에 포함되어져 할 내용과 향후 이를 어떻게 기존 교육과정에 삽입시킬 것인지, 인력배출은 어떻게 할 것인가에 대해 연구될 필요가 있다. 또한 의학적 접근, 양적 방법 이외에도 면접, 문헌분석 등의 질적 연구 등 사회심리적 요인을 파악할 수 있는 다양한 연구방법이 교과과정 속에 삽입될 필요가 있다. 이렇게 훈련된 교육생은 대상 기업을 상대로 전반적인 노동의 사회심리적 환경을 파악할 수 있을 것으로 기대된다.

V. 결론

이 장에서는 직무스트레스와 관련하여 다양한 연구과제에 대해 기술하고 연구와 함께 추진되어야 할 내용을 포괄하여 기술하였다. 결론적으로 향후 보다 활성화되어야 할 연구는 다음과 같다. 첫째로 노동의 환경이 변화하고 있다는 것을 알 수 있는 보다 정교한 측정도구와 감시체계개발이 필요하다. 둘째로 현재 우리는 사회경제적, 정치적, 기술적, 노동시장의 변화와 이러한 변화에 대한 조직적 반응, 개별근로자의 안전보건에 대한 영향에 관해 매우 제한적인 지식만을 가지고 있으므로 이러한 영역의 지식을 확대시켜 나가야 한다. 셋째로 근로자의 안전보건을 보장하기 위한 작업조직의 개입이나 예방이 취약하므로 이 부분에 대한 연구의 적극적 시행이 요청된다. 마지막으로 이러한 변화가 건강에 주는 영향에 관한 다양한 차원의 데이터 구축의 중요성을 인식하고 이에 대한 구체적인 방안을 마련하여야 할 것이다.

연구와 정책, 그리고 근로자의 삶의 질은 서로 불가분의 관계를 가지고 있다. 향후 직무스트레스 연구를 통해 보다 나은 노동환경을 조성하는 데 연구가 한몫을 해야 할 시기이다.

참고문헌

우종민 외. 직무스트레스의 통합적 예방 관리프로그램 개발. 한국산업안전공단 산업안전보건연구원 용역보고서. 2002.

장세진 외. 한국인직무스트레스의 측정도구 개발 및 표준화연구, 한국산업안전공단 산업안전보건연구원 용역보고서. 2004

장세진. 우리나라 직무스트레스의 실태. 한국산업안전공단 산업안전보건연구원. 직장인의 스트레스와 건강장해 예방전략. 2000.

정진주, 이선화. 한국여성근로자의 보건관리지침. 한국산업안전공단 산업안전보건연구원 보고서. 2002.

정진주. 병원 근로자의 직무스트레스 현황과 요인분석. 한국환경위생학회지. 2002; 28(3):72-76.

하미나 외. 한국인 직무스트레스와 건강영향에 관한 기획연구-기준상황 조사 및 측정도구 개발-. 한국산업안전공단 산업안전보건연구원 용역보고서. 2001.

하미나 외. 한국인직무스트레스의 측정도구 개발 및 표준화연구, 한국산업안전공단 산업안전보건연구원 용역보고서. 2003.

Aptel M, Cnockaert JC. Stress and work-related musculoskeletal disorders of the upper extremities. TUTB Newsletter. 2002;19-20:50-56.

Doyal, L. What makes women sick?: Gender and the political economy of health, New Brunswick: Ruters University Press. 1995.

European Commission, Guidance on work-related stress employment and social affairs, Health and safety at work Manuscript 1999.

Ferrie JE. Is job insecurity harmful to health? J R Soc Med. 2001; 94(2):71-76.

Karasek RA, Theorell, T. Healthy Work: Stress, productivity and the reconstruction of working life, New York: Basic Books. 1995.

Kristensen TS, Smith-Hansen L, Jansen N. The psychosocial work environment and the association with work-family conflict. Available from http://www.ami.dk/ presentations.aspx

Kristensen TS. Job stress and cardiovascular disease: A theoretic criticial review. JOHP 1996; 1(3):246-260.

Lindstorm K. Nordic Method for measuring psychosocial and social factors at work. 2002; no.19-20:48-49.

Quinlan M, Mayhew C, Bohle P. The global expansion of precarious employment, work disorganization, and consequences for occupational health: a review of recent research. Int J Health Serv 2001; 31(2):335-414.

Tudor O. Stress in Great Britain. TUTB Newsletter. 2002;19-20:26-30.

Vittorio DH, Mohtar M. Guidance for the prevention of stress and violence at the workplace. Ministry of Human Resource Malaysia. 2001.

Wolcott HF. Transforming qualitative data: description, analysis and interpretation. Thousand Oakes: Sage. 1994.

부 록

장세진, 고상백

I. 한국인 직무스트레스 측정도구

II. 한국어판 직무내용 설문

III. 한국어판 노력-보상 설문지

IV. 한국어판 NIOSH 직무스트레스 설문지

I. 한국인 직무스트레스 측정도구

1. 한국인 직무스트레스 측정도구 개발배경

직무스트레스에 관하여는 기존에 외국에서 개발된 설문도구가 다수 있으며, 이는 현대 산업사회의 특징적 구조 및 상황으로부터 비롯되는 유해한 근로환경에 대한 평가의 필요성으로부터 마련되었다. 그 중 일부는 오랜 시간에 걸쳐 많은 시행과 평가 수정과정을 거치면서 높은 수준의 타당성과 신뢰성을 확보한 것들도 있다. 그러나 이를 단순히 한국말로 번역하여서 사용하는 것만으로는 한국적 특수환경에서부터 비롯되는 한국적 작업현장의 직무스트레스를 제대로 평가하기에는 많은 한계를 가지고 있다. 이러한 문제를 해결하기 위해서는 한국적 상황, 한국인 근로자의 스트레스를 제대로 파악하는 측정도구가 필요하였다. 이에 한국형 직무스트레스 측정도구가 개발하기에 이르렀으며 그 구체적인 배경은 다음과 같다.

첫째, 기존의 직무스트레스 평가도구가 외국의 직무 환경을 배경으로 만들어져 있어 우리나라의 사회문화적 환경과 조직구조를 적절하게 반영하고 있다고 볼 수 없고 둘째, 기존도구를 사용하다보면 현실이 측정도구를 만들어내는 것이 아니라 기존의 측정도구가 현실을 만들어 내는 상황이 반복적으로 시행되어 결국 연구결과의 신뢰성에 의문이 제기되기 때문이다. 따라서 무엇보다도 우리나라의 직장인에 맞는 측정도구를 개발하여 현황과 원인을 파악하고, 설명 모델을 개발하는 연구의 필요성이 무엇보다 중요하게 대두되었다.

이에 직무스트레스에 대한 개념 정립 및 한국인 직무스트레스의 특성 규명, 이에 기반한 한국인 직무스트레스의 정확한 측정과 평가를 가능하게 해줄 수 있는 한국판 표준 직무스트레스 측정도구를 개발하였고, 이를 토대로 한 전국 규모의 직무스트레스 실태 연구 조사와 직무스트레스 관련 요인 및 영향에 대한 평가작업을 수행하였다. 구체적인 개발과정은 앞장 연구현황 및 과제에서 구체적으로 다루고 있다. 여기에서는 평가도구의 사용 방법 및 평가를 위한 규준을 제시하고자 하였다.

2. 한국인 직무스트레스를 구성하는 영역에 대한 정의

한국인 직무스트레스의 측정을 위한 도구는 총 43개 항목의 설문으로 구성되었으며, 일반적이고 보편적인 의미에서의 직무스트레스 요인을 평가하기 위하여 문항들이 구성되어 있다. 한국인 직무스트레스 측정도구는 8개의 영역으로 구성되어 있다. 구체적으로는 물리환경, 직무요구, 직무자율, 직무불안정, 관계갈등, 조직체계, 보상부적절, 직장문화로 구성되어 있다. 따라서 각 작업장별로 좀 더 구체적인 직무스트레스 요인은 별도의 분석 및 조사가 심층적으로 추가되어야 한다. 직무스트레스 요인을 구성하는 8개의 영역에 대한 조작적 정의는 다음과 같다.

- **"물리환경"**은 직무스트레스에 영향을 줄 수 있는 근로자가 처해 있는 일반적인 물리적인 환경을 일컫는 것으로서, 작업방식의 위험성, 공기의 오염, 신체부담 등을 말한다.
- **"직무요구"**는 직무에 대한 부담정도를 의미하며 시간적 압박, 업무량 증가, 업무 중 중단, 책임감, 과도한 직무부담 등이 여기에 속한다.
- **"직무자율"**은 직무에 대한 의사결정의 권한과 자신의 직무에 대한 재량활용성의 수준을 의미하며, 기술적 재량 및 자율성, 업무예측가능성, 직무수행권한 등이 이 범주에 포함된다.
- **"직무불안정"**은 자신의 직업 또는 직무에 대한 안정성의 정도로 구직기회, 고용불안정성 등이 여기에 속한다.
- **"관계갈등"**이라 함은 회사 내에서의 상사 및 동료 간의 도움 또는 지지부족 등의 대인관계를 평가하는 것이며 동료의 지지, 상사의 지지, 전반적 지지 등이 여기에 속한다.
- **"조직체계"**는 조직의 정략 및 운영체계, 조직의 자원, 조직 내 갈등, 합리적 의사소통 등의 직무스트레스 요인을 평가하는 것이다.
- **"보상부적절"**은 업무에 대하여 기대하고 있는 보상의 정도가 적절한지를 평가하는 것으로 존중, 내적 동기, 기대 부적합 등이 여기에 속한다.
- **"직장문화"**는 서양의 형식적 합리주의 직장문화와는 달리 한국적인 집단주의적 문화, 비합리적인 의사소통체계, 비공식적 직장문화 등의 직장문화 특징이 스트레스 요인으로 작용하는지를 평가한다.

3. 일반적 안내

한국인 직무스트레스 측정도구는 전국 30,146명의 근로자를 대상으로 신뢰도와 타당도 검증의 과정을 거쳐서 개발된 표준화된 측정도구이다. 그러나 향후 사용하는 과정에서 보완될 필요가 있으며, 현재 단계에서 사용할 경우에 필요한 사용법은 다음과 같다.

첫째, 이 평가도구는 설문지에 기반한 도구로서 응답자의 직무로 인한 스트레스 요인을 측정하고자 고안된 것이다. 특히 일반적인 한국인의 모든 직업에 적용할 수 있도록 고안되었다. 따라서 특정 직종군의 심층적인 직무스트레스 요인을 분석하기 위해서는 부가적인 평가가 필요하다.

둘째, 이 평가도구는 직장인의 직무스트레스 요인을 측정하는 데 주안점을 두었으며, 직무요구, 직무자율, 관계갈등, 직무불안정, 조직체계, 보상부적절, 직장문화 등의 주제를 다루고 있다. 물리환경 요인도 포함되고 있으나 이는 일반적인 차원에서 다루어졌기 때문이다. 개인적 성격에 관한 항목이나 직무 이외의 스트레스 원(예: 가정영역)은 포함되지 않았으므로, 이 두 측면은 사용자가 보충하여 사용하여야 할 것이다.

셋째, 이 평가도구는 스트레스의 결과로서의 증상 수준을 측정하는 것이 아니라 직무스트레스 요인을 평가하기 위한 것이다. 만약 사회심리적 스트레스 수준을 평가하려면 다른 측정도구를 활용하여야 한다.

넷째, 이 평가도구는 한국적 상황, 한국인 근로자의 직무스트레스의 원인을 제대로 파악하고자 개발된 것이다. 그러나 직무스트레스 요인을 평가하는 외국에서 개발된 설문도구도 다수 있으며, 그 중 일부는 오랜 시간에 걸쳐 많은 시행과 평가 수정과정을 거치면서 높은 수준의 타당성과 신뢰성을 확보한 것들도 있으므로 이들과 개발된 한국형 직무스트레스 측정도구를 함께 평가하여 종합적인 판단의 근거로 활용할 수 있다.

4. 직무스트레스 점수 산출 및 평가방법

직무스트레스의 수준과 규모, 크기 등을 해석할 때 일반적으로 사용되는 접근 방식은 두 가지이다. 하나는 규준(norms)에 입각한 접근 방법이며, 다른 하나는 준거(criteria)에 입각한 접근 방법이다. 규준에 입각한 접근은 일반 인구 집단의 점수 분포에 따라 개인의 점수와 집단의 평균을 해석하는 것이다. 이 방법은 단일한 기준이 없을 때 특히 유용하다. 연령이 다른 남성과 여성은 직무스트레스에 대해 달리 보고하기 때문에 이 그룹과 서로 다른 직업군에는 각각 다른 규준이 사용될 수 있다(Jenkinson 등, 1993; Garratt 등, 1993; Ware, 1993; Perneger 등, 1995). 반면 준거에 입각한 접근은 의학적 조건, 질병의 경중도, 보건의료 서비스의 이용 등에 관한 기준 변수(criterion variables)를 포함시켜 직무스트레스와의 관련성을 평가함으로써 직무스트레스의 수준과 규모, 크기 등이 의미하는 바를 해석하는 데 도움을 준다(Stewart 등, 1989; Mchorney 등, 1993; Ware, 1993). 여기에서는 규준에 입각한 접근 방법으로 근로자들의 직무스트레스를 평가하고 그 결과를 지침서에 제시하고자 하였다.

1) 한국인 직무스트레스 점수 산출 방법

한국인 직무스트레스는 각 문항별로 '전혀 그렇지 않다' '그렇지 않다' '그렇다' '매우 그렇다'로 응답하도록 하였고, 각각에 대해 1-2-3-4-점을 부여하였다. 점수가 높을수록 직무스트레스 요인이 높은 것으로 평가되는 문항은 1-2-3-4점을 그대로 두었고, 점수가 높을수록 직무스트레스 요인이 낮게 평가될 수 있는 문항은 4-3-2-1로 재코딩하여 개별 문항을 평가하였다.

한국인 직무스트레스의 전체적 평가는 각 영역별로 실제 점수를 단순 합산하는 방식과 100점으로 환산하는 방식이 있다. 첫째, 실제 점수를 각 영역별로 단순 합산하는 방식으로, 이 방법은 계산수식이 단순하여 산출에 용이하고 실제 점수를 전국 근로자의 점수분포와 직접 비교하는 장점이 있다. 그러나 이 방법은 각 8개 영역의 문항 수가 동일하지 않고, 한국인 직무스트레스 요인을 하나의 점수로 표현할 때 일부 영역 점수가 과도하게 반영될 수 있는 한계점이 있다. 둘째, 각 영역을 100점으로 환산하여 평가할 수 있는 방법으로 8개 영역의 점수를 아래의 수식과 같이 100점으로 환산하여 합산한 후 다시 이를 8로 나누는 방식이다. 이 방법은 첫째 방법이 갖는 단점을 보완할 수 있기 때문에 이 연구에서는 두 번째 방법으로 전체 직무스트레스 수준을 평가하였다. 여기서 단순 100점 환산이 아닌 아래 수식을 적용한 이유는 측정값의 분포가 치우치는 것을 피하고 정규분포에 근사하는 측정값을 얻기 위함이었다. 실제 점수를 100점으로 환산하는 수식은 다음과 같다. 만일 연구자가 위의 8개 영역에 대한 합산 점수를 갖고 직무스트레스를 총체적으로 보고자 할 때는 아래와 같은 방법으로 전체적인 직무스트레스 요인에 대한 평가를 할 수 있으나 해석시 주의를 필요로 한다.

각 영역별 환산 점수 = (실제 점수 − 문항 수)×100/(예상 가능한 최고 점수 − 문항 수)
직무스트레스 총 점수 = (각 8개 영역의 환산 점수의 총합)/8

2) 전국 근로자들의 직무스트레스 요인의 분포

전국 직장인들의 직무스트레스의 규준을 파악하기 위하여 전국 중앙값이 포함된 4분위수를 제시하였다. 한국형 직무스트레스 평가도구 환산 점수의 수준과 분포를 파악하기 위하여 평균, 표준편차, 4분위수를 제시하면 표 1과 같다. 물리환경의 평균은 50.40(표준편차 18.81)이었고, 4분위수는 각각 33.33, 55.56, 66.67점이었다. 직무요구도의 평균은 50.23(표준편차 18.81)이었고, 4분위수는 각각 41.67, 50.00, 58.33점이었다. 직무자율성의 평균은 54.02(표준편차 12.43)이었고, 4분위수는 각각 46.67, 53.33, 60.00점이었다. 관계갈등의 평균은 40.25(표준편차 13.07)이었고, 4분위수는 각각 33.33, 33.33, 50.00점이었다. 직무불안정의 평균은 52.83(표준편차 12.75)이었고, 4분위수는 각각 44.44, 50.00, 61.11점이었다. 조직체계의 평균은 53.50(표준편차 15.10)이었고, 4분위수는 각각 42.86, 52.38, 61.90점이었다. 보상부적절의 평균은 51.42(표준편차 14.42)이었고, 4분위수는 각각 38.89, 50.00, 61.11점이었다. 직장문화의 평균은 40.93(표준편차 13.28)이었고, 4분위수는 각각 33.33, 41.67, 50.00점이었다.

표 1. 한국인 직무스트레스 평가도구 환산 점수의 각 영역별 평균, 표준편차, 4분위수

구분	평균±표준편차	Median	Percentiles		
			25	50	75
물리환경	50.40±18.81	55.56	33.33	55.56	66.67
직무요구	50.23±12.98	50.00	41.67	50.00	58.33
직무자율	54.02±12.43	53.33	46.67	53.33	60.00
관계갈등	40.25±13.07	33.33	33.33	33.33	50.00
직무불안정	52.83±12.75	50.00	44.44	50.00	61.11
조직체계	53.50±15.10	52.38	42.86	52.38	61.90
보상부적절	51.42±14.42	50.00	38.89	50.00	61.11
직장문화	40.93±13.28	41.67	33.33	41.67	50.00
전체 총점	49.08±8.42	48.66	43.49	48.66	54.15

5. 한국인 직무스트레스 측정도구의 참고치

1) 한국인 직무스트레스 측정도구(기본형)

한국인 직무스트레스의 규준을 마련하기 위해 측정도구를 각 영역별로 100점으로 환산하여 전국 중앙값이 포함된 4분위수를 제시하였다. 따라서 한국인 직무스트레스 평가표는 대상 근로자의 실제 점수와 회사(또는 부서) 평균 점수 및 전국 근로자의 4분위수를 제시하여 대상 근로자의 직무스트레스 점수가 어떤 범위에 포함되는가에 대한 정보를 제공하여 평가 및 관리의 기준으로 삼고자 하였다.

표 2. 한국인 직무스트레스 기본형 참고치(남자용)

항목	본인 점수	회사 평균	참고치				점수의 의미
			하위 25%	하위 50%	상위 50%	상위 25%	
물리환경			33.3 이하	33.4~44.4	44.5~66.6	66.7 이상	점수가 높을수록 물리환경이 상대적으로 나쁘다.
직무요구			41.6 이하	41.7~50.0	50.1~58.3	58.4 이상	점수가 높을수록 직무요구도가 상대적으로 높다.
직무자율			46.6 이하	46.7~53.3	53.4~60.0	60.1 이상	점수가 높을수록 직무자율성이 상대적으로 낮다.
관계갈등			–	33.3 이하	33.4~50.0	50.1 이상	점수가 높을수록 관계갈등이 상대적으로 높다.
직업불안정			44.4 이하	44.5~50.0	50.1~61.1	61.2 이상	점수가 높을수록 직업이 상대적으로 불안정하다.
조직체계			42.8 이하	42.9~52.3	52.4~61.9	62.0 이상	점수가 높을수록 조직이 상대적으로 체계적이지 않다.
보상부적절			55.5 이하	55.6~66.6	66.7~77.7	77.8 이상	점수가 높을수록 보상체계가 상대적으로 부적절하다.
직장문화			33.3 이하	33.4~41.6	41.7~50.0	50.1 이상	점수가 높을수록 직장문화가 상대적으로 스트레스 요인이다.
기본형총점			45.0 이하	45.1~50.7	50.8~56.5	56.6 이상	점수가 높을수록 직무스트레스가 상대적으로 높다.

표 3. 한국인 직무스트레스 기본형 참고치(여자용)

항목	본인 점수	회사 평균	참고치				점수의 의미
			하위 25%	하위 50%	상위 50%	상위 25%	
물리환경			33.3 이하	33.4~44.4	44.5~55.5	55.6 이상	점수가 높을수록 물리환경이 상대적으로 나쁘다.
직무요구			41.6 이하	41.7~54.1	54.2~62.5	62.6 이상	점수가 높을수록 직무요구도가 상대적으로 높다.
직무자율			53.3 이하	53.4~60.0	60.1~66.6	66.7 이상	점수가 높을수록 직무자율성이 상대적으로 낮다.
관계갈등			–	33.3 이하	33.4~41.6	41.7 이상	점수가 높을수록 관계갈등이 상대적으로 높다.
직업불안정			38.8 이하	38.9~50.0	50.1~55.5	55.6 이상	점수가 높을수록 직업이 상대적으로 불안정하다.
조직체계			42.8 이하	42.9~52.3	52.4~61.9	62.0 이상	점수가 높을수록 조직이 상대적으로 체계적이지 않다.
보상부적절			55.5 이하	55.6~66.6	66.7~77.7	77.8 이상	점수가 높을수록 보상체계가 상대적으로 부적절하다.
직장문화			33.3 이하	33.4~41.6	41.7~50.0	50.1 이상	점수가 높을수록 직장문화가 상대적으로 스트레스 요인이다.
기본형총점			49.5 이하	49.6~51.1	51.2~56.6	56.7 이상	점수가 높을수록 직무스트레스가 상대적으로 높다.

2) 한국인 직무스트레스 측정도구(단축형)

한국인 직무스트레스 측정도구 43문항은 다소 문항 수가 많고, 다른 사회인구학적 특성 및 작업관련 특성을 조사하면서 직무스트레스 요인 이외의 결과변수를 첨가하여 조사하면 설문지의 분량이 많아진다는 단점이 있다. 따라서 한국인 직무스트레스 측정도구가 우리나라 근로자의 중요한 스트레스 원이 무엇인지를 확인할 수 있으면서, 동시에 현장에서 쉽게 적용할 수 있는 현장진단용 단축형 측정도구가 필요하다.

따라서 단축형을 개발하기 위해 문항내적일치도, 문항판별타당도 및 요인분석에서 부적절한 문항을 기본형에서 삭제하였다. 전문가 회의를 통해 최종 평가하였고, 직무스트레스 영역 중 물리환경 영역은 특정의 직종에 해당되는 경향이 있어 단축형에서 제외하기로 하였으며, 직장문화는 선택형으로 사용자 판단에 맡기기로 하였다. 단축형 설문지의 각 영역별 문항을 기본형의 문항번호로 정리하면 아래와 같다.

직무요구 : 기본형 문항번호 4, 6, 9, 11
직무자율 : 기본형 문항번호 12, 14, 15, 16
관계갈등 : 기본형 문항번호 17, 18, 19
직무불안정 : 기본형 문항번호 23, 26
조직체계 : 기본형 문항번호 27, 28, 29, 31
보상부적절 : 기본형 문항번호 36, 38, 39
직장문화 : 기본형 문항번호 40, 41, 42, 43

표 4. 한국인 직무스트레스 단축형 참고치(남자용)

항목	본인 점수	회사 평균	참고치				점수의 의미
			하위 25%	하위 50%	상위 50%	상위 25%	
직무요구			41.6 이하	41.7~50.0	50.1~58.3	58.4 이상	점수가 높을수록 직무요구도가 상대적으로 높다.
직무자율			41.6 이하	41.7~50.0	50.1~66.6	66.7 이상	점수가 높을수록 직무자율성이 상대적으로 낮다.
관계갈등			–	33.3 이하	33.4~44.4	44.5 이상	점수가 높을수록 관계갈등이 상대적으로 높다.
직무불안정			33.3 이하	33.4~50.0	50.1~66.6	66.7 이상	점수가 높을수록 직무가 상대적으로 불안정하다.
조직체계			41.6 이하	41.7~50.0	50.1~66.6	66.7 이상	점수가 높을수록 조직이 상대적으로 체계적이지 않다.
보상부적절			33.3 이하	33.4~55.5	55.6~66.6	66.7 이상	점수가 높을수록 보상체계가 상대적으로 부적절하다.
직장문화			33.3 이하	33.4~41.6	41.7~50.0	50.1 이상	점수가 높을수록 직장문화가 상대적으로 스트레스 요인이다.
단축형총점			42.4 이하	42.5~48.4	48.5~54.7	54.8 이상	점수가 높을수록 직무스트레스가 상대적으로 높다.

표 5. 한국인 직무스트레스 단축형 참고치(여자용)

항목	본인 점수	회사 평균	참고치				점수의 의미
			하위 25%	하위 50%	상위 50%	상위 25%	
직무요구			50.0 이하	50.1~58.3	58.4~66.6	66.7 이상	점수가 높을수록 직무요구도가 상대적으로 높다.
직무자율			50.0 이하	50.1~58.3	58.4~66.6	66.7 이상	점수가 높을수록 직무자율성이 상대적으로 낮다.
관계갈등			–	33.3 이하	33.4~44.4	44.5 이상	점수가 높을수록 관계갈등이 상대적으로 높다.
직무불안정			–	33.3 이하	33.4~50.0	50.1 이상	점수가 높을수록 직무가 상대적으로 불안정하다.
조직체계			41.6 이하	41.7~50.0	50.1~66.6	66.7 이상	점수가 높을수록 조직이 상대적으로 체계적이지 않다.
보상부적절			44.4 이하	44.5~55.5	55.6~66.6	66.7 이상	점수가 높을수록 보상체계가 상대적으로 부적절하다.
직장문화			33.3 이하	33.4~41.6	41.7~50.0	50.1 이상	점수가 높을수록 직장문화가 상대적으로 스트레스 요인이다.
단축형총점			44.4 이하	44.5~50.0	50.1~55.6	56.0 이상	점수가 높을수록 상대적으로 직무스트레스가 높다.

표 6. 한국인 직무스트레스 측정도구 – 기본형

설문 내용	전혀 그렇지 않다	그렇지 않다	그렇다	매우 그렇다
1. 근무 장소가 깨끗하고 쾌적하다.	4	3	2	1
2. 내 일은 위험하며 사고를 당할 가능성이 있다.	1	2	3	4
3. 내 업무는 불편한 자세로 오랫동안 일을 해야 한다.	1	2	3	4
4. 나는 일이 많아 항상 시간에 쫓기며 일한다.	1	2	3	4
5. 현재 하던 일을 끝내기 전에 다른 일을 하도록 지시받는다.	1	2	3	4
6. 업무량이 현저하게 증가하였다.	1	2	3	4
7. 나는 동료나 부하직원을 돌보고 책임져야 할 부담을 안고 있다.	1	2	3	4

표 6. 한국인 직무스트레스 측정도구 – 기본형

설문 내용	전혀 그렇지 않다	그렇지 않다	그렇다	매우 그렇다
8. 내 업무는 장시간 동안 집중력이 요구된다.	1	2	3	4
9. 업무수행 중에 충분한 휴식(짬)이 주어진다.	4	3	2	1
10. 일이 많아서 직장과 가정에 다 잘하기가 힘들다.	1	2	3	4
11. 여러 가지 일을 동시에 해야 한다.	1	2	3	4
12. 내 업무는 창의력을 필요로 한다.	4	3	2	1
13. 업무관련 사항(업무의 일정, 업무량, 회의시간 등)이 예고 없이 갑작스럽게 정해지거나 바뀐다.	1	2	3	4
14. 내 업무를 수행하기 위해서는 높은 수준의 기술이나 지식이 필요하다.	4	3	2	1
15. 작업시간, 업무수행과정에서 나에게 결정할 권한이 주어지며 영향력을 행사할 수 있다.	4	3	2	1
16. 나의 업무량과 작업스케줄을 스스로 조절할 수 있다.	4	3	2	1
17. 나의 상사는 업무를 완료하는 데 도움을 준다.	4	3	2	1
18. 나의 동료는 업무를 완료하는 데 도움을 준다.	4	3	2	1
19. 직장에서 내가 힘들 때 내가 힘들다는 것을 알아주고 이해해 주는 사람이 있다.	4	3	2	1
20. 직장생활의 고충을 함께 나눌 동료가 있다.	4	3	2	1
21. 지금의 직장을 옮겨도 나에게 적합한 새로운 일을 쉽게 찾을 수 있다.	4	3	2	1
22. 현재의 직장을 그만두어도 현재 수준만큼의 직업(직장)을 쉽게 구할 수 있다.	4	3	2	1
23. 직장 사정이 불안하여 미래가 불확실하다.	1	2	3	4
24. 나의 직업은 실직하거나 해고당할 염려가 없다.	4	3	2	1
25. 앞으로 2년 동안 현재의 내 직업을 잃을 가능성이 있다.	1	2	3	4
26. 나의 근무조건이나 상황에 바람직하지 못한 변화(예: 구조조정)가 있었거나 있을 것으로 예상된다.	1	2	3	4
27. 우리 직장은 근무평가, 인사제도(승진, 부서배치 등)가 공정하고 합리적이다.	4	3	2	1

표 6. 한국인 직무스트레스 측정도구 – 기본형

설문 내용	전혀 그렇지 않다	그렇지 않다	그렇다	매우 그렇다
28. 업무수행에 필요한 인원, 공간, 시설, 장비, 훈련 등의 지원이 잘 이루어지고 있다.	4	3	2	1
29. 우리 부서와 타 부서 간에는 마찰이 없고 업무협조가 잘 이루어진다.	4	3	2	1
30. 근로자, 간부, 경영주 모두가 직장을 위해 한마음으로 일을 한다.	4	3	2	1
31. 일에 대한 나의 생각을 반영할 수 있는 기회와 통로가 있다.	4	3	2	1
32. 나의 경력개발과 승진은 무난히 잘 될 것으로 예상한다.	4	3	2	1
33. 나의 현재 직위는 나의 교육 및 경력에 비추어볼 때 적절하다.	4	3	2	1
34. 나의 직업은 내가 평소 기대했던 것에 미치지 못한다.	1	2	3	4
35. 나의 모든 노력과 업적을 고려할 때 내 봉급/수입은 적절하다.	4	3	2	1
36. 나의 모든 노력과 업적을 고려할 때, 나는 직장에서 제대로 존중과 신임을 받고 있다.	4	3	2	1
37. 나는 지금 하는 일에 흥미를 느낀다.	4	3	2	1
38. 내 사정이 앞으로 더 좋아질 것을 생각하면 힘든 줄 모르고 일하게 된다.	4	3	2	1
39. 나의 능력을 개발하고 발휘할 수 있는 기회가 주어진다.	4	3	2	1
40. 회식자리가 불편하다.	1	2	3	4
41. 기준이나 일관성이 없는 상태로 업무 지시를 받는다.	1	2	3	4
42. 직장의 분위기가 권위적이고 수직적이다.	1	2	3	4
43. 남성, 여성이라는 성적인 차이 때문에 불이익을 받는다.	1	2	3	4

표 7. 한국인 직무스트레스 측정도구 – 단축형

설문 내용	전혀 그렇지 않다	그렇지 않다	그렇다	매우 그렇다
1. 나는 일이 많아 항상 시간에 쫓기며 일한다.	1	2	3	4
2. 업무량이 현저하게 증가하였다.	1	2	3	4
3. 업무수행 중에 충분한 휴식(짬)이 주어진다.	4	3	2	1
4. 여러 가지 일을 한꺼번에 해야 한다.	1	2	3	4
5. 내 업무는 창의력을 필요로 한다.	4	3	2	1
6. 내 업무를 수행하기 위해서는 높은 수준의 기술이나 지식이 필요하다.	4	3	2	1
7. 작업시간, 업무수행과정에서 나에게 대해 결정할 권한이 주어지며 영향력을 행사할 수 있다.	4	3	2	1
8. 나의 업무량과 작업스케줄을 스스로 조절할 수 있다.	4	3	2	1
9. 나의 상사는 업무를 완료하는 데 도움을 준다.	4	3	2	1
10. 나의 동료는 업무를 완료하는 데 도움을 준다.	4	3	2	1
11. 직장에서 내가 힘들 때 내가 힘들다는 것을 알아주고 이해해 주는 사람이 있다.	4	3	2	1
12. 직장사정이 불안하여 미래가 불확실하다.	1	2	3	4
13. 나의 근무조건이나 상황에 바람직하지 못한 변화(예: 구조조정)가 있었거나 있을 것으로 예상된다.	1	2	3	4
14. 우리 직장은 근무평가, 인사제도(승진, 부서배치 등)가 공정하고 합리적이다.	4	3	2	1
15. 업무수행에 필요한 인원, 공간, 시설, 장비, 훈련 등의 지원이 잘 이루어지고 있다.	4	3	2	1
16. 우리 부서와 타 부서 간에는 마찰이 없고 업무협조가 잘 이루어진다.	4	3	2	1
17. 일에 대한 나의 생각을 반영할 수 있는 기회와 통로가 있다.	4	3	2	1
18. 나의 모든 노력과 업적을 고려할 때, 나는 직장에서 제대로 존중과 신임을 받고 있다.	4	3	2	1
19. 내 사정이 앞으로 더 좋아질 것을 생각하면 힘든 줄 모르고 일하게 된다.	4	3	2	1
20. 나의 능력을 개발하고 발휘할 수 있는 기회가 주어진다.	4	3	2	1
21. 회식자리가 불편하다.	1	2	3	4
22. 기준이나 일관성이 없는 상태로 업무 지시를 받는다.	1	2	3	4
23. 직장의 분위기가 권위적이고 수직적이다.	1	2	3	4
24. 남성, 여성이라는 성적인 차이 때문에 불이익을 받는다.	1	2	3	4

II. 한국어판 직무내용 설문(45 추천문항)[JCQ-K(45q), 2004]

(원 설문지〈v1.5,10/96〉 문항번호. 영역별 문항번호)

1. 내 업무를 수행하기 위해서는 새로운 것을 배워야 한다.(Q3. SD1)
   ☐ 전혀 그렇지 않다. ☐ 그렇지 않다. ☐ 그렇다. ☐ 매우 그렇다.

2. 내 업무는 매우 반복적이다.(Q4. SD2)
   ☐ 전혀 그렇지 않다. ☐ 그렇지 않다. ☐ 그렇다. ☐ 매우 그렇다.

3. 내 업무는 창의력을 필요로 한다.(Q5. SD3)
   ☐ 전혀 그렇지 않다. ☐ 그렇지 않다. ☐ 그렇다. ☐ 매우 그렇다.

4. 나는 내 업무에 대해 결정권을 많이 가지고 있다.(Q6. DA1)
   ☐ 전혀 그렇지 않다. ☐ 그렇지 않다. ☐ 그렇다. ☐ 매우 그렇다.

5. 내 업무는 높은 수준의 기술을 요구한다.(Q7. SD4)
   ☐ 전혀 그렇지 않다. ☐ 그렇지 않다. ☐ 그렇다. ☐ 매우 그렇다.

6. 내 업무에 있어 작업방식을 결정할 권한이 내게는 거의 없다.(Q8. DA2)
   ☐ 전혀 그렇지 않다. ☐ 그렇지 않다. ☐ 그렇다. ☐ 매우 그렇다.

7. 나의 업무에서는 여러 가지 다양한 일을 해야 한다.(Q9. SD5)
   ☐ 전혀 그렇지 않다. ☐ 그렇지 않다. ☐ 그렇다. ☐ 매우 그렇다.

8. 나는 내 업무의 진행에 관하여 발언권이 크다.(Q10. DA3)
   ☐ 전혀 그렇지 않다. ☐ 그렇지 않다. ☐ 그렇다. ☐ 매우 그렇다.

9. 나만의 특별한 능력을 개발할 수 있는 기회가 주어진다.(Q11. SD6)
   ☐ 전혀 그렇지 않다. ☐ 그렇지 않다. ☐ 그렇다. ☐ 매우 그렇다.

10. 귀하의 작업단위(부서)에는 몇 명의 사람들이 속해 있습니까?(Q12. MD1)
    ☐ 혼자 일함(해당 없음) ☐ 2~5명 ☐ 6~10명 ☐ 11~20명 ☐ 21명 이상

11. 나는 우리 작업단위(부서) 내에서 결정되는 사안에 대해 상당한 영향력을 가지고 있다.(Q13A. MD2)
    ☐ 혼자 일함(해당 없음) ☐전혀 그렇지 않다. ☐그렇지 않다.
    ☐그렇다. ☐매우 그렇다.

12. 내가 속한 작업단위(부서)는 민주적으로 의사결정을 한다.(Q13B. MD3)
☐ 혼자 일함(해당 없음) ☐전혀 그렇지 않다. ☐그렇지 않다.
☐그렇다. ☐매우 그렇다.

13. 회사의 정책이 결정될 때 내 생각이 반영될 가능성이 약간은 있다.(예: 고용, 해고, 임금수준, 직장폐쇄, 새로운 장비의 구매 등등)(Q14. MD4)
☐ 전혀 그렇지 않다. ☐ 그렇지 않다. ☐ 그렇다. ☐ 매우 그렇다.

14. 다른 사람들을 관리 감독하는 것이 내 업무 중의 일부이다.(관리 감독 대상자 수는 몇 명입니까?)(Q15. MD5)
☐ 그렇지 않다. ☐ 그렇다. 1~4명 정도 ☐ 그렇다. 5~10명 정도
☐ 그렇다. 11~20명 정도 ☐ 그렇다. 20명 이상

15. 나는 노동조합이나 노동자 협의회(노사 협의체 혹은 근로자 협의회 등)의 일원이다.(Q16. MD6)
☐ 그렇다. ☐ 아니다.

16. 내가 속한 노조나 노동자 협의회는 회사의 정책에 영향을 미친다.(Q17. MD7)
☐ 회원 아님 ☐ 전혀 그렇지 않다.
☐ 그렇지 않다. ☐ 그렇다.☐ 매우 그렇다.

17. 나는 노조나 노동자 협의회의 정책에 영향을 미칠 수 있다.(Q18. MD8)
☐ 회원 아님 ☐ 전혀 그렇지 않다. ☐ 그렇지 않다.
☐ 그렇다. ☐ 매우 그렇다.

18. 내 업무는 매우 빠른 속도로 해야 되는 일이다.(Q19. Ps.D1)
☐ 전혀 그렇지 않다. ☐ 그렇지 않다. ☐ 그렇다. ☐ 매우 그렇다.

19. 내 업무는 굉장히 열심히 해야 되는 일이다.(Q20. Ps.D2)
☐ 전혀 그렇지 않다. ☐ 그렇지 않다. ☐ 그렇다. ☐ 매우 그렇다.

20. 내 업무는 육체적인 노력(노동)을 많이 필요로 한다.(Q21. Ph.D1)
☐ 전혀 그렇지 않다. ☐ 그렇지 않다. ☐ 그렇다. ☐ 매우 그렇다.

21. 업무량이 너무 많을 정도는 아니다.(Q22. Ps.D3)
☐ 전혀 그렇지 않다. ☐ 그렇지 않다. ☐ 그렇다. ☐ 매우 그렇다.

22. 나는 일을 마무리하기까지 충분한 시간이 주어진다.(Q23. Ps.D4)
☐ 전혀 그렇지 않다. ☐ 그렇지 않다. ☐ 그렇다. ☐ 매우 그렇다.

23. 내 업무는 매우 무거운 중량물을 들거나 옮기는 일이 많다.(Q24. Ph.D2)
☐ 전혀 그렇지 않다. ☐ 그렇지 않다. ☐ 그렇다. ☐ 매우 그렇다.

24. 내 업무는 계속적으로 신속하게 움직여야 하는 일이다.(Q25. Ph.D3)
☐ 전혀 그렇지 않다. ☐ 그렇지 않다. ☐ 그렇다. ☐ 매우 그렇다.

25. 직장에서 다른 사람들로부터 서로 상반되는 요구를 받는 일은 없다.(Q26. Ps.D5)
☐ 전혀 그렇지 않다. ☐ 그렇지 않다. ☐ 그렇다. ☐ 매우 그렇다.

26. 몸의 자세가 불편한 상태로 장시간 일해야 하는 경우가 종종 있다.(Q30. Ph.D4)
☐ 전혀 그렇지 않다. ☐ 그렇지 않다. ☐ 그렇다. ☐ 매우 그렇다.

27. 머리 또는 팔이 불편한 자세로 오랫동안 일해야 한다.(Q31. Ph.D5)
☐ 전혀 그렇지 않다. ☐ 그렇지 않다. ☐ 그렇다. ☐ 매우 그렇다.

28. 귀하의 직업은 얼마나 안정적입니까?(Q33. JI1)
☐ 규칙적이고 안정적이다. ☐ 계절별로 일한다.
☐ 해고가 잦다. ☐ 계절별로 일하고 해고도 잦다.
☐ 기타

29. 내 직업은 해고당할 염려가 별로 없다.(Q34. JI2)
☐ 전혀 그렇지 않다. ☐ 그렇지 않다. ☐ 그렇다. ☐ 매우 그렇다.

30. 지난 일 년 동안 귀하는 얼마나 자주 실직 또는 해고의 위험을 겪었습니까?(Q35. JI3)
☐ 없음 ☐ 한 번 ☐ 한 번 이상
☐ 계속적으로 ☐ 실제 해고되었음

31. 때로 사람들은 유지하고 싶은 직업을 영영 잃어버리기도 합니다. 앞으로 2년 동안 귀하가 현재의 직업을 잃을 가능성이 있다고 생각하십니까?(Q36. JI4)
☐ 전혀 그럴 것 같지 않다. ☐ 별로 그럴 것 같지 않다.
☐ 약간 그럴 것 같다. ☐ 매우 그럴 것 같다.

32. 나의 경력개발과 승진은 무난히 잘 될 것으로 예상한다.(Q37. JI5)
☐ 전혀 그렇지 않다. ☐ 그렇지 않다. ☐ 그렇다. ☐ 매우 그렇다.

33. 앞으로 5년 동안 내 기술은 여전히 가치가 있을 것이다.(Q38. JI6)
☐ 전혀 그렇지 않다. ☐ 그렇지 않다. ☐ 그렇다. ☐ 매우 그렇다.

34. 나의 상사는 아랫사람들의 복지에 관심을 가지고 있다.(Q48. SS1)
☐ 전혀 그렇지 않다. ☐ 그렇지 않다. ☐ 그렇다. ☐ 매우 그렇다.
☐ 상사가 없음

35. 나의 상사는 내 말에 귀를 기울인다.(Q49. SS2)
☐ 전혀 그렇지 않다. ☐ 그렇지 않다. ☐ 그렇다. ☐ 매우 그렇다.
☐ 상사가 없음

36. 나는 상사로부터 화풀이를 당하거나 갈등을 겪는 수가 있다.(Q50. SS3)
☐ 전혀 그렇지 않다. ☐ 그렇지 않다. ☐ 그렇다. ☐ 매우 그렇다.
☐ 상사가 없음

37. 나의 상사는 업무를 완수하는 데 도움이 된다.(Q51. SS4)
☐ 전혀 그렇지 않다. ☐ 그렇지 않다. ☐ 그렇다. ☐ 매우 그렇다.
☐ 상사가 없음

38. 나의 상사는 사람들이 같이 일을 하게끔 하는 데 능하다.(Q52. SS5)
☐ 전혀 그렇지 않다. ☐ 그렇지 않다. ☐ 그렇다. ☐ 매우 그렇다.
☐ 상사가 없음

39. 나의 동료들은 각자의 일에 유능한 사람들이다.(Q53. CS1)
☐ 전혀 그렇지 않다. ☐ 그렇지 않다. ☐ 그렇다. ☐ 매우 그렇다.

40. 나의 직장 동료들은 나에게 개인적으로 관심을 보여 준다.(Q54. CS2)
☐ 전혀 그렇지 않다. ☐ 그렇지 않다. ☐ 그렇다. ☐ 매우 그렇다.

41. 나는 직장 동료들로부터 화풀이를 당하거나 갈등을 겪는 수가 있다.(Q55. CS3)
☐ 전혀 그렇지 않다. ☐ 그렇지 않다. ☐ 그렇다. ☐ 매우 그렇다.

42. 나의 직장 동료들은 친절하다.(Q56. CS4)
☐ 전혀 그렇지 않다. ☐ 그렇지 않다. ☐ 그렇다. ☐ 매우 그렇다.

43. 나의 직장 동료들은 서로서로 협조하며 일하는 것을 격려해 준다.(Q57. CS5)

☐ 전혀 그렇지 않다. ☐ 그렇지 않다. ☐ 그렇다. ☐ 매우 그렇다.

44. 나의 직장 동료들은 업무를 완수하는 데 도움이 된다.(Q58. CS6)

☐ 전혀 그렇지 않다. ☐ 그렇지 않다. ☐ 그렇다. ☐ 매우 그렇다.

45. 귀하가 하는 일은 다음 중 어느 수준의 기술이 필요하다고 생각하십니까? (귀하의 교육수준과 같을 필요는 없습니다.)(QIV-5. SD7)

☐ 초등학교 졸업 ☐ 중학교 졸업 ☐ 고등학교 졸업

☐ 전문대학 또는 4년제 일부 수료 ☐ 4년제 대학 졸업 ☐ 대학원

III. 한국어판 노력-보상 설문지(ERI-K, 2004)

귀하에 대한 아래의 각 설명에 대해, 먼저 "그렇다" 또는 "그렇지 않다"로 답해 주십시오. 화살표(⇒) 다음에는 그 상황 때문에 대체로 얼마나 괴로운지를 표시해 주십시오. 빠짐없이 답해주시면 감사하겠습니다.

ERI1 나는 일이 많아 항상 시간에 쫓긴다.

그렇지 않다. --- ☐

그렇다. ------ ☐ ⇒ ----------- ☐ 전혀 괴롭지 않다.

☐ 조금 괴롭다.

☐ 괴롭다.

☐ 매우 괴롭다.

ERI2 나는 일하다가 중단되거나 방해를 받는 경우가 많다.

그렇지 않다. --- ☐

그렇다. ------- ☐ ⇒ ----------- ☐ 전혀 괴롭지 않다.

☐ 조금 괴롭다.

☐ 괴롭다.

☐ 매우 괴롭다.

ERI3 나는 일을 하는 데 있어 책임이 막중하다.

그렇지 않다. --- ☐

그렇다. ------- ☐ ⇒ ----------- ☐ 전혀 괴롭지 않다.

☐ 조금 괴롭다.

☐ 괴롭다.

☐ 매우 괴롭다.

ERI4 나는 자주 근무시간을 넘겨서까지 일하도록 압박을 받는다.

그렇지 않다. --- ☐

그렇다. ------- ☐ ⇒ ----------- ☐ 전혀 괴롭지 않다.

☐ 조금 괴롭다.

☐ 괴롭다.

☐ 매우 괴롭다.

ERI5 나의 일은 신체적으로 힘들다.

그렇지 않다. --- ☐

그렇다. ------- ☐ ⇒ ----------- ☐ 전혀 괴롭지 않다.

☐ 조금 괴롭다.

☐ 괴롭다.

☐ 매우 괴롭다.

ERI6 지난 수년 동안, 나의 일은 점점 더 힘들어졌다.

그렇지 않다. --- ☐

그렇다. ------- ☐ ⇒ ----------- ☐ 전혀 괴롭지 않다.

☐ 조금 괴롭다.

☐ 괴롭다.

☐ 매우 괴롭다.

ERI7 나는 상사로부터 제대로 존중을 받고 있다.

그렇다. ------- ☐

그렇지 않다. --- ☐ ⇒ ----------- ☐ 전혀 괴롭지 않다.

☐ 조금 괴롭다.

☐ 괴롭다.

☐ 매우 괴롭다.

ERI8 나는 동료로부터 제대로 존중을 받고 있다.

그렇다. ------- ☐

그렇지 않다. --- ☐ ⇒ ----------- ☐ 전혀 괴롭지 않다.

☐ 조금 괴롭다.

☐ 괴롭다.

☐ 매우 괴롭다.

ERI9 나는 어려움에 처했을 때 적절한 지원을 받는다.

그렇다. ------- ☐

그렇지 않다. --- ☐ ⇒ ----------- ☐ 전혀 괴롭지 않다.

☐ 조금 괴롭다.

☐ 괴롭다.
☐ 매우 괴롭다.

ERI10 나는 직장에서 부당한 대우를 받고 있다.

그렇지 않다. --- ☐
그렇다. ------- ☐ ⇒ ----------- ☐ 전혀 괴롭지 않다.
☐ 조금 괴롭다.
☐ 괴롭다.
☐ 매우 괴롭다.

ERI11 나의 일은 승진할 전망이 나쁘다.

그렇지 않다. --- ☐
그렇다. ------- ☐ ⇒ ----------- ☐ 전혀 괴롭지 않다.
☐ 조금 괴롭다.
☐ 괴롭다.
☐ 매우 괴롭다.

ERI12 나의 근무조건에 바람직하지 못한 변화가 있었거나 있을 것으로 예상된다.

그렇지 않다. --- ☐
그렇다. ------- ☐ ⇒ ----------- ☐ 전혀 괴롭지 않다.
☐ 조금 괴롭다.
☐ 괴롭다.
☐ 매우 괴롭다.

ERI13 나의 직업은 안정적이지 못하다.

그렇지 않다. --- ☐
그렇다. ------- ☐ ⇒ ----------- ☐ 전혀 괴롭지 않다.
☐ 조금 괴롭다.
☐ 괴롭다.
☐ 매우 괴롭다.

ERI14 나의 현재 직위는 내 교육 및 경력 수준에 적절하다.

그렇다. ------- ☐
그렇지 않다. --- ☐ ⇒ ----------- ☐ 전혀 괴롭지 않다.

☐ 조금 괴롭다.
☐ 괴롭다.
☐ 매우 괴롭다.

ERI15 나의 모든 노력과 업적을 고려할 때, 나는 직장에서 제대로 존중과 위신을 얻고 있다.

그렇다. ------- ☐
그렇지 않다. --- ☐ ⇒ ----------- ☐ 전혀 괴롭지 않다.
☐ 조금 괴롭다.
☐ 괴롭다.
☐ 매우 괴롭다.

ERI16 나의 모든 노력과 업적을 고려할 때, 나의 일의 전망은 적절하다.

그렇다. ------- ☐
그렇지 않다. --- ☐ ⇒ ----------- ☐ 전혀 괴롭지 않다.
☐ 조금 괴롭다.
☐ 괴롭다.
☐ 매우 괴롭다.

ERI17 나의 모든 노력과 업적을 고려할 때, 내 봉급/수입은 적절하다.

그렇다. ------- ☐
그렇지 않다. --- ☐ ⇒ ----------- ☐ 전혀 그렇지 않다.
☐ 조금 괴롭다.
☐ 괴롭다.
☐ 매우 괴롭다.

다음의 설명에 대해, 귀하가 개인적으로 동의하는지 아닌지를 표시해 주십시오. 빠짐없이 답해 주시면 감사하겠습니다.

OC1 나는 흔히 일하면서 시간에 쫓겨 허둥댄다.

☐ 전혀 그렇지 않다.
☐ 그렇지 않다.
☐ 그렇다.
☐ 매우 그렇다.

OC2 아침에 일어나자마자 일에 대한 문제부터 생각하게 된다.

- ☐ 전혀 그렇지 않다.
- ☐ 그렇지 않다.
- ☐ 그렇다.
- ☐ 매우 그렇다.

OC3 집에 가면, 쉽게 긴장을 풀고 일을 잊을 수 있다.

- ☐ 전혀 그렇지 않다.
- ☐ 그렇지 않다.
- ☐ 그렇다.
- ☐ 매우 그렇다.

OC4 내 가까이 있는 사람들은 내가 일 때문에 너무 많이 희생을 한다고 말한다.

- ☐ 전혀 그렇지 않다.
- ☐ 그렇지 않다.
- ☐ 그렇다.
- ☐ 매우 그렇다.

OC5 일에서 벗어나지 못해서, 잠자리에 들어도 일이 마음을 떠나지 않는다.

- ☐ 전혀 그렇지 않다.
- ☐ 그렇지 않다.
- ☐ 그렇다.
- ☐ 매우 그렇다.

OC6 오늘 해야 할 일을 미루면 밤에 잠을 이룰 수 없을 것이다.

- ☐ 전혀 그렇지 않다.
- ☐ 그렇지 않다.
- ☐ 그렇다.
- ☐ 매우 그렇다.

IV. 한국어판 NIOSH 직무스트레스 설문지

■ **업무와 관련된 일반적 사항**

1. 현재 직장에 근무한 지 얼마나 됩니까? 년 개월
2. 귀하께서 하시는 업무내용은 무엇입니까?(예: 선반을 이용하여 금속을 가공함, 컴퓨터를 이용하여 회계 관리 업무를 담당함)( )

   2-1. 귀하의 현 직책은 무엇입니까?( )

3. 이 일을 얼마 동안이나 하셨습니까? (년 개월)

4. 다음 중 귀하의 고용형태에 가장 가까운 것은 어느 것입니까?
   1) 하루 8시간 근무 정식직원
   2) 하루 8시간 근무 임시직원
   3) 일부 시간제(파트타임) 정식직원
   4) 기타 비정규직
   5) 기타( )

5. 다음 중 귀하의 현재 근무형태에 가장 가까운 것은 어느 것입니까?
   1) 8시간 교대근무
   2) 12시간 교대근무
   3) 낮근무(day)
   4) 밤근무(evening)
   5) 심야근무(night)
   6) 기타( )

   5-1. [교대근무인 경우] 교대근무의 형태는 다음 중 어디에 해당합니까?

   8시간 교대근무
   1) 낮근무 → 밤근무 → 심야근무
   2) 심야근무 → 밤근무 → 낮근무
   3) 불규칙적임

   12시간 교대근무
   4) 낮근무 → 심야근무
   5) 심야근무 → 낮근무
   6) 불규칙적임

5-2. [교대근무인 경우] 일주일에 몇 번 정도 교대형태가 바뀝니까?

1) 변화 없음(교대주기 1주 이상 포함) 2) 2번
3) 호출 시마다(on call) 4) 대기조(stanby)
5) 불규칙적임 6) 기타( )

5-3. [교대근무인 경우] 교대 주기는 며칠 단위로 바뀝니까? ( )

6. 이러한(문5의) 근무형태대로 일한 지는 얼마나 됩니까? (년 개월)

7. 대개 일주일에 몇 시간 정도 일하십니까? (시간)

8. 시간 외 근무시간은 일주일에 평균 몇 시간입니까? (시간)

9. 이 직업 외에 또 다른 일을 하시고 있다면 그 일은 일주일에 평균 몇 시간 정도 합니까? (다른 직업을 가지고 있지 않다면 '0'을 쓰십시오)(시간)

■ **직무만족도**

1. 귀하의 현재의 지식과 기술 수준에서, 현재 직업을 다시 선택할 수 있다면 어떻게 하시겠습니까?

1) 주저 없이 같은 직업을 택하겠다. 2) 좀 고려해보겠다.
3) 절대 이런 일을 택하지 않겠다.

2. 그러면 아무런 조건 없이 마음대로 원하는 직업을 택할 수 있다면 어떻게 하시겠습니까?

1) 같은 일을 택하겠다. 2) 다른 직업을 갖고 싶다.
3) 일하길 원치 않는다.

3. 만일 친구분이 귀하가 현재 하시는 일을 하고 싶다고 한다면, 친구에게 이 일을 추천하시겠습니까?

1) 적극 추천한다. 2) 추천하는 것을 망설인다.
3) 절대 하지 말라고 충고한다.

4. 대체로 귀하는 자신의 직업에 대해 얼마나 만족하십니까?

1) 매우 만족한다.
2) 만족하는 편이다.
3) 별로 만족하지 않는다.
4) 전혀 만족하지 않는다.

■ **직무위험도**

질문	전혀 없음	가끔	자주	꽤 자주	매우 자주
1) 귀하의 업무는 주로 고객에게 직접 서비스를 제공하는 일입니까?	예(　　) 아니오(　　)				
2) 귀하의 업무는 고객과 말다툼을 하거나 충돌하는 일이 얼마나 자주 있습니까?					
3) 귀하는 업무 중 신체적 상해를 당할 위험에 얼마나 자주 처하게 됩니까?					
4) 지난 1년 동안 귀하는 업무수행과 관련해서 신체적으로 구타 등을 당한 일이 얼마나 있었습니까?					
5) 귀하는 업무상 개인적으로 법적 손해배상을 해야 하는 경우가 얼마나 자주 있습니까?					

■ **물리적 환경**

질문	그렇다	아니다
1) 근무 장소의 소음이 심한 편이다.		
2) 근무 장소의 조명이 어두운 편이다.		
3) 근무 장소의 여름철 온도는 적당한 편이다.		
4) 근무 장소의 겨울철 온도는 적당한 편이다.		
5) 근무 장소의 습도가 너무 높거나, 너무 낮은 편이다.		
6) 근무 장소의 환기가 잘되는 편이다.		
7) 근무 장소의 공기가 깨끗하고 쾌적하다.		
8) 업무 중 위험 물질(방사선, 약물, 마취가스 등)에 노출되지 않는다.		
9) 근무 장소의 물리적 환경이 전반적으로 나쁜 편이다.		
10) 근무 장소가 매우 혼잡하다.		

■ 직무관련 내용

질문	전혀 그렇지 않다	거의 그렇지 않다	그렇지 않은 편이다	잘 모르겠다	그런 편이다	조금 그렇다	매우 그렇다
1) 나의 권한이 어느 정도인지 확실히 느낀다.							
2) 내 업무에 대한 목표와 방침이 분명하다.							
3) 나는 여러 가지 성격이 다른 일을 해야 한다.							
4) 내 시간을 적절히 분배하여 일하고 있다.							
5) 남의 도움 없이 해야 할 업무를 부여받는다.							
6) 내 책임이 무엇인지를 안다.							
7) 나의 임무를 수행하기 위해서는 규칙이나 방침을 어기거나 위반할 수밖에 없다.							
8) 나는 업무 성격이 서로 다른 2개 이상의 집단과 함께 일한다.							
9) 나에게 무엇을 기대하는지 정확히 안다.							
10) 두 명 이상의 사람들로부터 상반되는 요구를 받는다.							
11) 나는 한 사람에게는 받아들여지지만, 나머지 사람들에게는 받아들여지기 어려운 성격의 일을 한다.							
12) 나는 업무를 수행하는 데 있어 충분한 자원이나 자료를 지원받지 못한다.							
13) 수행할 업무에 대한 설명이 명확하다.							
14) 나는 불필요한 일을 한다.							

■ 직무갈등

질문	절대 그렇지 않다	거의 그렇지 않다	그저 그렇다	조금 그런 편이다	매우 그렇다
1) 우리 부서는 상호 조화가 잘된다.					
2) 우리부서는 업무분장 때문에 말다툼이 많다.					
3) 부서 내 구성원 간에 의견차이가 있다.					
4) 부서 내 분쟁이나 불화가 있다.					
5) 부서 직원 상호 간에 남의 의견을 잘 들어준다.					
6) 부서 내 팀끼리 충돌이 잦다.					
7) 부서원들이 서로 친하게 지낸다.					
8) 부서원 사이에 우리라는 일체감이 있다.					
9) 우리 부서는 타 부서와 분쟁이나 불화가 있다.					
10) 우리 부서는 타 부서와 화합이 잘된다.					
11) 우리 부서의 업무에 필요한 정보를 타 부서에서 가로 막는다.					
12) 회사의 목표달성을 위해서 우리 부서는 타 부서와 협력적이다.					
13) 우리 부서는 타 부서들과 협조가 잘 안 된다.					
14) 우리 부서와 타 부서 간에 협조가 잘 된다.					
15) 우리 부서와 타 부서 사이에 인간적인 충돌이 있다.					
16) 타 부서들이 우리 부서에 대해 문제를 일으킨다.					

■ **귀하 직업의 미래상**

앞으로 다가올 미래의 귀하의 직업 상태가 어느 정도 확실한지 다음 질문에 대하여 답하여 주시기 바랍니다.

질문	상당히 불확실함	약간 불확실함	다소 확실함	꽤 확실함	매우 확실함
1) 귀하 직업의 미래상의 어떤 모습일지에 대해 얼마나 확실하다고 생각하십니까?					
2) 앞으로 몇 년 동안 승진과 경력발전의 기회가 주어질 것이라는 사실이 얼마나 확실합니까?					
3) 귀하의 직업적 기술이 5년 후에도 유용하고 가치가 있을 것이라는 사실이 얼마나 확실합니까?					
4) 귀하의 업무가 6개월 후에도 존재할 것이라는 사실이 얼마나 확실합니까?					
5) 만일 귀하가 직업을 잃더라도 스스로 생활해 나갈 수 있습니까?					

■ **직무자율성(재량권)**

직업에 대한 자신의 영향력과 일에 대한 결정권과 관련된 다음의 질문에 대하여 응답하여 주시기 바랍니다.

전혀 그럴 수 없다	그럴 수 없는 편이다	보통이다	그럴 수 있는 편이다	매우 그럴 수 있다
1	2	3	4	5
(매우 적음)	(적음)	(보통)	(많음)	(매우 많음)

질문	응답란
1) 귀하가 수행하는 업무에 마음대로 영향력을 행사할 수 있습니까?	
2) 업무에 필요한 장비와 재료를 사용할 수 있는 재량권이 있습니까?	
3) 업무 시 귀하가 수행하는 업무의 순서를 본인이 조절할 수 있습니까?	
4) 귀하가 하는 작업량을 본인이 조절할 수 있습니까?	
5) 업무의 속도, 즉 얼마나 빨리 혹은 느리게 작업하는가를 본인이 조절할 수 있습니까?	
6) 귀하가 하는 일의 질적 수준을 본인이 조절할 수 있습니까?	
7) 귀하의 근무 장소를 마음대로 배열하고 장식할 수 있습니까?	
8) 작업부서 내의 어떤 사람이 어떤 일을 하는가를 결정하는 데 대해 영향력을 행사할 수 있습니까?	
9) 귀하가 하는 작업의 시간과 스케줄을 스스로 조절할 수 있습니까?	
10) 귀하의 작업부서 내에서 일이 완료되어야만 하는 시간에 관한 결정을 본인이 할 수 있습니까?	
11) 부서 내의 정책과 업무과정 및 수행에 영향력을 가지고 있습니까?	
12) 작업을 하는 데 필요한 물건들을 마음대로 활용할 수 있습니까?	
13) 부서 내 다른 근무자들을 훈련시키는 데 영향력을 가지고 있습니까?	
14) 근무 장소의 가구들과 기타 기구들을 마음대로 배치하거나 정리할 수 있습니까?	
15) 업무시간 동안 작업을 계속하거나 잠깐 쉬거나 하는 것을 마음대로 할 수 있습니까?	
16) 일반적으로 업무와 업무에 영향을 미치는 것들에 대해 얼마나 많은 영향력을 가지고 있습니까?	

■ **고용기회**

다른 업무와 관련하여 어떠한 느낌을 가지고 있는지 응답하여 주시기 바랍니다.

질문	매우 쉽다	꽤 쉽다	비교적 쉬운 편이다	그렇게 쉽지는 않다	전혀 쉽지 않다
1) 직장을 옮겨 귀하에게 적합한 일을 찾는 것이 얼마나 쉽다고 생각하십니까?					
2) 직장을 옮겨 귀하에게 적합한 일을 찾는 것이 얼마나 쉽다고 생각하십니까?					
3) 귀하 정도의 자격수준을 가진 사람이 옮길 만한 직장의 수는 어느 정도 된다고 생각하십니까?					

4) 좋은 직장으로 옮기기 위해 다른 지방으로 이사하는 것에 대해 어떻게 생각하십니까?

1) 절대 그럴 수 없다.
2) 그러기 곤란하다.
3) 어느 정도 그럴 수 있다.
4) 매우 그럴 수 있다.

■ **사회적 지원**

질문	구분	그런 사람 없다	전혀 그렇지 않다	약간	어느 정도	많이
1) 다음의 사람들은 귀하의 일이 쉽고 즐거운 것이 되도록 얼마나 도와줍니까?	직속상관					
	직장 동료					
	배우자, 친구, 가족					
2) 다음의 사람들과 대화하는 것이 얼마나 편안합니까?	직속상관					
	직장 동료					
	배우자, 친구, 가족					
3) 일이 고달프고 힘들 때 다음의 사람들에게 얼마나 의지할 수 있습니까?	직속상관					
	직장 동료					
	배우자, 친구, 가족					
4) 다음의 사람들은 귀하의 개인적 고민을 얼마나 들어주려고 합니까?	직속상관					
	직장 동료					
	배우자, 친구, 가족					

■ **직무요구**

업무와 관련된 다음의 항목들이 얼마나 자주 일어나는지 응답하여 주시기 바랍니다.

질문	거의 없음	가끔	때때로	잦은 편	꽤
1) 귀하가 업무를 빨리 해야 하는 경우가 얼마나 있습니까?					
2) 귀하가 업무 중 힘들게 일해야 하는 경우가 얼마나 있습니까?					
3) 시간에 쫓겨 가며 일을 해야 하는 경우가 얼마나 있습니까?					
4) 과도하게 많은 양의 일을 처리해야 하는 경우가 얼마나 있습니까?					
5) 업무량이 현저하게 증가하는 경우는 얼마나 있습니까?					
6) 집중을 필요로 하는 업무가 현저하게 증가하는 경우는 얼마나 있습니까?					
7) 신속한 판단을 필요로 하는 업무가 현저하게 증가하는 경우는 얼마나 있습니까?					
8) 학교에서 배운 기술과 지식을 사용할 기회가 얼마나 있습니까?					
9) 최선을 다해 일을 할 수 있는 기회는 얼마나 있습니까?					
10) 이전의 경험과 연수로부터 습득한 기술을 활용할 기회가 얼마나 있습니까?					

■ 직무부담과 책임

업무활동과 관련된 다음의 항목들에 대하여 얼마나 그러한지 응답하여 주시기 바랍니다.

질문	거의 없음	아주 조금	약간	많이	매우 많음
1) 업무량이 감소한 경우는 얼마나 됩니까?					
2) 업무 중 심사숙고하여 처리해야만(일이 복잡하고 결과에 대해 책임을 져야 하므로) 하는 경우는 얼마나 됩니까?					
3) 업무량이 얼마나 됩니까?					
4) 남들이 귀하에게 요구하는 업무량이 얼마나 됩니까?					
5) 업무를 완수하는 데 주어지는 시간이 얼마나 됩니까?					
6) 프로젝트, 임무, 혹은 과업이 얼마나 주어집니까?					
7) 과중한 업무들 사이에 얼마만큼의 휴식시간(짬)이 주어집니까?					
8) 다른 사람의 미래에 관해 얼마나 책임을 가지고 있습니까?					
9) 다른 사람의 직업안정성에 대해 귀하는 얼마나 책임을 가지고 있습니까?					
10) 다른 사람의 사기에 대해 귀하는 얼마나 책임을 가지고 있습니까?					
11) 다른 사람의 삶과 복지에 대해 얼마나 책임을 지고 있습니까?					

■ 정신적 요구

질문	매우 그렇다	조금 그렇다	그저 그렇다	그렇지 않다	절대 그렇지 않다
1) 내가 하는 일은 집중력이 필요하다.					
2) 내가 하는 일은 많은 것들을 기억해야 한다.					
3) 나는 하루 종일 일에만 신경 써야 한다.					
4) 일을 마치고 나서야 비로소 마음의 여유를 가질 수 있다.					
5) 일을 하고 있는 중에도 마음의 여유를 가질 수 있다.					

■ 일상 활동

직장생활이 아닌 일상생활과 관련된 다음 항목에 대하여 응답하여 주시기 바랍니다.

질문	그렇다	아니다
1) 이 직업 외에 부가적으로 다른 일을 하고 있습니까?		
2) 집에 어린아이가 있습니까?		
3) 육아를 주로 혼자 도맡아 하십니까?		
4) 집안 청소를 주로 혼자 도맡아 하십니까?		
5) 노인이나 장애인을 정기적으로 돌봐야 하는 책임을 가지고 있습니까?		
6) 귀하는 학교에 다니거나 혹은 학위를 받기 위한 과정을 밟고 있습니까?		
7) 일주일에 최소한 5~10시간을 할당하는 봉사기관이나 종교단체에서 활동하고 있습니까?		

■ 자신에 대한 느낌

자신에 대하여 어떻게 느끼고 있는지 동의 정도를 응답하여 주시기 바랍니다.

질문	절대 그렇지 않다	그렇지 않다	모르겠다	그렇다	매우 그렇다
1) 대체적으로 나 자신에 대해 만족한다.					
2) 나 자신에 대해 자신감이 없다.					
3) 가끔 나 자신이 전혀 쓸모없다고 느낀다.					
4) 나는 적어도 같은 위치의 다른 사람들보다는 가치 있는 사람이라고 느낀다.					
5) 나는 좋은 자질을 많이 갖춘 사람이라고 느낀다.					
6) 대체로 나는 실패자라는 생각이 들곤 한다.					
7) 나는 나 스스로 좀 더 존경받을 수 있기를 원한다.					
8) 나는 대부분의 다른 사람만큼 일을 할 수 있는 능력이 있다.					
9) 때때로 나는 남에게 이익이 못 되는 존재란 느낌이 든다.					
10) 나는 나 자신에 대해 긍정적인 태도를 가지고 있다.					

■ 일반적 건강 상태

지난 한 달 동안 귀하는 아래의 항목을 얼마나 자주 경험하셨습니까?

질문	전혀 없다	때때로	종종	자주	매우 자주
1) 더운 방에 들어가거나 운동을 하지 않을 때도 얼굴에 열이 난 적이 있다.					
2) 더운 방에 들어가거나 운동을 하지 않을 때도 심하게 땀이 난 적이 있다.					
3) 입이 마른 적이 있다.					
4) 근육의 긴장과 뻣뻣해짐을 느낀 적이 있다.					
5) 두통이 난 적이 있다.					
6) 피가 머리로 몰리는 것 같은 느낌을 받은 적이 있다					
7) 목에 덩어리가 있거나 무엇이 걸린 것 같은 느낌을 받았다.					
8) 일을 못할 정도로 손이 심하게 떨린 적이 있다.					
9) 심하게 일을 하거나 운동을 하지 않았는데도 숨이 가빠 고생스러웠다.					
10) 심장이 심하게 고동치는 것을 느꼈다.					
11) 끈적거림과 축축함을 느낄 정도로 손에 땀이 났다.					
12) 현기증을 느꼈다.					
13) 구토 혹은 위통을 느꼈다.					
14) 가슴이 두근거려 힘들었다.					
15) 업무에 지장이 있을 정도로 건강이 나빴던 적이 있다.					
16) 식욕이 떨어졌다.					
17) 밤에 쉽게 잠을 이룰 수가 없었다.					

■ 질병 상태

1. 지난 12개월 동안 다음의 질병으로 인해 의사로부터 치료를 받았거나, 혹은 다음의 질병이 있다고 들었던 것이 있다면 옆의 난에 V로 표시하십시오.

01) 당뇨	02) 암	03) 탈장	04) 결핵
05) 천식	06) 고혈압	07) 신장질환	08) 관절염
09) 간질	10) 녹내장	11) 마비 진전 떨림	12) 신장, 방광질환
13) 폐, 호흡질환	14) 뇌졸중	15) 빈혈	16) 담낭, 간, 췌장질환
17) 갑상선질환	18) 불면증	19) 위장염	20) 대장염
21) 위궤양	22) 알코올중독증	23) 정신질환	24) 요통(척추질환)

■ 기타 건강관련

1. 귀하는 평소 담배를 얼마나 피우십니까?

1) 피운다. (하루　　개비)　　2) 피우지 않는다.

2. 지난 6개월 동안 업무상 사고(재해)가 있었습니까?

1) 있었다.　　2) 없었다.

3. 지난 한 달 동안 병가를 낸 적이 있습니까?

1) 있다. (　　일)　　2) 없다.

4. 지난 일주일 동안 다음의 일들을 얼마나 자주 경험했습니까?

질문	거의 없음	조금 (1~2일)	자주 (3~4일)	거의 (5~7일)
1) 평소 나를 괴롭히지 않던 일 때문에 고통받은 적이 있었다.				
2) 식욕을 느끼지 못하거나 식욕이 떨어졌다.				
3) 가족과 친구의 도움에도 우울함을 떨쳐버릴 수 없음을 느꼈다.				
4) 나는 다른 사람과 다른 점이 하나도 없다고 느꼈다.				
5) 내가 하는 일에 집중할 수 없었다.				
6) 기분이 우울했다.				
7) 모든 일이 힘들게만 느껴졌다.				
8) 미래에 대해 희망적이라고 느꼈다.				
9) 내 인생은 실패작이라고 생각되었다.				
10) 두려움을 느꼈다.				
11) 잠을 편히 이룰 수 없었다.				
12) 나는 행복하다고 즐겼다.				
13) 평상시보다 말수가 줄었다.				
14) 외롭다고 느꼈다.				
15) 사람들이 나에게 적대적이었다.				
16) 나는 인생을 즐기고 있다.				
17) 한참을 운 적이 있다.				
18) 슬프다고 느꼈다.				
19) 사람들이 나를 싫어한다고 느꼈다.				
20) 일을 진행할 수가 없었다.				

5. 지난 한 달 동안 다음을 경험한 적이 있습니까?

1) 감기 혹은 몸살 증상
2) 꽃가루로 인해 생기는 알레르기증세 혹은 알레르기 증상
3) 피부알레르기반점
4) 치료가 잘 안 되는 상처
5) 열꽃물집(수포나 반점)
6) 관절염 증상(부기 혹은 관절통)
7) 그 외 질병(구체적으로)

■ **직무상의 문제**

업무 중 문제에 부딪치게 될 때 다음의 일들을 얼마나 자주 하십니까?

질문	거의 안 함	가끔	자주	꽤 자주	매우 자주
1) 문제해결을 위해 계획을 세우고 그 일에 매달린다.					
2) 아무 일도 일어나지 않았던 것처럼 일을 계속한다.					
3) 그 문제에 대해 책임감을 느낀다.					
4) 그 문제를 변화시킬 수 있을 것이라고 바라거나 공상을 한다.					
5) 그 문제에 대해 상사나 동료에게 얘기한다.					
6) 업무 이외의 활동들에 더욱 몰두한다.					

■ **활동수준**

일상생활에서 다음과 같은 말들이 어느 정도 해당되는지 가까운 보기를 골라주십시오.

질문	전혀 그렇지 않다	그렇지 않은 편이다	모르겠다	그런 편이다	매우 그렇다
1) 나는 다른 사람보다 불안하고 침착하지 못하다.					
2) 나는 평소에 빨리 그리고 의욕적으로 일한다.					
3) 나는 전화로 대화할 때 더 침착한 편이다.					
4) 자주 서두르는 편이다.					
5) 나는 대화 시에 자주 손짓을 이용한다.					
6) 나는 절대 차를 빨리 몰지 않는다.					
7) 청소년 시절 나는 돌아다니는 일을 좋아한 편이다.					
8) 사람들은 내가 과묵한 편이라고 생각한다.					

질문	전혀 그렇지 않다	그렇지 않은 편이다	모르겠다	그런 편이다	매우 그렇다
9) 나는 다른 사람보다 작은 소리로 말한다.					
10) 나는 글씨를 빨리 쓰는 편이다.					
11) 나는 대체로 천천히 여유롭게 일한다.					
12) 나는 여유롭게 식사하기를 즐긴다.					
13) 고속도로 등에서 차가 없고 훤히 트인 길이 나오면 차를 매우 빨리 운전하는 것을 좋아한다.					
14) 나는 느리고 신중한 작업을 좋아한다.					
15) 나는 다른 사람보다 말을 느리게 한다.					
16) 골치 아픈 일은 그대로 내버려두고 시간이 지나기를 기다린다.					
17) 나는 자주 나의 관점에서 남들을 설득시키려 한다.					
18) 나는 다른 사람보다 느리게 걷는 편이다.					
19) 나는 시간이 충분할 때에도 식사를 매우 빨리 한다.					
20) 나는 대개 일을 빨리 한다.					

찾아보기(국문)

찾아보기(영문)

직무스트레스의 현대적 이해

정가 : 33,000원

2005년 4월 5일 1판 발행
2016년 5월 25일 2판 인쇄
2016년 6월 1일 2판 발행

공동저자 : 강동묵 · 고상백 · 김성아 · 김수영 · 김영기
김용진 · 김종은 · 박정선 · 서춘희 · 성지동
우종민 · 이보은 · 임신예 · 장세진 · 정진주
정혜선 · 조성일 · 조정진 · 채정호 · 최봉규
최수찬 · 하미나

발 행 자 : 최 병 진

발 행 처 : 도서출판 **고 려 의 학**
(02880) 서울 성북구 성북로9길 1 보문빌딩 3층
Tel. 765-0333, 0337, Fax. 743-2288

ISBN 978-89-7043-872-6
등록번호 : 제 1-519호 1978. 6. 29.